中文翻译版

心脏 CT
Cardiac CT

原书第 2 版

原　著　Marc Dewey

主　译　吕　滨　金征宇

副主译　王怡宁　高　扬

科 学 出 版 社

北 京

图字：01-2018-9076

内 容 简 介

本书共 26 章，从全新的角度诠释了计算机断层扫描（CT）技术在心脏领域的应用。关注如何将 CT 更加规范和娴熟地用于心脏成像，并精心挑选心脏 CT 图像进行说明。本书对心脏 CT 检查的每个环节和步骤均进行了详细地说明，包括患者的准备、对技术及工作人员的要求、临床适应证、辐射损害、扫描过程、阅片与报告等操作细节。临床诊断方面，除了冠状动脉成像、冠状动脉支架与搭桥血管等常规内容外，还增加了 CT 在经导管主动脉瓣置换（TAVI）、二尖瓣及肺动脉瓣介入治疗、左心房和肺静脉成像、CT 心肌灌注、解剖及灌注融合成像及电生理方面临床诸多新技术的应用内容。最后 3 章展示了相关的临床病例，汇总了临床研究的最新成果以及对未来技术与临床发展方向的展望。

本书是心血管内科医师、外科医师、医学影像医师和技师及医学院校学生有价值的参考书。

图书在版编目(CIP)数据

心脏CT：原书第2版/（德）马克·德维（Marc Dewey）著；吕滨，金征宇主译. 一北京：科学出版社，2019.12
书名原文：Cardiac CT
ISBN 978-7-03-062757-5

Ⅰ.①心… Ⅱ.①马… ②吕… ③金… Ⅲ.①心脏病－计算机X线扫描体层摄影 Ⅳ.①R541.04

中国版本图书馆CIP数据核字（2019）第233371号

责任编辑：路 弘 / 责任校对：杨 赛
责任印制：肖 兴 / 封面设计：龙 岩

First published in English under the title
Cardiac CT (2nd Ed.)
by Marc Dewey
Copyright©Springer-Verlag GmbH Germany, part of Springer Nature, 2014
This edition has been translated and published under licence from
Springer-Verlag GmbH, part of Springer Nature.

科 学 出 版 社 出版
北京东黄城根北街 16 号
邮政编码：100717
http://www.sciencep.com

北京汇瑞嘉合文化发展有限公司 印刷
科学出版社发行 各地新华书店经销
*

2019 年 12 月第 一 版 开本：889×1194 1/16
2019 年 12 月第一次印刷 印张：23 1/4
字数：600 000
定价：198.00 元
（如有印装质量问题，我社负责调换）

译者名单

主　　译　吕　滨（中国医学科学院阜外医院）
　　　　　金征宇（中国医学科学院北京协和医院）

副 主 译　王怡宁（中国医学科学院北京协和医院）
　　　　　高　扬（中国医学科学院阜外医院）

工作秘书　任心爽（中国医学科学院阜外医院）

译　　者（以姓氏汉语拼音为序）
　　　　　顾　慧（山东大学山东省医学影像学研究所，现为中国医学科学院阜外
　　　　　　　　医院访问学者）

　　　　　侯志辉（中国医学科学院阜外医院）

　　　　　江　舒（中国医学科学院北京协和医院）

　　　　　李震南（中国医学科学院阜外医院）

　　　　　刘　坤（中国医学科学院阜外医院）

　　　　　刘珮君（中国医学科学院北京协和医院）

　　　　　刘思睿（大连医科大学附属第一医院）

　　　　　马亚楠（中国医学科学院阜外医院）

　　　　　任心爽（中国医学科学院阜外医院）

　　　　　王成英（内蒙古科技大学包头医学院，现为中国医学科学院阜外医院访问
　　　　　　　　学者）

　　　　　尹卫华（中国医学科学院阜外医院）

　　　　　易　妍（中国医学科学院北京协和医院）

　　　　　于易通（中国医学科学院阜外医院）

原　著　者

Editor
Marc Dewey, Prof. Dr. med.
Institut für Radiologie, Charité – Universitätsmedizin
Berlin, Charitéplatz 1, 10117 Berlin, Germany
dewey@charite.de

Contributors
Gerhard Adam, Prof. Dr. med.
Klinik und Poliklinik für Diagnostische und
Interventionelle Radiologie, Universitätsklinikum
Hamburg-Eppendorf, Diagnostikzentrum,
20246 Hamburg, Germany
g.adam@uke.uni-hamburg.de

Katharina Anders, Priv.-Doz. Dr. med.
Radiologisches Institut, Universitätsklinikum Erlangen,
Maximiliansplatz 1, 91054 Erlangen, Germany
katharina.anders@uk-erlangen.de

Raoul Arnold, Dr. med.
Klinik III: Angeborene Herzfehler/Pädiatrische
Kardiologie, Zentrum für Kinderheilkunde und
Jugendmedizin, Universitätsklinikum Freiburg,
Mathildenstr. 1, 79106 Freiburg, Germany
raoul.arnold@uniklinik-freiburg.de

Hans-Christoph Becker, Prof. Dr. med.
Institut für Klinische Radiologie, Klinikum der
Universität München, Marchioninistraße 15,
81377 Munich, Germany
christoph.becker@med.uni-muenchen.de

Philipp G. C. Begemann, Priv.-Doz. Dr. med.
Röntgeninstitut Düsseldorf, Kaiserswerther Strasse 89,
40476 Düsseldorf, Germany
p.begemann@roentgeninstitut.de

Matthew J. Budoff, MD
Los Angeles Biomedical Research Institute,
1124 W Carson Street, 90502 Torrance, CA, USA
mbudoff@labiomed.org

Jean Nicolas Dacher, Prof.
Département d'Imagerie Médicale, Imagerie Cardiaque
non Invasive, University Hospital of Rouen,
1, Rue de Germont, 76031 Rouen, France
jean-nicolas.dacher@univ-rouen.fr

Victoria Delgado, MD, PhD
Department of Cardiology, Leiden University Medical
Center, Albinusdreef 2, 2300 RC Leiden,
The Netherlands
v.delgado@lumc.nl

Andrejs Erglis, Prof. MD, PhD
Insititute of Cardiology, Latvian Centre of Cardiology,
Pauls Stradins Clinical University Hospital,
University of Latvia, Pilsonu 13, LV1001 Riga, Latvia
a.a.erglis@stradini.lv

Gudrun Feuchtner, Ao. Univ.-Prof. Dr. med.
Institut für Radiologie II, Medizinische Universität
Innsbruck, Anichstr. 35, A-6020 Innsbruck, Austria
gudrun.feuchtner@i-med.ac.at

Oliver Gaemperli, Priv.-Doz. Dr. med.
Andreas Grüntzig Cardiac Catheterization Laboratories
and Cardiac Imaging, University Hospital Zurich,
Ramistrasse 100, CH-8091 Zurich, Switzerland
oliver.gaemperli@usz.ch

Jacob Geleijns, PhD
Afdeling Radiologie, Leids Universitair Medisch
Centrum, Postbus 9600, 2300 RC Leiden,
The Netherlands
k.geleijns@lumc.nl

Thomas Gerber, MD, PhD
Division of Cardiovascular Diseases, Mayo Clinic,
4500 San Pablo Road, 32224 Jacksonville, FL, USA
gerber.thomas@mayo.edu

Benoît Ghaye, MD
Department of Radiology, Cliniques Universitaires
St-Luc, Catholic University of Louvain,
Brussels, Belgium
benoit.ghaye@uclouvain.be

Philip Greenland, MD
Northwestern University Feinberg School of Medicine,
680 North Lake Shore Drive, Suite 1400,
60611 Chicago, IL, USA
p-greenland@northwestern.edu

Maria Grigoryev, Dr. med.
Institut für Radiologie, Charité – Universitätsmedizin
Berlin, Charitéplatz 1, 10117 Berlin, Germany
maria.grigoryev@charite.de

Bernd Hamm, Prof. Dr. med.
Institut für Radiologie, Charité – Universitätsmedizin
Berlin, Charitéplatz 1, 10117 Berlin, Germany
bernd.hamm@charite.de

B. Kelly Han, MD
Minneapolis Heart Institute, The Children's Heart
Clinic at the Children's Hospitals and Clinics of
Minnesota, Suite 500, 2530 Chicago Ave South,
55404 Minneapolis, MN, USA
khan@chc-pa.org

Martin K. Hoffmann, Prof. Dr. med.
Leiter Interventionelle Radiologie,
Luzerner Kantonsspital, 6000 Luzern 16,
Luzern, Switzerland
martin.hoffmann@luks.ch

Martin Jeltsch, Dr. med.
Kliniken der Kreisspitalstiftung Weißenhorn,
Weißenhorn, Germany
m.jeltsch@stiftungsklinik-weissenhorn.de

Masahiro Jinzaki, Dr.
Department of Diagnostic Radiology, Keio University
School of Medicine, 35 Shinanomachi, Shinjuku-ku,
160-8582 Tokyo, Japan
jinzaki@rad.md.keio.ac.jp

Philipp A. Kaufmann, Prof. Dr. med.
University Hospital Zurich, Ramistrasse 100,
CH-8091 Zurich, Switzerland
pak@usz.ch

Kakuya Kitagawa, MD, PhD
Department of Radiology, Mie University Hospital,
Tsu, Japan
kakuya@clin.medic.mie-u.ac.jp

Oliver Klass, Priv.-Doz. Dr. med.
MediaPark-Klinik, Im Mediapark 3, 50670 Köln,
Germany
oliver.klass@arcor.de

Christian Klessen, Dr. med.
Institut für Radiologie, Charité – Universitätsmedizin
Berlin, Charitéplatz 1, 10117 Berlin, Germany
christian@klessen.net

Lucia J.M. Kroft, Dr.
Afdeling Radiologie, Leids Universitair Medisch
Centrum, Postbus 9600, 2300 RC Leiden,
The Netherlands
L.J.M.Kroft@lumc.nl

Muhammad A. Latif, MD
Stanford University School of Medicine, 800 Welch
Road, FC2C51, 94304 Stanford,
CA, USA
draamirlatif@gmail.com

Lukas Lehmkuhl, Dr. med.
Diagnostische und Interventionelle Radiologie,
Universität Leipzig – Herzzentrum, Strümpellstrasse 39,
04289 Leipzig, Germany
lukas.lehmkuhl@med.uni-leipzig.de

Jonathon Leipsic, MD
Department of Radiology, St. Paul's Hospital, 1081
Burrard St, V6Z 1Y6 Vancouver, BC, Canada
JLeipsic@providencehealth.bc.ca

John R. Lesser, MD
Minneapolis Heart Institute, 920 E. 28th Street,
Suite 300, 55407 Minneapolis, MN, USA
jrlesser1@gmail.com

Sebastian Ley, Priv.-Doz. Dr. med.
Diagnostische und Interventionelle Radiologie,
Chirurgische Klinik Dr. Rinecker, Am Isarkanal 30,
81379 Berlin, Germany
ley@gmx.net

Gunnar Lund, Priv.-Doz. Dr. med.
Klinik und Poliklinik für Diagnostische und
Interventionelle Radiologie, Universitätsklinikum
Hamburg-Eppendorf, Diagnostikzentrum,
20246 Hamburg, Germany
g.lund@uke.uni-hamburg.de

Eugenio Martuscelli
Department of Internal Medicine, Division of
Cardiology, University of Rome "Tor Vergata",
Viale Oxford 81, 00133 Rome, Italy
e.martuscelli@libero.it

Koen Nieman, MD, PhD
Departments of Cardiology and Radiology,
Erasmus Medical Center, Thoraxcenter Bd 116,
's-Gravendijkwal, 3015 CE Rotterdam,
The Netherlands
koennieman@hotmail.com

Hiroyuki Niinuma, MD, PhD
Memorial Heart Center, Iwate Medical University,
1-2-1 ChuoDori, 020-8505 Morioka,
Iwate, Japan
h_niinuma@imu.ncvc.go.jp

Fabian Plank, MD
Institut für Radiologie II, Medizinische Universität
Innsbruck, Anichstr. 35, A-6020 Innsbruck, Austria
magolin@gmail.com

Rodrigo A. Salgado, MD
Department of Radiology, Cardiovascular Imaging,
Antwerp University Hospital, Wilrijkstraat 10,
2650 Edegem, Belgium
rodrigo.salgado@uza.be

Paul Schoenhagen, MD
Division of Radiology, Cardiovascular Imaging and
Department of Cardiovascular Medicine, The Cleveland
Clinic Foundation, Cleveland, USA
schoenp1@ccf.org

Florian Wolf, Priv.-Doz. Dr. med.
Abteilung für Kardiovaskuläre und Interventionelle
Radiologie, Medizinische Universität Wien,
Universitätsklinik für Radiodiagnostik,
Währinger Gürtel 18-20, A-1090 Wien, Austria
florian.wolf@meduniwien.ac.at

Elke Zimmermann, Dr. med.
Institut für Radiologie, Charité – Universitätsmedizin
Berlin, Charitéplatz 1, 10117 Berlin, Germany
elke.zimmermann@charite.de

原 著 前 言

过去的几年，计算机断层扫描（CT）在技术方面取得了显著的进步。技术的不断进步，使得心脏CT从中获益，并且成像越来越可靠。技术的进步，还使得图像质量获得提升，辐射剂量更低，以及更多方面的临床应用。冠状动脉血管成像（CCTA），该技术在临床上已经获得更多的应用，而该技术本身为疑诊冠心病患者提供了一种工具，一种具有极大潜力去改变临床诊断路径的工具。

然而，使用这种工具需要特殊的知识与经验，更重要的是，随着技术的不断改进，成像的方案、技术参数及结果都应该随之改变才能使用好这项技术。这就是本书发行第2版的缘由。在2011年，本书主编Dewey医生发表了本书的第1版已经获得好评。第2版进一步探究心脏CT领域的纵深，同时包含了相关的最新进展。我们相信，该书对于读者非常实用，在这一兴趣盎然的心脏CT成像领域不断探索并促进它的发展。

爱尔兰根，德国，Stephan Achenbach

巴尔的摩，美国，Elliot K.Fishman

译者前言

本书主编 Marc Dewey 教授，来自德国柏林大学医学院夏洛蒂（Charité）医院放射科。我和金征宇教授受邀参加德国放射学会第 99 届年会，同期访问了这所德国最著名的临床与医学研究中心。该中心具有 300 多年的悠久历史，培养了多位医学与生理学诺贝尔奖获得者，在心血管病领域堪称德国乃至世界最具影响力的医学中心之一。

本书的译者团队来自中国医学科学院协和医院和阜外医院。我们有幸成为这本书在中国最早的读者，大家倍感荣幸和骄傲。作为具有 20 年心脏 CT 工作经验的笔者，拿到这本书后爱不释手，因为它内容的丰厚、文字的隽永和图表的精美。精读后，我们更感到此书的丰富内涵，处处凸显着作者丰富的知识与经验，扎实的临床功底与技巧，以及付出的辛勤的汗水与劳动。

主编 Dewey 教授谦虚地把这本书的成果归功于患者，认为是每一例患者教我们学会了心脏 CT，从中悟出了精髓的道理。他还感谢 CT 室技术员和护士们把心脏 CT 检查做得规范、严谨，把每一位患者的临床资料和知情同意书完成并收集，使这本书资料翔实，图片精致，结果可信。他也感谢临床心内科、介入科医生等付出辛勤的劳动，保证了本书有大量的模拟示意图、造影等图片。

我们译者团队在这本书的翻译过程中，精益求精，团结协作，尽量遵从原作。但是，由于水平有限，错误之处敬请读者、同道批评指正。

该书内容丰富，与时俱进，对很多知识点进行讲解，特别是字里行间蕴含着作者的真知灼见和经验，更是首次增加了临床开展的新技术，如血流储备分数 CT 成像（FFR-CT）、经导管主动脉瓣植入术（TAVI）、二尖瓣关闭不全夹闭术、左心耳封堵术等临床新的治疗手段，读后能使我们在增长知识的同时，改进和提高临床实践。这是本领域中一本难得的好书。

中国医学科学院阜外医院　吕　滨

2019 年 7 月

目　　录

第1章 概 述

多层螺旋CT的出现是CT技术的重要突破，这项技术革新初次引进后，放射学界面临的任务是将其优势用于患者诊断及优化其临床应用。一项主要的临床挑战就是利用新机器进行无创心脏成像，包括冠状动脉血管成像、左心室功能分析、瓣膜评估及心肌灌注分析。

Marc Dewey和本书的其他作者密切的关注新一代CT设备在临床应用、科学研究及实验探索方面的发展，作者团队积累了从16排CT到最新的双源、320排CT丰富的应用经验，在他们的临床研究中，作者们非常重视这一新兴成像手段同既往完善的诊断检查手段如冠脉造影、磁共振及超声心动图的比较，包括卫生经济学方面的前景。柏林夏洛蒂大学医院心内科及心外科在临床试验及科学研究重要成果获得方面起了关键作用，而且促进了临床诊断流程的改进。

本书关注如何将心血管CT进行常规应用，读者可以学习如何应用CT获得心脏图像及如何处理图像。要点用文字进行概述，使用了大量的临床心脏CT图像进行说明。

本书对心脏CT检查的每个步骤均进行了详细的说明，包括患者的准备，实际的检查，结果的分析和解读。在第1版出版3年后，本书更新了之前的关于如何进行实际技术操作的章节，修改后的章节包含了关键的论题，如技术及人员的要求、临床适应证、患者的准备、辐射损害、临床应用、检查与重建、阅片与报告、冠状动脉支架、冠状动脉旁路移植、冠状动脉变异及先天性心脏病。由于近年来技术的发展，第2版增加了新章节如冠脉钙化积分的预后价值、CT在主动脉瓣置换、二尖瓣及肺动脉瓣介入及左心房成像、CT心肌灌注、解剖及灌注融合成像及电生理方面的应用。其他修改的章节探讨了心脏CT在斑块成像、心功能和瓣膜功能评价的应用。

本书在实际临床应用的另一重要价值在于作者展示并讨论了四大供应商CT设备的特定功能，包括心脏CT所有的创新特点。最后3章展示了相关的临床病例，汇总了临床研究的结果，对未来技术及临床发展的展望。

感谢41位专家在心脏CT的临床应用方面写出了非常精彩的著作，使广大读者更易认识这一具有潜力的新的诊断手段。此外，本书为已熟悉这一影像技术的读者提供有用的知识小贴士和诀窍，帮助他们改善诊断策略，造福患者。

第2章　技术和人员要求

摘要

　　本章节总结了实施心血管CT检查的各项要求。从目前的技术角度考虑，至少需要64排CT扫描仪。且需要对操作人员在机器操作、重建及心脏CT数据分析解读等各方面进行充分的培训。

第一节　技术要求

　　无创冠状动脉CT血管成像是CT的主要临床应用，其对空间和时间分辨率有着非常高的要求。因此，多排探测器（多排CT）、机架旋转时间短及薄层准直对于一例成功的心脏CT检查来说至关重要。因为64排CT在图像质量和诊断准确性方面显著优于16排CT，所以无创冠状动脉CT血管成像应使用64排及以上CT（表2-1）。64排CT不仅提高了图像质量（图2-1，图2-2和图2-3），还因扫描及屏气时间的缩短而优化了工作流程。（表2-1）甚至可在320排CT和第二代双源CT（第9章A、第9章B）上实现单心动周期扫描进而获得更加优化的图像（表2-1，图2-2和图2-3）。64排CT的更短屏气时间及单心动周期成像也适用于做过冠状动脉旁路移植的患者（图2-4，第12章）。近日，CT机架旋转速度的进一步提高（表2-1）使得在改善时间分辨率的同

表2-1　心脏CT的技术要求
1. CT扫描仪至少需要64排探测器
2. 机架旋转时间少于每周400ms
3. 自适应多扇区重建或双源CT
4. 心电门控或触发[1]采集
5. 能够同时注射对比剂和生理盐水的双筒注射器
6. 工作站具备自动曲面重建和3D数据的分割及分析能力

　　（1）此处的采集方法包括：回顾性（心电门控）或前瞻性（心电触发），详见第7章使用心电触发技术减低辐射剂量

时，显著降低运动伪影成为可能。

　　通过使用配备双X线球管的双源CT（西门子）及自适应多扇区重建技术（东芝、飞利浦和GE）有助于显著提高时间分辨率。我们认为将这两种方法应用于心脏CT扫描可以降低心率对图像质量的影

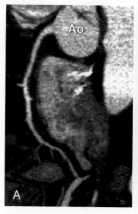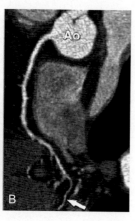

图2-1　61岁男性患者，右冠状动脉CT血管成像（曲面重建）的16排CT（图A）与64排CT（图B）的比较。64排CT显示的血管节段更长，尤其是远端末梢血管的显示（箭头）。这种性能的增强是由于呼吸、期前收缩或心动周期长短的变化所致运动伪影的减少，以及通过更快的扫描速度更好、更准确地采集了动脉期图像，从而获得更好的动静脉对比。图2-2也显示了用64排CT提高的动脉期显影。图B同时显示了64排CT轻微升高的图像噪声，而这可以被更好的动脉期图像及更高的血管内密度所补偿（Ao.主动脉）

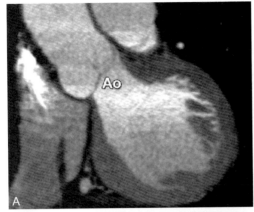
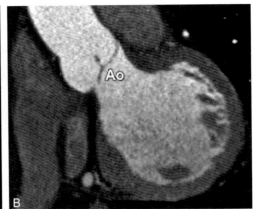

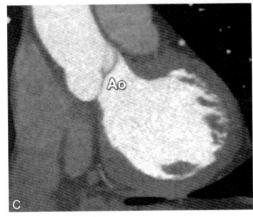

图 2-2　动脉期显示的在使用 64 排 CT（图 B）和 320 排 CT（图 C）与 16 排 CT（图 A）对左心室流出道双斜冠状面的对比，同时还清晰显示了动脉瓣（Ao. 主动脉）。在头尾方向，动脉及左心室密度的变化和衰减在 64 排 CT 图像（图 C）中较小，而在 320 排 CT 单心动周期获得的图像上几乎无差别。因此，使用 64 排和 320 排 CT 不但改善了冠状动脉血管图像质量，而且使冠状动脉及心功能自动分析工具的应用更为简便

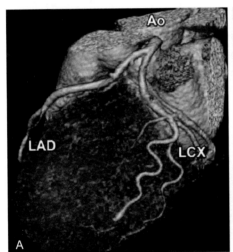
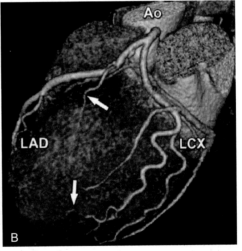

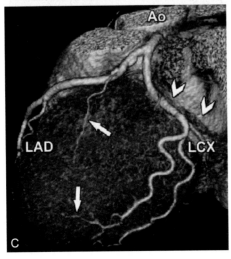

图 2-3　58 岁女性患者，使用 64 排 CT（图 B）及 320 排 CT（图 C）对冠状动脉远端分支的显示更为清晰。分别使用 16 排（图 A）、64 排（图 B）、320 排（图 C）CT 的 3D 容积重建（VR）显示左冠状动脉、左前降支和回旋支。注意比起同样部位的 16 排 CT（图 A），64 排 CT 和 320 排 CT 提高了对更细小的冠状动脉小分支的显示（图 B，C 箭头）。同时 320 排 CT 提供了最好的动脉时相的成像（更少的静脉重叠，图 C 短箭头）。使用 320 排 CT 单心动周期成像或者二代双源 CT 更快的前瞻螺旋扫描速度，也可以显著减少辐射剂量（第 7 章）。Ao. 主动脉；LAD. 前降支；LCX. 左回旋支

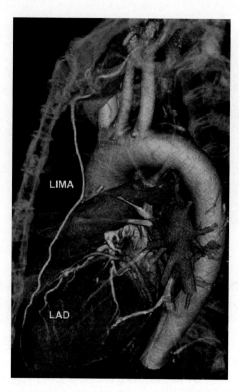

图 2-4　64 排 CT 冠状动脉旁路移植患者 CT 扫描，扫描从旁路（LIMA. 左侧内乳动脉）至 LAD 全程扫描时间不到 15s。使用此技术，图像采集时间缩短，而不再需要给患者吸氧。使用 16 排 CT 扫描平均需要 40 ~ 50s，给予患者的预吸氧必不可少。注意此处 CT 很好地显示了胸骨与冠状动脉旁路血管的距离，这也为可能再次的心脏手术提供相关数据。使用 320 排和第二代双源 CT 可进一步缩短旁路血管成像时间（表 2-2）

表 2-2　16 排、64 排及单心动周期 CT 扫描常规参数表		
	16 排	64 排	单心动周期 CT[(1)]
层面准直			
冠状动脉	0.5 ~ 0.75mm	0.5 ~ 0.75mm	0.5 ~ 0.6mm
冠状动脉旁路移植	0.5 ~ 1.25mm	0.5 ~ 0.75mm	0.5 ~ 0.6mm
机架旋转时间	0.4 ~ 0.6s	0.27 ~ 0.4s	0.28 ~ 0.35s
冠状动脉			
扫描长度			
冠状动脉	9 ~ 13cm	增加 15%[(2)]	9 ~ 13cm
冠状动脉旁路移植	12.5 ~ 22cm	增加 5% ~ 10%	12.5 ~ 22cm[(3)]
有效辐射剂量			
冠状动脉	5 ~ 15mSv	10 ~ 20mSv[(4)]	1 ~ 5mSv
冠状动脉旁路移植	10 ~ 30mSv	20 ~ 40mSv[(4)]	2 ~ 10mSv
对比度噪声比			
冠状动脉	15 ~ 25	近似	近似
血管运动距离			
冠状动脉		提高 10% ~ 30%[(5)]	预期将进一步增加
屏气时间[(6)]			
冠状动脉	25 ~ 30s	8 ~ 12s	3s
冠状动脉旁路移植	40 ~ 50s	12 ~ 15s	5s
对比剂用量			
冠状动脉	90 ~ 130ml	60 ~ 90ml	40 ~ 70ml
冠状动脉旁路移植	130 ~ 160ml	80 ~ 110ml	50 ~ 80ml

（1）单心动周期的 CT 采集可通过使用 320 排 CT（第 9 章 A）和第二代或第三代双源 CT（第 9 章 B）来实现

（2）由 64 层 CT 超量程效应造成，因此放射剂量也相应增加

（3）旁路移植扫描是使用 320 排 CT 在两个心动周期，或双源 CT 在头尾方向在下一个 R 波及下次心动周期收缩早期覆盖旁路移植的血管

（4）此处给出值是回顾性心电门控采集方式的数据。64 排 CT 有效辐射剂量的增加源于超量程效应，（因为进床速度更快使得扫描不能在到达心脏下界时立刻终止），以及更高的管电流设置（因 64 排 CT 散射线及噪声的增加）。使用前瞻性心电门控采集数据，几乎所有心率稳定且低心率患者（HR < 65/min）的有效剂量可以显著降低 5mSv，见第 7 章

（5）使用 64 排 CT 可使无运动血管的显示长度增加，在左前降支约 10%，回旋支约 20%，右冠状动脉约 30%。最值得注意的是，使用 64 排 CT 超过 1/3 的无运动右冠状动脉长度可增至 5cm 以上

（6）此处包含呼吸命令后、扫描前 2 ~ 3s 的等待时间以确保吸气后的心率正常

响。（表 2-1）

除了这些技术改进，应尽可能地使用倍他乐克（β 受体阻滞药）来降低心率（低于大约 60/min），因为心率减慢到该水平可进一步改善图像质量和诊断准确性（第 6 章，第 8 章），同时因为心电门控技术的使用降低了辐射剂量（第 7 章）。最后，心脏 CT 还需要配备心电图，双筒高压注射器和 3D 自动分析工作站（表 2-1）。

第二节　购买扫描设备

目前不同 CT 扫描仪的价格差别仍较悬殊。对于非心脏成像，16 排 CT 扫描仪已足以满足临床大多数需要。然而要应用于心脏成像，64 排 CT 技术已是必不可少。对 CT 设备制造商的选择不仅依赖于其产品所达到的之前提及的各项技术标准，还必定为当地定价策略，以及更为重要的产品维护和服务支持情况所影响（表 2-3）。4 个主要厂家的心脏 CT 检查具体操作方法分别在第 9 章 A，第 9 章 B，第 9 章 C 及第 9 章 D 中说明。

多排 CT 除心脏成像外还有诸多其他应用，并且仅用于心脏扫描的 CT 难以达到盈亏平衡点。因此，我们认为具备多种不同应用的 CT 是临床工作成功开展及实现经济收益的前提。2008 年美国医疗保险和医疗补助服务中心（CMS）经过广泛的审查，认为冠状动脉 CT 血管成像（CCTA）不被全国性医保覆盖仍是适当的。决策备忘录总结到目前没有足够研究证据表明，CCTA 对任何有明确定义的临床适应证患者的预后改善有益。由于保险覆盖问题是由当地保险承包商通过对其当地保险程序或对案例逐项审理后所决定，因此地区间覆盖决定差别很大。从 2010 年 1 月开始，美国医学会（AMA）发布的最新诊治专用码（CPT）为心脏 CT 设定了 4 个新的 I 级代码，更改了以前的 3 级分级（当时称心脏 CT 检查为"新兴技术"）。地方保险覆盖问题是快速变化的，在任何地方设立心脏 CT 检查项目之前都需要深入了解。第 4 章讨论心脏 CT 的临床应用，第 5 章列出了与临床相关度最高的心脏 CT 检查适应证。在一些国家如日本，心脏 CT 检查保险覆盖范围是全国，在另一些国家如德国，心脏 CT 检查项目仅按照普通胸部 CT 费用报销。

表 2-3　选购特定 CT 扫描机所要考虑的相关因素

1. 当地实际情况及不同检查类型的需要
2. 技术维修保障的质量
3. 能否提供高时间、高空间分辨率
4. 应用支持服务质量和服务期
5. 现有图像的存档及通讯系统的整合
6. 当地定价政策

第三节　人员要求

经过良好培训且熟知心脏 CT 应用知识的技术员是检查成功的先决条件（表 2-4）。培养和拥有限定数量的专门从事心脏 CT 扫描的技术人员要好于所有技术人员参与。一方面，专业人员是获得稳定高质量图像的保证，且这些经验丰富的技术人员可进一步帮助指导其他同事完成扫描及重建。另一方面，如果有更多的技术人员掌握心脏 CT 扫描，CCTA 的夜间检查将变得方便可行。然而这样一来我们还需要一名受过培训的判读医生。我们认为最有帮助的培训是无论检查结果好坏，都应给予技术人员稳定持续的反馈。这样不但确保了高质量检查的一贯性，还可以防止细枝末节的小错误日积月累。此外，对技术员给予高质量的积极反馈非常有鼓舞性。因此，每个执行心脏 CT 扫描和解读检查结果的工作人员

表 2-4　心脏 CT 人员要求

1. 训练有素、经验丰富的 CT 技术人员
2. 熟练掌握 CT 及放射线知识的医生
3. 熟练掌握心脏结构及病理的医生
4. 专注质量的团队

都应接受充分的培训。

除了拥有良好的解剖基础、技术（包括射线问题）和临床知识以外，还有两个重要条件：①对整个操作过程有清晰认识；②具备在工作站上独立完成 3D 心脏 CT 数据解读的能力。

第 6 章和第 8 章阐述了完成心脏 CT 检查的患者准备工作及扫描操作流程。亲临扫描现场是充分了解技术人员的工作和心脏 CT 检查相关特殊要求

的关键。且医生在亲自执行操作的过程中可对扫描的程序步骤及可能遇到的问题有更深入的见解。这种实践培训也巩固了医生作为其他科室医生或技术人员的培训专家的地位。对于较大的医疗中心，最好指定 2～3 位医生作为在心脏 CT 成像方面与其他技术人员及转诊医生交流沟通的主要联系人。

一、实践课程、学习曲线及认证

图像判读最好是由传统冠状动脉造影和 CCTA 相结合获得。心脏 CT 的判读见第 10 章。为了理解和掌握工作站操作的技能，医生应在无时间压力的情况下练习操作。熟悉工作站操作所需要的时间取决于个人的一般计算机技能水平。通常而言连续的 2～4 周较为充足。以参加实践课程作为学习开端是一个较好的方法。理想中这样的培训应提供将 CT 检查结果（在交互工作站上）与传统冠状动脉造影和（或）心脏压力测试结果的直接对比。这是透彻理解冠状动脉及心脏病理的唯一途径。良好的心脏 CT 课程和资助，有助于促进受训者积极参与患者的准备工作和扫描过程。然而对于之前有经验的医疗中心，在获得稳定诊断准确率之前，应至少持续 6 个月的学习培训。而之前很少接触心脏 CT 人员的学习时间应更加充分（至少 12 个月）。

此外，经过几个星期的集中学习或短暂的工作站操作培训后，学习仍不应终止，因为即使是有经验的医生，对于某些冠状动脉病变有时还是会出现误诊（过判或是漏读）。因此，应保证持之以恒的不断学习，并将 CT 结论与有创的冠状动脉造影结论进行对比，如参加一些学科间的联合会议，这都是保持高质量的诊断准确性所必须的。

对于医生的技能和知识也有正式的认证系统。美国放射学会（ACR）和美国心脏病学院（ACC）

已经建立了相应指南以评估医生执行及解读心脏 CT 的临床能力。在美国，这些指南在帮助医生及医疗机构获得认证和规范检查费用报销等方面发挥着越来越大的作用。一些美国以外的国家也可以此为借鉴，在自己的国家着手开始讨论心脏 CT 医生和医疗中心的认证问题。

例如在德国，法律要求每个从事 CT 检查的医生（不论检查部位为何）都需持有 CT 执照，这需要至少 12 个月内参加 1000 次 CT 检查，并且参加辐射防护的课程。这项规章为降低患者辐射剂量提供了保证，且强调了讨论心脏 CT 检查的必要性。

二、ACR（美国放射学会）指南

ACR 有数条与 CCTA 相关指南。最重要的是"ACR 实践指南之心脏 CT 的实施与评估"。其他重要指南包括"ACR 无创心脏成像的临床声明""ACR 实践指南之 CCTA 的实施与评估"，以及"ACR 实践指南之 CT 诊断的实施与评估"。之后我们将简单介绍指南中与 CCTA 直接相关部分的建议。

ACR 将心脏 CT 定义为主要针对心脏（包括心腔、瓣膜、心肌、主动脉、中央肺血管、心包膜、冠状动脉及静脉）进行的胸部 CT 检查。然而，非心脏结构也包括其中，必须由受过培训的医师来完成评价。按照"ACR 实践指南之 CT 诊断的实施与评估"标准，受过培训的医师被定义为经过委员会认证且过去 3 年内每年至少完成 100 例 CT 检查及判读的放射医生，以保证检查和判读的质量。这些医生检查和判读 CCTA 的能力需通过过去 3 年中至少 30h 的心脏解剖、生理、病理、继续医学教育（CME）及心脏 CT 解读、报告和（或）审阅至少 50 例心脏 CT 检查（表 2-5）来达到。上述指南定义之外的医生，如实习医师等，需在过去 3 年通过每年至少 200h

表 2-5　ACR 对冠状动脉 CTA 医生标准化要求

	未受过常规 CT 或胸部 CT 培训	委员会认证放射科医师[(1)]
CME（I 类）	完成 ACGME 认可的心脏 CT200h 专业培训计划[(2)]	ACGME 规范化心脏 CT 培训心脏解剖、生理、病理及心脏 CT 为期 30h
解读、报告和（或）审核[(3)]	500 例 CT 检查[(4)]	50 例心脏 CT 增强检查
技能维持	每 3 年完成 75 例心脏增强 CT 检查，每 3 年 150h 的继续教育内容	

ACGME. 评审委员会继续教育

（1）此外，过去的 3 年中每年需要最少 100 例 CT 检查，同时也是遵照 ACR 的 CT 操作及诊断指南实践要求的每年至少 100 例 CT 检查

（2）包含至少 30h 的心脏解剖、病理、生理及心脏 CT 的学习

（3）此前 3 年的检查需在规范监督下进行（不包括平扫检查在内），监督医师需满足 ACR 标准要求

（4）至少 100 例胸部 CT 或胸部 CTA 的组合（不含钙化积分检查），必须至少包含 50 例心脏增强 CT 检查

CME 的心脏 CT 操作和判读学习，及至少 500 例胸部 CT 检查（包括 50 例心脏 CT 检查）以达到标准。ACR 强调所有实施心脏 CT 检查的医师需要掌握倍他乐克和硝酸甘油的用药、风险及使用禁忌证等知识。

三、ACC（美国心脏病学院）指南

"ACC 心脏 CT 及 MR 成像的临床应用资质声明"，旨在就无创心脏成像方面与 ACR 的建议互补。在这个指南中，心脏 CT 定义为包括解剖、心功能、冠状动脉钙化、非钙化性斑块及先天性心脏病的检查。此指南还将 CCTA 操作及判读水平划分为 3 个资质等级，其中两个与此有关。2 级资质需要能够独立操作和解读心脏 CT，接受至少 8 周（每周至少 35h 以上）心脏 CT 临床实验室的集中培训，并完成

150 例增强及 50 例平扫心脏 CT 的检查。达到 2 级资质需要医师实际参与 50 例平扫及 150 例增强心脏 CT 检查（表 2-6）。3 级医师可作为独立心脏 CT 中心的负责人，需在心脏 CT 临床实验室完成累积时间 6 个月的培训，完成 100 例平扫和 300 例增强心脏 CT 检查。期望达到三级资质水平的医生需要实际参加 300 例增强心脏 CT 检查中的 100 例（表 2-6）。ACC 已发布"心血管（CT）成像培训"的额外实施建议。ACC 强调所有心脏 CT 医师还需掌握有关辐射风险及 CCTA 检查中心血管病变之外疾病的知识。有趣的是，Pugliese 等最近发现初学者需要接受超过 12 个月的心脏 CT 培训才可获得中等水平的技能。他们因此得出结论：ACC 建议的培训可能仍不满足成为独立的心脏 CT 医生的要求。然而争议仍然存在，期待后续的相关建议。

表 2-6　ACC 对冠状动脉 CT 成像医师标准化要求		
	2 级[1]	3 级[2]
CME（1 类）	20h 心脏 CT	40h 心脏 CT
培训[3]	8 周	6 个月
判读、报告和（或）审核	50 例平扫和 150 例增强心脏 CT 检查[4]	100 例平扫和 300 例增强心脏 CT 检查[4]
自治和保持	每年 50 例增强 CT 检查，每 3 年 20h 心脏 CT CME	每年 100 例增强 CT 检查，每 3 年 40h 心脏 CT CME

(1) 独立操作及判读心脏 CT 许可
(2) 作为独立心脏 CT 中心负责人许可
(3) 培训需在一名 3 级医师监督下进行，每周至少 35h，生效时间 2010 年 7 月
(4) 医生参与许可、操作及判读 50 例（2 级）或 100 例（3 级）心脏 CT 增强检查。可对进行增强检查的患者同时行平扫检查

第3章 解　剖

摘要

　　此章节主要讲述冠状动脉及心肌解剖分段，并重点讨论其与心脏CT的相关性。医生判读心脏CT时，使用与介入实验室相同标准的冠状动脉节段图谱非常重要。心肌节段应按17标准分段模式进行划分。

第一节　冠状动脉

　　通常情况下，CT可清晰显示冠状动脉的主干及其二级分支，三级分支。但因为扫描机器的时间及空间分辨率的限制，更细小的冠状动脉血管常不能被显示。

　　正常情况下，冠状动脉发自近端主动脉。左、右主干分别发自左、右冠状动脉窦，无冠窦通常位于偏后方。冠状动脉主干走行于左右心室、心房间的房室沟内，之后垂直走行于前后室间沟（图3-1）。冠状动脉及其分支的管腔粗细、形态及长度均有多种变异。使用左右手图例可帮助了解心脏和3D冠状动脉解剖之间关系（图3-2）。

　　右冠状动脉（RCA）发自主动脉的右冠状动脉窦，走行于右房室沟内，发出第一个分支是圆锥支（50%为此类，50%圆锥支直接发自主动脉），随后发出窦房结支（约占60%，40%的窦房结支由左回旋支LCX发出）。锐缘支和右室后支分别发自右冠状动脉中段和远段。"右冠状动脉优势型"指右冠状动脉发出后降支（PDA）位于或邻近十字交叉（左右房室沟与后室间沟相交），并走行于后室间沟跨过十字交叉发出左室后侧支。在"左冠状动脉优势型"中，PDA由LCX发出。RCA为右心房、右心室、左心室下壁及室间隔处的心肌供血。左冠状动脉主干（LM）发自主动脉的左冠状动脉窦，长度0～15mm不等。通常LM分出左前降支（LAD）和LCX两支

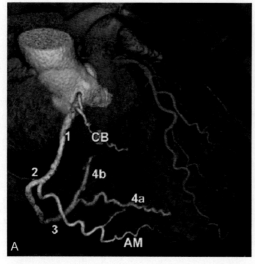

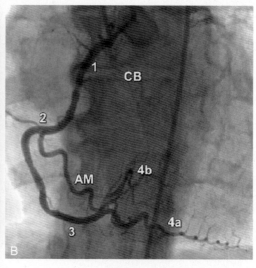

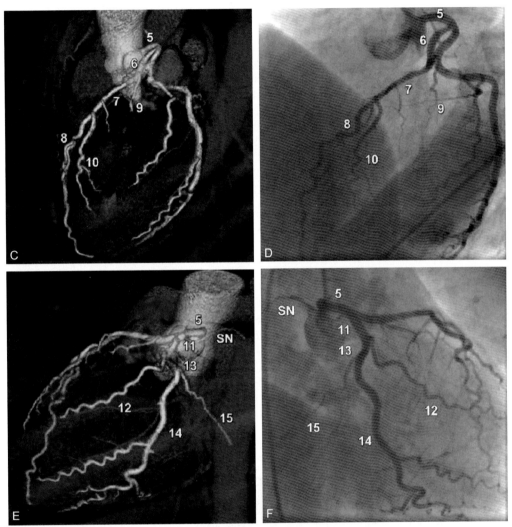

图 3-1　通过 CT 显示的冠状动脉的解剖分段（左图，3D 重建图像）与传统冠状动脉造影的直接比较（右图）。若存在中间支（约 30%）分段模型遵循 17 段模型。图 A，B 显示右冠状动脉及其 5 个节段。图 C ~ F 显示左冠状动脉及其主要的两大分支 - 左前降支和左回旋支。右冠状动脉分为 1 ~ 4 个节段，远段（4）进一步划分为 4a（后降支，PDA）和 4b（右室后支）。左冠状动脉主干（图 C ~ F）分为 5 段，左前降支由（图 C，D）6 ~ 10 段构成，两支对角支分别为 9 段和 10 段。回旋支（图 E，F）由 11 ~ 15 段构成，两支钝缘支分别为 12 段和 14 段。需注意的是在此 "右冠状动脉优势型" 的患者中，左回旋支远段（15 段）比较细小。图中患者窦房结支（SN）为左回旋支的第一下属分支（图 E ~ F），但是更为常见的情况是窦房结支为右冠状动脉的第一下属分支。AM. 锐缘支；CB. 圆锥支。表 3-1 列出了冠状动脉所有分段数字及名称

表 3-1　冠状动脉解剖 17 节段分段法

冠状动脉分段	血管名称	分段名称
1	右冠状动脉（RCA）	右冠状动脉近段
2		右冠状动脉中段
3		右冠状动脉远段
4a		后降支[1]
4b		右冠状动脉左心室后支[1]
5	左冠状动脉主干（LM）	左冠状动脉主干
6	左前降支（LAD）	左前降支近段
7		左前降支中段
8		左前降支远段
9		第一对角支
10		第二对角支
11	左回旋支（LCX）	左回旋支近段
12		第一钝缘支
13		左回旋支中段
14		第二钝缘支
15		左回旋支远段[1]
16	中间支[2]	中央支[2]

此分段法基于 Austen 等 1975 年出版的 AHA 分段法

（1）右冠状动脉优势型的病例中，至少存在一支右外侧支（4b 段）为下侧壁心肌供血，如果为左冠状动脉优势型，左回旋支的远端则延续为冠状动脉后降支（4a）。在均衡型的病例中，4a 段为右冠状动脉的分支，而左回旋支远端在发出两支边缘支后延伸为左室后侧支

（2）中间支存在于约 30% 者 17 分段法。（注意 RCA 分为 5 段，4 段进一步部分分为 4a 和 4b 段）

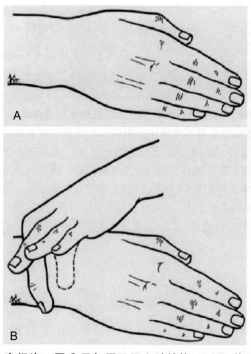
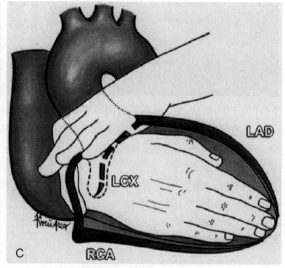

图 3-2　3D 演示冠状动脉解剖的简单方法。该方法利用左右手的摆放分别表示假想的沿室间隔、房室间沟的环。图 A 显示的是右手及其边缘表示的是室间隔及前后室间沟。图 B 右手腕及左手拇指表示房室间沟。图 C 叠加展示了心脏结构。LAD. 前降支；LCX. 左回旋支；RCA. 右冠状动脉（由 Sos 及 Sniderman 改编，Radiology，1980）

血管；然而，在 1/3 人群中，LM 可分叉为 3 支血管：LAD，LCX 及位于两者之间的中间支（IMB，也称为 ramus medianus branch）（图 3-3）。IMB 也可被当作为对角支或钝缘支，这取决于其沿左心室走行的方向。在约 1% 人群中，LM 缺如，LAD 和 LCX 各自有独立开口（图 3-3）。

前降支走行于前室间沟，其主要分支为向前下走行于室间隔的室间隔支和分布于左室前壁的对角支（通常为 1 ～ 3 支不等）。前降支及其分支为左心室前壁、前间壁、前侧壁供血。室间隔支可作为重要的侧支循环。

回旋支走行于左房室沟内，其主要分支为钝缘支（通常为 1 ～ 3 支），为左心室游离壁供血。回旋支还发出左心房环支，其为左心房的侧壁及后壁心肌供血。

一、冠状动脉优势型

60% ～ 85% 的人为右冠状动脉优势型（右冠状动脉发出后降支和至少一支左心室后支）。7% ～ 20% 的人为左冠状动脉优势型（PDA 由 LCX 发出）。7% ～ 20% 的人可为均衡型（右冠状动脉发出 PDA，LCX 发出左心室后支）。在左冠状动脉优势型供血的案例中，右冠状动脉纤细且不为左心室心肌供血。识别优势供血类型非常重要，可避免闭塞分支的判读错误（如左冠状动脉优势型中短小的 RCA，图 3-4）。尽管大部分人为典型右冠状动脉优势型，通常情况下，大部分的左心室前壁和室间隔中部心肌由左冠状动脉供血。

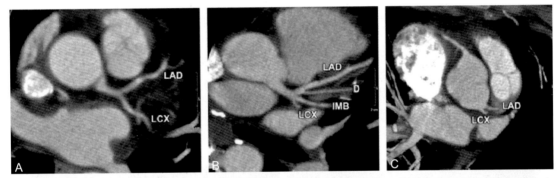

图 3-3　左主干分支的不同类型。自由轴位薄层最大密度投影图像。图 A 显示左主干分为左前降支和左回旋支，图 B 显示左主干分成 3 支，左前降支、左回旋支及位于两者间的中间支。逐一从前降支发出的位置较高的对角支。图 C 示左主干缺如。LAD，LCX 独立起源于主动脉，约 1% 的人左主干缺如

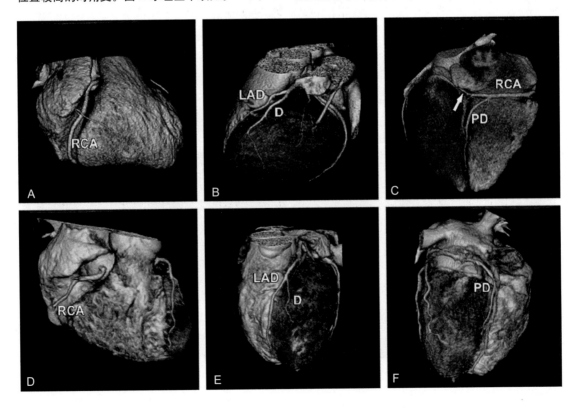

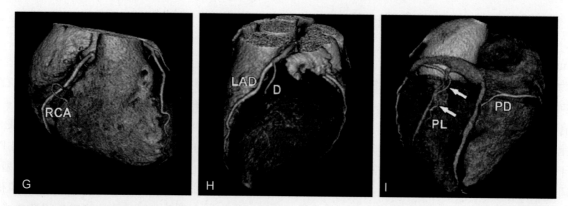

图 3-4　不同冠状动脉分布类型的 3D 容积重建图像。图 A～C 为右冠状动脉优势型，右冠状动脉发出后降支（PD），且继续走行至左房室沟（图 C 箭头）。图 D～F. 左冠状动脉优势型，左回旋支为主要供血发出后降支（图 F 中 PD），注意短小的 RCA（图 D）。图 G～I. 均衡型，RCA 发出 PD，LCX 发出左心室后侧支（图 I 中 PL）

二、冠状动脉分支

冠状动脉及其分支可进一步细分归类（图 3-1，图 3-5，图 3-6，图 3-7 和表 3-1）。这些分支对无创冠状动脉成像中严重狭窄部位及其对应缺血心肌的定位及后续血运重建的评估有至关重要的意义。指南推荐使用冠状动脉 17 分段方法（表 3-1 和图 3-1，图 3-5，图 3-6 和图 3-7）；病理情况（如出现狭窄）推荐使用分支名或数字来进行定位。17 节段分段法优于其他分段法的主要原因在于其具有直观及简明等优点。

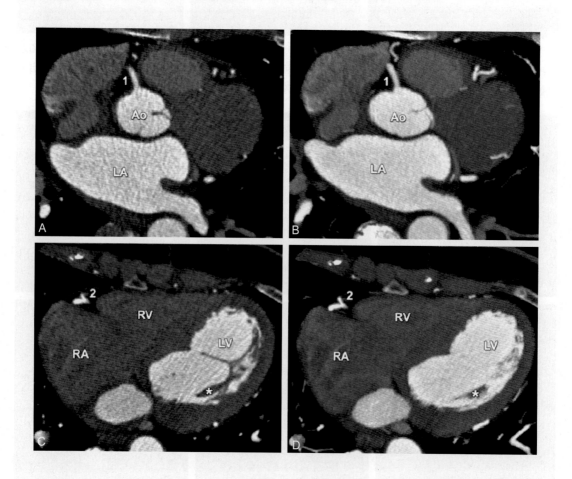

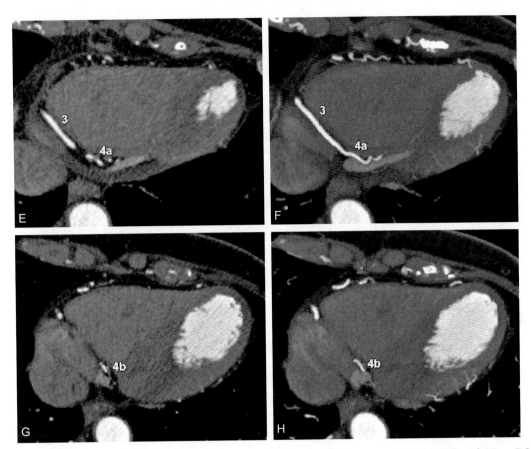

图 3-5　轴位图像显示 RCA 及其所有节段（左图），及对应的 5mm 层厚轴位最大密度投影图像（右图）。RCA 近段（1）发自主动脉的右冠状动脉窦（图 A, B）首先向前、而后（2 段）沿右侧房室沟（图 C, D）向后走行于心脏表面（图 E, F）。水平走行于心肌膈面的为 3 段。在十字交叉处，3 段进一步分为后降支（4a）和左心室后侧支（4b，图 G，H）。在右冠状动脉优势型的患者（图中此例），4a 和 4b 都是 RCA 的分支，在左冠状动脉优势型的患者，后降支（4a）为 LCX 的分支。Ao. 主动脉；星号 . 乳头肌；LA. 左心房；LV. 左心室；RA. 右心房；RV. 右心室

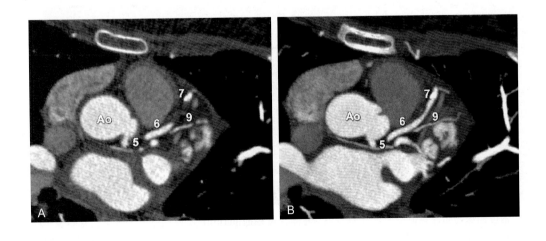

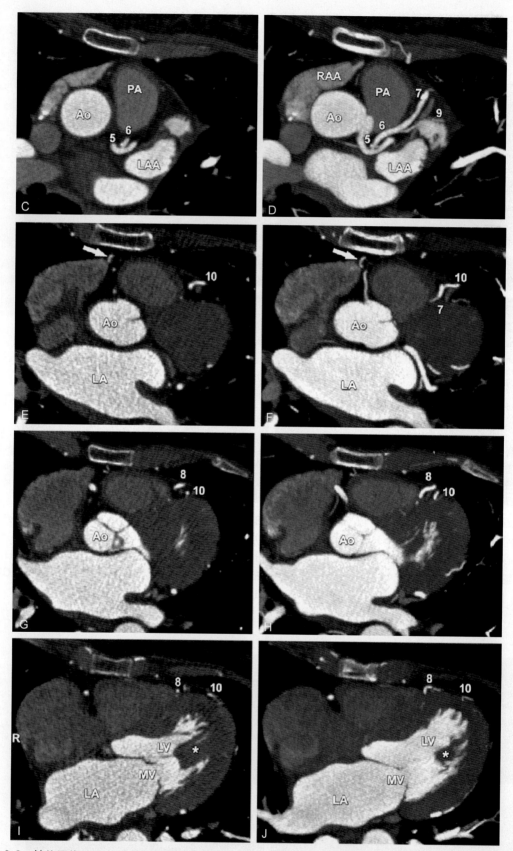

图 3-6 轴位图像显示左前降支及其所有节段（左图），及相应的 5mm 层厚轴位最大密度投影图像（右图）左前降支近段（6）是左主干延续向前行走的分支（5，图 A ~ D）；左前降支（6）随后分为前降支中段（7）及第一对角支（9，图 A ~ D）前降支中段延续为前降支远段（8）和第 2 对角支（10，图 E ~ J）在图 E 和 F 中，可见右冠状动脉近端发出的圆锥支（箭头 右冠状动脉的第一个分支）。Ao. 主动脉；星号 . 乳头肌；LAA. 左心耳；LA. 左心房；LV. 左心室；MV. 二尖瓣；PA. 肺动脉瓣；RAA. 右心耳

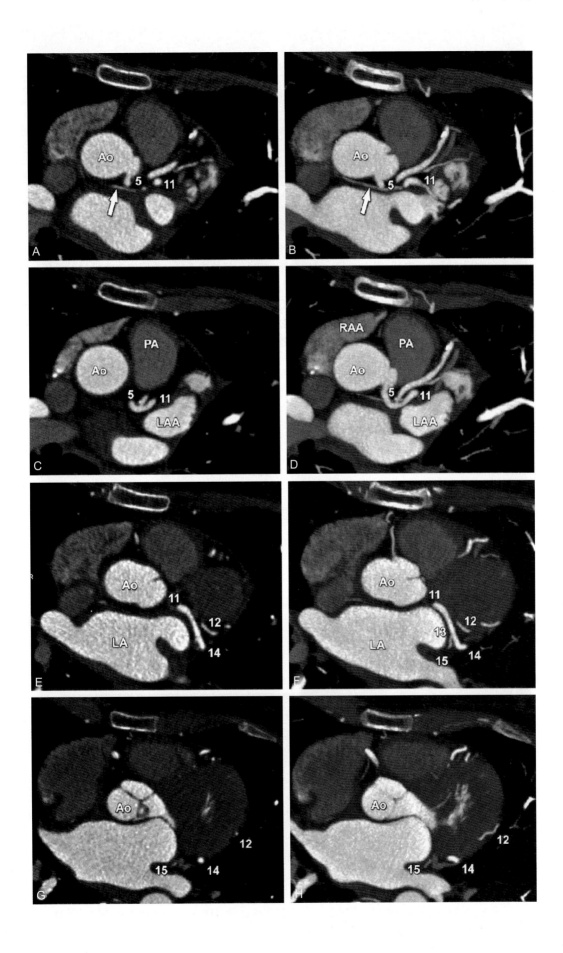

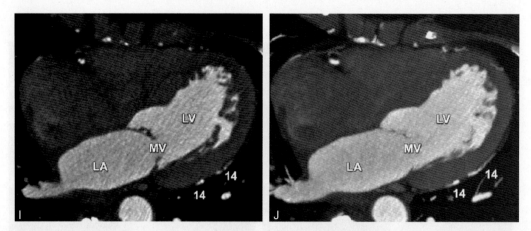

图 3-7   轴位图像显示左回旋支及其所有节段（左图），及相应的 5mm 层厚轴位最大密度投影图像（右图）。回旋支近段（11）为左冠状动脉主干向左后走行的分支（5，图 A ～ D）；继续向下方走行，回旋支近段分为回旋支中段（13）及第一钝缘支（12，图 E ～ H），回旋支中段（13）后延续发出回旋支远段（15，图 F ～ H）和（钝缘）边缘支（14，图 E ～ J）为下侧壁心肌供血。在左冠状动脉优势型的例子中，回旋支远段（15）中止为后降支（4a），然而在这个右冠状动脉优势型的例子中，由右冠状动脉发出后降支和至少一支左室后支。窦房结支（箭头图 A，B）为左回旋支的第一分支。Ao. 主动脉；LAA. 左心耳；LA. 左心房；LV. 左心室；MV. 二尖瓣；PA. 肺动脉；RAA. 右心耳

三、常见的冠状动脉变异

　　除左、右冠状动脉优势型相关正常解剖变异以外，还存在心肌桥、冠状动脉起源异常及冠状动脉走行异常等变异。

　　在不到 5% 的患者中，冠状动脉造影能检出心肌桥的存在。心肌桥即指冠状动脉走行过程中一部分走行于心肌内（图 3-8）。随着心脏 CT 成像技术

不断发展，心肌桥在 25% ～ 30% 的患者中可被观察到，这一比例与大多数病理报告一致。心肌桥常见于前降支、对角支或中间支。收缩期时，心肌桥下的冠状动脉常因表面覆盖心肌组织的收缩而受到挤压。而舒张期时冠状动脉的口径则多为正常。由于大部分血流于收缩期通过冠状动脉，所以心肌桥通常不引起不适症状，因此心肌桥应为一种变异，而不应被视为畸形。然而在少数情况下，心肌桥也可

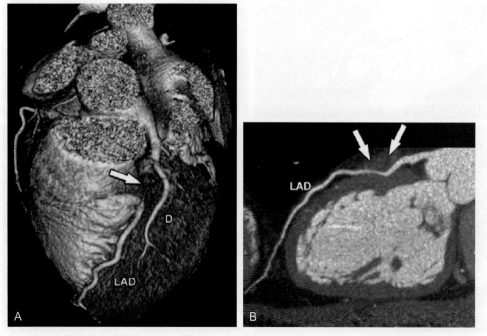

图 3-8   位于左前降支近段的心肌桥（箭头），3D 容积重建图像（图 A），及曲面重建图像（图 B）。注意位于 LAD 表面的心肌组织（箭头，图 B）。D. 对角支

导致心肌缺血（第 23 章）。

　　冠状动脉起源或走行异常较为少见（< 1%）。LAD 和 LCX 独立开口情况前文已讨论。其他两种最常见的起源变异为右冠状动脉异常开口于左主干或左冠窦，回旋支异常开口于右冠状动脉或右冠窦。

　　在右冠状动脉异常起源于左冠窦或左主干的病例中，右冠状动脉通常走行于主动脉与肺动脉之间（图 3-9）。此种变异被称为"不良走行"，因为此类变异的患者发生运动所致的缺血和猝死的风险较高。运动时，主肺动脉血流通过量增加导致走行于主动

脉与肺动脉间的异常冠状动脉节段受到挤压而造成潜在缺血。此外，异常动脉通常在起源处变窄并与主动脉壁形成锐角，可能出现因主动脉搏动或扩张而导致冠状动脉血流中断的异常现象。其他冠状动脉（左冠状动脉）异常走行于主肺动脉间也同样可能导致缺血的发生。

　　最常见的 LCX 变异为 LCX 起源于右冠状动脉或右冠窦。LCX 绕行于主动脉后方至其正常分布的左侧房室沟位置（图 3-10）。这是一种良性变异，一般不引起缺血。详细的冠状动脉异常分类见第 22 章。

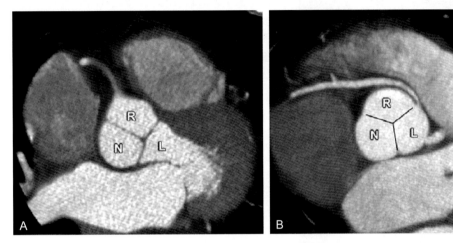

图 3-9　在最大密度投影图像中，正常右冠状动脉起源于右侧冠状窦（图 A）。右冠状动脉异常起源于左冠窦，并走行于主动脉与肺动脉之间（图 B）。L. 左冠窦；R. 右冠窦；N. 无冠窦

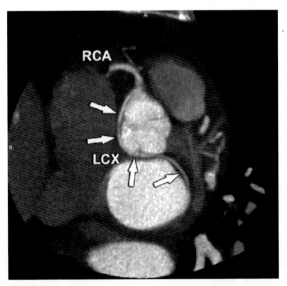

图 3-10　最大密度投影图中显示：左回旋支异常起源于右冠状动脉主干。左回旋支环主动脉后方走行至正常分布的左房室沟位置（箭头）。这是一种良性变异，与心肌缺血无关

第二节　心　　肌

　　除了上一节所描述的冠状动脉解剖，使用 CT 对心脏功能进行分析（第 15 章）也是必要的。图 3-11 描述如何由轴位图像数据通过短轴和长轴直角相交对心脏结构进行重建。我们建议使用 17 段分法描述心肌所见（图 3-12）。实用起见，使用心肌节段名来代替数字似乎更为方便（表 3-2）。

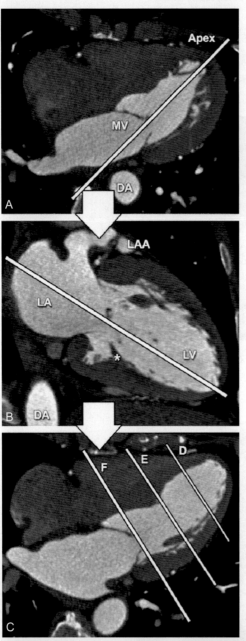

图 3-11　心功能分析长轴及短轴观。在轴位 CT 图像中（图 A），通过左心室心尖和二尖瓣得到沿左心室（LV）、左心房（LA）长轴的两腔心图像（图 B）；通过连接两腔心图像心尖及二尖瓣（MV）得到四腔心图像（图 C）。以这种方式，各个心脏的双斜长轴都可显示。真正的短轴图像通过垂直于室间隔的进一步重建（图 D ～ F），这样可得到心尖（图 D）、心室中部（图 E）和基底部（图 F）短轴图像。可通过心动周期的视频来评价整体及局部心肌功能。星号 . 乳头肌；DA. 降主动脉；LAA. 左心耳；LA. 左心房；LV. 左心室

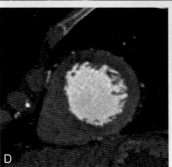
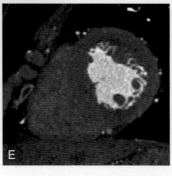
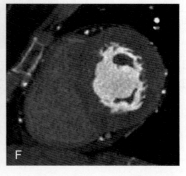

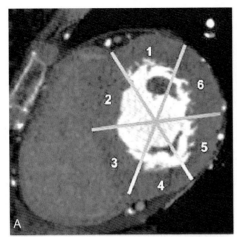
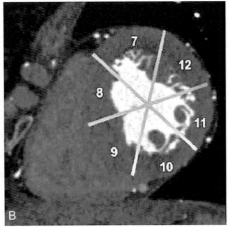

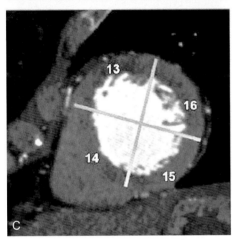

图 3-12 两腔短轴显示心肌节段解剖图。基底部短轴按逆时针顺序分为 1～6 节段（图 A）。心室中部心肌层面（图 B）和心尖部（图 C）也按逆时针顺序分别编为 7～12 及 13～17 段。17 段因代表心尖部，长轴位显示更佳（图 3-11B ～ C），因而未在短轴位显示，表 3-2 列出了心肌节段名称及编号

	表 3-2	心肌节段解剖
节段数	定位	节段名称
1	基底段	前壁
2		前间隔壁
3		下间隔壁
4		下壁
5		下侧壁
6		前侧壁
7	心室中间段	前壁
8		前间隔壁
9		下间隔壁
10		下壁
11		下侧壁
12		前侧壁
13	心尖段	前壁
14		室间隔壁
15		下壁
16		侧壁
17	心尖	心尖

AHA 节段法由 Cerqueira 等于 2002 年出版

第4章 心脏 CT 临床实践

摘要

心脏 CT 应用包括心血管风险再分级及对心绞痛症状（稳定型、不稳定型及不典型性心绞痛）患者在冠脉血运重建术前、术中及术后进行梗阻性冠状动脉疾病（CAD）的排查。

第一节 简 介

在过去的 10 年间，多排 CT 技术获得了空前发展，现如今已实现对冠状动脉的小分支进行成像。尽管无创冠状动脉成像技术具有多方面应用潜能，但相对于其他传统技术而言，其应用于心血管领域的优势仍然无可匹敌。本章节我们将讨论临床工作中最常用的心电门控心脏 CT 检查技术。

第二节 无症状人群的心血管风险分级

通过心脏 CT 检出钙化斑块，使得冠状动脉粥样硬化的评价更加直观，冠状动脉钙化程度的测量与冠状动脉斑块程度及心血管事件风险评估相关（第 11 章）。常规临床应用中，心血管风险分级采用传统风险因素和大样本研究构建模型，如 Framingham 心脏研究和欧洲系统性风险评估模型（SCORE）等。独立的冠状动脉钙化积分检查提高了不良事件发生的预测准确性，并增补了传统风险因素的不足。进行钙化积分扫描是否有意义，或者是否可改变患者的临床决策取决于检查前依据传统危险因素预测的心血管风险程度（表 4-1）。有心血管疾病家族史、糖尿病或高心血管病风险的患者需要最高级别风险预防（图 4-1）。不推荐对低风险患者（只有单项危险因素存在）进行冠状动脉钙化积分检测。对于中危人群（FRS 为 10% ～ 20%，或者心血管事件病死率 SCORE 为 5% ～ 10%）进行钙化积分检测是合理的。一项荟萃分析表明，低钙化积分的中危人群不良事件发生率与基于传统危险因素预测的低危人群不良事件发生率相当。这种再分级功能已被两个大样本量前瞻性临床研究所证实（Heinz-Nixdorf Recall Study；MESA Study）。

表 4-1 传统心血管风险分级

CVD 高度危险	中度危险	低危
10 年估计心血管事件发生率（SCORE > 10%）	SCORE 5% ～ 10%	SCORE < 5%
有明确冠状动脉疾病 II 型糖尿病 I 型糖尿病伴微量蛋白尿 显著升高的单风险因素	2 种或以上危险因素（如大量吸烟，高血压，低密度脂蛋白升高，高胆固醇血症，家族性冠心病，年龄）	0 ～ 1 个危险因素

CVD . 心血管疾病；SCORE. 系统性冠心病风险评估

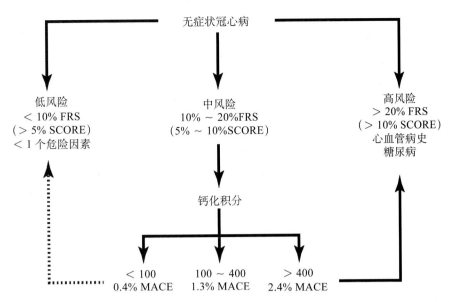

图 4-1 对亚临床人群进行钙化积分的检测。钙化积分检测可使最初评价为中度危险（10 年内发病率 10% ～ 20%，FRS）或将心源性死亡（10 年发病率 5% ～ 10%）的患者重新划分为低、中、高危（每年心脏主要不良事件）。重新划分为高风险人群的患者，必须采取更多的预防措施，若患者重新划分为低风险人群，也并未建议降低预防措施。上图基于 Greenland 等 2007 年在美国心脏病学会基金会（ACCF）/ 美国心脏学会（AHA）达成的专家共识。CHD. 冠心病；MACE. 心脏主要不良事件

高钙化积分患者不良事件发生率与传统最高风险分级患者的不良事件发生率相当，这些患者可能通过进一步加强预防措施而受益，包括他汀类、阿司匹林和（或）血管紧张素类药物治疗。中度风险及钙化积分为零的患者是否应当按低风险人群处理仍存在争议。高钙化积分却无症状患者很多都患有冠状动脉阻塞性疾病，因此这些患者的缺血性检测门槛适当放低应当是合理的。尽管对中危人群进行钙化积分检测被认为可行，但目前仍无数据显示这有助于改善预后（成本效益比）。

目前不提倡对无症状患者行 CT 增强血管成像检查。尽管低剂量扫描技术的发展使得辐射剂量不再成为关键问题，但检查过程中仍然需要进行对比剂静脉注射，这可能存在潜在危险。CT 增强血管成像检查可检出严重的却可能被 CT 平扫遗漏的非钙化性冠状动脉疾病。未检出冠状动脉钙化的患者存在严重血管阻塞的情况较少见且总体预后良好（年度事件发生率 < 1%）。对无症状朝鲜族人群行冠状动脉 CTA 检查的研究显示，该检查虽然提高了接受冠状动脉介入治疗比例，且并没有增加其不良事件的发生率，但是否应该为筛查有严重非钙化斑块的这类少数患者而允许患者接受较高的辐射剂量及对比剂仍备受争议。

第三节　稳定型胸部不适患者

在欧洲，运动负荷心电图检查仍是筛查稳定型心绞痛（coronary artery disease，CAD）的首选检查方法。而在美国，单光子发射计算机断层扫描检查（SPECT）则更为常用。与有创冠状动脉造影（ICA）相对照，（图 4-2）运动负荷心电图检查特异性高，但是敏感性低。SPECT 或磁共振心肌灌注成像(MR-MPI）诊断准确性更高，但是价格也相对昂贵。因此在欧洲指南中，这两项推荐均作为大部分患者的备选方案（表 4-2）。英国 NICE 指南已明确不再进行传统运动负荷试验，并推荐将负荷成像作为先验检查为中度冠心病风险患者的首选检查项目。

CCTA 是一项适用于评估可疑 CAD 患者的有效无创检查方法。其较高的敏感性和阴性预测值使得医生可以有充分把握排除 CAD。CT 显示无冠状动脉阻塞的病例存在心肌缺血的可能性很小。然而，存在 CAD（CT 或导管造影）但未造成缺血或引起症状的可能依然存在，且不需要血运重建。CCTA 对冠状动脉狭窄程度的评估准确性不如传统冠状动脉造影，尤其当严重钙化存在时，CCTA 经常对管腔狭窄程度出现高估评价。但其对低中度风

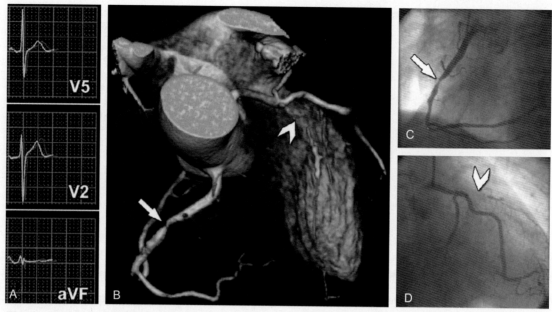

图 4-2　运动心电图假阴性与冠状动脉 CTA 真阳性。67 岁的稳定型心绞痛患者，运动心电图检查未见明显异常改变（图 A）。冠状动脉 CTA（图 B）显示右冠状动脉严重狭窄（箭头）及左前降支分支的闭塞（短箭头）均经冠状动脉造影证实（图 C，D）

表 4-2　冠状动脉疾病无创检查诊断准确性比较

检查方法	诊断性能	
	敏感性 %	特异性 %
运动负荷心电图	68	77
运动负荷超声心动图	80 ～ 85	84 ～ 86
多巴酚丁胺负荷超声心动图	40 ～ 100	62 ～ 100
血管扩张负荷超声心动图	56 ～ 92	87 ～ 100
运动核素心肌灌注扫描	85 ～ 90	70 ～ 75
血管扩张核素心肌灌注扫描	83 ～ 94	64 ～ 90
多巴酚丁胺负荷 MRI	83（79 ～ 88）	86（81 ～ 91）
血管扩张心肌灌注 MRI	91（88 ～ 94）	81（77 ～ 85）
冠状动脉 CT 钙化积分（＞ 0）	＞ 95	约等于 50
冠状动脉 CT 血管成像	100（98 ～ 100）	89（85 ～ 92）

报告的诊断性能源自 2006 年 ESC 对于稳定型心绞痛的指南，ACCF/AHA2007 年专家共识。Nandalur 等（MRI）及 Ballmoos 等（冠状动脉 CT 血管成像）研究结果。括号中的数字为 95% 可信区间

险人群 CAD 的排查至关重要。然而，CCTA 是应当作为首选检查，还是应当在其他检查难以获得明确诊断结果之后进行，目前仍在研究当中。大多数研究结果显示，未检出钙化且症状稳定的患者检出严重的梗阻疾病的可能性较低。因此，冠状动脉钙化扫描可作为合适的初步检查，并决定是否有进行包括 CCTA 在内的进一步检查的必要。事实上，英国 NICE 指南推荐钙化扫描应用于近期发作性胸痛及低 CAD 风险患者（10% ～ 29%）。仅当钙化积分为 1 ～ 400 时，才推荐 ICA 检查。为防止不必要的血运重建，现在更倾向于对 CT 显示有中度阻塞性疾病的患者行负荷检查来评估血流动力学情况。如果 CCTA 发现患者有位于非重要部位的中等程度的阻塞性病变，医生可能更倾向于维持当前的药物治疗，而不是立刻行血运重建处理。患者通过 CT 扫描来评价冠状动脉狭窄功能学意义的方法仍在研究中，

包括药物介导的心肌灌注成像（MPI）和基于 CTA 的计算模拟血流储备分数（FFR-CT）评价。虽然基于注册信息的统计模型表明，CTA 检查可符合成本 - 效益比，但尚缺乏与其他技术方法的前瞻性试验的比较结果来加以证实。

对于怀疑冠状动脉畸形的患者，CTA 是评价冠状动脉起源、走行、末端及其与周围结构关系准确性最高的成像技术（第 17 章）。

总的来说，心脏 CT（包括钙化积分和 CTA）在评价冠状动脉疾病中所起的作用日益显著。究竟该技术是否应当成为低到中度风险患者行功能检查诊断阻塞性疾病之前的首选检查，或在功能检查未获得明确诊断结果之后进行，对此目前仍无定论。正如有些患者不适合进行负荷检查，CTA 检查也仅适用于那些能获得具有诊断价值图像的患者。

第四节　急性胸痛

对于表现出急性胸痛的患者，心脏 CT 诊断有着多重优势。尤其在急性冠脉综合征（acute coronary syndrome，ACS）患者中，当症状减轻时，心电图可能显示正常，且生化标记物可能仍需数小时才能出现异常。负荷试验也许可能排除严重的冠状动脉狭窄，但容易忽略冠状动脉粥样硬化的存在及程度。CT 可以检出冠状动脉粥样硬化的存在、严重的阻塞性病变及心肌灌注不足（仅次于心肌梗死），并可以提示其他以急性胸痛、胸部不适等临床症状为表现的潜在致命病变，如主动脉夹层、肺动脉栓塞、心包积液和肺动脉疾病。

简单的钙化扫描可能可以排除相当部分患者的严重疾病的存在，然而，对于有急性胸痛的患者，由于潜在的不良后果和具有更高发病率的非钙化性斑块疾病的存在，因此更倾向于对其直接行 CCTA 检查（图 4-3）。CCTA 阴性预测值高，可用来排除 ACS，但阳性预测值偏低。此外，CT 显示无冠状动脉狭窄的情况下并不能完全除外急性狭窄的存在。一系列针对急性发作胸部不适的低风险人群进行的

随机试验结果显示，患者可依据 CT 检查结果阴性而安全出院，从而缩短了患者的住院时间并减少了总体费用（图 4-4）。但此临床应用仅适用于低风险患者，且无明显的临床获益，成本 - 效益比也会受到 CT 和标准检查实施的影响，并可能会随着广泛实施的高敏感肌钙蛋白的测量而改变。急诊心脏 CT 的开展应用需在能全天提供 CCTA 检查，且拥有经验丰富的技术人员及医生的少数医院进行。

心脏 CT 一站式检查可排除包括 ACS，肺动脉栓塞或急性主动脉综合征，以及心包积液、气胸等在内的多种潜在致命病变。所谓的"3 胸痛三联症"扫描（即心肌梗死、肺动脉栓塞、主动脉夹层）优势有限。肺动脉栓塞和主动脉夹层两者与 ACS 相比发病率较低，临床上病理性诊断仍由"单一"的 CCTA 检查得出。事实上，对于怀疑有 ACS 的患者，为了同时获得肺动脉的图像而进行一项更为烦琐的扫描可能对冠状动脉疾病诊断产生负面影响（第 6 章）。

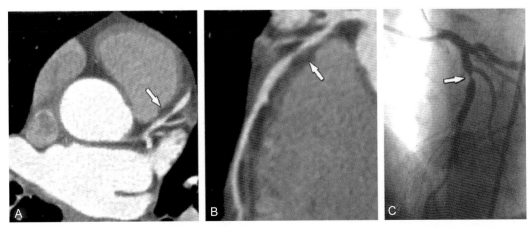

图 4-3　男性，43 岁，心绞痛发作渐进性加重（肌钙蛋白正常）。冠状动脉 CT 成像显示左前降支的正性重构，非钙化斑块导致重度狭窄病变（箭头）（图 A，轴位图像；图 B，曲面重建）。冠状动脉造影证实（图 C）

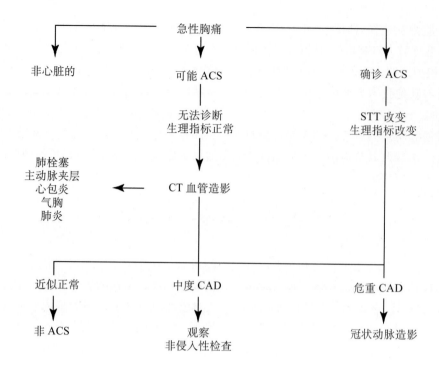

图 4-4　疑诊急性冠脉综合征患者的心脏 CT 检查流程

第五节　在特殊情况下排除冠状动脉疾病

　　某些情况下，即使没有确凿缺血症状存在，CAD 也需要通过心脏 CT 检查方法予以排除。ICA 已常规用于心脏（非冠状动脉）手术中，如心脏瓣膜手术等。或许除了与冠状动脉钙化相关的退化性主动脉瓣膜疾病外，使用心脏 CT 进行术前检查可以排除大部分患者 CAD 的存在。在检测主动脉瓣、心内膜炎或主动脉夹层等疾病时，CT 对病变区域的显示优于经导管介入造影检查（第 16 章）。小部分被认为没有心肌缺血的心力衰竭患者可能有 CAD 的存在。对于这些患者中的绝大部分，冠状动脉钙化积分扫描和（或）CCTA 可作为排除 CAD 的重要替代检查。

第六节　冠状动脉血运重建后的无创造影随访

　　无论采取哪种方式，对血运重建后患者的评价都比未做支架或旁路移植手术的患者评价要复杂得多。心脏 CT 检查受到支架材料（第 13 章）、旁路附近血管夹（第 12 章）的相关伪影影响，但是更主要的影响仍来自于弥漫的 CAD 疾病本身。特别是大量钙化斑块存在时会降低 CCTA 诊断的可信度。此外，由于 CTA 无法评价病变的血流动力学变化，因而其在有心肌侧支循环灌注时难以进行准确评估和预测。此类患者应当综合参考辅助功能检查的信息。非金属性质的可吸收性生物材料设备的引进和应用，将进一步提高介入术后患者心脏 CT 的诊断价值。

　　支架置入后，心脏 CT 的检查可用于检出冠状动脉近段（直径 ≥ 3.5mm）支架内的梗阻（第 13 章）。前降支的支架内再狭窄可导致严重后果。由于负荷测试可信度不高，常规支架置入 3 ~ 6 个月后需行 ICA 复查。心脏 CT 可排除大部分大直径支架内重度再狭窄，避免了很多患者再次接受有创导管检查，尤其是当患者已进行了"相对简单"的支架（即非分叉支架）置入术后。

　　心脏 CT 可用来检查旁路移植术后桥血管有无梗阻。由于有侧支循环的形成，亚临床型梗阻可存在多年而不产生症状。血运重建后评价旁路血管的梗阻程度需要功能成像。一些情况下，如旁路移植术的精确解剖结构不清或介入检查难以定位桥血管时，CT 对于这种病例起到非常重要的作用。

第七节　CT 辅助引导下心脏介入

　　心脏 CT 可为射频消融（第 21 章）及冠状动脉血运重建(第 12 章，第 13 章)等复杂的手术(第 17 章，第 18 章)提供独特的心脏三维（3D）信息。

　　心脏 CT 可提供潜在的有价值信息并与 ICA 所获得的信息互补。复杂心脏手术中，血管角度或开口、分叉处斑块信息非常重要。慢性完全性闭塞病变中，CT 可以提供闭塞段的长度、闭塞近端血管纡曲情况、冠脉树及分支等信息（图 4-5，表 4-3）。重度钙化及长节段的梗阻提示血运重建术预后不佳。这些图像可被整合用于进一步的导管配准及导航系统。

　　患者接受电生理及心腔 3D 显像检查来评估（异常）结构、选择最合适的技术手段和设备、避免有创检查并发症的发生（食管定位）、指导手术及记录诊疗实施流程（第 21 章）。

　　很多医疗中心已将心脏 CT 作为经皮主动脉瓣置换术（TRVI）的术前常规检查，而手术设备的尺寸和术后效果均取决于主动脉流出道测量的准确性。此外，外围血管成像对于最佳血管入径的选择也非常重要（第 17 章）。

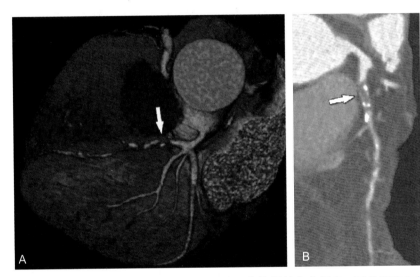
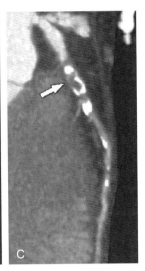

图 4-5　女性，55 岁，心绞痛症状。左前降支的慢性完全闭塞。冠状动脉左前降支节段性的闭塞伴中度钙化（箭头）。图 A 为容积重建，图 B 和 C 为曲面重建及最大密度投影图像

表 4-3　提示慢性完全闭塞病变的血运重建失败的因素
1. 闭塞时间较长
2. 缺乏侧支循环
3. 冠脉树近端钝形非锥形
4. 闭塞病变段长度 > 15mm [1]
5. 重度钙化 [1]
6. 分支位于闭塞段
7. 闭塞段近端血管纡曲

（1）该预测价值经 CT 证实

第八节　心室功能，心肌梗死，瓣膜性心脏病

　　超声心动图承担着临床上心血管成像技术中的重要角色，其检查便捷，价格低廉且可进行床边检查。超声心动图已成为心脏功能成像的首选。MR 及核素成像则能提供准确性更高、重复性更好的左心室功能评价（表 4-4）。只有当心电门控 CT 足以评价左心室功能，并且其检查结果与超声心动图、MRI

及核素显像相关性良好时，它才能摆脱只作为替补检查的无奈地位（第 15 章）。尽管 CT 的时间分辨率不如超声和 MRI，不能像后两者一样提供完整的功能参数，但动态心脏 CT 仍可用来评价室壁和瓣膜的运动情况。需要注意的是，当前的低剂量 CT 方案（前瞻性采集方式，第 8 章）常不能获得完整心动周期的数据。CT 所展示的为收缩末期或舒张中期的瓣膜形态信息，缺乏如多普勒测量所提供的诊断必须的功能信息。CT 主动脉瓣测量可用于那些声窗差、超声检查效果不佳的患者（第 16 章，第 17 章）。

心肌梗死（MI）在 CCTA 检查中可表现为心肌变薄，密度减低。慢性心肌梗死与急性灌注缺损可

通过 CCTA 加以鉴别，其较低的心肌密度是因为瘢痕组织内存在脂肪组织。然而，急性心肌梗死位于心内膜下的瘢痕组织难以依据其密度进行识别。这些区域的早期低强化可能低估了梗死心肌的范围，注射造影剂后的"延迟强化（LGE）"则对于心肌梗死范围的评价更加准确。CT 的 LGE 与 MRI 在评价透壁性心肌梗死范围大小方面要优于核素显像。然而，当前的 CT-LGE 需要使用更大剂量的对比剂及更多辐射剂量以补偿普遍较低的对比噪声比，这使它成为位列 MRI 之后评价心肌存活情况的次选检查方式。

表 4-4　左心室功能

检查方法	优点	缺点
超声心动图	简单、实时、便携、价格低廉，安全，可重复的快速检查	声窗要求高 受操作者的水平所决定 计算依据为几何学假设 [1]
核素成像	准确度高、重复性好 无需几何学模型假设	辐射剂量大 解剖结构显示受限 心律失常 无心肌增厚评价 [2] 低灌注心肌划定困难 [3]
磁共振成像	无辐射 灵活，重复性好	可用性有限，耗时较长 心脏起搏器、幽闭恐惧等禁忌 患者的运动
CT	可作为传统心电门控螺旋 CT 检查的一部分 高空间分辨率 高对比度噪声比 没有几何假设 重复性好	不具备常规前瞻性 心电触发扫描 对比剂应用及辐射暴露 有限的时间分辨率（室壁运动）

（1）很大程度上由 3D 超声心动图克服

（2）放射性核素心室造影

（3）门控的单光子发射计算机断层扫描

第5章 临床适应证

摘要

　　该章节讲述了心脏 CT 临床常见适应证。CT 血管造影检查（CTA）最常见适应证是对冠状动脉粥样硬化心脏病（CAD）低至中度先验概率风险患者进行疾病筛查。但并不推荐用 CTA 进行心肌活性评估，或对无临床症状患者及有典型症状的高 CAD 先验概率风险的患者进行检查。

第一节　疑似冠状动脉疾病

　　心脏 CT 最常见适应证为筛查有稳定胸痛症状，并且具有低至中度 CAD 风险（比例 20% ~ 70%，图 5-1）的患者。这些患者包括负荷试验结果不确定及有不典型心绞痛的患者。一方面，对于高 CAD 先验概率风险（> 70%，比如，有典型的心绞痛、高危因素及负荷试验结果呈阳性）患者而言，心脏 CT 不应该作为首选检查，因为 CT 特异性较低（即阳性预测可信度低），高风险亚组中的多数患者后续仍需要进行有创冠状动脉造影检查（ICA）。另一方面，

对于低先验概率 CAD 风险（< 20%；如具有非心绞痛性胸痛和负荷试验结果呈阴性）患者，CT 的阳性预测值也较低，因而 CT 的结果可能会导致很多不必要的 ICA。

　　因此，先验概率在 20% ~ 70%CAD 风险程度的患者应首选 CTA 检查。在表 5-1，表 5-2 和表 5-3 中，在这个范围内患者标为蓝色。表格中的这种标记很容易区分在冠状动脉 CT 血管造影检查（CCTA）中受益的患者及很容易同时排除不应该做这个测试

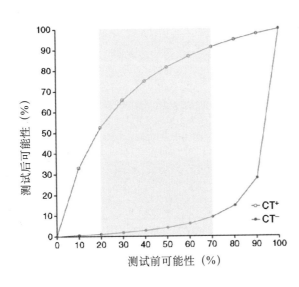

图 5-1　在具有疑似 CAD 的患者中，临床上最适合做冠脉 CT 成像的患者人群（标记为蓝色）是在检测前有 20% ~ 70% CAD 可能性的人群。CT 冠脉成像可非常精确地在很多有临床表现的患者中排除疾病。图中指出具有阴性 CT 结果的患者测试后 CAD 概率很低（对于测试前概率高达 70% 的患者测试后概率低于 10%）。因此，冠脉 CT 血管成像可以可靠地排除 CAD 的可能。但是对于有低于 20% 概率的患者，由于在这个组中 CT 的阳性预测值很低，这些患者不会在非侵入性检测中受益。而且还将会引起相当高的不必要的冠脉 CT 血管成像。这个基于 Bayes 原理的计算是基于对于疑似 CAD 患者 CT 冠脉成像的敏感性和特异性得出的，见第 25 章，由 Schuetz 等修改（Ann Intern Med 2010）

表 5-1 根据性别、年龄及症状，CAD 的可能性[1]

男性				女性			
年龄（岁）	非心绞痛性胸痛[2]	不典型性心绞痛[3]	典型性心绞痛[4]	年龄（岁）	非心绞痛性胸痛[2]	不典型性心绞痛[3]	典型性心绞痛[4]
30～39	0.8	4	26	30～39	5	22	70
40～49	3	13	55	40～49	14	46	87
50～59	8	32	79	50～59	22	59	92
60～69	19	54	91	60～69	28	67	94

（1）最可能受益于冠脉 CT 血管成像患者的范围在上图中标记为蓝色（可能性 20%～70% 的患者）。在 30～69 年龄段，所有具有典型症状的男性有望在 CT 检查中受益，而有典型心绞痛的女性，只有年龄＞50 岁，才适合做冠脉 CT 血管成像。修改自 Diamond 和 Forrester New Engl J Med 1979

（2）只具有心绞痛 3 个症状之一（既有胸骨后的固定疼痛、通过运动引起或休息后缓解的疼痛，又有含硝酸的药物治疗的疼痛）

（3）只具有心绞痛 3 个症状中 2 个

（4）具有心绞痛 3 个症状

表 5-2 根据年龄和症状[1]，在负荷心电图测试（ST 段压低）后的女性在测试后 CAD 的可能性（%）

	女性				
ST 段压低（mm）	年龄（岁）	无症状	非心绞痛性胸痛[2]	非典型性心绞痛[3]	典型性心绞痛[4]
0～0.5	30～39	0.1	0.2	1	7
	40～49	0.2	0.7	3	22
	50～59	0.8	2	10	47
	60～69	2	5	21	69
0.5～1.0	30～39	0.3	0.7	4	24
	40～49	0.9	3	12	53
	50～59	3	8	31	78
	60～69	7	17	52	90
1.0～1.5	30～39	0.6	2	9	42
	40～49	2	6	25	72
	50～59	7	16	50	89
	60～69	15	33	72	95
1.5～2.0	30～39	1	3	16	59
	40～49	4	11	39	84
	50～59	12	28	67	94
	60～69	25	49	83	98
2～2.5	30～39	3	8	33	79
	40～49	10	24	63	93
	50～59	27	50	84	98
	60～69	47	72	93	99.1
＞2.5	30～39	11	24	63	93
	40～49	28	53	86	98
	50～59	56	78	95	99.3
	60～69	76	90	98	99.7

（1）可能最受益于冠脉 CT 血管成像的女性标记为蓝色（20%～70%）。修改自 Diamond 和 Forrester New Engl J Med 1979

（2）只具有心绞痛 3 个症状之一（既有胸骨后的固定疼痛、通过运动引起或休息后缓解的疼痛，又有含硝酸的药物治疗的疼痛）

（3）只具有心绞痛 3 个症状中 2 个

（4）具有心绞痛 3 个症状

注意 1.0mm 相当于 0.1mV

表 5-3　根据年龄和症状 [1]，在负荷心电图测试（ST 段压低）后的男性在测试后 CAD 的可能性（%）

ST 段压低（mm）	年龄（岁）	无症状	非心绞痛性胸痛 [2]	非典型性心绞痛 [3]	典型性心绞痛 [4]
0 ~ 0.5	30 ~ 39	0.4	1	6	25
	40 ~ 49	1	4	16	61
	50 ~ 59	2	6	25	73
	60 ~ 69	3	8	32	79
0.5 ~ 1.0	30 ~ 39	2	5	21	68
	40 ~ 49	5	13	44	86
	50 ~ 59	9	20	57	91
	60 ~ 69	11	26	65	94
1.0 ~ 1.5	30 ~ 39	4	1	38	83
	40 ~ 49	11	26	64	94
	50 ~ 59	19	37	75	96
	60 ~ 69	23	45	81	97
1.5 ~ 2.0	30 ~ 39	8	19	55	91
	40 ~ 49	20	41	78	97
	50 ~ 59	31	53	86	98
	60 ~ 69	37	62	90	99
2.0 ~ 2.5	30 ~ 39	18	38	76	96
	40 ~ 49	39	65	91	99
	50 ~ 49	54	75	94	99.2
	60 ~ 69	61	81	96	99.5
> 2.5	30 ~ 39	43	68	92	99
	40 ~ 49	69	87	97	99.6
	50 ~ 59	81	91	98	99.8
	60 ~ 69	85	94	99	99.8

(1) 可能最受益于冠脉 CT 血管成像的男性标记为白色（20% ~ 70%）。修改自 Diamond 和 Forrester New Engl J Med 1979
(2) 只具有心绞痛 3 个症状之一（既有胸骨后的固定疼痛、通过运动引起或休息后缓解的疼痛，又有含硝酸的药物治疗的疼痛）
(3) 只具有心绞痛 3 个症状中 2 个
(4) 具有心绞痛 3 个症状
注意 1.0mm 相当于 0.1mV

的其他人。这个表格在增加 CCTA 成本 - 效益方面也是有帮助的，因为昂贵的和没必要的二次检查（这更容易发生在可能性低于 20% 或者高于 70% 的患者中）能潜在增加与 CAD 诊断有关的社会成本。

第二节　其他适用的临床适应证

除了疑似 CAD，其他心脏 CT 造影合理的适应证总结在表 5-4 中。这些症状中最常见的是急诊低风险胸痛的患者（这些患者的酶正常，没有心电图的改变）；对于亚组中的患者，支持 CT 检查的证据在过去几年中从单中心研究到数个多中心试验中不断积累，包括 Raff 等的 CT-STAT，Litt 等的 ACRIN-PA 4005 和 Hoffmann 等的 ROMICAT Ⅱ。

值得注意的是，在这些试验中，CT 钙化积分为零的患者中，随后发生 ACS 的比例＞ 2%（置信度区间高达 95%）。因此，对于有急性胸痛的患者，钙化积分为零不足以排除随后不良事件发生的可能性。这些研究表明，对低风险急性胸痛的患者而言，采用 CT 检查较传统标准处理方案更为合理（有更好的成本 - 效益且使住院时间缩短 25% ~ 60%）。有趣的是，

表 5-4　心脏 CT 合适的临床综合征

	利	弊
排除先验概率低、中度 CAD 风险的有症状的患者	CT 阴性预测值高 无创性 CT 被患者广泛接受	几乎没有数据可证明 CT 比其他技术如负荷心电图更有优势，或证明 CT 在患者管理上更有优势
可疑 CAD 患者和模棱两可的负荷测试结果	CT 阴性预测值高 无创性 CT 被患者广泛接受	几乎没有数据证明 CT 在患者管理上更有优势
心电图及心肌酶阴性的急性胸痛	能可靠地排查 CAD 患者 有助于患者早期诊断和筛查	优于标准诊疗的结果虽还未被证明。但是，大型的、长期的研究还需证明这个结果
随访冠脉旁路移植术后有症状的患者	可观察全部旁路，包括近端或远端的吻合口 无创性 CT 被广泛接受	几乎没有数据证明 CT 在患者管理上更有优势 尽管做了许多研究，但都是小样本试验
排除或描述冠脉异常	不同于 MRI，CT 可以看见血管的全程 较好地评估冠脉异常（良性或恶性）	尤其对于更年轻的患者，CT 的"对手"MRI 更受人们喜爱，因为 MRI 没有辐射 评估动脉侧支时可靠性较低
在电生理之前或之后评估肺静脉解剖（例如心房颤动患者）	CT 有高的空间分辨率 不用心电门控就可以获得数据，而具有更低的辐射剂量	MRI 检查无辐射，且可通过延迟强化观察射频消融后的瘢痕组织
分析总体或局部的心脏及瓣膜功能[1]	CT 有高的空间分辨率[2] 所有用来功能分析的数据来源于 CT 冠脉成像，而不用额外扫描	CT 的时间分辨率是有限的 MRI 和超声心动图是确定的、科学的及临床上的参考标准

(1) 运用最新的软件程序分析心功能是非常便捷的，因为心功能分析的临床重要性，所以应该在每一个做回顾心电性门控心脏 CT 患者中分析心功能。单独做心脏功能分析的临床指征仅发生在极少数案例中。功能分析是有其他临床适应证的冠脉 CT 血管成像的一部分

(2) CT 比心电图和心室电影造影术更好

Hoffmann 等近日公布 ROMICAT Ⅱ 亚实验结果表明，相比于标准处理方案，CT 有助于有效缩短入院排队时间，降低入院率并减少总 CT 辐射剂量。基于这些研究结果，针对急性冠脉综合征（ACS）的临床处理方案，欧洲心脏协会（ESC）最新指南建议，对低至中度 CAD 风险且肌钙蛋白和心电图无确定性结果的患者（Ⅱa 类，B 级），应当考虑用 CT 检查替代 ICA 进行 ACS 筛查。

相比之下，"胸痛三联症筛查"CT 检查（排除冠脉阻塞性疾病、肺动脉栓塞及主动脉夹层）对急性患者的应用仍然受限于这样一个事实，即没有广泛认可的扫描方案可供使用，且可能得益于这样一个综合性检查的患者数量仍有待明确（表 5-6）。Madder 等进行非随机"3 种疾病排查"CT 与标准心脏 CT 对比研究也得出了类似的临床结果，且前者会带来更高的辐射剂量、更多后续资源消耗和后续侵入性检查。

在 CT 被广泛使用之前，进一步大规模临床研究以探究 CT 在这方面的益处是必不可少的。目前，我们认为"胸痛三联症筛查"CT 并不合理。根据 Stillman 等观点，另一个反对常规的"胸痛三联症筛查"CT 的重要论据是，实际情况下通常只怀疑 3 种疾病中 2 种，即在大部分急性胸痛的患者中只需排除 3 种疾病中的 2 种即可。因此，实施检查时能根据患者实际情况更好地将关注点个体化集中在血管床疾病中的 2 项（"三联症筛查"），这也将增强实际操作性且提供图像的质量。

对冠状动脉旁路移植术后有症状的患者进行成像和随访（例如胸痛的再现：第 12 章和第 20 章）是一项重要的临床适应证。有明确证据表明在单一检查中，CT 可以非常精确评价原始冠状动脉及移植旁路。但是，旁路移植术后患者的原始冠状动脉比移植旁路更难评估（第 12 章），只有少数文献着眼于研究冠状动脉和移植旁路的综合评估。因此，科

学的证据更坚定地支持 CT 可用于排除低 - 中度先验 CAD 风险患者（例如疑似 CAD 和有不确定结果的患者）。

CT 也可用于筛查冠状动脉变异（第 22 章），在描述冠状动脉的远段情况及观察变异血管全貌方面优于 MRI。而且 CT 更适合冠状动脉瘤的随访；但是，在年轻的患者中（如川崎病患者），MRI 凭借其无辐射无对比剂成像的优势已成为首选的检查。

CT 在分析整体或局部心功能方面也非常精准

（第 15 章），其优势在于用于心功能分析的数据完全来源于回顾性扫描，因而无需额外接受辐射剂量及对比剂使用。由于整体或局部心功能分析对于患者的预后及进一步管理（第 10 章）非常重要，我们建议在所有接受回顾性心电门控 CCTA 检查患者的报告中加入心脏功能分析结果。由于辐射剂量的存在及对比剂的使用，CT 很少单独应用于心功能分析，而通常是在解决其他的临床问题的过程中结合性使用。

第三节　潜在的临床适应证

CT 冠脉支架成像是潜在临床适应证之一（表 5-5）。但现有临床证据（第 13 章和第 25 章）确切表明，对于直径 < 3.5mm 支架，CT 的诊断准确性明显下降且无法评估的比例上升。然而，由于此类支架比例占 70% ~ 80%，因此多于两个支架的患者其 CTA 诊断精确性可能受到限制。目前无明确证据证明应该使用 CT 检查随访支架置入术后的患者（表

5-5），且 CT 的阳性预测值在冠脉支架成像中受限（第 25 章）。是否使用 CT 取决于置入支架的材质及直径：CTA 可有效评估心率慢且平稳患者中，置于冠状动脉近段的较粗大支架。当难以对支架处冠状动脉给出明确诊断时，CTP 可以为 CTA 提供辅助作用（第 19 章）。

表 5-5　心脏 CT 潜在临床适应证

	利	弊
在非冠状动脉心脏手术之前排除 CAD	在这些患者中可靠的排除 CAD 是可能的 可以避免传统的冠脉造影	至今仍没有更多患者的研究结果 已做过的测试得出不明确的结果
随访有冠状动脉支架的患者	对一些支架的 CT 高阴性预测值 可作为无创性随访检查方式	评价内径 < 3.0 ~ 3.5mm 的支架仍然受限 目前 CT 技术在血流动力学方面不能提供功能信息
再次心脏手术之前	在手术之前可以检测重要的病理改变（例如在旁路附近的胸骨线）及病变位置（例如胸骨到旁路的距离）	至今仍没有含较大样本量的研究结果
心脏肿瘤的评估	CT 有高的空间分辨率而且可以最好地评估钙化	MRI 检查无辐射，因为有较高的软组织分辨率因而能更好地鉴别某些特定类型的肿瘤
疑似心包疾病	大量关于钙化性心包炎（盔甲心）和心包积液的描述	CT 仅仅能提供有限的功能信息 MRI 和超声心动图可取得良好结果且无辐射剂量

第四节　目前没有确定的临床适应证

目前除了"胸痛三联症筛查"之外，筛查也未被列入 CTA 的临床适应证范畴内（表5-6），这主要是因为 CCTA 对显著狭窄的可预测价值非常低。相比之下，对于有典型症状和（或）无创性检查结果阳性的患者（先验概率 CAD 风险较高），CT 的阴性预测值较低，因此在这组患者中，CT 也不能可靠地排除冠状动脉狭窄。

观察和分析心肌活性和心肌灌注也不是公认的 CT 检查临床适应证（表5-6）。通过 CT 进行心肌活性显像的主要缺点是需要额外的射线暴露。但是 MRI 却可以在无射线的情况下得出很好的结果（第26章）。尽管从临床应用角度看，CTP 仍然处于发展初级阶段，且目前并未得到广泛的推广和应用，但它仍有很大的发展潜力。

表 5-6　目前没有临床适应证的心脏 CT		
	利	弊
筛选无症状的个体	可以相信在排除疾病时心脏 CT 可能比其他无创性技术更精确	在筛选先验概率非常低 CAD 可能性的患者时（图5-1），CT 阳性预测的价值非常低 目前还没有明确的相关试验结果可参考
基于典型的症状或其他无创性试验的阳性结果而具有高 CAD 可能性时	高阴性预测价值	对于高度 CAD 可能性的患者（图5-1），其阴性预测价值非常低 可能需要介入检查
胸痛三联症筛查（排除冠脉狭窄、肺栓塞及主动脉夹层）	综合检查	普遍接受的扫描方案及目标人群有待确定 没有研究结果
冠脉斑块的评估（包括特征和结构）	CT 可以准确地探测斑块及其特点	CT 观察者之间的差异是相当大的，而斑块大小的精确分析是受限的 分析是相当耗时的 目前相关临床指征并不完整
心肌活性及心肌灌注的分析	CT 比 MRI 有更高的空间分辨率 CT 灌注的定量分析理论上是可行的	负荷超声心动图及 MRI 具有良好的准确性且无辐射 用 CT 分析心肌活性及心肌灌注需在 CTA 之后再加一个额外的扫描

第五节　患 者 转 诊

我们建议制作一个特殊的转诊表格，这个表格由接受心脏 CT 患者的转诊医生完成（图5-2）。从这个表格提供的信息很容易看出患者是否会受益于 CT 或其他测试。这也有助于使医生间交流变得更方便和正规。在预约检查之前，要充分考虑到可能存在的禁忌证（第6章）。这样放射科医生就可以为患者提前选择最合适的 CCTA 检查（第7章，第8章）。

总之，是否进行 CCTA 检查应根据患者个人具体情况而定，同时还应综合考虑患者先验 CAD 风险程度及可能存在的禁忌证。

CHARITÉ

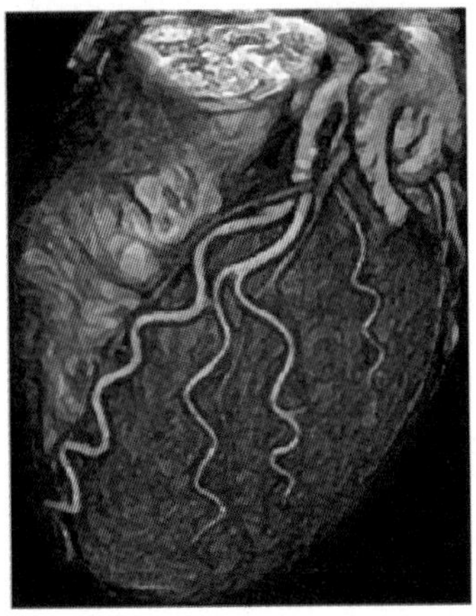

轵诊人
_____

姓名：...

电话：...

地址：...

行心脏CT标准（冠状动脉）

Charité Campus Mitte　　　　　○ 传真：
Dept. of Radiology　　　　　+49 (0)30/450 527 911
Charitéplatz 1
10117 Berlin, Germany

以下患者需行心脏CT检查：

姓名：......................　怀疑疾病：....................　出生日期：．　　．

地址：...，电话：.....................

检查后同：　　○ 怀疑疾病　　○ 搭桥术后随访　　○ 支架术后随访　　○ 其他：....................

适应证/问题/危险因素：

....

....

若患者已行下列检查，请标出（请带报告）

○ 心电图　○ 运动心电图　○ 超声　　○ 负荷超声　　○ 心肌扫描　　　○ **PET**　　○ **MRI**　　○ **CT**

搭桥术后患者：　　　　　　搭桥支数：........　手术日期：.................

○ 左乳内动脉　○ 右乳内动脉　静脉桥搭至：○ 前降支：......　○ 回放支：......　○ 右冠状 ......　○其他：..........
　搭至：......　　　搭至：......　　　　　　　　　　　　　　　　　　动脉：

支架术后患者提供以下信息：　　　　　　　　　　　　　　　　　　　　　　支架数目：

提供以下信息：......./......./......./.......

支架长度：......./......./.......　支架位置：......./......./......./.......

患者是否行传统冠脉造影？日期：．　　．

结果：..

以下问题用于排除CT检查禁证：

肌酐：............（如心房颤动）○ 甲状腺功能亢进（TSH：...............）　　　　○ 对比剂过敏

○ 心律失常（如心房颤动）：...................　　　　　　　　　　　　　○ 严重哮喘（心率快）

若患者有禁品症请联系我们（+49（0）30450527133）

图 5-2　CT 转诊示范

第6章 患者准备

摘要

　　患者的准备对心脏CT的成功是至关重要的，在这一章中将详细讨论这个步骤的相关方面。应该用标准的信息册让每一个患者了解这个过程的本质。为了避免患者移动（会导致伪影）及排除有检查禁忌证患者，知情同意非常重要。

第一节　患者的信息册

　　因为患者的准备是心脏CT成功的基础，所以训练有素的护士、医师助理、技师或医生（获得州或联邦的医师资格证）应该告知患者全过程及获得书面知情同意。在签字之前发给患者信息册及问卷调查有助于帮助指导患者准备（图6-1和图6-2）。问卷调查中的信息也可以查清患者心脏CT的临床适应证（第5章），及排除检查的可能临床禁忌证。

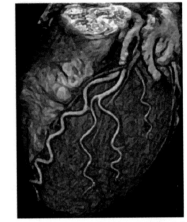

CHARITÉ

患者信息

心脏CT患者需知

亲爱的＿＿＿＿＿先生/女士

您的医生推荐您行心脏血管的检查明确有无血管狭窄或斑块形成，这一检查需要进行CT扫描，CT能够明确冠状动脉狭窄情况，可靠度达90%以上，我们希望这一检查结果能够帮助您后续更好的治疗。

检查之前您需要空腹4h（不要喝茶或咖啡），常规服用您平时的药物，但如果您服用二甲双呱类药物，且您肾功能受损（eGFR在30~60ml/min），请在检查后48h停药，如有任何问题，请及时联系我们。

请您认真填写问卷（图6-2）您的症状及其他检查的情况能帮我们更好的诊断，CT报告及代表性的图像将在检查后发送给您的医生。

请将填好的问卷发送给以下地址或传真；您也可以做检查时带来直接给我们。

您的检查时间：……………

地址：

Charité

Department of Radiology, CT

Luisenstr. 7

10117 Berlin

传真：

+49 (0)30/450 527 911

电话：

+49 (0)30/450 527 133

患者有以下情况不能行冠状动脉CT检查：

1. 心律失常（心房颤动）
2. 严重支气管哮喘（如果合并高心率）
3. 服用治疗勃起障碍的药物（如伟哥）
4. 肾功能不全（肌酐>1.5~2.0mg/dl）
5. 对比剂过敏
6. 甲状腺活性亢进（甲状腺功能亢进）

如有以上情况及时联系我们

图 6-1　这是我们在检查之前发送给患者的信息册的样本。患者需要告知我们其可能存在，但在前期准备过程中被忽视的冠状动脉 CT 血管成像的禁忌证（第 5 章）

患者问卷

姓名：..................... 地址：.. 电话：.....................

传真：..................... 邮箱：...................@..........................

1. 出生日期：. . . 身高：. 体重：........ kg/Ib 男性 〇 女性 〇

2. 是否有胸痛？ 是 〇 否 〇，如为是，请描述部位及性质
....

运动时胸痛加重？ 是 〇 否 〇疼痛持续多长时间？..........

休息或服用硝酸酯药物会缓解吗？是〇 否〇

3. 现在是否吸烟？ 是 〇 否 〇如为是，多长时间了？.... 年， 每天抽几支？......

4. 以前是否吸烟？ 是 〇 否 〇 如为是，吸烟多久了？.... 年，每天抽几支？......

5. 有高脂血症（高脂血） 〇是 〇否

总胆固醇 .... （p≥200mg/dl) 低密度脂蛋白：...... (p≥120mg/dl)三酰甘油：...... (p≥200mg/dl)

6. 服用他汀类或其他降脂药吗？是 〇 否 〇服用多长时间？.......... 年

7. 有高血糖吗？（糖尿病） 是〇 否〇

8. 有高血压吗？是〇 否〇

9. 是否服用 β 受体阻滞药？ 是〇 否〇 服用多长时间？.......... 年

10. 有过心脏病吗？（心肌梗死）是〇 否〇，如为是，请带诊断报告

11. 是否冠脉放过支架？ 是〇 否〇，如为是，请带诊断报告

12. 是否应用导管进行冠脉扩张？是〇 否〇,如为是，请带诊断报告

13. 是否行心脏搭桥？ 是〇 否〇，如为是，请带诊断报告

14. 有无心电图检查？是〇 否〇，如为是，请带诊断报告

15. 有无运动心电图检查？是〇 否〇，如为是，请带诊断报告

16. 有无超声心动图检查？是〇 否〇，如为是，请带诊断报告

17. 有无负荷超声心动图检查？是〇 否〇,如为是，请带诊断报告

18. 有无行心脏扫描？是〇 否〇，如为是，请带诊断报告

19. 有无行心导管检查？是〇 否〇,如为是，请带诊断报告

20. 有无行心脏CT或检查报告？是〇 否〇,如为是，请带诊断报告

21. 现服用哪些药物？请写下服用药物名称及剂量：

- .... - ....

- .... - ....

- .... - ....

图 6-2 病史问卷调查的样本也会在检查之前发送给患者。问卷调查会引出关于患者全部的心血管病史的信息，这个问卷调查对于门诊患者诊断非常有价值

第二节　一般信息

患者应该知道 CT 检查无创且时间短。CT 检查前应着重告知患者，与 MR（检查床空间狭小，可能引发幽闭恐惧症）相比，CT 检查具有检查时间短（检查总时长 < 15min）及检查床空间更大且更舒适等诸多优势。一方面，在患者进入扫描间之前，对患者清楚地解释这些方面有助于放松患者紧张的心理情绪，并且在某种程度上可以减慢患者心率。另一方面，患者也应该知道关于射线暴露的明确信息，这是心脏 CT 非常明显的劣势。非专业人士对"标准回顾性心电门控检查的有效辐射剂量为 10 ～ 20mSv"这句话本身并没有明确的概念。因此，需要用有意义的对比来进行解释说明，例如"心脏 CT 检查的辐射剂量是每年在地球生活背景辐射剂量的 5 ～ 10 倍"，或者"有效的辐射剂量相当于 100 ～ 200 张胸片的剂量"。在几乎所有的低心率且心率稳定的患者中，用前瞻性心电门控（"步进式扫描"）可显著将心脏 CT 有效剂量降低到 5mSv 以下（第 7 章）。这样的有效剂量低于核素心肌灌注显像（8 ～ 12mSv）的限定值，以及传统的心脏造影限定值（约 8mSv）。所以对于心率低且稳定的患者，CT 的辐射剂量比其他可选择的诊断性检查的辐射剂量低。但对于辐射诱发癌变风险较高的年轻患者来说，有必要优先考虑其他能得出同等信息的无辐射检查方法。

患者应该知道较低的心率（< 60/min）即 RR 间期较长，这可以提高图像质量及诊断的准确性，同时也可以减少辐射剂量。告知患者检查完整流程以防止患者对未知事情（这些事件会引起他们心率增加）的意外反应。因此，应提前告知患者当对比剂进入体内时会有发热感及必要的屏气时间长度及次数。得知扫描的目标血管直径仅仅是几毫米后，患者能更好地理解屏气时的任何移动将会严重降低图像质量，甚至会导致无法用于诊断的图像产生。作为和屏气训练相关的一部分（第 8 章），患者应该知道在亚吸气（最大吸气量的 75%）之后需要屏气，且在检查之前及扫描时患者应该被指导做一些练习。亚吸气量至关重要是因为吸气量过大会增加胸廓内的压力（Valsalva 动作）且减少对比剂的流入。

屏气间隔在 3 ～ 30s，这取决于 CT 设备及所做的检查的不同（第 2 章）。因此，在扫描床上的屏气训练也是重要的，这可以决定患者是否能够在要求的阶段屏住呼吸，或者是否需要吸入氧气提高顺应性。64 排 CT 的扫描时间仅 8 ～ 12s，因此不需进行预吸氧。但采用更宽探测器 CT（如 320 排）或第二代双源 CT 进行快速前瞻性扫描时，其扫描时间大大缩短到一个心动周期内，屏气时间 3 ～ 5s（第 2 章）。

第三节　禁　忌　证

患者做心脏 CT 时，检查者应该确保患者为窦性心律。通过感知患者桡动脉搏动即可进行评估。遇到有心房颤动或频繁期前收缩（在扫描范围内至少 1 次或 2 次收缩）的患者时，其诊断准确性常差强人意；因此，这类情况下建议在药物或电复律处理之后再进行 CT 检查。

同时患者应该被告知关于对比剂（表 6-1）、硝酸甘油（表 6-2）及 β 受体阻滞药（表 6-3）的一般

禁忌证。禁止青少年及孕妇做大剂量射线暴露的冠脉 CT 检查。对于常规服用硝酸甘油和（或）β 受体阻滞药的患者，进行 CT 扫描时服用这两种药物是安全的。有禁忌证的患者是否可以在不服用药物的情况下进行 CT 扫描则取决于患者个人具体临床情况和心率。硝酸甘油因具有扩血管的作用而被广泛接受。服用磷酸二酯酶抑制药（表 6-2）的患者，CT 扫描应推迟至少 24h 进行。

表 6-1　碘对比剂的禁忌证

1. 肾功能低下（肌酐水平 > 1.5 ～ 2.0mg/dl），绝对禁忌证，除非有明确的措施可以预防对比剂肾病的发生
2. 服用二甲双胍的药物（在对比剂注入 48h 后不能服用二甲双胍）[1]
3. 对碘对比剂过敏（运用不同的对比剂或前驱给抗过敏药的患者可以做影像扫描）
4. 甲状腺功能亢进

（1）根据 ESUR 指导方针，肾功能不正常的患者，在检查前的 48h 停用二甲双胍

表 6-2　硝酸甘油的禁忌证

1. 服用磷酸二酯酶阻滞药（比如昔多芬、他达拉非、伐地那非）
2. 低血压（收缩压低于 100mmHg）
3. 严重的主动脉狭窄
4. 肥厚型梗阻性心肌病
5. 对硝酸甘油的过敏（如头痛）

表 6-3　β 受体阻滞药的禁忌证

1. 严重哮喘
2. 严重阻塞性肺疾病
3. 心动过缓（心率每分钟 50 次）
4. 二度或三度房室传导阻滞
5. 对 β 受体阻滞药过敏（如银屑病）

第 7 章　物理原理和射线暴露

摘要

这章概述了心脏 CT 的物理原理和包括射线暴露方面在内的不同的扫描方式，有几种方法可有效减少心脏 CT 的辐射剂量：前瞻性心电触发采集、缩短的扫描长度、在条件允许的范围内降低管电压、个体化调节管电流。基于原始数据的迭代重建技术有望提高图像质量，从而减少辐射剂量。

第一节　CT 的物理原理

CT 的数学原理是由澳大利亚的数学家 Johann Radon 在 1917 年创立的。逆 Radon 变换的理论可用于根据 X 线衰减线积分计算体层重建。在 CT 中，Radon 变换经常显示为正弦图。正弦图代表 CT 扫描的原始空间。直到 20 世纪 70 年代早期 Allan Cormack 和 Godfrey Hounsfield 才在临床前的实验室中产生了第一张人类大脑的 2D 重建。这也使得 60 台头部 CT 扫描仪在 1974 年引入了临床。由于他们为 CT 的初期发展做出了巨大贡献，Allan Cormack 和 Godfrey Hounsfield 在 1979 年获得了诺贝尔物理学奖和医学奖。

第一批 CT 扫描仪因为孔径太小而无法容纳成年人的身体，所以只用来做头颅扫描（图 7-1）。早在 1976 年 6 月，Harell 和他的团队报道了一个心脏影像发展史上具有里程碑意义的事件，他们用旋转时间为 6s 的新全身 CT 扫描仪完成了所谓的 "stop-action CT"。他们总的扫描时间为 18s 包括两个 6s 的旋转时间和一个 6s 间隔。这样心脏成像就可以在一次屏气中完成。12s 结果中的数据包含 13% 的心搏。由于同时采集原始数据和心电图，配合一些复杂的重建技术，所以他们可以重建心动周期任何阶段的图像，其时间分辨率为 250ms。但是，由 Harell 提出的技术有一个明显的不足：他们仅可重建心脏一个平面的图像。同样的研究团队在 1979 年展示了他

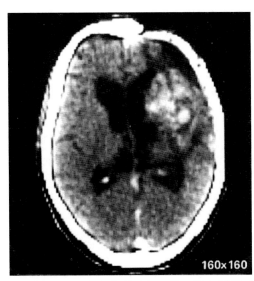

图 7-1　早期 CT 头颅扫描的头部图像。用 160^2 的重建图像

们在冠脉 CT 造影的第一个研究结果（图 7-2）。他们重建技术的理论尤其是他们获得心脏快照的方法在今天仍然使用。这种方法就是现在的多节段重建技术。

在 Harell 的最初试验之后，经历了 25 年研究和发展才研制出适合常规心脏影像的 CT 扫描仪。在 1976 年，用单排探测器 CT 轴向扫描可以实现高平面内空间分辨率及良好的低对比度分辨率。在 1989 年，单排螺旋 CT 的出现使得容积采集变得可行。

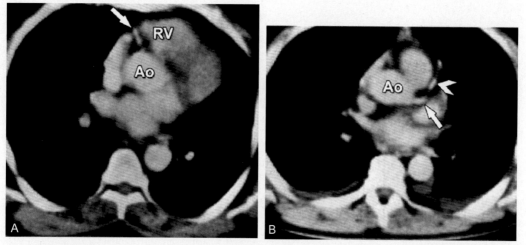

图 7-2　冠脉 CTA 第一幅图。图 A 示右冠状动脉近端（箭头）和图 B 示另外一个患者的左冠状动脉主干（箭头）和左冠状动脉的前降支（短箭头）。AO. 主动脉；RV. 右心室（With permission from Guthaner et al.AJR 1979，American Roentgen Ray Society）

层厚为 1mm 也早在 1981 年实现。然而直到 1998 年，因 4 排螺旋 CT（旋转时间少于 1s）的引入才实现了一次屏气中完成全心覆盖扫描。4 排螺旋 CT 的引入首次使在临床环境中评估心脏功能及冠状动脉成为可能。进一步研究产生的 16 排、64 排 CT 在图像质量上有很大的提高（第 2 章）。如今已是更加复杂心脏 CT 成像的功能，比如二代双源 CT（Somatom Definition Flash，西门子；第 9 章 B），容积二代锥形束 CT（Aquilion ONE，东芝；第 9 章 A）。

　　CT 图像一般用 512×512 的矩阵重建。分配到

每一像素的数值代表了体素内组织的 X 线的衰减系数相对于水的衰减系数的平均线性关系，这被定义为 HU（表 7-1）。包含不同组织的体素的 HU 代表了体素的平均衰减值。这个平均效应值为部分容积效应。

　　CT 扫描的基本参数是：探测器的排数、扫描厚度（mm）、X 线球管的旋转时间（s）、管电流（mA）、管电压（kV）。在轴向扫描中，扫描床在每次扫描中的位移称为床的位移，在螺旋 CT 扫描中，螺距即为球管旋转一次床的位移。这些参数需要最优化

表 7-1　不同组织和物质的衰减值

物质	HU	HU 的范围
密质骨	+1000	(+300 到 +2500)
对比增强血液[1]	+400	(+200 到 +600)
钙化斑块	+400	(+130 到 +1000)
非钙化纤维斑块	+80	(+30 到 +130)
非钙化脂质斑块	+10	(-40 到 +40)
肝	+60	(+50 到 +70)
血液	+55	(+50 到 +60)
肾	+30	(+20 到 +40)
肌肉	+25	(+10 到 +40)
脑，灰质	+35	(+30 到 +40)
脑，白质	+25	(+20 到 +30)
水	0	
脂肪	-90	(-100 到 -80)
肺	-750	(-950 到 -600)
空气	-1000	

（1）增强的主动脉、心室或冠脉

以实现一些目标，如最小的运动伪影、一次屏气时的覆盖量、高的空间分辨率、高的对比度分辨率、最小的辐射剂量。和高质量 CT 重建有关的参数是重建半径、重建层厚、重建层间距及重建滤波器的选择。

第二节　心脏 CT 的物理原理

CT 扫描仪的使用者旨在产生高质量诊断图像，同时也将患者的辐射剂量维持在合理的最低值。在心脏 CT 中维持高的空间分辨率（可以看见小的冠脉血管）、高的时间分辨率（避免由运动产生的伪影）及短的扫描时间（避免呼吸时间）是至关重要的。此外，为了显示冠脉，图像噪声必须足够低而对比度噪声比必须足够高。心脏 CT 和其他 CT 应用的区别是：它需要适当的同步图像重建和心电图的采集。

一、空间分辨率

空间分辨率在冠脉 CTA 中非常重要，尤其是显示直径 < 1mm 的远端部位。像素 ≤ 0.5mm × 0.5mm × 0.5mm 结合固定 0.5 ～ 0.7mm 的空间分辨率（表达为 FWHM [1]）对于冠脉成像是足够的。但是，观察非常小的结构，如冠脉壁上早期粥样硬化性病变，需要有更高的空间分辨率，而目前 CT 扫描仪不能达到这样的标准。重建影像中的空间分辨率也依赖于重建的滤波器。例如在心脏 CT 中有一个专用于支架或冠脉重建的滤波器。小的物体比如支架和钙化也会因运动伪影、部分容积效应及线束硬化而无法恰当显示。

二、时间分辨率

在心脏 CT 中需要高的时间分辨率以确保冠状动脉的快速移动不会导致大量的伪影。这可以通过使用快速数据采集的硬件完成，比如用一个快速旋转的机架和（或）一个配有双 X 线管的机架。X 线管的旋转时间越短越好，但这受到工程设计的限制，因为短的旋转时间将会产生非常高的外抛力（G），可达 20 ～ 30G，这些重量都累积在旋转机架上。目前 CT 的旋转时间在 0.27 ～ 0.35s 的范围内。最佳的时间分辨率也可通过专用的重建算法提高。一般使用旋转一周的数据重建 CT 图像。而在心脏 CT 中，旋转半周即可重建图像，因为根据 CT 的数学算法，此情况下能保证获取到重建图像所需的最少量信息。图 7-3 演示了需使用上百个采集图像才能重建出无伪影图像。通过两个 X 线管的合并，可进一步将时间分辨率提高 1 倍。也可通过在重建中结合 2 个或更多地在心动周期中获得的数据信息而提高时间分辨率。在重建中后者结合有多次心搏采集的原始数据，这就是多节段重建技术，即在图像重建中使用多一个 RR 间期。

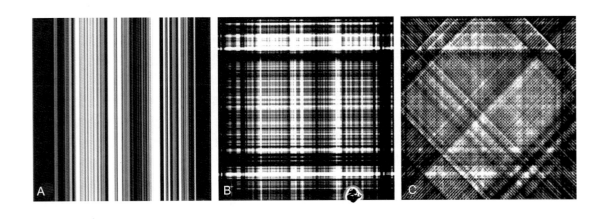

（1）物理学家用点扩散函数（PSF）测量空间分辨率，并用点扩散函数的半峰全宽（FWHM）评估 CT 在空间分辨率方面的性能。FWHM 定义：是否两个相邻的结构在图像中会分开显示：至少被一个 FWHM 分开的两个结构可以和彼此区分开，少于一个 FWHM 的两个结构在重建影像中可能合并到一起

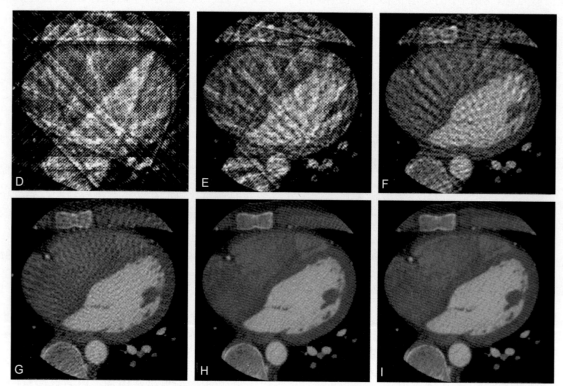

图 7-3　后投影在图像质量上的仿真效应，用 1，2，4，8，16，32，64，128 和 1024 后投影重建轴向心脏 CT 图像分别用图中 A-I 表示

三、管电压和管电流

降低图像噪声有助于图像质量的提高。可以通过提高管电流（mA）减少图像的噪声，但这会增加患者的辐射剂量。目前，心脏 CT 管电流的选择依赖于临床经验，需在低射线剂量与高图像质量（第10章）之间寻找平衡。可以做较低管电流下心脏 CT 图像质量的计算机模拟，这或许可以为选择一个最合适的管电流提供一个循证基础（图 8-11）。除此之外，在心脏 CT 中通过选择较低的管电压（如 100 或者 80kV）（可以提高碘的显影）提高图像质量及对比噪声比。尤其对于一个正常或低体重指数（BMI）的患者，在同样的暴露条件下，较低的管电压可以得到更好的图像质量，或在维持图像质量时可以减少辐射剂量。

四、回顾性心电门控及前瞻性心电触发采集

在心脏 CT 中，患者最佳心脏选择对于图像采集和重建是至关重要的。目前，若在最佳心脏时相进行图像重建，心脏 CT 提供没有运动伪影的高图像质量。图 7-4 中讲述了回顾性心电门控重建和前瞻性心电触发重建的原理。

依赖于回顾性心电门控的重建，要求在几个完整心动周期中记录原始数据及心电图。图 7-4A 示回顾性心电门控可以实现任何心脏时相的图像重建。用心电触发管电流调制（图 7-4B）可以减少有效辐射剂量。图 7-4C 示心率较高时，在螺旋扫描中难以实现管电流的减低。

与回顾性心电门控重建不同的另一个方法是前瞻性轴向（"步进扫描"）扫描（图 7-4D）。轴向扫描有减少患者剂量的优势，但是，尤其是对于心律失常的患者，在每次前瞻性采集的边界处易产生错层伪影。当然，因为前瞻性采集轴向扫描（"步进扫描"）仅覆盖（假定的）最佳的心脏时相，故其不能评价心功能。同时，前瞻性心电触发在心率低和心率稳定的患者中更受欢迎。在这些患者中，采集窗的中心位于 RR 间期的 70%～80% 处。一些 CT 能够完成一个心动周期内全部心脏的前瞻性扫描：双源 CT 扫描仪可以完成全部心脏的螺旋扫描（西门子 Definition Flash），一个宽的锥形束 CT 在一个心动周期内（图 7-4E）可以完成全心的轴向扫描（东

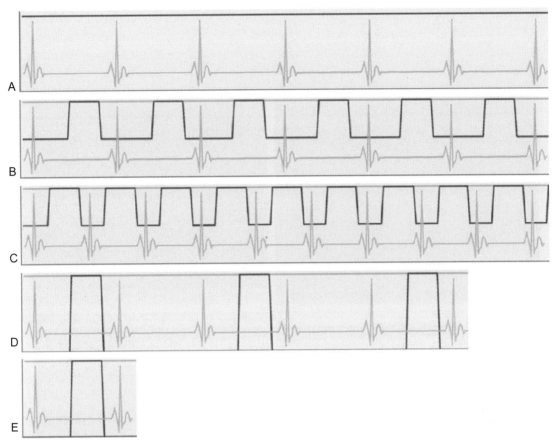

图 7-4　不同扫描中的心电图（蓝线）和管电流（红线）。图 A 示在回顾性螺旋 64 排 CT 扫描仪的采集中，管电流在六个 RR 间期中保持不变。图 B 显示在以记录的心电图为基础的螺旋扫描中如何调制管电流得到高质量评价冠脉的图像（此时管电流是高的，红线的高峰），同时得到高质量评价心功能的图像（此时管电流是下降的）。图 C 示在较高的心率、螺旋扫描中几乎不可能减少管电流及减少患者的辐射剂量。图 A～C 描述的所有螺旋扫描都包含心功能的评价。图 D 显示在心脏的间歇期、低剂量覆盖全心轴向扫描中（"步进扫描"）中，64 排扫描仪是如何在五个心动周期中完成扫描的。为了得到患者的图像，不同的轴向扫描至少被一个心动周期分开。图 E 示某些 CT 扫描仪在单个心动周期中可完成全心前瞻性扫描：快速双源 CT 扫描仪是可以完成一个心动周期的全心螺旋扫描（西门子 Definition Flash）。一个宽的锥形束 CT 扫描仪在一个心动周期内可以完成全心轴向扫描（东芝 Aquilion ONE）。这样"一个心动周期"技术可以使辐射剂量进一步降低，并使图像质量进一步提高

芝 Aquilion ONE）。这样新颖的"单次心动周期"技术可以使辐射剂量进一步减少。图 7-5 示 CT 扫描仪上显示螺旋和轴向扫描的情况。

多个心动周期中采集图像对心律失常较敏感，这在回顾性和前瞻性的采集中都是一样的。但是，因为不能预测后续的心律是否稳定且规则，所以使用单次心动周期内全心扫描技术，也可能因心律失常造成伪影。因为没有机架的移动，所以一个覆盖全心的容积 CT 在轴向采集数据时（Aquilion ONE，东芝）更不容易受心律失常的影响（图 7-6）。

图 7-5　用 CT 扫描仪显示覆盖 *Z* 轴 16cm 的冠脉扫描不同层厚的图像。图 A 示回顾性心电门控 16 排螺旋 CT 扫描；图 B 示用回顾性心电门控 64 排 CT 扫描。用这些方法可以得到扫描图像。图 C 示在步进扫描模型中用 5 个轴向扫描的前瞻性心电触发扫描，可清晰地看到前瞻性采集平面的重叠区域。但是，扫描图像质量会降低。图 D 示容积 CT（同时用 320 个探测器）一次采集的例子。因为二代双源 CT 的大螺距（3.4）螺旋扫描带来低辐射剂量，所以用传统影像在图 A 到图 D 中看不到黑色部分。因此，对于这种扫描，我们使用围绕放置在拟人模型周围的敏感影像（GafChromic）得出了图 E 的结果。在这个例子中，*Z* 轴的覆盖量是 16cm 和产生的有效剂量低于 1 mSv；但是，需要注意的是，因为目前可采取的剂量防护不是足够好，不能够完全避免大螺距扫描超出扫描范围，所以沿着 *Z* 轴被照射范围为 25cm（感谢 R.Juran M.Sc., U.Heimann, M.Sc., 和 J.Mews RT 提供图像，以及 T.Flohr，博士对双源 CT 的讨论）

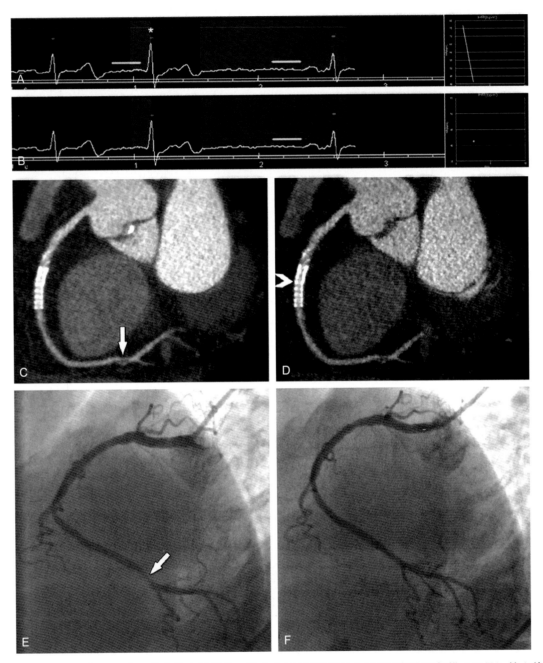

图 7-6　容积冠脉 CTA 在心律失常中的优势。图 A 中显示 66 岁的女性原本做容积扫描（星号）的心律中有一个房性期前收缩。当心律失常出现时扫描立即停止，之后到了心动周期中的安全窗口时扫描继续进行。图 A 和图 B 分别显示心率为 77/min 和 41/min。只有在第二次、非心律失常时最适宜图像重建（图 B）。软过滤的重建图像表明，右冠状动脉（RC A，图 B 中的箭头）第三段严重的狭窄（直径的 70%），而用支架过滤器的重建排除了右冠状动脉中段 3mm 支架内的严重再狭窄（图 D）。传统的冠脉造影证实了右冠状动脉远端狭窄（图 E），介入治疗后该狭窄消失（图 F）

第三节　患者的辐射剂量

一、剂　量

剂量学是用来测量电离辐射对于物体的影响。物理学家给出了基本，定义：放射剂量学中的基本物理量即吸收量（D）。吸收量是指由电离辐射产生能量（E，J）和暴露物的体积（m，kg）份额。吸收能量的单位是 J/kg，但在放射剂量中吸收剂量的单位为 Gy。在 CT 中的剂量水平一般少于 1Gy，因此剂量单位一般为 1mGy（1mGy = 0.001Gy）。

在 CT 的安装、验收测试及稳定性检测中必须测量剂量。在这些测试中，CT 的正常化输出一般为每单位管电流的剂量指数（CTDI/Q；unit mGy/mAs）。特定 CT 扫描方案上的辐射剂量可以表达为 CTDI（mGy）也可以为剂量长度乘积（DLP，Gy.cm）。CTDI 代表了 CT 在 X 线球管旋转一周时射线的输出量。DLP 代表了在完整的螺旋或轴向扫描时的辐射剂量，DLP 考虑在 CT 扫描中球管旋转数目的总和。CTDI 和 DLP 在比较不同 CT 扫描方案的辐射剂量方面常用。

经常用在生物医学评价中的计量是器官剂量当量（H_T，mSV）和有效剂量（E，mSV）。剂量当量是吸收剂量（D，mGy）和辐射权重因子（wR，mSv/mGy）的乘积。X 线的辐射权重因子是 1，所以吸收剂量和剂量当量在数值上是相同的。有效剂量是器官剂量当量的实际加权总和，其中组织权重因子（W_T）主要反映器官对于致癌因子及遗传因子的敏感性。组织权重因子会根据最新的科学观点进行周期的修改（表 7-2）。和心脏 CT 相关的是乳腺组织权重因子的改变，由 1972 年的 0.15 减到 1991 年的 0.05。根据最新 ICRP 的推荐，从 2007 年乳腺的组织因子一直是 0.12。这个最新改变的结果是：根据最近的 ICRP 的公布的心脏 CT 的有效剂量一般高于根据以前 ICRP 的公布的有效剂量。

二、CT 剂量指数（CTDI）和剂量长度乘积（DLP）

CT 剂量指数（CTDI，mGy）定义：X 线球管旋转一周，由束宽分开的沿着 Z 轴的剂量分布积分（沿着 Z 轴方向单层辐射的剂量值）。是用一个长 100mm 的笔形电离室进行测量而得到的（图 7-7）。CTDI 的一个衍生物是基于在测试模拟中心和边缘测量的 5 个 $CTDI_s$ 的加权平均，这就产生了权重 CTDI（CTDIw，mGy）。CTDIw 可以方便地应运于前瞻性（"步进扫描"）CTA。对于螺旋扫描，通过螺距因子拆分 CTDIw 以更正 CTDIw 由此产生了容积 CTDI（CTDIvol，mGy），这是一种非常常见的做法。CTDIw 和 CTDIvol 是在圆柱形 CT 剂量模拟中横截面平均剂量的近似值。剂量长度乘积（DLP，mGy.cm）是由实际扫描范围乘以 CTDIw（轴向扫描）或

器官	ICRP 26，1972	ICRP 60，1991	ICRP 103，2007
乳腺	0.15	0.05	0.12
骨髓	0.12	0.12	0.12
肺	0.12	0.12	0.12
结肠	—	0.12	0.12
胃	—	0.12	0.12
甲状腺	0.03	0.05	0.04
骨表面	0.03	0.01	0.01
性腺	0.25	0.20	0.08
其他	0.30	0.05	0.12

表 7-2　由 ICRP 在 1972（ICRP 发布第 26 号），1991（ICRP 发布第 60 号），2007（ICRP 发布第 103 号）发布的组织权重因子

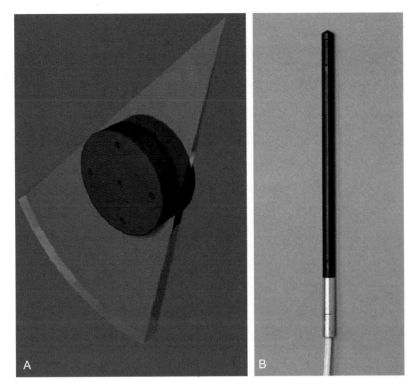

图 7-7　CTDI 的测量。图 A 红色部分为有 5 个可以插入笔形 CT 电离室（一个在中央，4 个在周边）的 CT 剂量测试模拟。图 B 示 CT 笔形电离室，这是专门因 CT 剂量学发展而来。电离室大小为 100mm

CTDIvol（螺旋扫描）计算得出。在每一次扫描中，现代 CT 的控制台给出了 CTDIw，CTDIvol 及 DLP。一般这些剂量值可以在 CT 检查 DICOM 数据中储存及恢复。

三、器官和组织剂量

在临床 CT 的检查中不能直接测量器官剂量。但皮肤剂量是例外，可通过安全紧贴皮肤的小放射量测定仪测量。与心脏 CT 特别相关的是乳腺、肺、肝、食管及胃等器官的剂量评价。在 CT 扫描中，可利用软件计算器官剂量。如 ImPACT CT 患者剂量计算器（ImPACT，http：//www.impactscan.org/ctdosimetry.htm）。这些软件的应用不需要特殊的技能，只需指出扫描范围、CT 的类型及一些特定的参数，如管电压、管电流、旋转时间、螺距或床移进的距离（轴向）、层厚及探测器的排数。这些软件可解决 CT 中大部分的临床剂量问题(图 7-8)。缺点是：这些计算机软件不能随着扫描仪更新，只提供标准大小的患者（成人）的剂量估计，及在剂量计算中不能并入管电流的调制方案。

图 7-9 显示模拟患者的轮廓（MIRD 模型）代表了可用于 Monte Carlo 计算机模拟的体素模拟，这比软件计算更精确。用这些更复杂的模型中计算出的剂量分配可以精确评估器官剂量。表 7-3 显示心脏 CT 对平均体积的患者器官剂量的大概评估。显然，女性的乳房组织及肺组织接受最高剂量。在腹部最上层的器官也接受大量的射线。辐射剂量在回顾性螺旋扫描中最高，用管电流调制可以适当地减少螺旋 CT 的剂量。用前瞻性触发轴向扫描可以大量减少剂量，既可用单次扫描（X 线束宽覆盖全心）又可用多次（2 ~ 5 次）采集覆盖心脏。为了辨别临床适应证（使用超低剂量扫描方案），临床研究是必须的。

四、有效剂量

计算有效剂量最实际的方法是计算 DLP，然后用权重因子乘以这个值。这个权重因子代表每单位剂量长度乘积（mGy.cm）的有效剂量（mSv）。在 CT 扫描中已经公布不同部位的权重因子。对于一般的胸部 CT（120kV，整个胸部扫描），已公布的权重因子范围在 0.014 ~ 0.017mSv/mGy.cm 内（根据 ICRP 60 有效剂量）。这些权重因子经常用来计算心脏 CT 的有效剂量，但却不是最准确的选择。典型的心脏 CT 扫描（120kV，范围 120 ~ 140mm）更合适的权重因子是 0.020mSv/mGy.cm（根据 ICRP 60）和 0.030mSv/mGy.cm（根据 ICRP 103）。对于

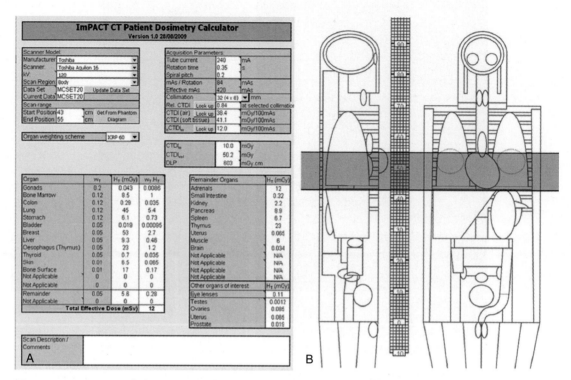

图 7-8　ImPACT CT 患者剂量学计算器的两个屏幕截图（http：//www.impactscan.org/ctdosimetry.htm）。图 A 示开始扫描的详细参数列表，在这个回顾性心电门控螺旋心脏 CT 例子中有剂量结果、器官剂量当量和有效剂量。图 B 红色部分示患者模型的扫描范围

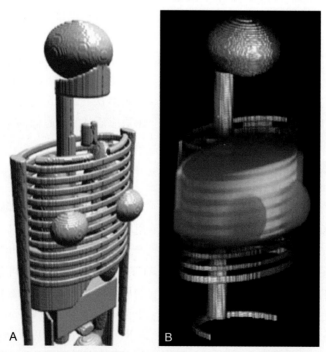

图 7-9　器官剂量和有效剂量经常来源于计算机模拟。图 A 显示一个虚拟的、平均大小患者的一些器官轮廓。图 B 显示在虚拟患者中剂量的分布（彩色部分）；用 320 排 CT 扫描仪的单次采集心脏扫描计算剂量的分布。颜色越淡代表更高的吸收剂量，骨骼的轮廓用灰色显示（图 B）

表 7-3　不同扫描技术获得的器官剂量当量（mGy）

	器官剂量当量，mGy			
	回顾性心电图门控采集，没有管电流调制[1]	回顾性心电图门控采集，有管电流调制[1]	前瞻性心电门控触发轴向扫描	超低剂量技术（容积CT，双源CT）
乳腺	40	32	10	5
肺	35	28	9	5
肝	30	24	8	4
食管	25	20	7	3
胃	25	20	7	3
骨面	20	16	5	3
红骨髓	15	12	4	2
皮肤	5	4	1	0.7
结肠	1.5	1	0.4	0.2
胆囊	0.1	0.1	0.03	0.01
卵巢	0.1	0.08	0.03	0.01
睾丸	0.01	0.008	0.003	0.001

（1）心脏 CTA 只有回顾性心电门控扫描能评价心功能

冠脉 CTA 的患者，通过软件的应用能综合考虑实际的射线暴露范围，因而具有更高的准确性（见第三部分）。

表 7-4 显示了胸部及心脏影像常见的有效剂量值。有效剂量值显示，胸片的放射剂量相比于核医学、传统的冠脉造影及 CT 是微不足道的。在心脏 CT 中也有使有效剂量更低的趋势，即从回顾性扫描中高达 20mSv 到在超低剂量方案中少于 2mSv。心脏影像如 SPECT，PET，及传统的冠脉造影有效剂量的量级大小约为 8mSv。

表 7-4　根据 ICRP 60 发布的一般辐射剂量水平

胸片摄影	
后前位胸片	0.02（0.01～0.04）mSv
侧位胸片	0.04（0.02～0.05）mSv
SPECT，心肌灌注	
静息，锝 T_C-99m 替曲膦，500 MBq	3.5mSv
负荷，锝 T_C-99m 替曲膦，500 MBq	3.5mSv
PET，心肌灌注	
ISF- 氟代脱氧葡萄糖（FDG），400 MBq	7.6mSv
传统冠脉造影	
诊断性导管	5.0（4.0～16）mSv
经皮冠脉介入	12.0（5.0～20）mSv
心脏 CT	
CT 定位扫描	0.05（0.02～0.10）mSv
团注追踪测试	0.15（0.10～0.20）mSv
钙化积分	2.0（1.0～2.0）mSv
冠脉 CTA	
回顾性心电门控，没有管电流调制	15.0（10.0～20.0）mSv
回顾性心电门控，有管电流调制	12.0（5.0～15.0）mSv
前瞻性心电触发轴向扫描	4.0（2.0～5.0）mSv
超低剂量（容积 CT，快速双源 CT）	< 2.0 mSv

SPECT. 单光子发射 CT；PET. 正电子发射 CT

第8章 检查与重建

摘要

　　这章描述了检查及重建相关的过程。患者需服用硝酸甘油和口服和（或）静脉注射 β 阻滞药做准备。这章的最后部分讲述在扫描和重建过程中如何避免出错。

第一节 检 查

　　CT 检查应该在安静、舒适的环境中进行（如昏暗的灯光，工作人员应该低声说话），避免做任何影响患者心率的事情，因为在冠状动脉 CT 造影检查中稳定的心率对于图像质量及诊断的精确性是重要的。患者也同样避免做增加心率的事情，如在扫描过程中讲话及过多活动。关于心脏 CT 的检查步骤总结在表 8-1 中。整个检查过程 15 ~ 20min。

一、钙化扫描

　　不同于冠状动脉 CT 血管造影，冠脉钙化扫描总是用前瞻性触发扫描、不用注射对比剂（第 11 章），扫描层厚为 3mm。它可通过准确的确定心脏 CT 的扫描范围（从高于冠脉开口 1cm 到低于冠脉 1cm）

而减少辐射剂量。钙化积分的临床应用不是检测或排除 CAD（第 4 章），而是研究患者的风险分层（第 11 章）。扫描时将冠脉钙化扫描和冠状动脉 CT 血管造影结合在一起，检查时间只需延长 3 ~ 5min。

　　但是，对于低到中度先验 CAD 风险的有症状患者，尤其是年轻人，不应该只做钙化积分扫描，因为在冠脉没有钙化或有少量的钙化患者中，冠状动脉 CT 血管造影可以明显看到冠脉管腔狭窄。一些人认为非常高的钙化积分（600 ~ 1000 以上）能替代冠状动脉 CT 血管造影，可以在无创造影之前被用作"守门员"。但是，这个方法需在检查中计算和评估钙化积分。我们的经验是在钙化积分较高的患者中，不是图像质量也不是诊断的准确性在降低，

表 8-1　心脏 CT 的检查步骤

1. 再次保证该检查是快速的及不复杂的——考虑口服 β 受体阻滞药
2. 将患者放置在舒适的仰卧位
3. 放置心电图电极片获得良好的 R 波
4. 检查心脏的心率及节律——考虑注射 β 受体阻滞药
5. 扫描范围、扫描参数和对比剂参数需个体化
6. 舌下含服硝酸甘油
7. 屏气训练
8. 如果需要，重复注射 β 受体阻滞药
9. 注射对比剂——延迟扫描需个体化
10. 开始扫描及保证患者在之后的过程中感觉良好

而是不典型心绞痛及有 20% ～ 70% 先验 CAD 风险的患者中，几乎没有高的钙化积分。因此，在 64 排 CT 扫描中，我们不对低到中度先验 CAD 风险的患者进行常规钙化扫描。对于 320 排 CT 的单次心搏采集图像，或用双源 CT 的快速前瞻性螺旋扫描，我们现在总是做冠脉钙化扫描，以根据患者心脏大小调整扫描范围（第 9 章 A 和第 9 章 B）。总之，在有症状的患者中是否只做冠状动脉 CT 血管造影还是结合钙化扫描很大程度取决于当地情况及患者个体的需要，而对于无症状、中度风险、没有明确的心血管疾病的个体，钙化积分阳性提示患者 CAD 风险增加。

二、定位和心电图

一旦患者处于仰卧位、手臂高于头顶躺在扫描床时（图 8-1），为了保证计划扫描区域和实际扫描区域相匹配及确保全部的冠脉血管被覆盖（图 8-2），患者不能移动身体。在扫描野的中心，空间分辨率最高，这就是患者要稍微靠近扫描床右侧的原因，这样心脏才能尽可能地靠近扫描床中心（图 8-1）。心电图电极放在不干扰患者的地方（图 8-1），同时确保最佳的 R 波信号（图 8-3）。电极最佳位置应尽可能地靠近心脏，但为了避免伪影，应放在解剖扫描野的外面（图 8-4）。如果电极放在离胸腔太远的

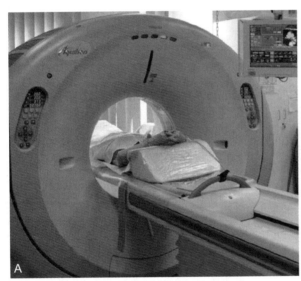
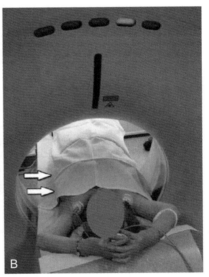

图 8-1　心脏 CT 患者的位置。对于患者足先进（图 A）比头先进更方便。手臂舒服地放于头顶之上有利于 X 线穿透胸腔，由此减少伪影及辐射。患者躺在稍微偏向扫描床的右侧（图 B 箭头）的位置，这是为了确保心脏尽可能地靠近扫描床的中心。在患者抬起他或她的胳膊之后，心电图电极放在锁骨上窝。心电图电极不应放在靠近二头肌或三头肌的地方，目的是最小化肌肉颤抖对心电图的影响（图 8-5）

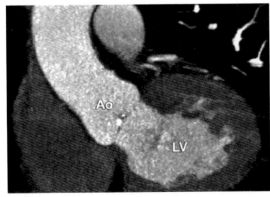

图 8-2　示患者在计划扫描与实际扫描之间的移动造成扫描范围过多的向头部延伸，因此部分心脏尾部消失了。左心室流出道斜冠状位最大强度投影图像。AO. 为主动脉；LV. 为左心室

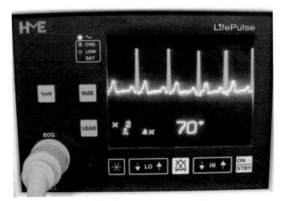

图 8-3　心电图监测仪示心动周期和足够高的 R 波，但要考虑用 β 受体阻滞药之后的心率降低

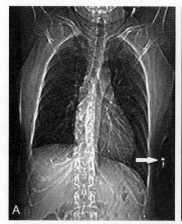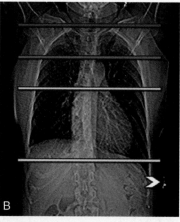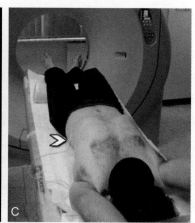

图 8-4 心电图电极的位置及定位扫描。正位扫描图（图 A）示胸腔左侧较高的电极（箭头），这能导致在显示心脏结构中的伪影。通过稍微降低电极的位置很容易避免这样的伪影（图 B 和 C 的箭头）。疑似或确诊有 CAD 的患者，解剖扫描范围用黄线标记，扫描范围从左心房以上到心脏以下（图 B）。因为有高的扫描剂量，扫描范围应该尽可能合理地缩短。对于静脉影像（蓝线）或内乳动脉移植（红线），扫描范围在开始位置需扩大（图 B）

地方（如二头肌及三角肌），自主肌肉颤抖将会重叠在心脏的心电活动上（图 8-5）。

三、硝酸甘油

　　舌下含服硝酸甘油会扩张冠脉血管（图 8-6），这可方便显示图像及方便与心脏导管检查（经常冠脉内注射硝酸甘油）结果（狭窄半径百分比）进行比较。硝酸甘油喷雾（图 8-7A）在服后 10 ～ 20s 发挥作用，其效应持续 10min。患者需服硝酸甘油喷雾 2 ～ 3 次（相关剂量为 0.8 ～ 1.2mg）。服用硝酸甘油的禁忌证为心动过速及低血压（这会导致头痛）。反射性心动过速较少见，这种小概率事件不应该阻止医生谈论硝酸甘油扩血管（这是有益的）效应的优点（图 8-6）。

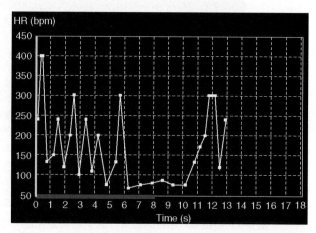

图 8-5 不自主肌肉颤动导致心率的变化（每分钟在 60 ～ 400）及产生不真实心率。给患者盖毯子可减少肌肉颤动，心电图可能会恢复正常

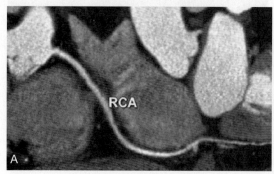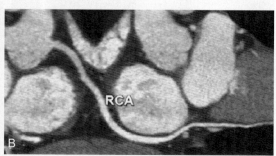

图 8-6 舌下含服硝酸甘油对冠脉直径的影响。图 A 示没有含服硝酸甘油做冠脉 CT 血管成像患者的右冠状动脉（RCA）曲面多层面重建，图 B 示含服硝酸甘油做冠脉 CT 血管成像患者的右冠状动脉（RCA）曲面多层面重建。服用硝酸甘油可使冠脉直径相对扩张（平均 12% ～ 21%），这将更有利于观察血管远端

四、β 受体阻滞药及 I_f 通道阻滞药

在心脏 CT 扫描之前口服 β 受体阻滞药 1h（如 50 ~ 150mg 阿替洛尔，图 8-7B），或给扫描床上的患者快速静脉注入一种起效快、反应快试剂 [如艾司莫尔 25 ~ 50mg/min（每分钟 0.5mg/kg，图 8-7C；

或美托洛尔 2.5 ~ 5mg/min，图 8-7D]，这都可降低心率(图 8-8)。所有 β 受体阻滞药应该缓慢静脉注入。在决定进一步注射方案之前，检查者必须等待且观察患者对最初的剂量反应（如 20 ~ 30mg 艾司莫尔）。艾司洛尔起反应 2 ~ 5min，半衰期为 9 ~ 10min。因此，静脉内注射 β 受体阻滞药会引起较低风险的

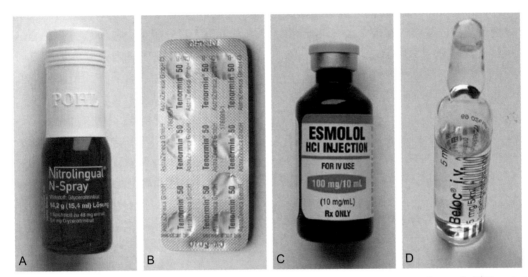

图 8-7　冠脉 CT 患者的术前用药法。舌下含服硝酸甘油（图 A）增加冠脉直径及有利于与传统冠脉造影的结果比较。为尽可能提高图像质量及增加诊断的准确性，口服（图 B，美托洛尔或阿替洛尔）和（或）静脉内注射 β 受体阻滞药（图 C 和图 D，艾司洛尔或美托洛尔）在减慢心率方面是重要的

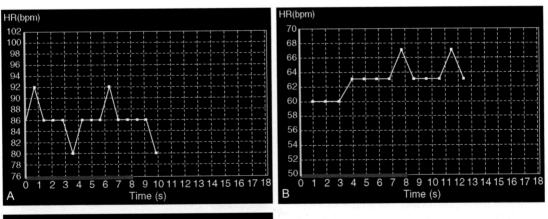

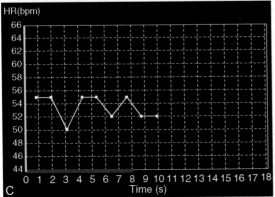

图 8-8　静脉注射 β 受体阻滞药降低心率。患者（90kg）在屏气训练时中最初心率为 80 ~ 92/min（图 A）。最初剂量 10mg 的美托洛尔（相当于 100mg 的艾司洛尔）降低心率到 60 ~ 67/min（图 B）。在第二次注入 10mg 的美托洛尔之后，患者的心率在最后的屏气训练阶段降低到 50 ~ 55/min（图 C）。紧接着注射对比剂，心率保持 55/min。在这个案例中，如果在患者扫描之前已经口服 β 受体阻滞药，则静脉内注射 β 受体阻滞药的量可能会减少

并发症如心动过缓,而口服 β 受体阻滞药在降低心率方面更有效果。因此,降低心率最常见的方法是口服 β 受体阻滞药,如果需要的话随后静脉注射 β 受体阻滞药。β 受体阻滞药另一个效应是降低心率的变异性,这可以提高图像质量。

我们的经验是静息心率每分钟 60 次是一个良好的阈值,超过该阈值需口服 β 受体阻滞药。到达每分钟 65 次的阈值,经常可以获得高质量的图像及可以使用有效剂量减少的前瞻性扫描方案("步进扫描")。心率超过每分钟 80 次的患者,联合口服和静脉注射 β 受体阻滞药能有效地减慢心率。避免 β 受体阻滞药(第 6 章)禁忌证的有效方法是口服伊伐布雷定(如在 CT 之前 1h 5mg)。这种药是选择性 I_f 通道阻滞药,在实现目标心率(有或没有 β 受体阻滞药)中是非常有效的。

总之,β 受体阻滞剂摄入量应根据当地的实际及可应用的指导方针。无论什么时候服用 β 受体阻滞药,阿托品一定可以作为解毒药被使用。β 受体阻滞药的并发症是心动过缓、低血压及急性哮喘。减轻心动过缓及低血压最初症状的最重要措施是抬高患者的腿和静脉注射盐水。对于严重低血压的患者,静脉摄入 0.5 ~ 1.0mg 阿托品。但是,β 受体阻滞药严重的并发症是很少见的,对于心率高的患者,就显著减少有效剂量的同时提高图像质量及诊断的准确性而言,β 受体阻滞药可能带来的严重并发症,并不应该作为阻止我们使用 β 受体阻滞药的理由。在 β 受体阻滞药的缺点中,给特定的患者静脉注射镇静药(如 1mg 咪哒唑仑或芬拉西泮)是降低心率的一个有效的选择,这或许会提高图像质量。

五、定位扫描

当为疑似冠状动脉疾病或为冠状动脉支架随访的患者做 CT 扫描时,扫描范围从左心房到心脏下缘(图 8-4 和图 8-9)。当回顾性螺旋扫描 1cm 相当于 1 ~ 2mSv 的有效剂量时,必须尽可能限制扫描范围。对于升主动脉或主动脉弓和(或)肺动脉瓣的图像,扫描范围需延伸在主动脉弓之上(图 8-4)。这个扫描范围对于单独做静脉冠状动脉旁路移植的患者也是足够的,而对于左或右内乳动脉移植的患者,扫描需约从锁骨中段开始(图 8-4)以包含这些移植段的全长。这些不同的扫描范围强调了考虑临床信息(以前治疗和诊断测试)的重要性以根据患者的需要做检查。

扫描野(辐射区域的横断面)的范围应该尽可能小以减少辐射剂量,最重要的是可以增加空间分辨率(自从应用小的焦点)。例如,相比于大的扫描野(图 8-9),我们用 320mm 的扫描野(中型大小)做冠状动脉扫描可以减少 20% ~ 25% 辐射剂量。需

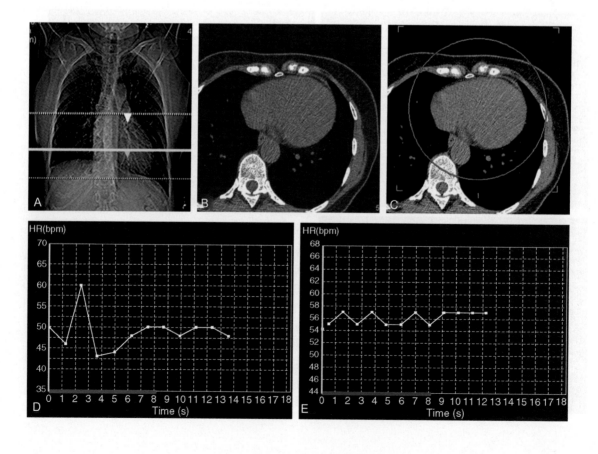

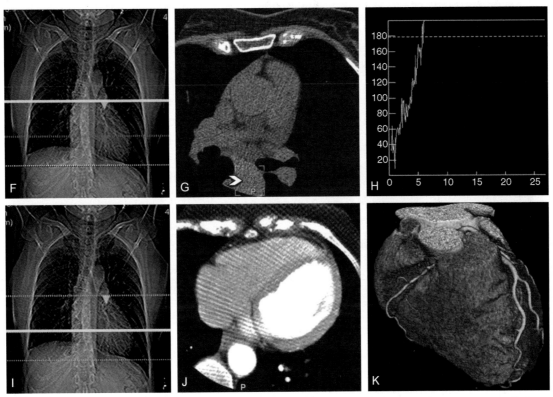

图 8-9　定位扫描和实际扫描。典型的冠状动脉 CT 扫描范围从左心房延伸至心脏下缘（图 A 虚线）。然后我们在心脏的最大层面做单个横断面扫描（图 B），在图 A 中为黄线。我们用这个横断面图像决定180 ～ 200mm 的重建野（图 C 黄色圆圈），以最佳地利用由 CT（每厘米 10 线对）提供的最大分辨率。屏气训练不仅使患者熟悉实际的冠状动脉扫描中呼吸指令，也可以使检查者在这个过程中掌握患者的心率及其变化（图 D）。图 D 示心率的变化 > 10%（43 ～ 60/min），图 E 示让患者进一步放松或服用 β受体阻滞药是必要的，以减少 RR 间期的变异使其少于 10%（55 ～ 57/min）。通过在螺旋冠状动脉扫描开始的水平获得另一个横断面图像（图 F），我们可以确保在这个横断面扫描图像（图 G）中没有冠状血管显示，定位扫描范围区域内或许不包括这个横断面图像。另外，用非增强的钙化扫描确定冠状动脉增强扫描的开始及结尾。这个横断面图像（图 G）也用于定义降主动脉的兴趣区（箭头）的环形区域。这个区域随后用来跟踪对比剂的进入（图 H）及用来触发阈值为 180HU 的螺旋扫描。一旦到了这个阈值，就会给患者一个简单的、5s 的呼吸指令（"请吸气然后屏气"）。延迟 3s（以容许在吸气之后心脏恢复正常）以后开始螺旋扫描。在随后的螺旋扫描中，图像移动的位置在扫描仪上标记为黄色（图 I）。扫描一旦到达心脏的尾部，为了尽可能减少辐射剂量，这些在线图像（图 J，这个案例中是在心脏最大直径层面的例子）会停止扫描。冠状动脉 CT 血管成像的结果显示见图 K

要区分扫描野和更小的重建野，重建野决定了标准 512×512 CT 矩阵的图像大小。扫描仪在扫描过程中利用这个重建野是非常有意义的，这种谨慎将会避免可能出现的错误，比如随后忘记减少重建野和在更大的扫描野中重建冠状动脉图像。

六、屏气训练

用和实际扫描（图 8-9）相同的呼吸指令（"请吸气然后屏气"）在检查前检测患者的心率可以提高时间分辨率。在屏气试验过程中，患者心率范围的信息在某些扫描仪上可根据患者的心率及心率的变化自动调整扫描参数比如螺距和机架旋转时间。更重要的是，屏气呼吸训练可以确保患者在实际扫描

根据需要尽可能长地屏住呼吸（图 8-10）。因为更大的心率变化将会降低图像质量，所以在屏气训练时的心率变化需少于 10%。屏气呼吸训练也是一个好机会可提示患者：扫描不是在全吸气过程中完成，而是在最大吸气量 75% 时完成，因为在全吸气过程中（Valsalva 动作）胸腔内压力的增加可能会减少对比剂的流入。

七、扫描参数

管电流应根据患者的体重及体格大小调整，以保证获得与体积大小无关的、稳定的高质量图像，同时保持有效剂量最小（表 8-2 和图 8-11）。可通过选择可能是最小的扫描条件，能有效地降低有效辐

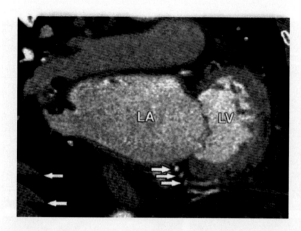

图 8-10　与呼吸相关的伪影导致右冠状动脉和横膈的多重影像及心脏尾部图像质量的降低（箭头）。在大部分患者通过屏气训练以确保患者在扫描中根据要求尽可能长时间地屏住呼吸，这种训练可避免伪影。如果患者不能那样做，可通过预吸氧提高屏气能力。LA. 为左心房；LV. 为左心室

表 8-2　CT 冠脉成像的扫描设置

体重	kV	mA	
		螺距 < 0.225 [(1)]	螺距 > 0.225
< 60 kg（< 132 lb）	120	300	300
60 ~ 80kg（132 ~ 176lb）	120	340	360
> 80 kg（> 176 lb）	120	360	400

　　（1）在屏气训练中（见第 6 章）螺距可根据心率及心率变化调整。上述 mA 的设置只在东芝的 Aquilion64 排扫描仪中有效。在其他的 CT 中，最佳的 mA 设定也许是不同的（第 9 章）。一般原则，在较低的体重及体质量指数的患者中 mA 应该减少，在较重的患者中 mA 应该增加。在体重大（100kg 或 200kg 以上）的患者中要考虑增加 kV（如到 140kV）

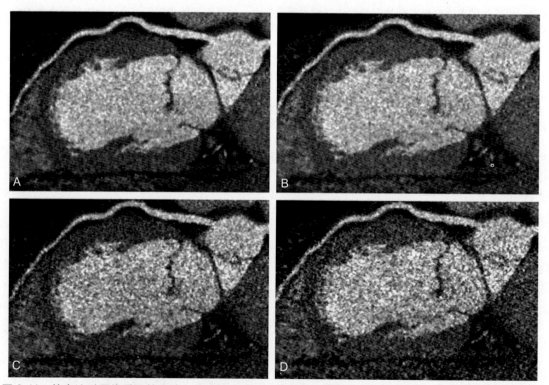

图 8-11　管电流对图像质量的影响。体重为 110kg，体质量比为 32kg/m² 的患者，左前降支的多层面曲面重组图像。图 A 显示管电流为 360mA 扫描获得的图像。用患者的原始数据，我们模拟（图 B ~ D）用较低 mA 设置（与东芝合作；Okumura 扫描 Noshl 扫描）获得图像。图 B 显示管电流 300mA 的图像；图 C 显示管电流为 250mA 的图像；图 D 显示的是管电流为 200mA 的图像。管电流为 300mA（图 B）时，曲面重组图像是多颗粒的（盐椒状）。在最低的管电流中（图 D），不能排除血管中积累着的狭窄和斑块。这种情况说明了根据患者体积大小调整管电流的重要性。注意这些图像是模拟的，在实际的重复扫描中（反复扫描患者是违反伦理的）差距更大

射剂量，因为回顾心电门控扫描约 1cm 的范围，剂量与 5 ~ 10 张乳腺 X 线照相术（一张有效剂量约 0.2mSv）的有效射线剂量等同。分别通过心电门控管电流调制及前瞻性心电触发（"步进扫描"）可进一步减少 10% ~ 40% 和 60% ~ 90% 剂量。但是，为了保证足够的图像质量，这些技术仅被用于低心率的患者（≤ 65/min）及低心率变化的患者。对于瘦长的患者，用较低的管电压 80kV 或 100kV 是保证没有图像质量损失下另一种减少有效剂量有用的方法。这样一种情况是否会出现，取决于 CT 设备提供的参数，以及胸腔内组织的区域。最佳的 kV 是否可通过扫描软件自动预测仍在临床研究中。因为胸腔组织、人的体重指数或体重有个体间差异，所以简单运用患者低的体重指数或体重预测 kV，理论上没有在 CT 扫描仪上测量的衰减精确。在小胸腔、低及稳定心率的特定患者中，最近使用的降低辐射剂量的方法，可以得到非常小的有效剂量（图 8-12）。

八、对 比 剂

为了弥补在体重较重患者中 X 线较大的衰减，以及为了实现在一定体重范围内对比剂填充的冠状动脉管腔和周围组织的对比，对比剂的流速和量应根据患者的体重调整（表 8-3）。当冠状动脉支架显影时，血管腔内更高密度的对比剂是有益的（第 13 章），而对于冠状动脉斑块的显影，血管腔内的密度不应该太高（避免影响斑块密度值和潜在影响斑块体积，第 14 章）。因此，对比剂的注射速率需根据心脏 CT 解决的临床问题而调整。

在注入对比剂之后注射盐水（用双头注射器），得到心脏对比剂团注效果，当在足够延时后开始冠状动脉扫描时，确保右心室及右心房几乎没有对比剂残留。保证右心室及右心房对比剂的流空，可以显著减少由右心腔引条纹伪影，否则能明显降低右冠状动脉的评价。简单的对比剂团注紧跟盐水冲洗对冠状动

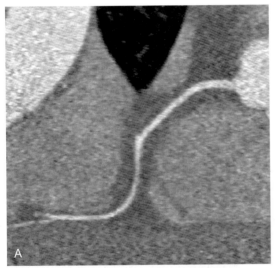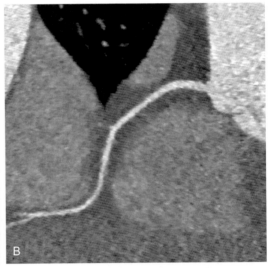

图 8-12　在特定患者中显著减少有效辐射剂量是可能的。1 例心率缓而稳定（53/min）、体重为 62kg，身高为 170cm 的患者用滤波反投影（图 A）和声波迭代重建（图 B）的右冠状动脉多层面曲面重建的图像。用 80kV 和 50mAs，剂量长度乘积仅为 4mGy.cm（Schuhbaeck 医生允许使用上述图像 Eur Radiol 2013a）

表 8-3　对比剂注射速率

体重	注入率（ml/s）[1]
< 60kg（< 132lb）	3.5
60 ~ 80kg（132 ~ 176lb）	4.0
> 80kg（> 176lb）	5.0

（1）为了保证足够强化的冠状动脉，碘剂量注入 1.3 ~ 2.0g/s。在浓度为 350 ~ 400mg/ml 的碘对比剂中，表格中提到的注射速率是有效的。对于低的碘浓度（如 320mg/ml）对比剂，为了实现相同的碘流入量 1.3 ~ 2.0g/s 流速需要增加。更高流速也可用于浓度为 350 ~ 400mg/ml 对比剂，以保证团注更密集和增加血管内密度（如支架的评价），但这也将会增加负反应的风险。我们认为上述的建议需在图像质量和患者安全之间取得平衡

脉图像是足够的。但是，因为右心腔的低密度，所以心脏间隔不是很容易识别，这使得评价全部或部分左和右心室的功能是困难的。这样，当心功能的评价是重要的时候，可用两个注射方案来提高图像质量：①双相对比剂注入（如 80% 的对比剂为 5ml/s 剩下的为 2ml/s）然后注入盐水；②在第一个时相的对比剂注入之后、第二阶段对比剂和盐水混合注入（第二相），再一次注入盐水（第三相）。但是，在大部分"排除冠状动脉疾病"的患者中，不用这样复杂的对比剂注入技术，简单的对比剂注入之后注入盐水是足够的。

比这些问题更重要的是对比剂注入至少需要 20 号静脉输液管。右侧前臂静脉比左侧或手上的静脉更常用，因为这种方式到心腔的距离最短，以及对比剂团注最少被稀释。而且，用右侧前臂静脉另一个原因是可以避开来源于左锁骨下静脉对比剂的条纹伪影，这可能会使最常见的左移植血管（左内乳动脉）显示不清。

另一个值得注意的是如何评估及实施对比剂在心脏 CT 检查时注入量的标准化。根据个体螺旋扫描过程，以下公式可用于计算 64 排 CT 造影的对比剂用量。

对比剂量 [ml] =（10s + 扫描时间 s）× 对比剂注射流速 ml/s（表 8-3 计算对比剂的注射速率，10s 是常量）。

第一个例子：10s 冠状动脉螺旋扫描的 70kg 的患者。

（10s + 10s）× 4ml/s= 80ml

第二个例子：15s 冠状动脉旁路扫描的 105kg 的患者。

（10s + 15s）× 5ml/s= 125ml

九、开始扫描

正确地将对比剂和患者的静脉通道联接在一起，确保没有空气进入注射系统是重要的，以防止空气进入心腔或肺动脉（图 8-13）。在注射对比剂之前，再次提醒患者下一次的屏气是最后一次，及这次屏气和屏气训练时的时间一样长，这是重要的。另外，对于紧张的患者，提醒注射时可能会感觉到身体会"发热"是重要的。对比剂注射几秒后让操作者在旁边观察，避免血管外渗是一个不错的建议。

在对比剂注射之前立即做一个"最后的检查"确保心率仍在可接受范围内，以及心电图被系统监测。在静脉注射对比剂之后，有两种选择计时螺旋扫描开始时间：①在团注注射的过程中监测对比剂的进入时间和一旦达到阈值（"团注跟踪"，bolus

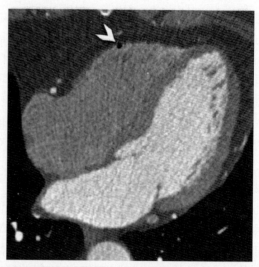

图 8-13　四腔心扫描显示在右心室腹侧壁上（短箭头）有一个小气泡。当注射对比剂的高压注射器管道与患者静脉通道相连时最可能产生气泡。这样小的气泡对患者不会造成伤害。必须注意不要注入空气到心腔或肺动脉内，通过正确的连接对比剂管和排气十分重要

tracking）开始扫描的时间；②注射监测团注得到患者的循环时间及根据监测团注调整扫描参数（"试验团注"，test bolus）。第二种方法有缺点，即在试验团注和用于冠状动脉造影（如相关心率改变）的实际团注时间之间的任何改变能改变患者的循环时间。我们认为"试验团注"监测方法更容易导致错误的螺旋扫描时间（图 8-14），当使用这个方法时，冠状

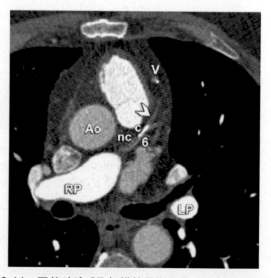

图 8-14　冠状动脉 CT 扫描的早期影像，大部分对比剂仍在肺动脉内（LP. 左肺动脉；RP. 右肺动脉）。结果，在冠状动脉旁路移植血管（V）、主动脉（Ao）及冠状动脉血管中（短箭头）几乎没有对比剂显影。因为图像不清晰，很难辨认左冠状动脉的第 6 段由非钙化（nC）和钙化（C）形成的狭窄。在这个患者中，试验团注用于检测并计算冠状动脉扫描开始时的延时时间，但是对比剂注入之后由于心率改变，产生了错误的冠状动脉扫描时间

动脉增强缺乏同一性。因此，我们强烈推荐"团注跟踪"方法（64 排 CT），这既减少了对比剂摄入量，也不需要试验团注。

我们通过分析降主动脉兴趣区（图 8-9）的 HU 密度进行团注跟踪（在对比剂注入之后的 10～15s 触发）。螺旋扫描在阈值为 180Hu 触发。例如，我们用降主动脉而不是升主动脉团注跟踪，因为几乎不可能有早期增强血管如上腔静脉影响这个兴趣区。一旦到达扫描触发的阈值就会给简单的 5s 呼吸指令（"请吸气然后屏气"）。因为在吸气之后有一个简短的心率增加，所以在扫描开始之前有额外的 3s 间隔以至于再次最大吸气之后心率可恢复正常。

十、扫描之后

一旦前瞻性或回顾性心电门控冠状动脉扫描完成后，回到扫描间以确保患者能够很好地耐受对比剂。因为硝酸甘油和 β 受体阻滞药的原因，建议患者慢慢起床，以避免直立反应。大部分患者渴望立即得到检查结果，但这是困难的，因为心脏 CT 扫描很容易产生 4000～5000 张图像。

患者在扫描完成之后可在休息室等待，一旦医生（他或她）完成阅片，患者就可以和医生讨论结果。部分患者和转诊医生都喜欢这种方式。除此之外，将冠状动脉重建的报告一块发送给转诊医生不仅可以提高对患者的进一步管理，而且这也是很好的市场营销策略。

第二节　重　　建

图像重建是检查的一部分。冠状动脉和肺重建的参数见表 8-4。重建结果见图 8-15。心脏 CT 重建结果见表 8-5。

一、层厚和扫描野

为了分析小的或扭曲的冠状动脉血管，最重要的是使轴位扫描的重建层厚尽可能的薄。层厚 3mm 或 2mm 对冠状动脉显影是不够的，但是 1.5mm 和 1mm 的重建也有明显区别（图 8-16）。重建层厚不同于重建间隔。相邻层中心的间隔（如 0.4mm）比层厚（如 0.5mm）更薄，通过空间插入以提高三维重建图像质量。但是，真正的空间分辨率是由实际层厚决定的。层厚间隔的降低，会给所在医院的图像存储及传输系统（PACS）施加很大的压力。是否运用空间插值方式取决于所在医院的情况。

比层间隔插值更重要的是最小重建野（180～200mm）的使用，以最充分利用 512×512 图像矩阵（表 8-4）的 CT 扫描仪的最大空间分辨率（每厘米 10 线对）。采用这个图像矩阵，180mm 视野重建图像的像素为 0.35mm×0.35mm（0.12mm²）。若用 320mm 视野重建，像素为 0.625mm×0.625mm（0.4mm²），这几乎是 4 倍大。图 8-17 和图 8-18 显示对图像质量的影响是巨大的。与冠状动脉轴位扫描不同，在伦理上希望使用全部扫描重建肺、纵隔和胸壁（图 8-15 和表 8-3），这样可避免在这个区域遗漏任何病理改变。

二、时间分辨率及心脏重建相

时间分辨率仍然是冠状动脉 CT 的主要限制和非诊断性图像的主要原因，因此，应该采取所有可

表 8-4　重建设置				
	FOV（mm）	层厚（mm）	重建间隔（mm）	重建核	RR 间期
冠状动脉图像	180～200	0.5～0.75	0.3～0.5	冠状动脉，可能用支架的重建核	0～90% 以 10% 的间隔[1] 和（或）心脏运动最小的时相
肺和纵隔影像	扫描野[2]	3～5	3～5	肺和纵隔	80%[3]

（1）另外，70%～80%RR 间期，以 5% 间隔重建图像

（2）包括 XY 平面所有胸腔

（3）这个百分比代表着重建窗的中心（在东芝，飞利浦和 GE 机上）。在其他扫描仪上（西门子），被给的百分比时相，显示为重建时相的开始（相当于 65% 或 70%）

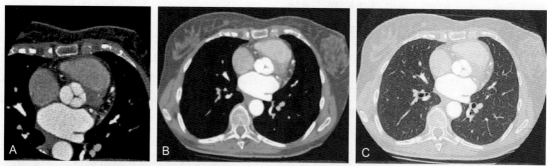

图 8-15　在主动脉瓣层面的冠状动脉（图 A）、纵隔（图 B，软组织）及肺（图 C）重建的轴位图像。为了获得最大化的空间分辨率，注意冠状动脉重建由小视野完成（图 A）。因为层厚较厚（3～5mm），所以纵隔及肺重建噪声较少

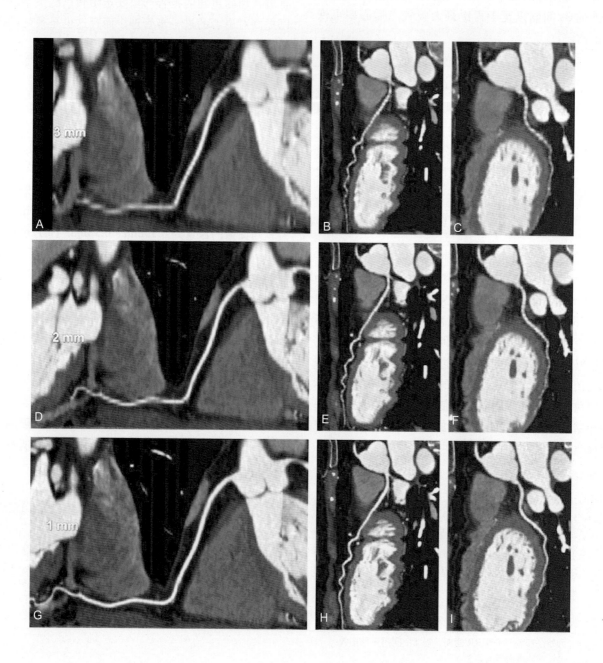

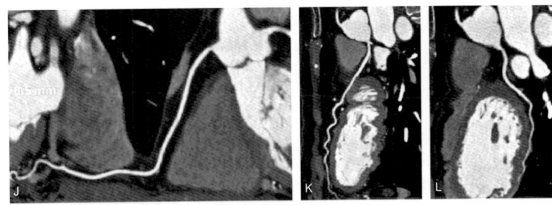

图 8-16　层厚对图像质量的影响。上图显示了右冠状动脉（第一栏）、左前降支（中间栏）、左回旋支（第三栏）。层厚为 3mm（图 A ~ C）和 2mm（图 D ~ F）对冠状动脉显影是不够的，在多层面曲面重组图像中显示血管阶梯样改变。这样的层厚在过去的电子束 CT 和 4 排 CT 被使用。但是，不同的 16 和 64 排 CT（图 G ~ I 和图 J ~ L）0.5mm 和 1mm 的层厚重建对图像质量的影响是不同的（step-like appearance）。在同一患者中、用 64mm × 0.5mm 探测器层厚获得的原始数据完成所有的重建

表 8-5　心脏 CT 图像的重建步骤

1. 在扫描的过程中检查心率是否规则
2. 必要时做心电图编辑——考虑心脏运动最小自动识别时相
3. 在小视野（180 ~ 200mm）用特定的重建核重建冠状动脉轴位图像——考虑用支架专用的重建核
4. 用大视野特定用覆盖整个胸腔重建核重建肺及纵隔横断面图像
5. 归档存储所有的冠状动脉图像或者只归档存储阅片医生需要的图像
6. 归档和存储所有的肺和纵隔图像

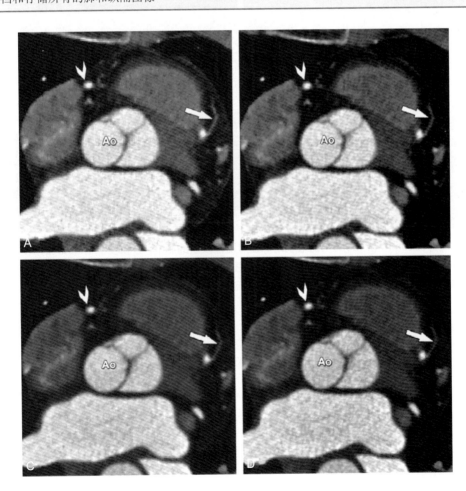

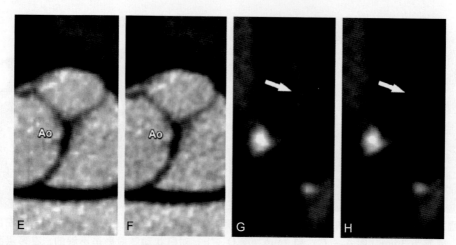

图 8-17　重建野（320mm 和 180mm）对冠状动脉重建图像质量的影响。320mm 重建野的原始轴位图像（图 A）和 180mm 重建野的原始轴位图像（图 B）的比较。320mm 重建有非常明显较低的空间分辨率（0.625mm×0.625mm 和 0.35mm×0.35mm），如上图显示右冠状动脉（短箭头）及左前降支相当小的边缘支（箭头）。在工作站中这个不同是有点模糊的但实际上是存在的，这可在同一解剖层面的图像中显示（图 C 和 D）。主动脉瓣叶（图 E 和 F）及左前降支的边缘支（图 G 和 H）的放大图像清楚的显示了 180mm 重建野有相当大的优势（图 F 和 H）

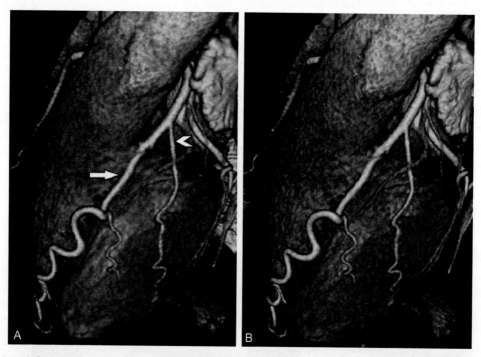

图 8-18　重建野（320mm 和 180mm）对冠状动脉重建图像质量的影响。当和较小 180mm 的重建野（图 B）比较时，用 320mm 重建野（图 A）获得左前降支（和图 8-17 为同一患者）的三维重建有较低空间分辨率。上述显示左前降支的中段（箭头）及第一对角支（短箭头）

能的措施提高该参数。一个措施采用多节段重建，这用于心率高于 60/min 的患者（图 8-19 和图 8-20）。另一个显著提高时间分辨率的措施是用双源 CT，不考虑心率（图 8-21），可使重建窗减少 50%。这样的话，双源 CT 能显著减少心率的依赖性。

重建可以在心动周期中以 10% 的间隔完成，之后形成 10 个时相或者在舒张中期以 5% 的间隔（约

RR 间隔的 70%～80%）形成（表 8-4）。在心动周期中合适的重建期相是舒张中期（如 75%）和收缩末期（如 40%）。后者尤其适合心率更高患者的分析。在 RR 间隔内几个重建时相的优势是之后的数据可用于全部或局部的心脏功能的高分辨率分析而不用做额外的重建。需要注意的是时相的标记不是一贯的由不同的生产商定义。RR 间隔的百分比既可

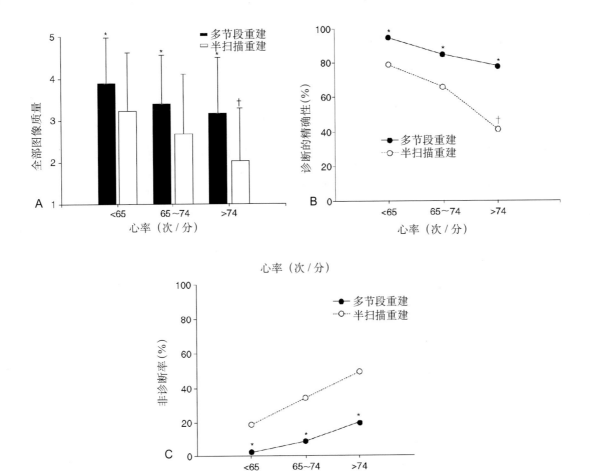

图 8-19　在 3 组心率中用多节段重建和标准半扫描重建获得 CT 冠状动脉造影的全部图像质量（图 A）、诊断的精确性（图 B）、及每个患者非诊断率（图 C）的比较。比较心率 65～74/min 和 74/min（十字），有一种趋势在较高的心率中伴随着图像质量及精确性的降低，这在半扫描重建中是明显的。但是，无论是否有多节段重建，心率都应该用 β 受体阻滞药减少到 65/min 以下。对于 3 组心率，多节段重建比半扫描重建（星号）在图像质量、诊断的精确性及非诊断率中有明显的优势。因此，无论何时应该使用多节段重建而不是半扫描重建。目前提高时间分辨率的是 DSCT（图 8-21）。注意多节段重建在高心率（＞74/min）获得的图像质量和精确性与半扫描重建在低心率（＜65/min）获得的图像质量及精确性具有可比性（来自 Dewey et al.Eur Radiol 2007）

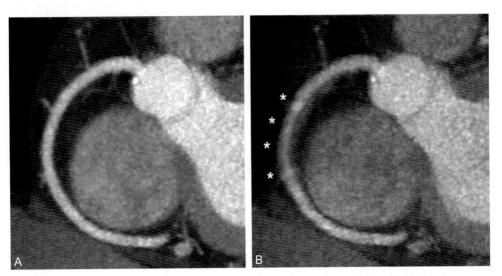

图 8-20　显示多节段重建（图 A）比半扫描重建（图 B）有优势，用 320 排 CT 扫描仪在心率为 66～68/min 的患者所得右冠状动脉的图像。因半扫描重建的时间分辨率不足导致的多段运动伪影，这造成了血管壁的模糊（图 B）

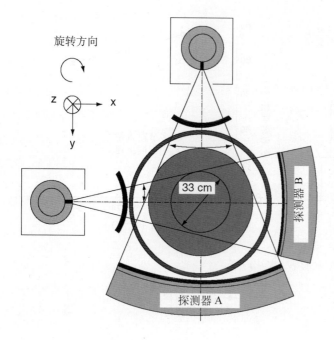

旋转方向

z · x

y

33 cm

探测器 B

探测器 A

图 8-21　对第二代双源 CT（DSCT）技术认识。一个探测器（A）覆盖了直径为 50cm 的扫描野而另一个探测器限制在较小扫描野（33cm）。第一代 DSCT，第二个扫描野为 26cm，两个机架的角度为 90°。第二代 DSCT 因在两个机器间有 95° 的偏置减少了其空间的限制。相比用单源 X 线标准半扫描重建，用 DSCT 图像重建窗的长度通过因子 2 减少到机架扫描时间的 1/4。这样，显著提高了时间分辨率（图像由 Thomas Flohr 提供）

代表了重建时相的中心（东芝、飞利浦和 GE）又可代表了重建时相的开始（西门子）。结果是，关于最小心脏移动时相有不同的建议，但这些能互相匹配（RR 间隔的 65% ～ 70% 的重建相的开始与 RR 间隔 75% ～ 80% 的重建相的中心相符）。对于严重心律失常的患者（如心房颤动），绝对的时间重建方法（ms）优于相对重建间隔（RR 间隔百分比 %）。

在讨论重建的时相数和时相距离时，必须记住 CTA 中的重建窗是 50 ～ 175ms 长，相当于 8% ～ 20% 的 RR 间隔。因此，在重建间隔 ≤ 2% 时没有什么不同。

心率对决定最小心脏移动相（更适合重建）是重要的。对于较高心率的患者，收缩末期（如 30% ～ 40%）的图像质量经常优于舒张期。重建相的选择对冠状动脉 CT 血管的诊断精确性有很大的影响。例如，单一重建相（一般以 80% 的重建窗的中心）只有一半的患者有最佳图像及精确的诊断。为了用 CTA 最佳的评价全部冠状动脉支，两个重建相在 40% 的患者中是必须的，3 个重建相在 10% 的患者中必须的。用依赖于原始数据的软件（如"最佳相"，图 8-22）自动生成最小心脏移动相很可能在

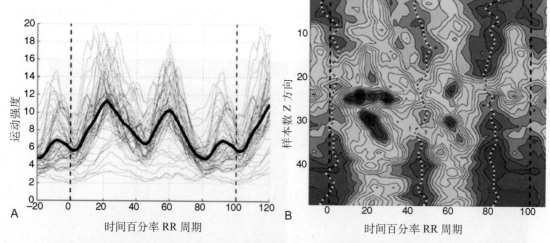

A　时间百分率 RR 周期

运动强度

B　时间百分率 RR 周期

样本数 Z 方向

图 8-22　运动强度曲线及运动图像样本。图 A 显示在单轴平面中为所有像素的运动强度功能的一个平均曲线。在一个心动周期的传播中运动强度（与逆相似性相符）被绘成相点。这个曲线显示在收缩末期（～ 46%）、舒张中期及心脏间歇期（～ 80%）运动较低。图 B 示相关的地图，彩色标记（蓝色，低运动；红色，高运动）运动强度曲线绘成的心脏时相（X 轴）及 Z 轴螺旋扫描的传播（Y 轴删了 50 以证实已覆盖主动脉根的位置，即 Y 轴值 =0；到横膈的心脏表面，Y 轴值 =49）。在红色心脏收缩（纵轴 0 ～ 40%）和快速舒张（纵轴 50% ～ 70%）之间是低运动相，表现为蓝色的低谷。低运动相是心房收缩的驼峰，约 90%。十字交叉的线可以追踪到最低运动；而直线标记心动周期（RR 峰）的开始和结束（Used with permission from Hoffmann et al.Eur Radiol 2006）

冠状动脉分析中简化最佳心脏相的识别。

三、迭代重建

最近，几个生产商已经将迭代重建用于常规临床。这种重建算法比标准滤波反投影算法花费的时间稍长，但可显著减少图像噪声。这样，当保证图像质量而有效剂量相对减少时，扫描过程中 mA 可降低（图 8-23）。

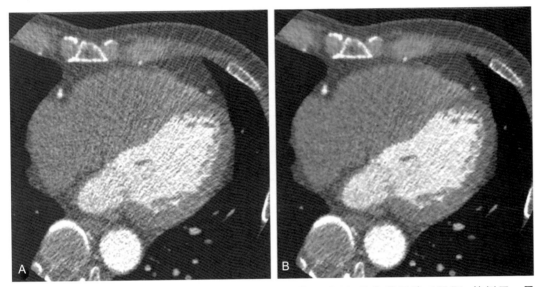

图 8-23　用标准滤波反投影算法重建的心脏 CT 图像（图 A）及迭代重建（图 B）的例子。用 120kV，60mA，有效剂量约为 0.6mSv，320 排 CT 做的图像。在这些轴位图像中图像噪声在迭代重建中比在标准滤波反投影重建中有显著减少（图像由 Kazuhiro Katada，Fujity 大学提供）

第9章A 东芝 Aquilion 64 和 Aquilion ONE

摘要

这章主要讲了如何用东芝CT进行心脏的检查及重建。

第一节 检 查

一、准 备

患者仰卧位躺在扫描床上，手臂位于头顶及足先进。为了使心脏和扫描仪等中心，患者稍微位于扫描床右侧。在扫描前，用生理盐水冲洗20号或18号导管以防对比剂外渗。必须注意从扫描野中移除所有的外来材料以防在扫描野中造成伪影（如心电图电极和其他金属密度外来物）。确保心电图电极与患者皮肤很好的接触及在显示屏上有良好的R波显示是重要的（图9A-1）。在第6章和第8章描写了患者在所有扫描仪类型中冠状动脉CT血管造影的具体准备。

二、扫描范围的定义

Aquilion 64，东芝64排CT可获得低剂量定位扫描（50mA的扫描图）、以确定螺旋扫描的开始和结束、识别心脏的最宽直径及放置SureStart（图9A-2，图9A-3，图9A-4）。开始位置放在冠状动脉开口之上，使用左心耳为取向。扫描结束于心脏下缘，可手动停止。通过像图9A-2在扫描边界的最上端放置可移动的线和将SureStart放在螺旋扫描的开始。SureStart不包含冠状动脉及不应该放得太高（图9A-4）。为了实现最佳的扫描结果和最小的辐射剂量，认真扫描定位是必须的。

三、SureStart

图9A-4显示用SureStart团注追踪工具在Aquilion 64中计划延迟扫描。通过监测降主动脉感兴趣区（ROI）的对比剂团注的流入，选择特定的扫描平面（在冠延迟脉开口以上）在最佳时间开始扫描（图9A-5）。在这个平面中重要的标记是胸骨前侧和降主动脉后侧。在这个平面中也可以看到肺

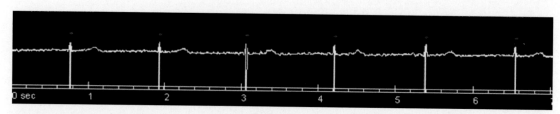

图9A-1 最佳心电图记录的例子。对于图像数据的重建，清晰的R波和窦性心律是必须的。红点代表R波。通过点击红点（心电图编辑），不正确的R波将会被移除。对于有心律失常的患者，通过点击额外的红点增加虚拟R波或移除不正确的R波，这是重要的。为了最小化图像伪影，获得非常规则的心电图是目标

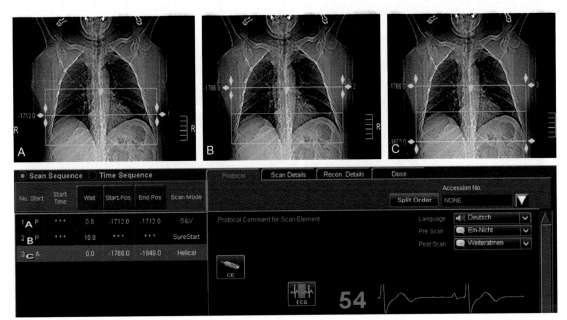

图 9A-2　定位扫描。定位扫描（扫描图）用于识别心脏的最大周长（图 A）、SureStart 的位置（图 B）和为之后的螺旋冠脉检查定义扫描范围（图 C）。黄色代表可移动区域，而蓝色代表不可移动区域。因为呼吸运动导致解剖位置错位，我们建议扫描的起始位置比假定冠状动脉起始高 1cm，扫描的结束位置比心脏下缘低 1cm。图 A 示定义心脏最大周长的单层位置（低剂量扫描，50mA）。图 B 示 SureStart 的另一个低剂量单层（50mA）（图 9A-4）的位置，一旦到达密度阈值时，Surestart 将会触发螺旋扫描。扫描在 15s 后自动开始。图 C 示扫描范围。螺旋扫描的开始与 SureStart 的位置相关。根据患者体重选择螺旋扫描的管电流，为了保证图像质量，管电流在肥胖患者中需更高一点

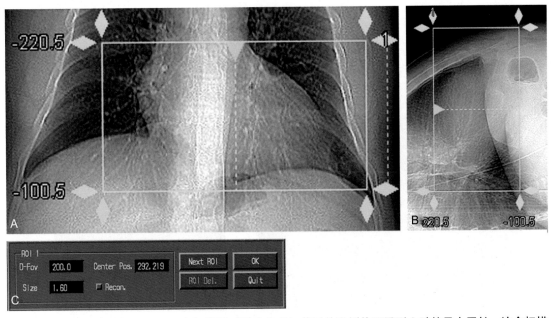

图 9A-3　定义重建圆径（Fov）。在扫描图（图 A 和 B）前后位及侧位可看到心脏的最大周长，这个扫描图根据患者心脏大小定义 Fov，在可能是最佳的空间分辨率中确保图像质量。对于大多数患者，Fov 约为 180mm（图 C）

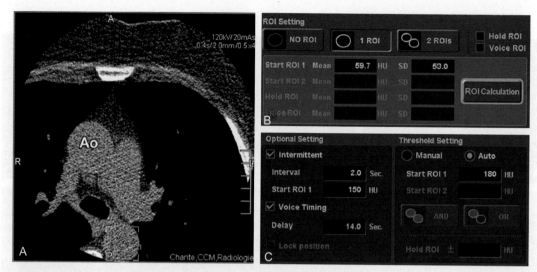

图 9A-4　计划 SureStart。用 SureStart（图 9A-2），识别降主动脉的感兴趣区（图 A 圆圈）；为了避免错误触发螺旋扫描，感兴趣区既不能太大也不能太小。感兴趣区放在降主动脉因为降主动脉比升主动脉有更少的运动伪影（Ao）。这样，可能会避免因上腔静脉的影响（早期是强化的）而错误触发的扫描。另一个防备是通过点击"ROI 计算"（图 B）监测在感兴趣区（图 A）的衰减。最佳的衰减值为 40 ～ 60 HU。接下来，图 C 显示开始扫描 180HU 的阈值，在菜单中选择"Auto"作为开始键。然后一旦达到 180HU 的阈值，扫描就自动开始。另外依赖于检查者识别对比剂增强的最佳时间，扫描也可通过检测者手动开始。因为开始扫描受不同的因素影响，比如个体定位时间及检查者的经验水平，所以手动开始扫描会导致冠状动脉造影存在很大变异

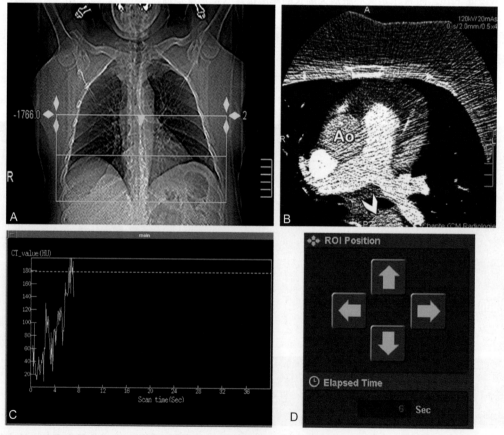

图 9A-5　螺旋冠状动脉检查的开始。根据扫描定位已经确定了 SureStart 的位置（图 A）。接下来，IV 对比剂注入之后（图 B），在螺旋扫描开始的水平（触发螺旋扫描）获得持续低剂量扫描（30 ～ 50mA）。用实际时间记录对比剂的进入。为了辐射防护及确保目标血管的最佳乳化，持续扫描的开始不早于对比剂注入后的 15s。在降主动脉的感兴趣区（图 B 短箭头和小圆圈）监测对比剂的流入。图 C 以图表显示感兴趣区 HU 在一段时间的持续增加。一旦已经达到设定的 180HU 的阈值，呼吸指令就开始了。扫描在 3s 之后开始，以容许心率在吸气之后恢复正常。图 D 中的箭头代表光标的移动，如果有必要可以点击箭头改正降主动脉中感兴趣区的位置，以及图 D 也显示流逝的时间。Ao. 升主动脉

动脉干的一部分及胸壁前侧的一部分。降主动脉的感兴趣区用来监测对比剂注入的初始 HU 的升高。

可用两种方法中的一种决定对比剂注入后的扫描延迟：①通过测试团注的注入决定患者的循环时间和最优化螺旋扫描参数，或②通过团注追踪，一旦达到提前设好的 HU 阈值就触发扫描（图 9A-4 和图 9A-5）。测试团注方法的使用增加了对比剂的注入量，以及因为循环时间的改变使得该方法是不精确的。对比剂注入之后，以 4ml/s 的流速静脉自动注射盐水 40ml，这冲洗了右心室及更有利于观察冠状动脉。

降主动脉也测量对比剂前基线衰减。我们的经验是当基线衰减在 30～60HU 的范围时，用 180HU 的阈值可以得到好的结果。依据经验，我们建议使用 SureStart 团块追踪选项因为 SureStart 可以持续产生高质量图像。

四、屏气训练和检查前用药

我们建议在屏气训练之前舌下含服硝酸甘油（0.8～1.2mg）。硝酸甘油可以扩张冠状动脉血管及提高 CT 与其他心脏导管结果的可比性。硝酸甘油的效应持续 10～30min。尽管硝酸甘油一般耐受性高，但患者应该被监视以防出现血流动力学的不良反应（如低血压）。

在我们进行呼吸命令（"请吸气和屏气"）时用自动语音系统。要求的屏气时间是 6～30s，这依赖于所使用的扫描仪及扫描容积。没有射线暴露下做屏气训练，医生或技师应该站在患者旁边确保患者在要求的时间段内在吸气到不是最大时能屏住他/她的呼吸和检查在吸气过程中心电图可能的改变。东芝扫描仪有一个针对屏气训练的特殊功能。心率的变化应该少于 10% 以得到好的结果（图 9A-6）。如果心电图显示不是最佳时，屏气训练能够重复。如果需要静脉内注

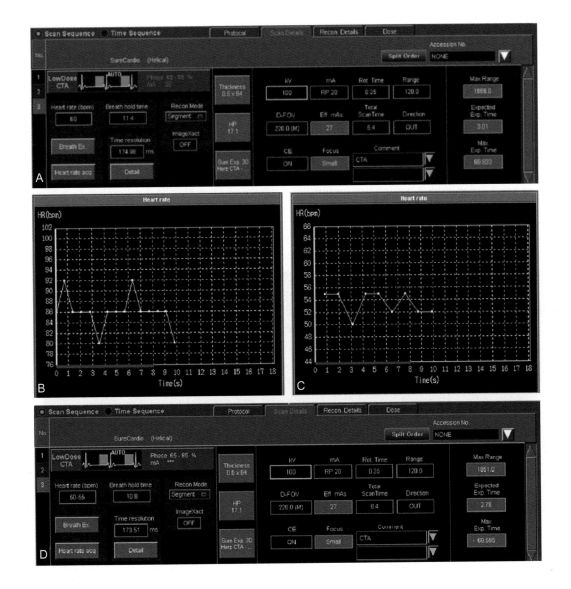

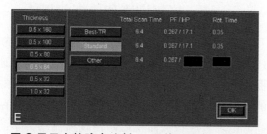

图9A-6　屏气检查，从扫描菜单中选择"Breath Ex."做屏气训练。图A显示冠状动脉扫描系统默认屏气时间为10～12s。当扫描旁路时，根据扫描范围需要更长的屏气时间。通过点击"Breath Ex."测试就开始了；然后听到在实际扫描中的呼吸指令。计算机自动测量心率变化（应该＜10%）、最佳螺距（HP）和机架旋转时间。图B示一个心率变化在正常范围之上（80～92/min）的例子。图C显示在静脉内注射β受体阻滞药一段时间后第二次测试的结果。结果是心率50～55/min和可以做检查。图D显示了屏气测试的结果：屏气时间10.8s、扫描时间为6.4s，心率为50～55/min，推荐的螺距为17.1。图E示其他推荐的扫描参数

射β受体阻滞药，在这个阶段就可以做。根据个体调整扫描参数（如螺距和机架旋转时间）可决定心率变化。如果根据体重（第8章）调整管电流，在所有的患者中将会得到一致的图像质量。

第二节　重　建

在获得CT数据库之后，为了确保图像的质量(这是获得可信赖诊断的依据)几个步骤是必须的。个体冠状动脉的运动，甚至是它们的部分运动，在心动周期的不同阶段是不同的。一系列的重建算法可描写无运动的冠状动脉。基本先决条件（已经提到的）是在数据采集过程中的窦性心律和低的心率变化。在开始下一阶段前在扫描中通过检查心电图证实是否是上述的这种情况（图9A-7）。

如果在扫描方案中选择了图像重建，那么在检查之后会自动开始图像重建。在我们科如果获得回顾性数据（图9A-7），我们在RR间隔中从0～90%、以10间隔进行多节段重建。我们不是选择和百分相关的重建或选择和毫秒相关的重建，我们选择所谓的"最佳时相"和"收缩/舒张"重建。"最佳时相"总是既与"收缩"有关又与"舒张"有关。对于"收缩"重建，最小冠状动脉移动收缩期被重建。这对于舒张重建也是适用的。为了减少存储，我们可以只选择"收缩"或"舒张"重建作为标准选择，然后在审阅图像之后，根据患者情况回顾选择期相用于重建。在检查前基于选择的扫描野（Fov），然后在大的扫描野（图9A-8）中重建所谓的肺或软组织窗。在非侵入性的冠状动脉造影扫描中检测到肺副叶、软组织和血管的改变是非常常见的。我们用Vitrea工作站评价无创冠状动脉造影和为患者和转诊医生提供有代表性的图像（图9A-9）。

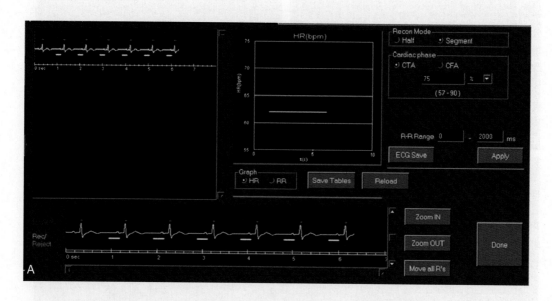

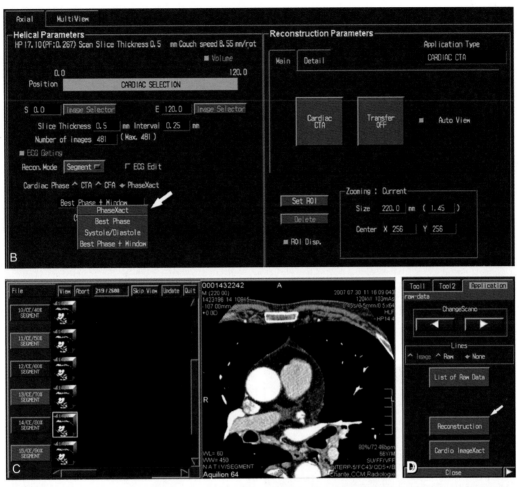

图 9A-7　重建程序。图 A 示扫描过程中的心电图、心率 [HR（bmp）]，及心率的变化（在这个例子中为零）。红点可以识别 R 波。图 B 示重建算法。用多节段重建和用最佳时相 Phase Xact（箭头）。"层厚"为 0.5mm，重建间隔（"间隔"）为 0.5mm。除此之外，用 CTA 的 Phase Xact 和百分比重建或 ms 重建。分开选择"收缩 / 舒张"重建。有效的层厚和重建间隔是一样的。对于冠状动脉，重建的 FOV 应该是 180 ～ 220mm，对于肺 / 软组织，重建的 FOV 应该是 320mm（图 B，右侧底部）。为了使图像归档或发送到工作站，点击"Transfer off"进行传送（"Transfer on"）和选择目标。图 C（右侧底部）显示了重建部位，在图 C 左侧列表中可以选择任何重建图像。最后，点击"重建"（箭头）按钮开始重建（图 D）

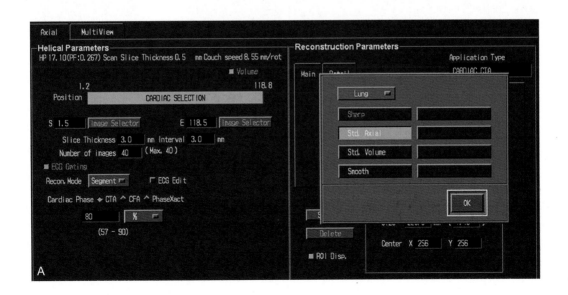

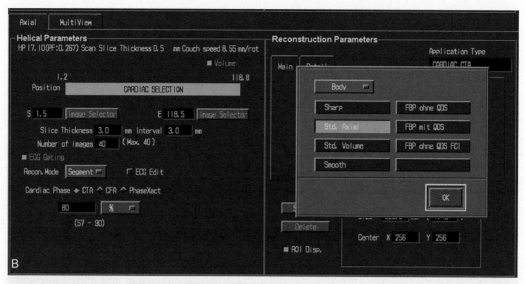

图 9A-8 肺窗和软组织窗的重建。用 RR 间隔的 80% 层厚为 3mm 和 3mm "间隔"的大 Fovs 重建肺窗（图 A）和软组织窗（图 B）。分别通过点击 "Lung Std.Axial" 和 "Body Std.Axial" 选择肺窗和软组织窗。通过点击 "重建"开始重建（图 9A-7）

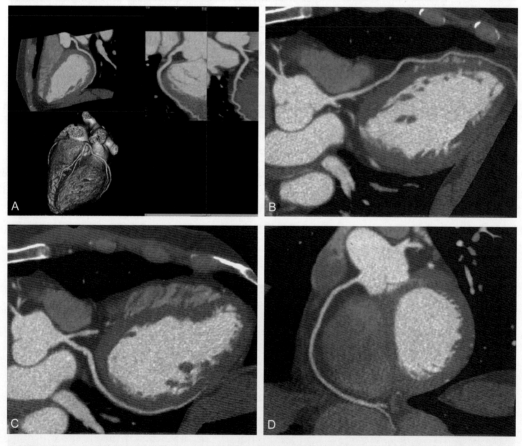

图 9A-9 重建的例子。心脏的三维重建非常适合显示最重要的结果。可通过旋转心脏看清心脏各个方向（图 A）。因为曲面多层面重建（MPR，图 A 右上角）或 cath view（图 A 左上角）的产生，所以一种自动的工具可以识别血管和沿着血管追踪路径。在 MPR 和 cath view 中，血管是直的及显示在一个平面。图 B 示左冠状动脉前降支（LAD）的曲面 MPR。MPR 是一种快速的、简单的重建方法，它可以提供高质量的图像及在检测和量化冠状动脉狭窄中是非常有用的。图 C 示左冠状动脉旋支（LCX）的曲面 MPR。图 D 示右冠状动脉（RCA）的 MPR

第三节　Aquilion ONE 和 Aquilion ONE ViSION EDITION

Aquilion ONE 和 the Aquilion ONE ViSION EDITION 分别是东芝第一代和第二代 320 排 CT 系统。第一代和第二代的旋转时间分别是 350ms 和 270ms。这两个系统能够沿着 Z 轴覆盖 16cm 使得它们非常适合做心脏的 CT 检查。因为几乎所有的心脏少于 12cm，所以可以在前瞻性扫描中用单个机架旋转时间完成全部心脏的扫描，这是第一次沿着 Z 轴用统一形式的增强完成全部冠状动脉支的扫描。

一、准　　备

患者的准备和上述描写是一样的，对于用 320 排 CT 系统低有效剂量获得高质量扫描也是非常重要的。对于其他 CT 扫描仪，低心率对于高质量的图像是重要的。320 排系统在一个心动周期中能够完成心脏 CT 扫描采集，这可以使辐射剂量最小化。

二、锥形扫描在定义扫描范围中的角色

相比于传统的 CT 扫描仪，320 排 CT 的 15.2° 锥形角度和随后所获容积的圆柱形，使单独从扫描定位（前后位和侧位）上定位 CT 造影扫描范围变得更困难。心脏必须位于扫描野的中心（第 8 章）。用 15.2° 扫描角度获得的容积用最大轴位扫描野（图 9A-10）不能覆盖心脏的头部和尾部。在冠状动脉重建中（图 9A-11）很容易看到锥形角的效应。随后的容积截断通过软件 VolumeXact + 降低 75%（图 9A-12），这极大方便了冠状动脉采集。

三、用钙化扫描定位扫描范围

两个平面的低剂量扫描仪定义了低剂量钙化扫描的近端及远端（图 9A-10）。非增强钙化扫描的轴

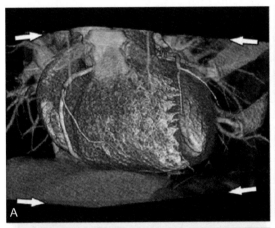
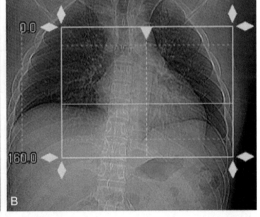
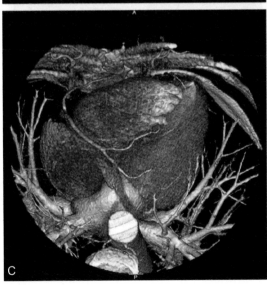

图 9A-10　320 排 CT、单机架旋转的心脏全部的图像。几乎所有的心脏都小于 12cm 和用少于 320 排 CT，单机架旋转即可完成心脏的扫描。冠状动脉 CT 血管造影的挑战是用最小辐射剂量获得高质量图像。如果心脏不放在扫描野的中心（图 A），将会有截断心脏头部或尾部和部分冠状动脉的风险，例如，可能会遗漏冠状动脉左主干的狭窄。图 A 示心脏的三维重建前面，表明用 320 排 CT 扫描容积在头部和尾部（箭头）的减小，这些部分不能用最大化的横断面 Fov 重建。图 B 示同一心脏尾部的三维重建。图 C 示相关的前后位扫描图，表明了仅用这种图像准确决定心脏的大小是困难的。黄色菱形显示在 Z 轴的扫描范围。注意两条垂直的黄色虚线，这勾勒了最大轴向 Fov 图像的扫描长度

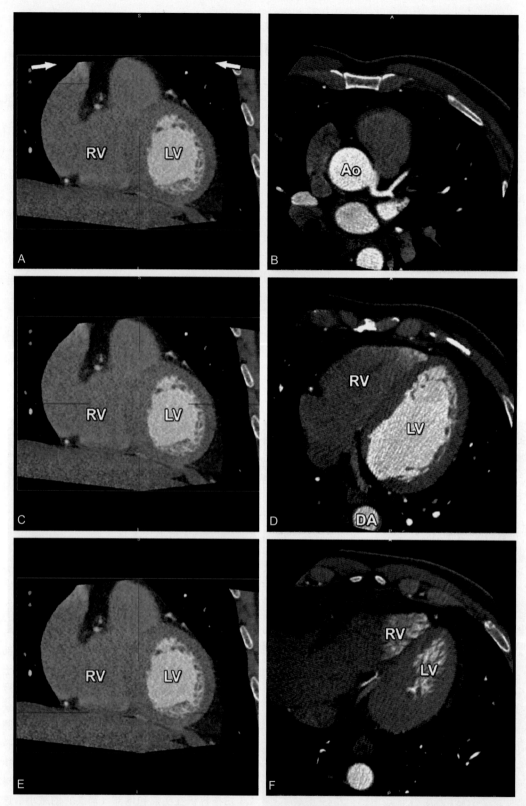

图 9A-11　320 排 15.2° 锥形角的影响。320 排 CT 16cm 探测器的宽度是 15.2° 的锥形角度（图 A，箭头）。变换患者的位置以排除看不清的解剖结构是重要的。图 A、C、E 示一个正确心脏位置的冠状位重建。图 A，C，E 中的红色水平线部分显示相关轴位的位置（图 B，D，F）。用最大视野轴位 Fov 在心脏头部层面之一的中心描述左冠状动脉主干。这样，在心脏的冠状位（图 C）和轴位（图 D）的最宽层面完整描述心脏的 4 个心腔。在心脏基底层面的中心及用最大 Fov 描述基底部分（图 E 和图 F）。Ao. 主动脉；DA. 降主动脉；LV. 左心室；RV. 右心室

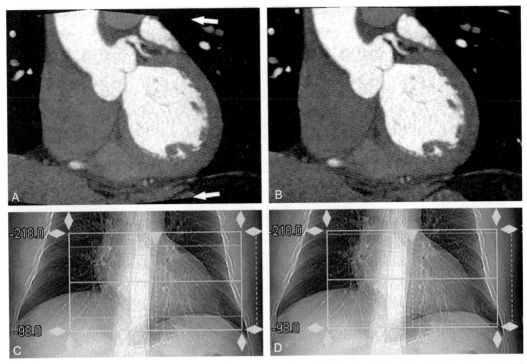

图 9A-12　用冠状位重建显示 320 排 CT 获得的减少的柱状容积截断。在重建中用 VolumXact+ 可能减少 75%（图 B）的容积数据库（这发生在锥形角 15.2° 的 ConeXact+ 的重建，箭头，图 9A-11）的截断（图 A）。因此少截断的 VolumeXact+ 极大方便依赖扫描图的定位扫描过程（图 C 和图 D）

位用于定位心脏 CT 造影的最终长度（图 9A-13）。用扫描图评估心脏的大小和定位 CT 扫描在 Z 轴的长度更困难。定位中的错误可能会导致过高评估要求覆盖解剖结构的扫描范围，这会导致不必要的辐射剂量，或低估不能捕获冠状动脉近端或远端部分。图 9A-14 示如何根据患者心脏大小调整扫描范围。

四、SureStart

320 排 CT 系统有所谓的 Fast SureStart 选项（图 9A-15），可以在降主动脉中达到提前设定的阈值后 1s 内触发心脏扫描。SureStart 方案和对比剂的注入同时开始。低剂量监测扫描的采集在 10s 之后开始并在电脑上显示。在另一个 4s 之后，发出呼吸命令（"请呼吸和屏气"），持续 4s。呼吸命令在 2s 延迟之后开始，这对于心率恢复到正常是必须的（或许由吸气引起的心率轻微的增加）。这就意味着在心脏 CT 扫描之前对比剂注入之后至少要延长 20s。循环功能正常的患者，心腔的增强在 20 ~ 25s 之后将会达到最佳。根据患者的体重调整对比剂的量，范围 60 ~ 80ml（以 3.5 ~ 5ml/s 的流速注入），之后在同样流速下注入 40ml 的盐水，这能加速右心室的冲洗。

SureStart 方案中根据扫描图定义轴位对比剂监测层。心脏轴层面提供了一个全貌和在屏幕上可以

实时监测对比剂从右心房、右心室进一步到达左心房、左心室到胸廓动脉。开始 CT 扫描的最佳时间是大部分对比剂已经离开右心室和在左心室及主动脉有良好的显影。开始 CT 扫描有两种选择：①在降主动脉中达到提前设定的 HU 阈值（如，300 HU）后自动开始或②根据对心腔增强的观察手动开始。图 9A-15 示定位 CT 扫描的步骤及用 SureStart 选项。

五、扫描方式

扫描方式（图 9A-16）所谓的"目标 CTA"容许使用者在扫描前用用于数据采集的心搏次数决定辐射剂量。但是，这种扫描方式不能自动控制心律失常。扫描开始之前，在目标 CTA 中，使用者也需要定义和 RR 目标相（如 RR 间隔 75%）相关的暴露窗的中心位置。暴露窗决定射线暴露过程。

不同于目标 CTA，"前瞻性 CTA"能控制心律失常，这就是最大射线暴露阈值不能提前设定的原因。屏气训练（SureCardio）时记录的心率定义前瞻性 CTA 扫描中的心搏次数、暴露时间及定义了和 RR 间隔相关的暴露窗的中心位置。

用两种扫描方式中的一种做心脏功能的分析（CFA）：①为了保证在 CTA 和 CFA 中一样的图像质量，整个扫描中用同一个 mA（CTA/CFA Cont.）；

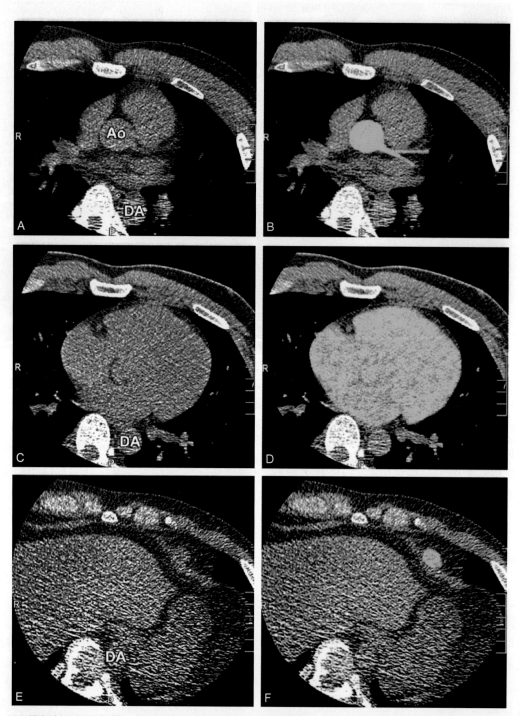

图 9A-13　320 排低剂量钙化扫描。相比于在 Z 轴全 16cm 的扫描范围，根据患者心脏的大小调整心脏 CT 造影的扫描长度能够减少辐射剂量。钙化扫描的轴位层面决定心脏大小。该层包含冠状动脉的头部，一般为左冠状动脉主干（图 A）。图 B 示有解剖标志（左冠状动脉主干的主动脉根部，左冠状动脉前降支近端和左冠状动脉旋支的近端）的一层标记为绿色。图 C 示心脏的最宽位。图 D 示心脏的四腔心，这在非增强的扫描中很难用绿色描写。红点是 RCA 的横断面（图 D）。接下来，图 E 示包含心脏尾部的层面，这是典型的心尖（图 F）。在 CT 造影中，为了使心脏位置的变化和呼吸相（患者屏住他或她的呼吸）相适应，在计算扫描长度中需额外增加 10 ～ 15mm。尽管有精确的定位扫描长度，如果没有注意吸气相的变化，将会有丢失部分目标解剖结构的风险。Ao. 主动脉；DA. 降主动脉

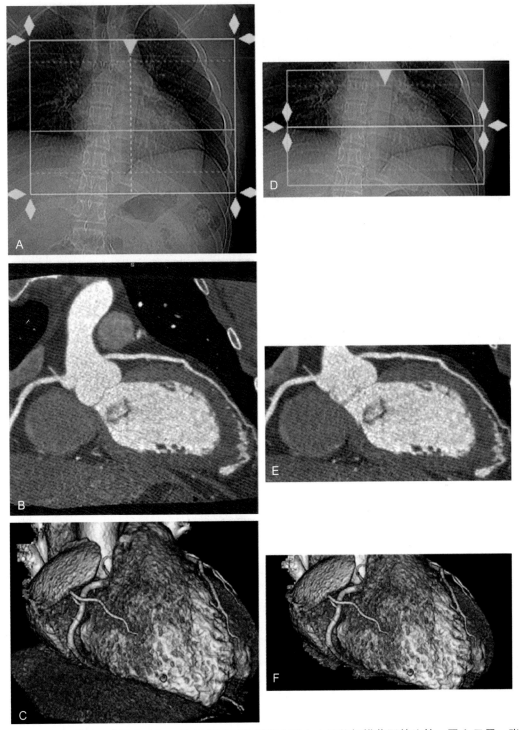

图 9A-14　320 排 CT 造影全 16cm 的扫描范围和根据心脏大小调整扫描范围的比较。图 A 示用一张扫描定位图计划 16cm 的扫描范围。同一个患者，也可根据实际心脏的大小用低剂量的钙化扫描（图 D）定位扫描范围。冠状位（图 B 和图 E）和三维重建（图 C 和图 F）完美的例证了扫描范围限制的影响，这可显著减少射线暴露量

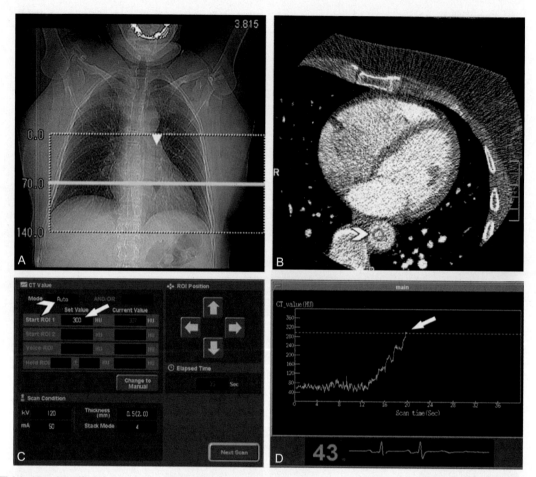

图 9A-15   320 排 CT SureStart。在扫描中心（Z 轴）（图 A）低剂量的扫描图用于定位显示轴位监测层面（图 B）。这个层面（图 B）用于实时监测对比剂流入，通路为右心房、右心室到左心房和左心室之后到胸主动脉。CT 造影可自动或手动开始。①在达到提前设定的衰减阈值之后，CT 造影自动开始。在降主动脉的感兴趣区（ROI）测量对比剂的流入（图 B）。当 SureStart 扫描开始时，感兴趣区可因呼吸运动离开主动脉，为了不错过 CT 造影开始的最佳时间，这个必须改正。感兴趣区的位置（图 B 短箭头）可通过光标改正（图 C，右侧）。当超过提前设定的阈值时（图 C，长箭头），扫描自动开始。在降主动脉测量 HU 的增加以 HU 曲线的形式显示在电脑上，这监测着对比剂的进入（图 D）。如果没有达到阈值，扫描可通过点击"下一次扫描"键（图 C）手动开始扫描。②另外，选择手动开始键。当选择这种键时，扫描者通常会盯着检测仪上对比剂的流入开始扫描（图 B）。对于这个选项，没有阈值或感兴趣区需要被定义。通过点击"方式"键选择扫描方式（"自动或手动"，图 C，短箭头）。在手动的扫描方式中，CT 造影通过点击"下一个开始"按钮开始（图 C）。手动开始键依赖于操作者的技能和经验，而且有可能减少对比剂进入的数量。当左心室、主动脉显影良好时和大部分对比剂从右心室流出来（图 B）时就达到了开始扫描（自动或手动）的最佳时间点

②用不同的 mA（在舒张期是高的和在其他心脏相中是这个值的 25%）调整扫描方式（CTA/CFA Mod.）可减少有效剂量（图 9A-16）。

六、mA 和 kV 的选择

以来源于扫描图（图 9A-17）患者体积信息为基础的 Sure Exposure 3D 建议用 320 排 CT 扫描仪的最新的软件最佳的 mA 和 kV。这个建议包含是否会使用滤波反投影或迭代重建（AIDR）和帮助患者根据自己的体积更好的调整扫描参数。

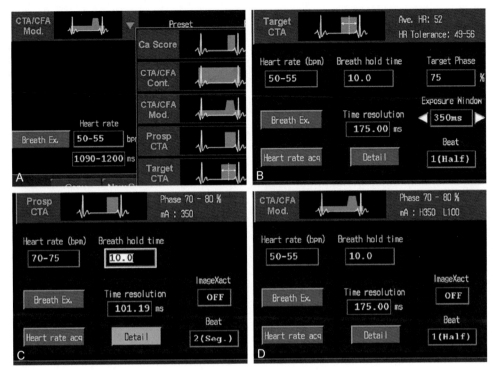

图 9A-16　320 排 CT 系统的扫描方式。在每个检查(图 A)中根据扫描方式在菜单中选择"扫描细节"。"目标 CTA"(图 B)是一种扫描方式,允许检查者在检查之前定义心搏次数和目标相 (和 RR 间隔相关暴露窗的位置)。心率的耐受度指可以做图像重建时心率的范围。目标 CTA 不能自动控制心律失常,但可以设置射线剂量较高限制。相反,"前瞻性"的 CTA (图 C)也是一种扫描方式,这可以根据个体心率的变化自动调整检查及可以控制心律失常。心搏的次数 (图 C 中的 2)依赖于在屏气训练时 (70～75) 记录的心率,及根据显示器最后的 5 次心搏 (实时心搏控制) 决定触发相 (70%～80%)的准确位置。图 D 示在不同的 RR 间隔相内,分析心功能 (CFA) 调整射线剂量。RR 间隔相有利于 CT 造影,更高 mA 用于确保图像质量而在 RR 间隔中 mA 减少到 25%。这种扫描方式允许在降低射线剂量下评价冠状动脉同时分析冠状动脉功能。CFA 的心搏次数也依赖于患者的心率

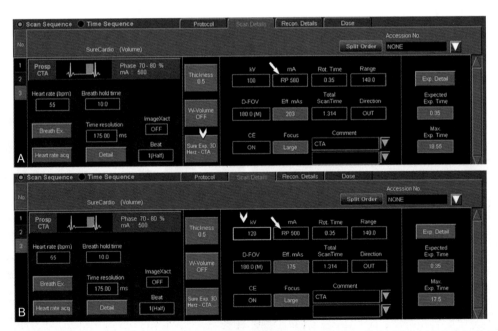

图 9A-17　mA 和 kV 的选择。选择心脏 CTA 方案 (包含所有扫描参数) 之后,为了确保该检查最佳的图像质量,也就是自动控制暴露 (Sure Exp.3D,图 A 短箭头)和合适的重建算法 (AIDR 3D standard, FC03),100kV 用于标准电压。这个患者由此产生的 mA (580) 显示在 mA 栏 (图 A 长箭头)。如果 mA 达到 580mA (对于 Aquilion ONE 是 580mA 和对于 Aquilion ONE ViSION 是 900 mA),操作者应该改变管电压到 120kV (图 B 短箭头)以确保电流 (现在在 120kV 是 500 mA) 不被机器 (图 B 长箭头) 限制。这会保证稳定的信噪比。用 100kV 管电压时,推荐的 mA 的值非常低,为了将剂量调整到到合理的、尽可能低的值,我们也可以将管电压调到 80kV

第9章B 西门子双源CT和二代双源CT

摘要

这章描述了用西门子扫描仪心脏CT数据库的扫描采集和图像重建。

第一节 检查的准备

生产商建议患者做冠脉造影时用仰卧位头先进的位置。但是，足先进有一些优势：患者更容易被监视，一旦发生紧急情况（例如对比剂的耐受性差及血管外渗）可更快被救助。而且，更容易静脉内注射 β 受体阻滞药或硝酸甘油及其他药物。但是注意，音箱在机器的背面。这样，当检查足先进的患者时，尤其对于听力不好的患者，需要将音量打开。

将心电图电极放于扫描野之外以减少伪影，这是重要的。图 9B-1 示正确的电极位置。而且，在

Somatom Sensation 和 DefinitionCT 扫描仪中，为了软件能识别心电图信号，在考虑扫描方案之前，必须放置电极。特别注意将心电图的连接器放到扫描范围外。而且，当 X 线通过连接器时可能会在连接器内产生电流。因为这样产生的电流在电压方面高于心脏发出的信号，所以心电图将会受人工锋电位影响，这对于图像重建是无用的。

第 7 章和第 9 章讲述了所有类型扫描仪冠脉CT血管成像的患者具体准备。

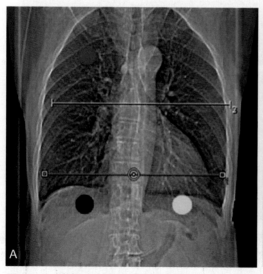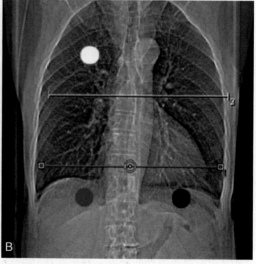

图 9B-1 胸部心电图电极的最佳位置。图 A 是 IEC 标准，图 B 是 USA 标准

第二节　图像采集

获得传统胸腔定位图（图 9B-2）后定位和采集两个轴向控制扫描（图 9B-3）。在心脏的最大横断位平面获得第一个控制扫描，随后是最优化 CT 图像（图 9B-3）扫描野。在前后位和侧面定位图包括调整机器高度确保患者的心脏在机器的中心，这个位置空间分辨率和时间分辨率最高。

通过选择测试团注扫描位置获得第二个控制扫描。随后的测试团注由一系列图像组成 [1 ～ 2s 1 张（图 9B-4）]。对于正常体重的患者，测试团注由 10 ～ 15ml 碘对比剂和之后的 30 ～ 50ml 的盐水组成（注射率为 5ml/s）。在对比剂注入 10 ～ 15s 后开始扫描和在对比剂高峰达到后立即停止扫描可最小化辐射剂量。

一个专用的软件工具，DynEva，可以半自动分析测试团注序列。扫描延迟时间（测试团注注入开始和图像采集之间的时间间隔）相当于个体测试团注到来的时间加上额外的 3s。为了保证升主动脉和冠状动脉最佳的动脉造影，额外 3s 是必须的，同时为了防止流入伪影（这会妨碍右冠状动脉的评价），必须保证右心室和右心房低对比剂量。

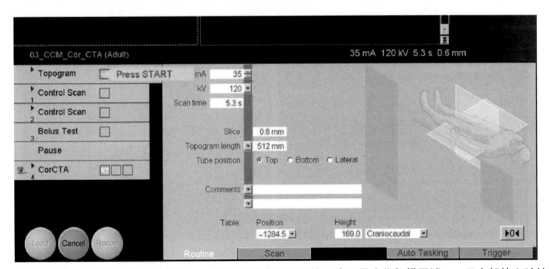

图 9B-2　第一步是获得胸腔定位图，一般从心脏头端到尾端。为了最小化扫描区域，一旦全部的心脏被扫描，扫描就停止了

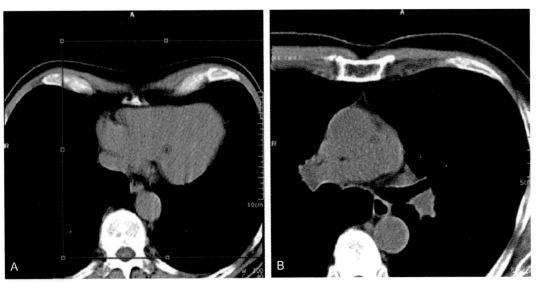

图 9B-3　两个控制扫描的采集。第一个控制扫描（图 A）放在图上心脏轮廓的最大横轴位，紫色框是冠状动脉 CT 造影计划扫描范围。低于气管叉 1 ～ 2cm 获得第二个控制扫描（图 B）用于识别测试团注采集的位置

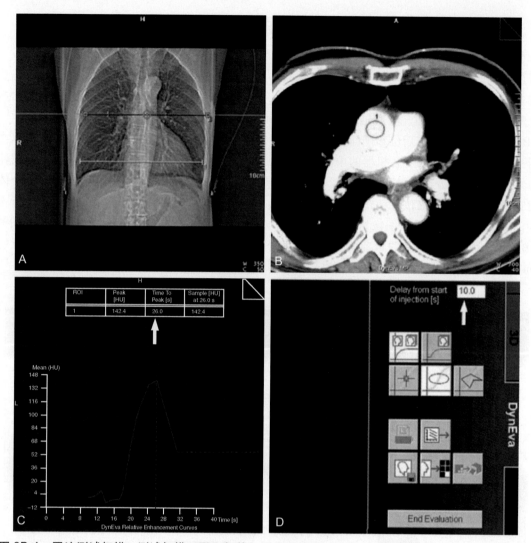

图 9B-4　团注测试扫描，测试扫描（图 A 红线）最多包含 40 幅图。在对比剂注入 10 ～ 15s 后开始。可以用眼睛分析也可以用 DynEva 软件分析测试团注序列（图 B ～ D）。分析升主动脉感兴趣区（图 B）。在进入图像采集的延长之后（图 D，箭头），可以在扫描仪上读到高峰时间（图 C，箭头）

另外，目前所有的西门子 CT 系统都有对比剂团注追踪软件，该系统在许多扫描中用作首选选择。在主动脉根部获得的一张参考图片，然后将感兴趣区放在主动脉这儿。在同一层面重复扫描跟踪对比剂。在升主动脉中一旦对比剂超过提前设定的阈值就触发了连续的心脏扫描。

接下来，整个心脏 CT 造影扫描从头部到尾部（图 9B-5）。为了减少无用的向下延伸扫描野，一旦实时图像显示已扫描整个心脏，扫描即可手动停止。

单源 Somatom Sensation 扫描仪，对于窦律整齐的患者前瞻性心电图剂量调制（ECG 脉冲）中

用于所有的回顾性门控螺旋扫描，这可以减少射线暴露到 40% ～ 50%。对于瘦高的患者，通过用 100kVp 甚至 80kVp 的扫描方案，可以进一步减少射线暴露。西门子最新的系统配有自动控制暴露量（"CAREkV"），根据患者身体情况调整管电流和管电压。为了获得理想的对比剂噪声比，这个软件用参考值（kVp 和 mAs）。通过特定化感兴趣区（如心脏 CT 的脉管系统）、最佳化 CT 造影的扫描参数或旨在提高信噪比（图 9B-6），降低管电压可以进一步改善这个调整方案。

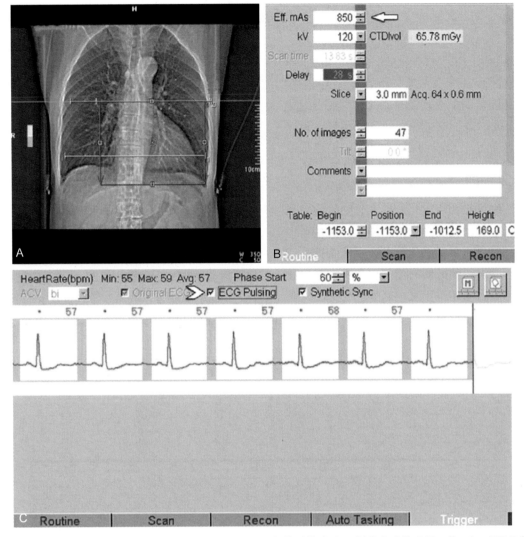

图 9B-5　冠状动脉 CT 血管成像扫描定位（图 A）。对于正常体重的患者，制造商建议 850 eff.mAs（图 B 箭头）。对于瘦高的患者，用 100kV 方案可大量减少射线的暴露量。对于肥胖的患者，可能需要最高的 eff.mAs 值。最后，Syngo 菜单中的触发卡（图 C 的短箭头）可以激活前瞻性心电图剂量调制

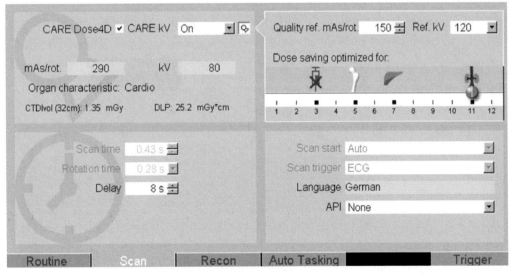

图 9B-6　基于参考的 mA 及 kVp，根据研究目的（右边的滑动器选择 CTA，箭头）和患者的身体情况而计算有效成像参数。在这个例子中，暴露量设定在 290mAs，80kVp。产生 CTDI 和 1.35mGy · cm DLP 和 25.2mGy · cm DLP 的大螺距螺旋 CT 扫描

第三节　图像重建

图像重建的第一步是检查已经记录的心电图(图9B-7)。如果有孤立的额外收缩,相关的重建间隔对于图像重建是无效的、或直接被删除。像在右冠状动脉中段（2段）水平根据参考图产生预览序列以识别对于图像重建最合适的相（图9B-8），这是被推荐的。接下来,用这种方法在 RR 间隔最佳相重建薄层数据库（0.6～0.75mm）,见图9B-9。

一个"舒张"和"收缩"软件在心脏收缩和舒张期间心脏最小移动相时自动产生图像,这是合理的、成功的。但是,必须记住,心律失常的患者不管这个患者心动周期的时间长度如何,舒张期的长度是变化的,其收缩期是不变的。为了获得心律失常患者可接受的图像质量,应该将"收缩"这个选项和"ms"结合在一起而不是用 RR 间隔百分比。

通过选择小的视野（180mm²）可以实现最佳空间分辨率。经常用软组织重建算法（B26f smooth）进行重建,而用更清晰的内核提高对钙化斑块和狭窄的评价。在最新的扫描仪中有最新的软件,用迭代重建（市场上销售的是"SAFIRE",Sinogram Affirmed Iterative Reconstruction）。图像重建在维持分辨率的前提下,所谓的迭代循环（相较于获得的数据,来源于原始数据的图像数据计算然后循环,之后有人工计算的原始数据的生成）用于识别和减少噪声。结果,为了获得良好的图像质量及减少患者的辐射剂量,可以减少参考管设置。

当全部心脏已经被覆盖时可以做多相位重建(如

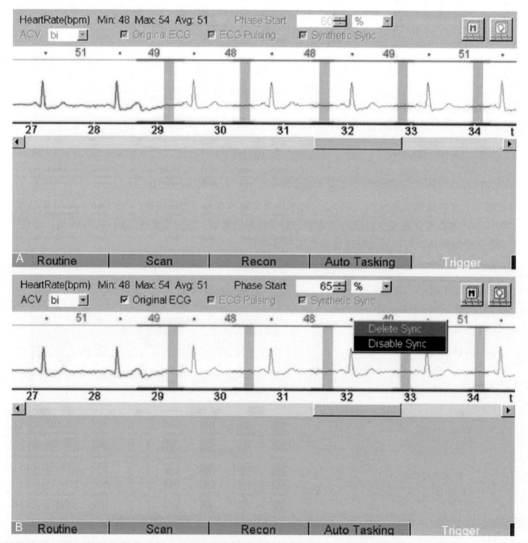

图 9B-7　作为图像重建的第一步,触发卡中检查扫描中记录的心电图信号（图 A）。在触发卡中的顶部有扫描过程中的最小、最大及平均心率。如果出现孤立的期前收缩,相关的重建是无效的或直接被删除（图 B）

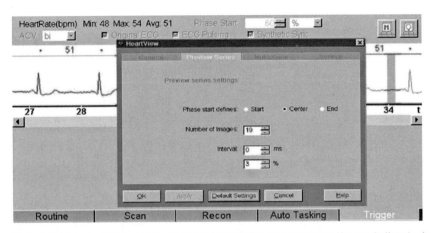

图 9B-8　检查者通过点击"预先序列"按钮可以识别图像 RR 间隔的最佳时间点获得初步图像。这样的序列在开始相由 3% 间隔的 19 幅重建图像组成。产生预先序列的图像应该包含右冠状动脉的中段（2 段），这一段对运动伪影的降低是非常敏感的

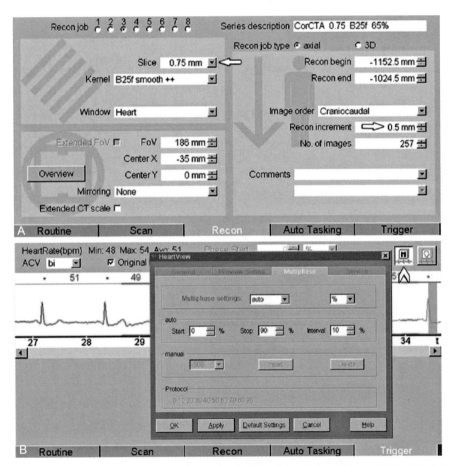

图 9B-9　接下来,在 RR 间隔内（图 A 和图 B）用特定次数重建图像序列。在触发卡上提前选定次数。一般来说,0.75mm 图像在重叠的间隔内（图 A 箭头）重建。另外,多相位被自动重建（上图中的例子示,RR 间隔的 0 ~ 90% 以 10% 增长）。通过点击多相位按钮（图 B 短箭头）激活自动重建模式,选择希望的开始和停止点及重建间隔。但是注意,尤其当提前选择小间隔的时候,自动重建模式产生许多图像

RR 间隔的多相位自动重建）。如果诊断性问题包括心室和（或）瓣膜功能评价,多相位重建（如 0 ~ 90% 以 10% 的间隔）是极其重要的。与其他 3 个运营商提供的扫描仪不同,在 RR 间隔内决定相位位置的百分比在图像重建窗的开始而不在中心。

最后,大视野的重建序列用计算机评价软组织和肺（图 9B-10）。

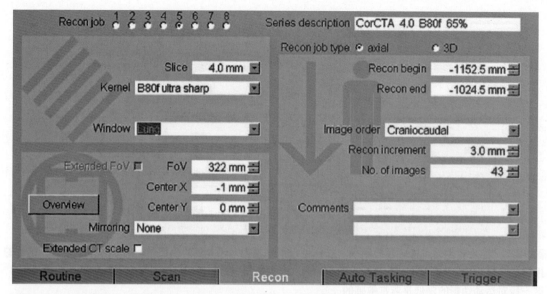

图 9B-10　肺的评价，用大视野、厚层产生重建序列，用肺的内核

第四节　双源 CT（"Somatom Definition"）

第 8 章已经描述了双源 CT（DSCT）的技术背景。双源 CT 最重要的可用于实际的优势是在较高心率和心律失常（图 9B-11）的患者中提高时间分辨率获得较高图像质量和减少辐射剂量（图 9B-12）。β 受体阻滞药也可在双源 CT 中降低心率，在舒张期内的获得高质量图像的心率阈值增加到约

70/min（相比于半扫描重建和 64 排 CT 的阈值为 60/min）。用 DSCT（Somatom Definition）扫描和扫描仪软件和 Somatom Sensation 64 是相同的。注意，因为第二代机架只有 25cm 的扫描野，所以双源 CT 的扫描野是受限的。表 9B-1 示典型的图像采集参数。

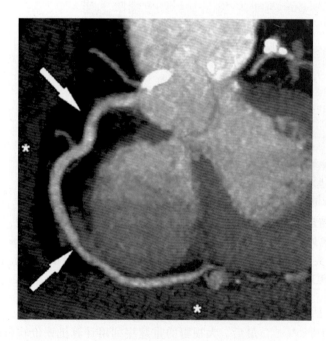

图 9B-11　对心率为 125/min 的患者用双源 CT 检查的例子。右冠状动脉的最大强度投影（箭头）。注意引起高心率的周围心包积液（星号）（Used with permission from Achenbach et al. Eur Radiol 2008）

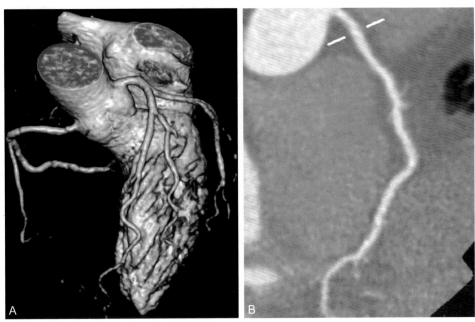

图 9B-12　52 岁、体重为 62kg 的女性用 80kVp 和 50mAs 的心电触发大螺距螺旋采集进行的低射线暴露量检查的例子，这个检查。高注射率和迭代重建弥补了数据库中高的图像噪声。三维体积渲染（图 A）或曲面多平面重建（图 B）显示冠状动脉疾病没有明显改变

表 9B-1　第一代双源 CT 冠脉造影的数据采集参数

参数	值
机架旋转时间	330ms
总的扫描时间	7 ~ 10 s
层宽	0.6mm
准直器宽度	19.2 mm
螺距	0.20 心率＜ 50/min
	0.22 心率 50 ~ 59/min
	0.28 心率 60 ~ 69/min
	0.33 心率 70 ~ 79/min
	0.39 心率 80 ~ 89/min
	0.44 心率 90 ~ 99/min
	0.50 心率＞ 100/min
管电压	120kV（根据身体情况用 CarekV 调整）
	100kV 患者＜ 85kg
	80kV 瘦小患者
管电流	如 400 + 400 mA
mAs 值 / 圈	如 264 mAs（= 800 × 0.33）；随后的结果和图像质量有关（用 CareDose 调整）
有效 mAs 值	如 528 mAs（= 267 × 0.6/0.3）；在这个例子中，螺距是 0.3 和心电脉冲效率因子是 0.6；随后的结果和剂量相关
对比剂	40 ~ 80ml，5 ml/s（＞ 100kg 的患者 6ml/s）
对比剂注射时间	测试团注或团注追踪

第五节 二代双源 CT（"Somatom Definition FLASH"）

二代双源 CT 扫描仪（"SomatomDefinition FLASH"）有宽的探测器（38.4mm）和快的旋转速度 280ms。每个轴位扫描图像的扫描窗是 75ms。而且，X 管和探测器之间为 95°（不是之前的 90°），这使得在第二个管（B-tube）中能够使用更大的探测器，这样就产生了更大的视野（33cm，第 8 章）。快速的机器旋转速度、新颖的探测器设计及最后使用更大探测器（64×0.6mm 是双焦斑的 2 倍）容许以非重叠的、螺距为 3.4 的前瞻性触发螺旋方式（FLASH mode）完成心脏扫描。这样在低于 60/min 的稳定心率的患者的单个心动周期中就完成了数据的采集。在 RR 间隔的 55% 开始这种类型的扫描，推荐使用头尾位方向。在这包括在心脏相靠后一点重建（如约 80%）中可看到右或左冠状动脉的远端分支。在 FLASH 中，通过获得非对比剂冠状动脉钙化扫描是方便的（也可用大螺距螺旋获得），极大方便了冠脉 CT 血管成像的计划扫描范围。在任何 FLASH 方案之前不得不做 FLASH 检查，该检查分析患者心电图（在屏气过程中获得）用于评估心率的稳定性和 RR 间隔以决定大螺距扫描是否会成功，

但是，不用 FLASH 检查（只检查心率变化）扫描仍可被触发。在临床实践中，FLASH 检查还不能确保成功的采集图像。但是，应该注意，最近由 Neefjes 等（Eur Radiol 2013）出版的论文表明第二代双源 CT 轴位扫描方案（"序列"）是最良好的扫描技术，这项技术不仅能检查高心率的患者而且能够检查心率低于 65/min 的患者。

而且，对于轴位扫描模式，只记录心脏循环的样本，所以 FLASH 模式不能用于功能分析。功能图像要求用心电门控重叠螺旋采集，这当然也是可能的（用更高的有效剂量）。图 9B-13 示用户界面显示的扫描参数。图 9B-14 示根据患者已经记录的心电图（RR 间隔的 60% 时开始扫描）设置采集窗。图 9B-15 示随后用于排除相关状动脉疾病的、低剂量检查的图像。

"Definition"家族中（Definition AS，Definition AS+）的单源扫描仪为半扫描重建提供低的时间分辨率（半圈）。但是，相比于"Sensation"扫描仪，因为它们有更大的探测器，所以它们可以在控制好、低心率的患者完成"轴位（序列）"扫描。

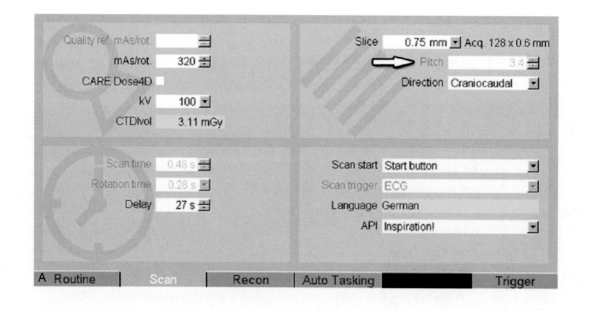

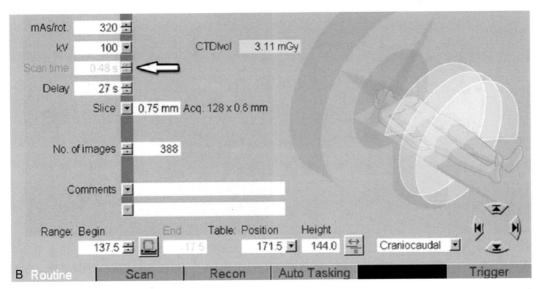

图 9B-13　示 Definition FLASH 心脏扫描仪的用户界面。对于瘦高的患者用 100kV 扫描方案。CTDI 是 3.11 mGy（图 A）和螺距是 3.4（图 A，箭头）。扫描范围是 15.5cm（开始：137.5 mm 结束：− 17.5mm），随后的扫描时间 0.48s（图 B 箭头）

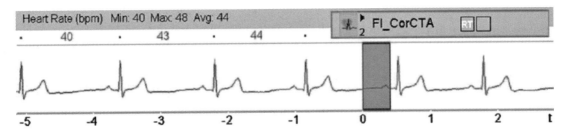

图 9B-14　心脏 FLASH 扫描心电图数据框和数据采集窗。心电图数据框的蓝色盒子显示 tube-on time，该过程中全部心脏被扫描。扫描之前 FLASH 检查信号变绿（插入）

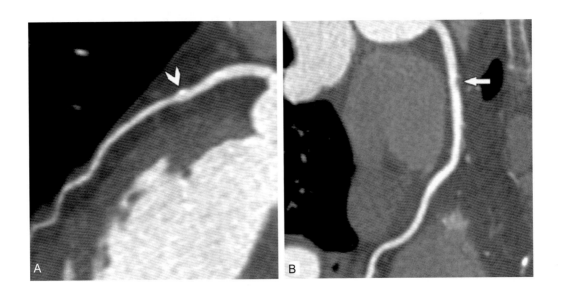

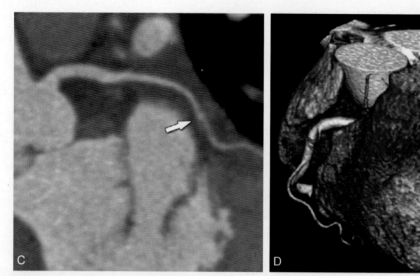

图 9B-15　52 岁女性、有不典型性心绞痛。心率为 56/min 的心脏 FLASH 扫描，其扫描参数为：100kV，320mAs/rot，CTDI 为 3.10mGy，随后的 DLP49mGycm，扫描在 RR 间隔的 60% 开始。左冠状动脉前降支（图 A 短箭头）小钙化斑块和右冠状动脉非钙化的、非狭窄斑块（图 B 箭头）。细小左回旋支没有相关损伤（图 C）；曲面多平面重建显示边缘支（箭头）的起始似腔壁局部不规整。图 D 示三维重建的心脏全貌，无相关运动伪影。未做有创造影

第六节　选择的方案

表 9B-2 为不同患者给出了一般的建议选择最合　适的扫描方案。

表 9B-2　哪种方案可以选择
1. 建议使用 β 受体阻滞药，除非有禁忌证
2. 前瞻性心电门控大螺距螺旋扫描适用于低且稳定的窦性心率（< 60/min）患者，除非要求心功能分析
3. 当双源 CT 做检查时，前瞻性心电图触发轴位扫描方式（舒张期扫描）适用窦性心率规则及心率为 60 ~ 70/min 患者
4. 心电图脉冲的回顾性心电图门控的螺旋扫描适用于心率高于 70/min 及稳定窦性心律的患者，有含舒张期和收缩期的高质量的重建图像
5. 关掉心电图脉冲的回顾性心电图门控的扫描方式适用心律失常及要求评价瓣膜及心肌功能的患者，尽管这样的扫描可能有相当高的剂量，但是为了获得最好的图像质量，这种扫描可以在任意时间重建

第9章C 飞利浦CT（Brilliance 64,iCT）

摘要

该章描述了飞利浦CT的应用。

第一节 检查前的准备和开始检查

录入患者的身份信息后，检查者应该选择检查床位置，填写年龄，并选择患者所需的检查方案（图9C-1）。之后患者仰卧位躺在CT扫描机上，并连接心电图仪。自动开始的心电图仪可以持续记录心率和心脏的节律，包括标准差和平均心率的计算。第7章和第9章中讲述了患者在所有类型扫描仪上为冠状动脉CT造影检查所做的准备。

每一项检查都是以一项定位像（扫描图）开始以确定心脏的位置。定位扫描范围应该足够小但覆盖心脏的全部，并在单次吸气屏气时获得。标准冠状动脉CT血管造影检查的扫描区域经常用气管分叉作为最上层的参考点。同时这个平面是放置团注追踪器的位置。扫描在心脏以下1～2cm结束（图9C-2）。扫描仪机器的等中心线应该被正确的放在心脏的中心。最后，在单次吸气屏气中用心电门控采集心脏的全部。

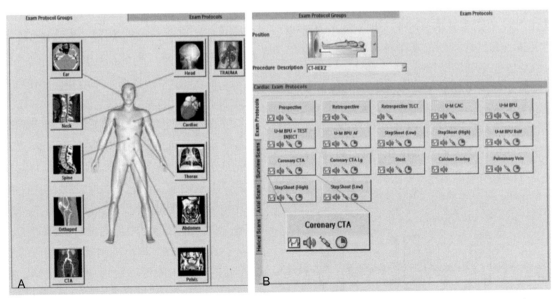

图9C-1 设定扫描方案。在图A中显示了不同的"检查方案组"而图B是详细的"心脏检查方案"，比如"冠状动脉CTA"。根据预定的检查,你可以在不同的方案中选择（如标准螺旋"冠状动脉CTA""步进式扫描"模式，或"钙化积分"）

扫描与对比剂增强的高峰时间一致，这个增强高峰来源于之前的团注追踪。用 Locator 和 Tracker 扫描做团注追踪，团注追踪器放在气管分叉平面。按"go"键开始 Locator 扫描，系统自动显示追踪窗。感兴趣区（ROI）放在降主动脉的位置（图 9C-2）。

团注追踪和对比剂的注入必须同一时间开始。在延时开始后，在指定层面连续获得几个横断面图。一旦增强 CT 密度值（HU）达到提前设定的阈值，扫描就自动开始了。

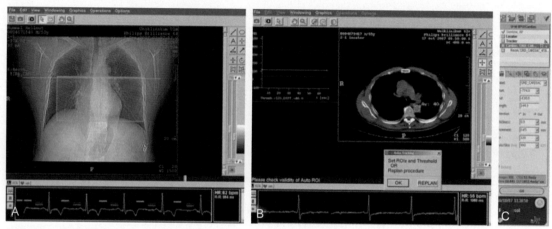

图 9C-2　标准回顾性螺旋扫描的用户界面，包含特定的视域和心电图显示（图 A）。蓝色框显示预先选定的扫描区域和范围。对于团注追踪，感兴趣区放在降主动脉（图 B）。剂量指示盒显示了预期辐射剂量和扫描时间（图 C）

第二节　前瞻性轴向扫描（"序列扫描"）

自从引入旋转速度为 270ms 和探测器宽度为 8cm（128 排）的新一代扫描仪之后（Brilliance iCT），大部分患者（80% ~ 90%）可采用有螺旋回顾性门控的前瞻性轴向扫描（"步进式"）模式。此种扫描方式也适用于心律失常及高心率的患者。作为前瞻性门控扫描模式，"序列扫描"要求 70/min 以下稳定的心率。这个扫描类型具有轴向和螺旋扫描的优势及依赖序列轴向扫描。一般来讲，"序列扫描"包含典型扫描序列基于容积扫描（"Shoot"）和平板移动（"Step"）。取决于所使用的系统，用 4 ~ 6 层（Brilliance 64）或 2 ~ 3 层（iCT）轴位扫描结合前瞻性触发可覆盖全心脏（图 9C-3）。表 9C-1 总结了"序列扫描"的主要优势。

一、扫描方案

前瞻性扫描采用的标准方案（表 9C-2）为：Brilliance 64 层厚 64×0.625mm，球管旋转时间 400ms；iCT 层 128×0.625mm，球管旋转时间 270ms。对于一个标准体重 90kg（管电压范围 80 ~ 140kV）的患者用迭代重建算法进行图像重建，管电压为 120kV，典型的管电流为 190 ~ 210mAs。数据在旋转一周(360°)获得而不是一个半扫描加一个扇角，这使得在弥补心率改变时有更大的灵活性。

"扫描"的定位图扫描和螺旋扫描是相似的，其有以下几点不同：扫描野限制在 250mm（在标准和精细的分辨率中）。这个限制通过用"灰盒子"显示在图像上（图 9C-6）。为了保证即使在变化的情况下仍可获得最佳的时相，"扫描"程序有一个固有的机制，在扫描的过程中用在线分析患者的心率。如果发生了心律失常，这个机制就会有相应的反应。"扫描"新的重建功能可以使用户选择任何重建层厚和层间距，这和螺旋扫描是等同的。这些特征通过"层间距"和"层厚"等下拉式菜单中定义各个值予以表现。

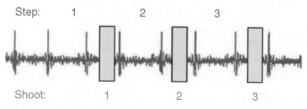

图 9C-3　在扫描床移动后（"Step"）序列轴向扫描原理，结合前瞻性心电门控（触发）

表 9C-1　前瞻性冠脉扫描的优势和劣势

优势

1. 提供低剂量扫描，即剂量减少到标准螺旋扫描剂量的 1/4

2. 图像质量与标准螺旋扫描的图像质量相当（或用 iCT 甚至更好）

3. iCT 增加旋转速度，可在一个屏气过程中"步进式扫描"覆盖整个胸腔，如，可以完成冠状动脉旁路移植成像或做胸痛三联症筛查扫描

4. 容许重建来自单个心动周期的每一个容积，这可以更好呈现冠状动脉边缘

5. 具有在线的心律失常处理机制（图 9C-4）

劣势

1. 仅限于具有 70/min 以下且稳定心率的患者

2. 与螺旋扫描相比，时间分辨率较低

3. 在前瞻性采集平面的边缘会有几何伪影（图 9C-5）

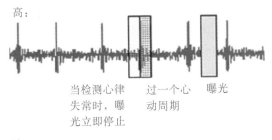

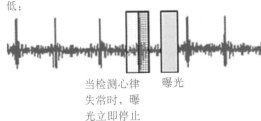

图 9C-4　在"步进式扫描"模型中有两个选择来处理心律失常，"高"心律失常耐受度：当检测心律失常时，曝光立即停止。等待一个心动周期，然后在下一个周期后的同一扫描床位置继续曝光。"低"心律失常耐受度：当检测一个心律失常时，曝光立即停止，在下一个心动周期中的同一扫描床位置继续曝光。为了防止长时间的扫描（在"高"耐受度模型中），在多于两个不规则的序列中，"高"的耐受度会自动转化为"低"

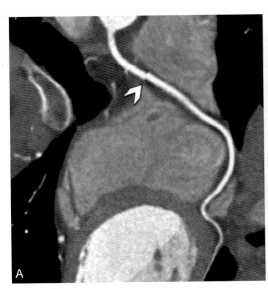
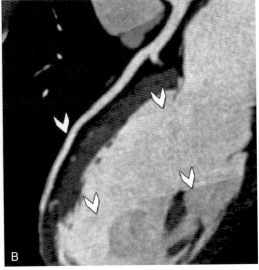

图 9C-5　"步进式扫描"方案的缺点。右冠状动脉曲面多平面重建出现阶梯状伪影（图 A 的短箭头），左冠状动脉前降支的曲面多平面重建显示了带状伪影（图 B），这是由前瞻性采集平面边缘的几何伪影造成的

表 9C-2　典型的扫描参数

	螺旋扫描	步进式扫描
总的厚度（mm）	64 × 0.625	64 × 0.625
旋转时间（ms）	400	400
管电压（kV）	120 ~ 140	
电流时间乘积 / 管负载（mAs）	600 ~ 900 [1]	150 ~ 210 [1]
螺距	0.2	NA
CTDI vol（mGy）	34 ~ 75 [2]	11 ~ 22
最大视野（mm）	500	250
扫描时间段	大约 10s	大约 10s
心电图同步	回顾性心电图门控	前瞻性心电图门控（触发）
周期	NA	4 ~ 5
团注追踪阈值（HU）	150	150
后阈值延迟（s）	5 ~ 7	7

NA. 表示不适用

（1）实际 mA= 电子剂量的 mA；有效 mA= 实际 mA 除以螺距

（2）没有时间剂量的调整（心电门控）

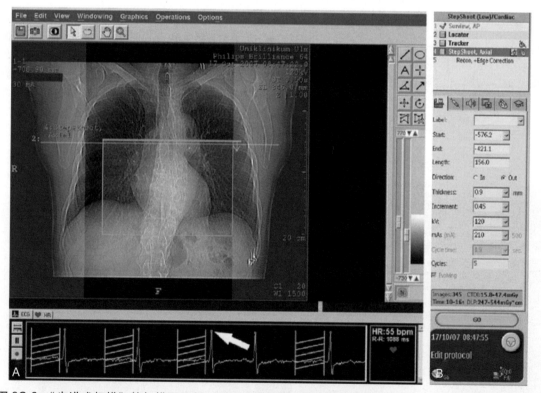

图 9C-6 "步进式扫描"的扫描野限制。图 A 示扫描图中患者两边的"灰色条纹"反应受限的扫描野（250mm）。为了避免不必要的射线暴露，额外的侧面扫描图只用于胸廓直径大于平均直径的患者。此外，在线控制心律失常的前瞻性心电触发跳过一个心动周期（图 A 长箭头）。图 B 示剂量指示盒，显示 CTDI 和 DLP 的范围（如 CTDI15.8 ~ 47.4 mGy 和 DLP 247 ~ 544 mGy × cm），最低的值代表了没有任何心律失常的情况，最高的值代表了严重持续的不规则心率的情况。在盒子的"时间"栏显示了没有心律失常（最小值）的扫描时间范围和在持续不规则心率中（最大值）的情况下扫描时间。层间距及层厚的选择和螺旋方案中是一样的

二、剂量指示盒

因为"扫描"的扫描时间和辐射剖面是无法预知的（因为有潜在的实时心律失常处理），所以其剂量指示盒和回顾性扫描的指示盒（图 9C-2）是不同的，以反映这种不确定性（图 9C-6）。

三、注射方案

"步进式扫描"的注射方案和目前螺旋扫描方案是相同的。需强调的是阈值后最短延时 7s，以便到达最初扫描位和建立足够管电压的时间。前瞻性扫描的另一个主要缺陷是只能获得一个心脏期相。心脏期相需要提前选择，期相的中心从 RR 间隔的 40% ~ 85%。iCT 的一个创新是可以选择上下 3% 或 5% 的重建范围，这意味着提前选择 78% 的时相，重建可以在 75% ~ 81% 或 73% ~ 83% 的范围内完成。

第三节　回顾性门控螺旋扫描

回顾性门控螺旋扫描模型，以前是冠脉 CT 血管成像的标准扫描方式，现在已经变成高心率、大的心率变异范围及心律失常的"困难"患者的扫描方式。当代 CT 的时间分辨率已显著提高至 67ms，它甚至对心房颤动患者的扫描也能取得稳定图像质量。这是因为回顾性门控可以实现心动周期任意时相的多节段图像重建。

扫描方案

Brilliance 64（层厚为 64×0.625mm，管旋转时间为 420ms）及 iCT（层厚为 128×0.625mm，管旋转时间 270ms）的标准检查方案（表 9C-1）。管电压是 120kV，管电流为 600 ~ 900mAs，这依赖于患者大小、体重指数及在扫描区域胸廓的直径。体重为 75kg 的标准体重的患者采用管电压为 120kV 和管电流为 800mAs 的扫描。一个单独的剂量指示盒显示了预期的辐射剂量和扫描时间（图 9C-2）。

在扫描完成之后就可以显示预览图像，这种图像可以放到中心及放大到最佳尺寸。飞利浦也可以实现心电编辑和在重建开始之前离线处理心律失常（图 9C-7）。

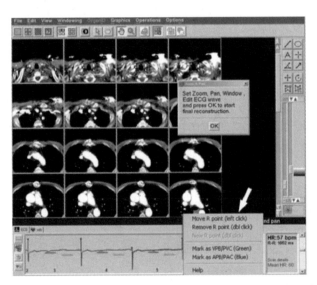

图 9C-7　扫描完成之后显示预览图像。图像可被放在中心及可被放大到最佳尺寸，在开始最终图像重建之前，用离线心律失常处理软件可以编辑处理的心电图，这显示在弹出窗口（长箭头）

第四节　重　　建

回顾性和前瞻性的数据可用类似参数进行重建（表 9C-3），即在心动周期（图 9C-8）的舒张期中和收缩期末用心脏标准过滤器 XCA-D。飞利浦在并入锥体束 3D 像素后投影的回顾性用自适应多节段重建算法。来自连续心动周期的高达五节段的原始数据的图像重建提高了理论上的时间分辨率。一支冠状动脉图像将会用来自多个连续 RR 间期的部分原始数据重建整合。这个重建原则分别应用于每个像素。

左或右心室分析要求采用等距且不超过心电图 RR 间期的 10% 的数据信息。建议在肺窗进行最大视野的原始数据的额外重建。

表 9C-3　典型的重建参数		
前瞻性螺旋扫描		**步进式扫描**
重建过滤波内核	Xres 标准（XCA-D）	Xres 标准（XCA-D）
重建野	大约 200mm	大约 200mm
矩阵	512×512	512×512
层厚（mm）	0.9	0.9
重建间距（mm）	0.45	0.45
重建心电图间隔[1]	正常是 40%～75%，功能分析使用 0～90%，以 10% 为间隔	正常是 78%（40%～85%）

（1）百分比表示图像重建间隔的中心

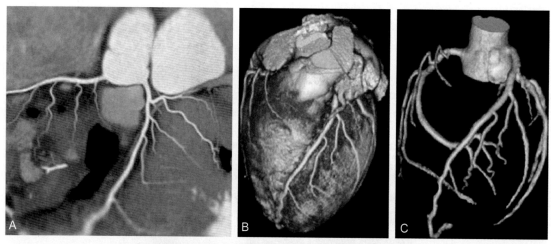

图 9C-8　"步进式扫描"图像重建：二维图（图 A），心脏的容积再现图（图 B）和采用一个 XCD-A 过滤器以 RR 间期中的 75% 时相重建而成的冠状动脉树（图 C）

第五节　迭代重建算法（iDose）

一个迭代重建算法（iDose）由来自 Nano-Panel 3D 探测器的原始数据输出量决定，并移除由低剂量扫描引起的噪声。这在保证图像质量和不丢失图像细节信息的前提下，能实现有效辐射剂量的进一步减低（一个标准的患者现在可用 100kV 而不是 120kV 扫描）。

在获得原始数据之后，iDose 可用于不同程度的降噪重建（程度 1～7 分别对应于噪声减少 20%～80%）。所选的 iDose 级别可用于标准反投影重建中，以及在选定的期相进行所选的 iDose 级别的重建。要开始此项额外重建，可以选择"重建"下拉菜单，将标准改为 iDose（图 9C-9）。

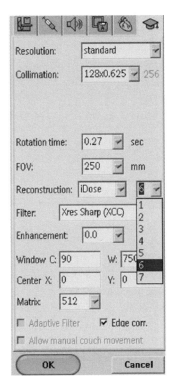

图 9C-9　重建参数盒；显示了将标准重建方式改为不同级别（1 ～ 7级）iDose 重建方式时的各种选项参数。一般第 6 级(70% 的噪声减少)用于冠状动脉

第9章 D 通用电气 CT(LightSpeed VCT, Optima CT660, Discovery CT750 HD)

摘要

这章描述了如何使用通用电气扫描仪进行心脏 CT 检查。

第一节 扫描仪类型

通用电气有 3 种 64 排多层 CT 扫描仪：LightSpeed VCT，Optima CT660 和 Discovery CT 750 HD。

LightSpeed VCT 是第一个拥有 100kW X 线管电压的 64 排 CT。它的功能包括 350 ms 机架旋转时间、自适应统计数据迭代重建（ASiR），前瞻性心电图门控步进扫描（SnapShot Pulse）和心电图的编辑。

Optima CT660 是最新的 72kW X 线管电压的 64 排 CT，其改进的工作流程包括机架显示器和紧凑的机架设计。机器的旋转速度、ASiR，SnapShot Pulse 和心电图编辑方面，与 LightSpeed VCT 相同。额外的功能是时间分辨率更高（SnapShot Freeze）和心脏采集参数的最优化算法（SnapShot Assist），这和 Discovery CT 750 HD 是相似的。

Discovery CT750 HD 是以平面内更好的像素大小（$0.23 \times 0.23 mm^2$）为特点。这个改善是因为①新的探测器材质（宝石），这种探测器提供了 0.03ms 的主要速度和 0.001% 的余晖；②一个新的数据采集系统，这可获得 2.5 倍的图片信息。同时，这种扫描仪的新型发电管，可以在双能量图像中支持超快的 kV 交换，并可以用 ASiR 重建图像。The Discovery CT750 HD 也有 350ms 的机器旋转时间、SnapShot Pulse，心电图编辑、SnapShot Freeze，SnapShot Assist 和心脏能谱 CT（心脏双能量：GSI）。

第二节 电极放置和心电图

一、电极放置

建议电极不应放在肌肉、瘢痕组织或毛发上。正确的做法是当手臂举过头顶时，电极放置在锁骨中间以避开肌肉组织。并确保良好的皮肤接触是非常重要的。第 7 章和第 9 章分别讲述了患者做心脏 CT 时准备的细节和所有扫描仪类型的检查程序的细节。

图 9D-1 用 IVY 心电图检测仪的正确的导联位置：首先举起患者的手臂高于头顶，然后像图中一样放置电极。将上部的两个电极分别放在患者的双侧锁骨上。这个位置可以在 IVY 检测仪上提供最佳的信号。为了避免不兼容性，不要使用其他设备的监测电极。由 General Electric（GE）推荐使用的电极是 Conmed 的 Dyna/Trace 1500。

二、心电图监测仪

打开心电图监测仪，确保机器和电极之间的连

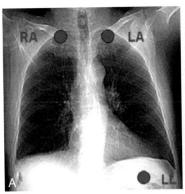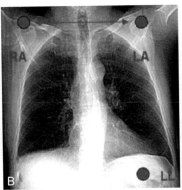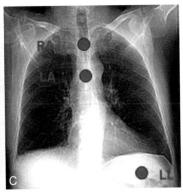

图 9D-1　心电电极的放置。图 A 所推荐的心电图导联位置可提供最佳的信号。如果信号较弱或 QRS 峰没有明显比心电图其他各段波强，可以偿试图 B 或图 C 的位置两种中的一种或许可以提高心电图信号和它的检测

接良好。如果在显示器上方的右侧显示"已连接"，则表明已正常连接。若无此提示则需检查连接心电图仪和扫描仪后部的电缆是否插入正确，并确保同一电缆连接在心电图仪上。如果低信号弱，则需检查电极的位置，必要时重新选择电极位置（图 9D-1）。如果心电图波中有"噪声"，需要纠正后方可扫描。

第三节　扫描准备

一、呼吸指令

在扫描之前，让患者按自动呼吸指导进行屏气练习。扫描速度足够快，没必要让患者用力呼吸。平均扫描时间不超过 5 ~ 8s，让患者吸一口气，呼出来，再吸一口气后，屏气，同时，医生应该在屏气的过程中，监测心电图仪和记录患者的心率。屏气困难的患者可以通过鼻道吸入纯氧（2 ~ 4L/min），对降低心率有帮助。

当心脏 CT 的呼吸指令记录于扫描仪中，确保慢慢给出呼吸指令。呼吸指令应不少于10s。当记录呼吸命令时，在你说"吸气，屏气"之后等 3 ~ 5s（沉默），之后再按"停止记录"按钮。这个延时将给患者在实际扫描之前足够屏气的时间，这也可以保持心率的稳定性。否则患者将在扫描前几层仍然呼吸，这将会导致图像伪影。

二、定位相

表 9D-1 总结的步骤可以选择正确的扫描方案和获得定位相。

如果心率没有在屏幕中显示，及有一个"红色"门控盒显示时，CT 机读不出患者的波形。为了改正这个问题，尝试以下步骤：①点击红色"门控"盒及关掉门控，然后再把它打开了；②检查所有在机器和心电图之间的连接；③再检查一遍患者身上的电极确保电极的位置正确。

表 9D-1　方案选择和定位相获得

1. 在患者胸骨上切迹的地方标记

2. 选择"新的患者"并输入患者信息

3. 选择解剖位置（胸部）

4. 在主菜单中选择简要（心脏）方案

5. 在定位屏幕上，确保你在"Active Gating"方式中及确保门控开启是好的，然后进行定位相扫描

6. 在定位相和之后的扫描中使用心脏呼吸方案（图 9D-2）

7. 在屏气的过程中监测患者的心率[1]

8. 当完成了两个定位相时，选择"下个序列"以显示方案的下一步

（1）在屏气过程中身体自然的生理反应可以使心率降低 5/min。在屏气过程中了解患者的心率有助于扫描方式的选择（图 9D-3）

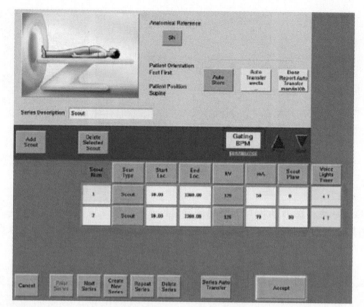

图 9D-2　定位（扫描图）扫描。当要查看两个定位图（AP 和侧面）时，确保已经选择了"Active Gating"（见红色框）。心脏呼吸方案被用于定位相和随后的扫描

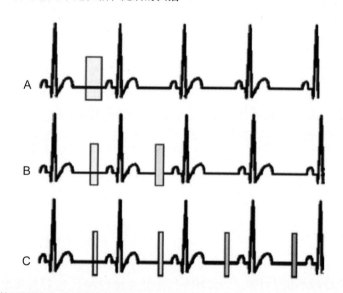

图 9D-3　可选择的回顾性心脏重建方法。图 A 示"快照分段方式"（半扫描）：（心率 30 ~ 74/min）、单区域、重建窗、175ms。在一个心动周期使用回顾性心电门控对机架旋转 2/3 的数据进行重建。图 B 示"SnapShot Burst Mode"（多节段）：心率（75 ~ 113/min）、两个区域、重建窗、~ 87ms，在心脏的同一相位用多达两个心动周期的数据应用回顾性门控重建在特定的扫描床 / 解剖位置产生图像。图 C 示 "Burst Plus Mode"（多节段）：心率＞ 113/min、2、3 或 4 个区域、重建窗、44ms、稳定的心率；在心脏的同一相位的用多达 4 个心动周期的数据的回顾性门控重建在特定的扫描床 / 解剖位置产生图像

第四节　扫描方式、团注时间和图像的采集

一、CT 冠状动脉造影的扫描方式

在回顾性门控重建中依据患者的心率有 3 种不同的方式可用于图像的采集。在图 9D-3 中列出了这些方式。此外，在慢或稳定的心率的患者中也可以选择前瞻性的心电图门控（即触发式）轴向扫描（非螺旋）；这个方法的优势是可以减少辐射剂量。

二、团注时间

为了计算冠脉中对比剂准确到达的时间，推荐

用表 9D-2 中的测试团注方案。查看定位相和在气管隆突下 1cm 放置轴向检测扫描。如果提前做了平扫定位序列（如钙化积分），你可以滚动这些图像，通过手动将位置键入观看 / 编辑屏幕以此决定轴向监控扫描的位置。

如果你有双筒高压注射器，建议在对比剂团注之后，追加注射 20ml 的盐水。使用在心脏扫描程序并在扫描过程中注意监测心率。

当所有的团注测试影像完成重建，激活所有的测试团注图像所在窗口，在"Exam Rx Desktop"上选择测量图标，然后选择"MIROI"（多图像兴趣区）。在屏幕上弹出的对话框中选择椭圆形的 ROI，将

ROI 放在升主动脉并调整大小使其完全位在主动脉里。然后在弹出的对话框中点击 OK，根据图 9D-4 计算团注到达的时间。点击"下一个序列"显示门控心脏螺旋扫描方案。以测试团注为基础输入预备延迟。此外，通过点击"Smart Prep"可以选择团注追踪技术。在团注追踪中，推荐在随后的螺旋扫描中使用 120 ～ 150 HU 的触发阈值（图 9D-5）。

表 9D-2　　测试团注扫描时参数	
参数	值
旋转时间	0.5s
间隔	0
层厚	5mm
预期延时	5s
扫描间延迟	1.5s
SFOV	大的（large）
DFOV	25cm
kV	120
mA	40
扫描编号	14
对比剂的数量	15ml
注射速率	5ml/s 或采用和心血管造影相同的注射率

　　DFOV. 显示野。这个词组描述了扫描野的中心，在图像重建中使用该扫描野

　　SFOV. 扫描野。这个词组描述了扫描区域，可用于图像的重建中的最大直径

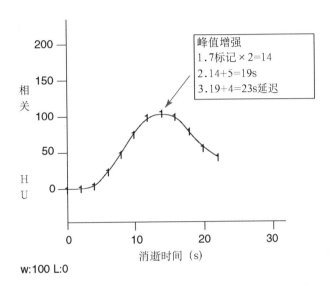

图 9D-4　测试团注扫描获得的峰值曲线。在图标图像中，计数每一个曲线上的标记，直到曲线的高峰，将标记数乘以 2，之后再加 5s。记住编号为 1 的图像是 5s 和每一个标记的时间是 2s。这代表对比剂从注射后到达主动脉根部的时间（峰值时间），而冠状动脉从此时显影（峰值时间）到达峰值时间，再延长 4s（可供远端冠状动脉血管充盈）；现在这个数值是心脏 CT 检查中的扫描延迟时间，或准备延长时间。简而言之，准备延迟时间按以下计算：（标记的总数 ×2）+5s+4s；或者表达为：峰值时间 +9s；这个团注时间是门控心脏扫描中的关键参数

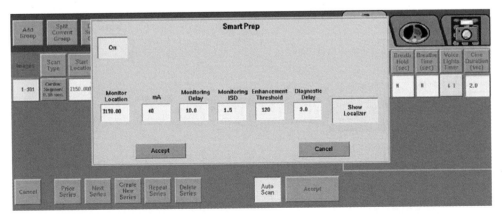

图 9D-5　选择团注追踪技术的参数（"Smart Prep"）。推荐使用 120 ～ 150HU 阈值

三、图像扫描

在非对比剂定位图像的基础上，用图解 Rx 在定位中指定扫描位置，或用明确的 RX 键入开始和结束位置。用表 9D-3 中的扫描参数。图 9D-6 显示选择探测范围、螺旋的厚度及旋转时间。

在扫描患者之前，观察扫描仪控制台的心电图，并保证正常的门控和确保扫描仪在心电图波的适当部分触发。应该在患者的心电图上看到 QRS 的 R 峰上的"红"线，如果"红"线不在 R 峰上而是在其他地方，则需对电极的位置做出适当的调整或调整监测台设置以确保 R 峰上的正确位置。"白色"区域代表了 RR 间隔 75% 期相的重建窗，这个重建窗用于第一组图像的重建。在控制台显示的心电轨迹图每 2s 更新 1 次。

扫描参数	值	注解
表 9D-3　图像扫描参数		
扫描类型	心脏螺旋	
旋转时间	0.35s	
开始位置	—	基于定位图像
结束位置	—	基于定位图像
覆盖	全部心脏	
层厚	0.625mm	见图 9D-6
层间隔	0.625mm	不要进行（重建）重叠（重叠会导致更多的伪影）
SFOV	大心脏	见表 9D-4
DFOV	25cm	可调整包含冠状动脉
mA	推荐值见表 9D-5 和图 9D-7（可根据临床需求进行相应调整）	在慢而稳定性心率中通过心电图调制可以减少多达 50% 剂量，图 9D-8 有更进一步的指导
kVp	120	
螺距	—	基于患者的心率通过软件自动设定螺距
重建的类型	标准	
心脏噪声的过滤	C1，C2，或 C3	在保证图像质量情况下，通过过滤器在心电图调整能减少高达 30% 量

DFOV. 显示野；SFOV. 扫描野

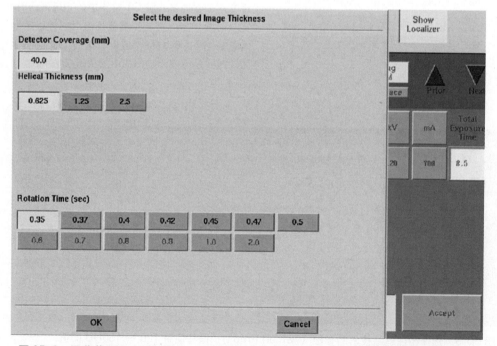

图 9D-6　屏幕截图示心脏扫描中，选择探测器覆盖范围、螺旋扫描的厚度和旋转时间

表 9D-4　不同的心脏扫描野		
SFOV	Bowtie 过滤器	DFOV（cm）[1]
小心脏	小	9.6 ～ 32
中等心脏	中等	9.6 ～ 36
大心脏	大	9.6 ～ 50

DFOV. 显示野；SFOV. 扫描野
(1) 用 GE 扫描仪的心脏 CT 标准 DFOV 是 25cm

表 9D-5　在心电图调制中推荐使用的 mA		
体　重	最小的 mA 值	最大 mA 的值
< 60kg（< 132lb）	100	450
60 ～ 80kg（132 ～ 176lb）	250	550
> 80 kg（> 176lb）	400	750

注：如果不做调制，应该用最大的 mA 进行扫描

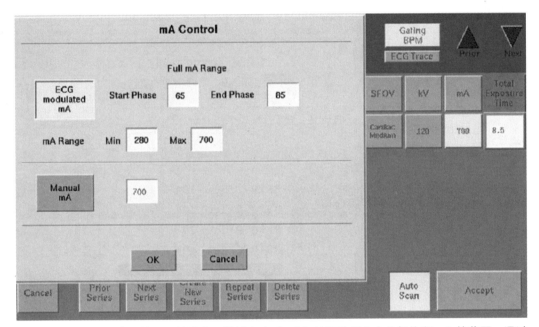

图 9D-7　心脏 CT 中调整 mA 的设定。通过点击"mA"按钮选择全方位相位和 mA 的范围。通过点击"手动 mA"按钮可以关闭心电图调制。"最小"和"最大"限定了 mA 调制的范围。而"开始相"和"结束相"描述了用最大的 mA 的 RR 间隔。在表 9D-4 列举了推荐使用的 mA 的值

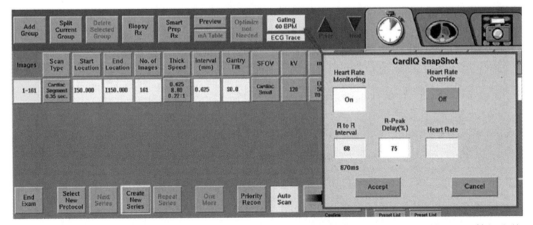

图 9D-8　在扫描之前，确保重建相以 75% 为中心。"心率覆盖"（heart rate override）按钮允许用比软件推荐的更小的螺距

第五节　图像重建

扫描完成后，选择"retro recon"。选择相位按钮在 70% ~ 80% 期相间隔 10% 进行重建，在这种方式中采集的图像。如果最初扫描中心脏在 RR 间隔的 75% 时未被固定住，则可使用该图像（显示为完全序列），也可以在心动周期 RR 间隔的任意一个点用百分比或毫秒处理图像（图 9D-9）。如果 RCA 未固定在 70% ~ 80% 期相范围，最好以 40% ~ 55%（收缩期末）相位为中心重建图像。

在 Recon Option 的层厚和容积方式中可以使用 0 ~ 100% 混合比率的迭代重建技术（适应性数据迭代重建，ASiR），见图 9D-10。图 9D-11 显示 ASiR 的临床应用案例。

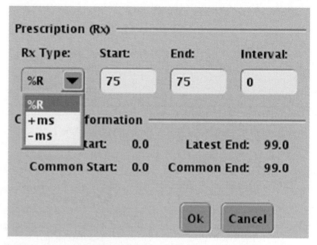

图 9D-9　不同相期的重建

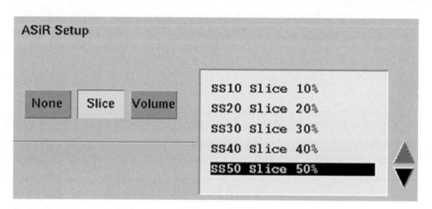

图 9D-10　在层厚和容积方式中选择 ASiR 方式和混合比率。50%ASiR 减少射线剂量同时保留适度的图像噪声

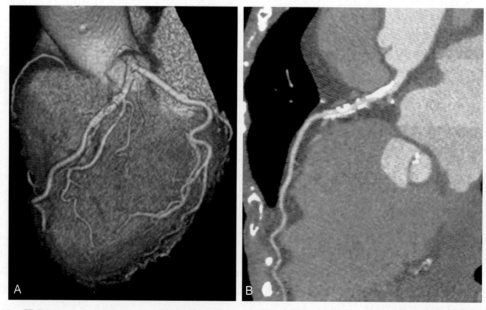

图 9D-11　用 Discovery CT750 HD 扫描仪检查患者，该患者 91 岁，BMI 是 15.7，使用 ASiR 进行容积重建（图 A）和曲面重组（图 B）。扫描技术是 100kVp，140mA，扫描范围 105mm，旋转时间 350ms，射线剂量值是 22.24 mGy.cm（计量长度的乘积），有效辐射剂量 0.38mSv（图像出自 T. Keida，Edogawa Hospital，Japan）

第六节　Discovery CT 750 HD

一、技术特点

最新一代 GE 扫描仪是以更高的平面内的空间分辨率（0.23mm）为特点。这个改善是因为①新的探测器材质（宝石）可以提供主要的 0.03ms 的速度和 0.001% 的余晖；②一个新的数据采集系统，这可以获得 2.5 倍的扫描。同时，这个扫描仪是以一个新的发电器管为特点，可支持双能量图像中的快速 kV 转换。这个扫描仪可以用自适应数据迭代重建（ASiR）重建图像，这可以减少 50%～70% 噪声。最近，基于模型的迭代重建（MBIR）已经引入到临床应用，这将减少 80%～90% 噪声。但是，MBIR 还没有被应用于心脏 CT。

二、图像采集和特定的重建内核

心脏 CT 应选择高分辨率的模型（图 9D-12）。可以通过快速分段电影模式选择前瞻性（轴向）扫描。可通过①单段（SnapShot）；②双段（SnapShot Burst），或 ③ 3 个或 4 个段（SnapShot Burst Plus，图 9D-4 和图 9D-12）做 HD 750 的回顾性螺旋扫描。表 9D-6 和表 9D-7 总结了在前瞻性和回顾性模型中推荐的扫描参数和球管的设置。为了体现高清晰度多优势，特定 kernel（HD 标准和 HD 细节）的使用是必须的（图 9D-13）。用适应性统计数据迭代重建（ASiR）做心脏 CT 的重建，尽管这将比标准滤波反投影花费的时间稍微长一点（10 幅图 35s 和

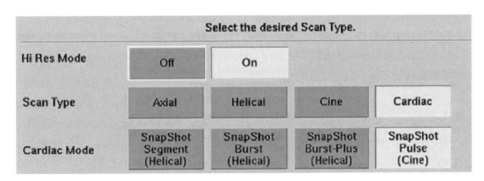

图 9D-12　选择高清选项：高清晰度为 Hi Res Mode（高清晰度）选项。HD 的标签在扫描类型的正上方。在选择了心脏扫描之后，轴向重建算法（步进式扫描）可以和 SnapShot Pulse（电影）一起选择。螺旋重建算法可以选择"SnapShot Segment"（螺旋）"SnapShot Plus"、或"SnapShot Burst-Plus"（螺旋）

表 9D-6　750HD CT 扫描仪的图像采集参数		
扫描类型	螺旋扫描	轴向扫描
旋转时间（s）	0.350	0.350
层厚（mm）	0.625	0.625
层间隔（mm）	0.4	0.625
SFOV	小心脏	小心脏
DFOV	调整到尽可能小	调整到尽可能小
螺距	0.16～0.24（扫描仪自主选择）	
重建类型	HD 标准	HD 标准
ASiR	40%	40%
		自动：基于心率
		手动：0～300ms

DFOV. 显示野；SFOV. 扫描野

表 9D-7　750 HD CT 扫描仪中推荐的 kV 和 mA

扫描方式	螺旋[1]		轴向	
	管电流（mA）	管电压（kV）	管电流（mA）	管电压（kV）
BMI < 20	150 ～ 400	80 ～ 100	400	80 ～ 100
BMI 20 到 < 25	150 ～ 500	100	500	100
BMI 25 ～ 29	150 ～ 750	100	750	100
BMI > 29	150 ～ 625	120 ～ 140	625	120 ～ 140

(1) 使用管电流调节

Select the desired Reconstruction Algorithm.

Soft	Std	HD Lung	Chest	Detail
Bone	Edge	Bone Plus	HD Std	HD Detail
HD Bone	HD Edge	HD Bone Plus	HD Std Plus	HD Detail Plus

图 9D-13　选择扫描类型和高分辨率的选项，用户可以选择 "HD Std" kernel 和 "HD Detail" kernel。HD Detail Kernel 有更高的空间分辨率，但比 HD Std 型噪声更明显，这可能使 HD Detail 更适合支架分析和过度钙化的血管

16s）。ASiR 水平只有 40%。因为结合标准滤波反投影。ASiR 合适的水平是在足量的噪声减少和保留有典型特征 CT 图像中取得平衡。

三、适应性门控和心电图的编辑

HD CT 最重要的一个特点是在 SnapShot Pulse 方式中的适应性门控系统。当使用前瞻性门控扫描方式时，扫描仪能够停止和跳过期前收缩及等待下一个正常的心动周期以获得数据。在 SnapShot Pulse 扫描之前，操作人员可选择期前收缩的最频繁的时

相（在扫描中被略过）。在心脏回顾重建中，HD 扫描仪提供了心电图编辑（图 9D-14），这可以操纵心动周期中重建窗的位置，以防期前收缩。图 9D-15 显示了用这种扫描仪获得的典型图像和重建。

四、时间分辨率的提高和心脏扫描参数的最优化

快速曝光冻结（SnapShot Freeze）是一个图像重建技术，这项技术用于修正冠状动脉运动伪影（有时会降低高心率患者的图像质量）。这项技术是以冠

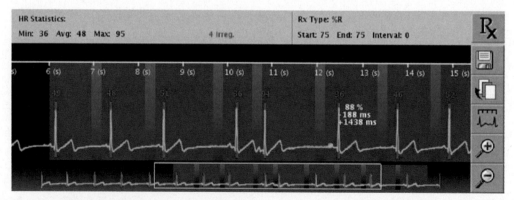

图 9D-14　心电图编辑包括移动心动周期的重建窗以减少伪影，及在回顾性螺旋扫描和前瞻性扫描中都可使用心电图编辑。在脉冲方式中，填充的宽度限制了扫描窗可以移动的范围。通过拖过相应的 R 峰可以调整重建窗的位置（红线）

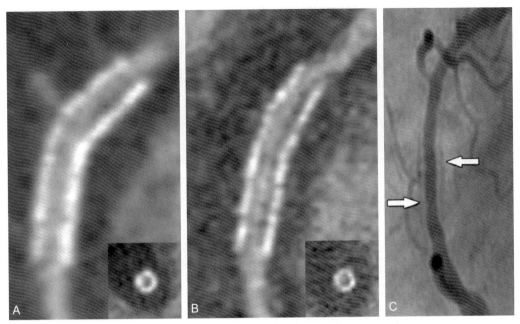

图 9D-15　用 Discovery CT 750 HD50 岁男性患者、评价心脏支架通畅性中获得的典型图像。图 A 示 Lightspeed VCT XT 最初检查的曲面重组图像（横断面见小插图）。在 7 个月之后，Discovery CT 750 HD 重复这个研究（图 B）。显示了内膜增生而没有显著的狭窄。传统的冠脉造影证实了内膜增生的存在（图 C 中的箭头）

状动脉运动为目标，在限定的最需要的区域适应的压缩时间窗。这项技术在一个心动周期中评估和修正运动，因而不受心搏的不连续性和心脏 / 机架周期的共振点影响，而这些因素可能会限制多节段重建。基于水模实验的结果，期望的运动减少可以和旋转时间为 58ms 的球管旋转的减少量相比。快速曝光冻结使用 3 个相位的数据做冠状动脉血管的探测、运动的评估和运动的修正（图 9D-16）。

可通过心脏扫描参数"快速曝光辅助"技术（称为 SnapShot Assist）完成高心率患者快速曝光冻结的自动激活。SnapShot Assist 在屏气过程分析患者已经记录的心电图路径以评价心率及变异性。在门控心脏序列中（图 9D-17）使用这种信息用于决定正确的扫描方式和设定（轴向或螺旋方式、相位范围等）。这个特点也可以根据患者体积的大小制定合适的 kV 和 mA 值（图 9D-18）。基于患者体积和心率的特点，最优化心脏扫描设置允许超低剂量成像。在稳定心率、小一点的患者中，可以常规实现剂量值＜ 1mSv（图 9D-11）。

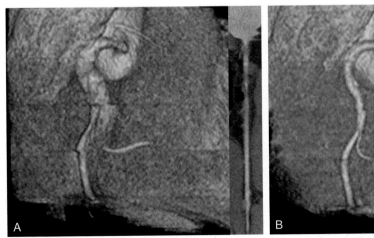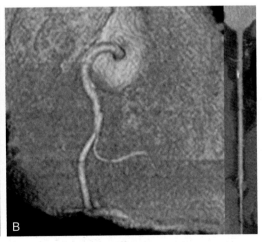

图 9D-16　66 岁胸部不适的患者，应用 Discovery CT750 HD 扫描仪的快速曝光冻结（SnapShot Freeze）技术，使右冠状动脉图像质量获得提高。扫描过程中的心率为 70 ～ 73/min。图 A 示没有快速曝光冻结的 ASiR 增强图像，图 B 示用使用快速曝光冻结后图像。右冠状动脉的三维重建采用容积再现技术比较

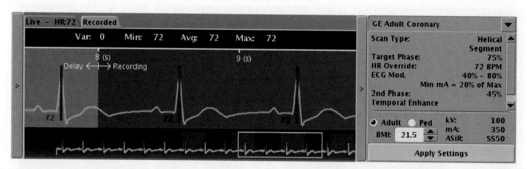

图 9D-17　SnapShot Assist 的用户界面。基于患者的信息（年龄和 BMI）和心电图监控仪上的数据，在实际扫描之前 SnapShot Assist 推荐使用最优化的图像的采集和重建参数

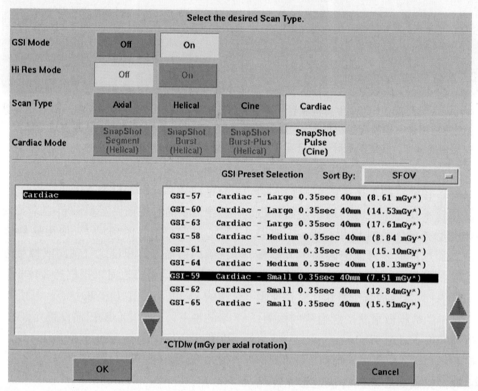

图 9D-18　SnapShot Assist kV 和 mA 表。用户可以根据每一个 BMI 的范围设定 kV 和 mA 及 ASiR 的融合值

五、心脏能谱 CT

CT750 HD 用前瞻性心电图门控的双能量方式扫描（宝石能谱成像，GSI）。它用超快的 kV 转换器和基于投影的图像重建。因此，可以使用束硬化校正单能谱图像和材料分解密度成像方法。在扫描类型中选择 GSI 和心脏，然后选择合适的扫描前设置。GSI 心脏有 9 个前设定 [有 3 个不同 mA 水平和 3 个不同的扫描野 FOV 设定（图 9D-19）]。一个 GSI 特定的观察窗和（或）先进工作站在单能谱图像中能够显示 40 ～ 140keV，及能够限制在材料分解密度图像中的基本成分的密度如碘、水和钙。图 9D-20 是单能谱图像和成分分解密度图像的冠脉成像的例子。图 9D-21 是心肌灌注图像的例子，该图像是使用先进工作站灌注特性产生的单能谱图像。

Approx BMI		kV		mA	Hi Res mA
0.0 -	14.9	100		--	--
15.0 -	20.9	100		300	450
21.0 -	24.9	100		350	500
25.0 -	28.9	100		400	575
29.0 -	31.9	120		475	650
32.0 -	34.9	120		550	725
35.0 -	39.9	120		650	--
40.0 -	50.0	120		750	--
		ASiR	50	Slice	40　Slice

图 9D-19　选择 GSI 方式和 GSI 心脏图像采集前设定

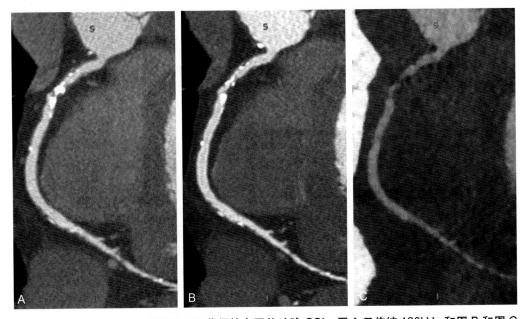

图 9D-20　用 Discovery CT750 HD 获得的右冠状动脉 GSI。图 A 示传统 120kVp 和图 B 和图 C 是由 GSI 心脏扫描产生的图像。图 B 示单能谱 70keV 图像，图 C 示碘密度图像。这个技术可以提高重度钙化斑块的评估

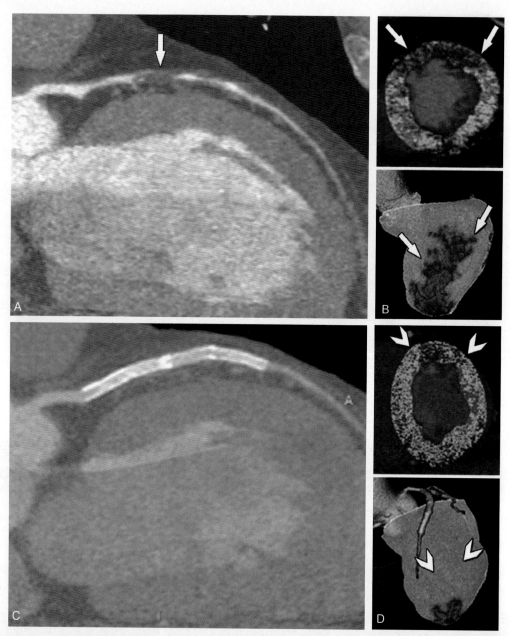

图 9D-21　在支架放置的前后用 Discovery CT750 HD 扫描仪获得短轴位和三维成像的左冠状动脉前降支狭窄的 GSI 和腺苷负荷心肌灌注图像。图 A 示有 90% 狭窄（箭头）的左前降支的曲面多层面重组，及支架置入之前在单能谱图像中的负荷心肌灌注左室前壁的缺血（图 B）。图 C 和图 D 显示置入支架后血流得到改善（短箭头）

第 10 章 阅读与报告

摘要

本章节中，我们描述了怎么样阅读与报告心脏 CT 报告。对于阅读，推荐使用轴位图像和辅以曲面重建与双斜最大密度投影方式获得的冠状、矢状层面图像。典型伪影及怎样避免在本章节中也有讨论。结果的结构化报告是有优势的，提高了结果的一致性。

第一节 阅　　读

一、选择心动时相

目前前瞻性心电门控技术（步进——曝光）大量地减少了患者所受辐射剂量，在 RR 间期内的有限部分即可完成图像的采集。依赖于采集间隔的宽度（例如 70%～80% 或者 30%～80%），对图像重建的填充在扫描范围内即可完成。选择能够最清晰描述冠状动脉的时相（多个），以使没有运动伪影干扰的冠状动脉节段数量达最大化，这是很重要的。如果采集图像被限制在可进行图像重建的最小

的采集间隔时（例如对低于 60/min 的缓慢心率，时相中心预设在舒张期 RR 间期 75%），填充是不可能的，图像重建只能在预设的 75% 时相时进行。在心动周期中，以一个较宽间隔采集，最好的时相可以通过对从采集间隔中获得的不同重建图像的目测中手动选择。最近已变得可行的另一种方法是动态映射，该方法可自动识别整体运动最小的时相（图 10-1）。各种具有自动相位选择功能的软件工具现在可用于临床实践。如果使用上述任何一种方法重建的时相都不足以进行可靠的诊断，可以进行进一步重建

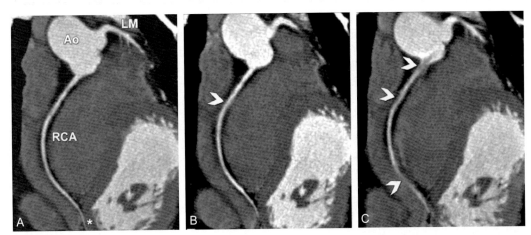

图 10-1　标记出运用运动追踪自动相位选择功能找出舒张期运动最弱的时相进行曲面重建（图 A）较在 70% 时相（图 B）和 80% 时相（图 C）能更清晰显示右冠状动脉。图 B 和图 C 分别显示较轻和较重的运动伪影（见箭头）

（例如，从 10 个重建在 10% 的时间间隔的 RR 间隔），尽管这需要完整心动周期的图像采集（图 10-2）。然而，即使所有需要的时相都应用了，偶尔冠状动脉段还是被证明没有诊断价值，这是由于心率快、心律失常或者患者运动产生的伪影造成的。

如果在任一时相中发现有狭窄，应排除运动伪影后才能确诊。确认可通过两种方法完成：①通过与同一冠状动脉段在其他时相中的结果进行对比和（或）②通过回顾肺窗下的轴位图像，以发现图像中的潜在运动（比如在心肺交界处）。如果未发现狭窄，同时图像质量也很好，就没有必要浏览所有时相中重建的冠状动脉了。对工作站中心脏 CT 研究的综合评价，是需要花费一定的时间和精力的。

二、系统方法

对心脏 CT 数据的回顾重点放在冠状动脉上，同时也要包含对其他心脏内及心外结构的评定。在所有放射性检查中，系统化的方法是对所有解剖部位的综合评价的关键所在（表 10-1）。目前对冠状动脉的简单评估，可以通过阅读（半）自动曲面重建实现，该重建对发现病变是至关重要的。然而，这些结果应在原始横轴位、矢状位和（或）冠状位层面上得到证实。当曲面重建、双斜重建和源图像能够在一起共同评价时，图像的阅读可得到提高改善。薄层（3～5mm）扫描时的最大密度投影对于评估冠状动脉的连续性非常有帮助。

在疑有冠状动脉疾病的患者中，仅有 5% 在血管远段或小的侧支分支有阻塞性狭窄（直径缩小 > 50%）而不伴有近端狭窄（图 10-3）。因此，主要分支、侧支和分叉点是寻找有意义的狭窄时应首先观察的地方。狭窄部位前的血管内腔的扩张是对远处有狭窄的一种有趣的间接性提示，同时，它的发现也是至关重要的。此外，冠状动脉瘤出现在 5% 的冠状动脉粥样硬化患者中，但也可以出现在不伴有明显

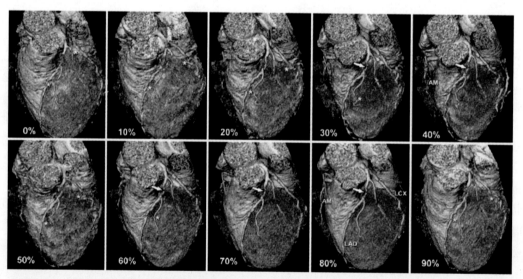

图 10-2　冠状动脉（左前上观）的三维容积再现重建显示了整个心动周期中的 10 个图像重建间隔（设在 0～90%）。左前降支近端有一个明显的狭窄（箭头所示）。它在 70%，80% 和 40% 时能最好地显示，然而，相比之下，左回旋支在 70%，80% 时能最好显示。在其他重建间隔时有许多运动伪影（星号标出），使得这些时相不具有诊断意义（伪影在轴面源图像中得到了证实）。有趣的是，右冠状动脉的锐缘支在舒张期（80%）与收缩末期（40%）时能很好地显示。在许多案例中，右冠状动脉在收缩末期能最好地显示（特别是心率较快者）

表 10-1　阅读心脏 CT 的系统化方法[1]

1. 获取对大体解剖结构的简要概述，如观察三维图像
2. 利用重建工具或者观察原始层面，两者同时观察为优选[2]
3. 评估心脏冠状动脉外的结构[3]
4. 评估心外器官[4]

（1）该方法可由于使用的工作站不同而有差异

（2）双斜重建、薄层最大密度投影、曲面重建对评价冠状动脉主干及大的侧支非常有帮助。利用这些高级重现技术所发现的病变均应在原始横轴位、冠状位、矢状位图像上得到证实

（3）包括心脏瓣膜、心肌、心房、心室（如发现腔内血栓），评估（左）心室功能、心包、主动脉根部等

（4）这包括评估除心脏以外的所有器官，且必须在大视野下进行。在相应的窗位设定下，评估大血管（如主动脉夹层或动脉瘤，肺动脉栓塞）、纵隔、肺门、肺、胸壁、乳腺、腹腔器官等

图 10-3　根据 Austen 等在 1975 年发表的 AHA 分段法，冠状动脉模型采用了 17 段分法。粉红色数字标记的冠状动脉段（1～3，6～8，11，13）对超过 5% 的经皮冠状动脉介入治疗做出了解释，因此在阅读心脏 CT 时，它们之间有很大的关联性。左主干（段 5）也与之有紧密联系，大约有 3% 的病例在此处发生了阻塞性狭窄。这些案例大多采用旁路移植术治疗（约占 2/3），而很少采用经皮冠状动脉介入术治疗。需要注意的重要一点是，在不伴有近端明显病变的患者中，找出远端独立存在的阻塞性狭窄（＞ 50%）是非常少见的。然而，也应同时对远端冠状动脉段（直径约 2mm）进行检查，以便找出能够容易治疗的明显狭窄。分叉处应注意观察有无冠脉病变。右冠状动脉包含 5 个节段（1～4a/b），远端（4）近一步分为 4a 段（后降支动脉）及 4b 段（右侧支）。前降支包含节的 6～10，两个对角支称为节段 9 和 10，回旋支包括节段 11～15，两支钝缘支分别为节段 12 和 14，在右优势的人群中，至少有一支后侧支（节的 4b）存在并供应下侧空心肌，若为左优势型，回旋支远端为后降支（节约 4a），均衡型 4a 节的由右冠状动脉分出，而 4b 节级由回旋支终末端分出，AM-锐缘支；Av 房室结分支 CB- 固锥支；SN- 窦房结动脉（Austen et al. Circulation 1975）

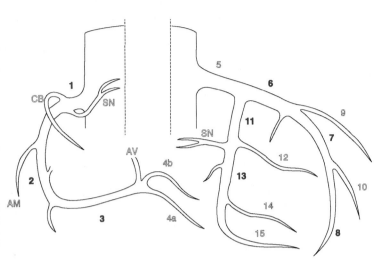

狭窄的患者中（图 10-4）。

如果图像在每个重建中都显示不佳，尽管在检查中患者配合良好，同时有足够的对比，也应该检查患者的心电图，以发现是否有异常，如室性期前收缩、期外收缩或心房颤动，或者通过观察图像重建时所选择的时相，以发现是否有图像后处理的错误。运用心电编辑，由心电图不规则导致的图像质量下降常可通过删除或增加 R 波（触发和获取重建图像的数据）来解决，不需要对患者进行重扫（图 10-5）。

三、源　图　像

阅读心脏 CT 需要掌握冠状动脉与心脏解剖的知识。轴位源图像代表了基本重建，后者包含了三维图像重建所需的所有信息。最终得出的结论和诊断都应建立在标准横轴位层面和与之正交的层面基础上（这可能是 CT 中各向同性的体素大小的原因）。在工作站来回滚动并浏览所有扫描层面是观察源图像的最好办法。从薄层扫描的最大密度投影与交互式双斜位定位片中可得到补充信息。

与源图像对比，其他所有的重建如多曲面重建、最大密度投影、血管造影仿真、容积再现（表 10-2）容易减少信息内容，甚至可能会遮盖有关的信息。能够被技术员操控的这些重建的主要优势是：它们可以更容易地对冠状动脉进行评估，因为大的血管段在一张图像上即可显示出来。大的视野发现异常如：短的冠状动脉狭窄或者管壁不规则（图 10-6）是有利的。在多种学术会议中，重建图像对展示结果是很有用的。显示重建冠状动脉的打印资料可作为结果的总结而递交给医师，同时存储于影像档案中的图像和通讯交流系统也可用于跨学科交流会议

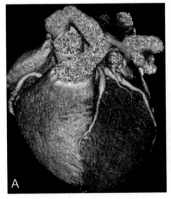
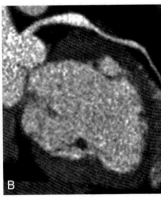
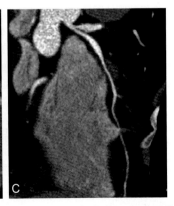

图 10-4　不伴有明显冠状动脉狭窄的扩张。左前降支冠状动脉的容积再现图像（图 A）与多曲面重建图像（图 B），这来源于 1 例不典型胸痛的 47 岁男性患者。该患者没有冠状动脉狭窄，但却有扩张。注意到扩张部位在左前降支的近段，并且存在浅肌桥。同时，左、右回旋冠状动脉也均有扩张（未显示）

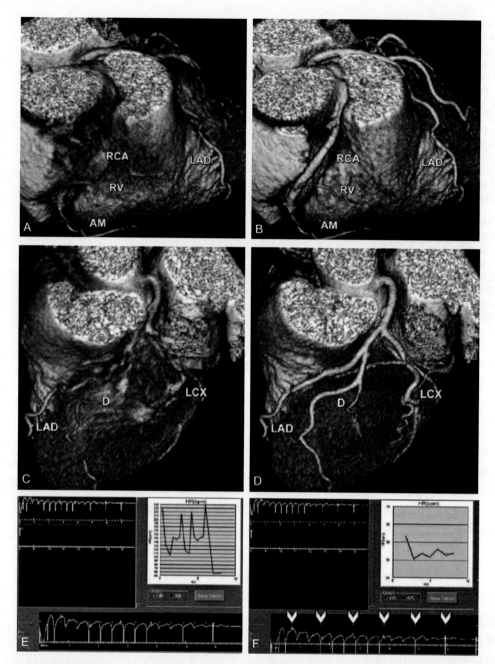

图 10-5　在相同的原始数据基础上（不对患者进行重扫），心电编辑的应用明显改善了重建图像的质量。左边一列（图 A，C，E）显示的是心电编辑前的图像，而右边一列（图 B 和 D）则是在运用心电编辑后获得的三维重建图像。运用心电编辑之前，整个冠状动脉的走行是模糊不清的，这是由于在扫描中出现了期外收缩（图 E，不同室上性和室性期前收缩的数据不可用，Holter 心电图却记录下了）。排除掉心律失常的波峰，仅将典型的 R 波波峰用于心电编辑（图 F 中箭头所示），这大大提高了右冠状动脉（图 B）和左冠状动脉（图 D）的图像质量。右上角的插图（图 E 和 F 中）显示了未编辑和编辑后的用于图像重建的心率。AM. 锐缘支动脉；D. 斜支；LAD. 左前降支动脉；LCX. 左回旋支；RCA. 右冠状动脉；RV. 右室间支

表 10-2　重建对心脏 CT 血管造影是可行的
1. 横轴位、冠状位、矢状位图像是原始信息源
2. 多层曲面重建对识别狭窄是方便的
3. 最大密度投影对血管和病变有一个很好的概述，但可能会遮掩住狭窄部位和对钙化病变过度评估
4. 血管造影仿真和三维容积再现图像则可能用于高端展示和对结果的表述

中的展示。

四、多曲面重建

多曲面重建的产生运用的是一条沿着冠状动脉血管路径走行的中心线，重建可在一幅图像中展示冠状动脉血管管腔的大部分结构（图 10-6 和图 10-7）。依赖于所使用的工作站，多曲面重建可围绕其中心线旋转，因此可使冠状动脉管腔围绕其纵轴线旋转，也大大改善了对狭窄严重程度的视觉评估。多曲面重建也可采用与血管正交走行的切面图像，进

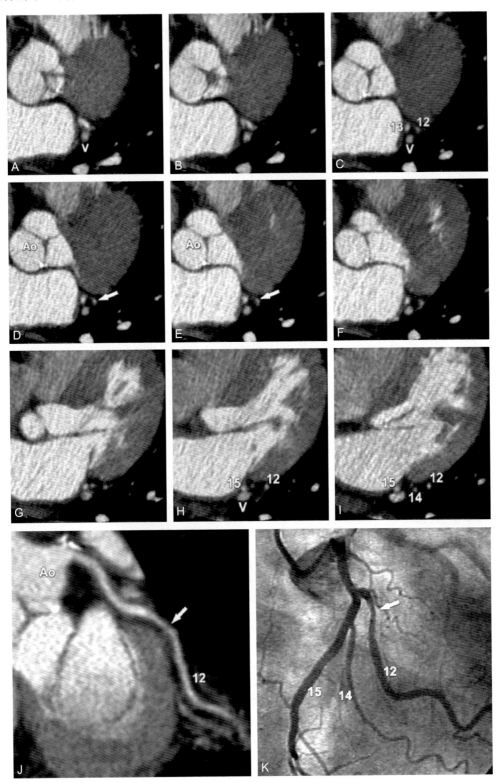

图 10-6　第一钝缘支动脉（段 12）的狭窄在横轴位图像上（图 A～I）可能会被遗漏，仅在 2 个连续层面（图 D，E 中箭头）上显示有狭窄。相比，75% 的狭窄（冠状动脉血管造影检查中定量测量）在多曲面重建中可轻易被发现（图 J 箭头），这表现了重建在显示血管走行中的优势。CT 检查结果与传统冠脉血管造影（图 K）有很好的一致性

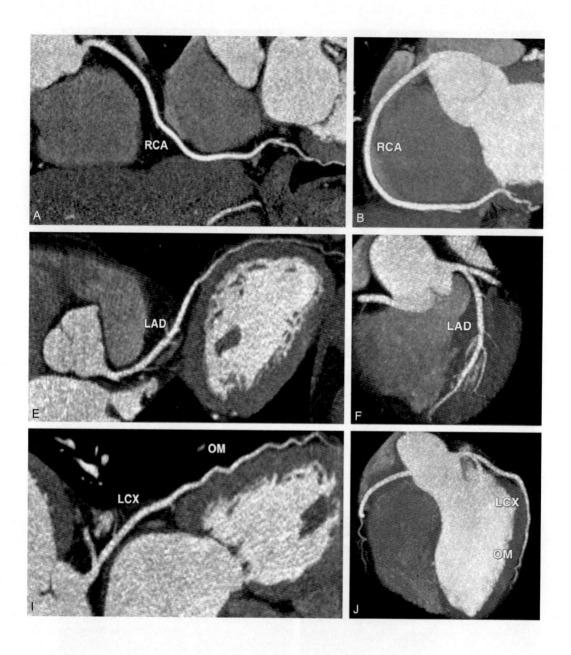

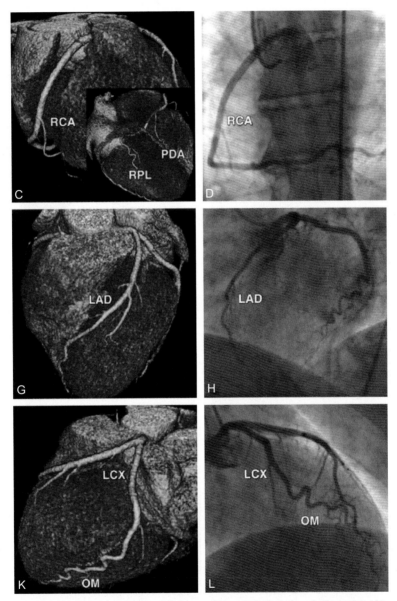

图 10-7　利用 64 排多层 CT 扫描,在不同的重建方法中所见到的正常冠状动脉。多曲面重建(第一列)、最大密度投影(第二列)、3D 容积再现（第三列）。这与传统的冠脉造影（最后一列）有很好的相关性。结果分别显示了右冠状动脉（RCA,图 A ～ D),左前降支（LAD,图 E ～ H）和左回旋支（LCX,图片 I ～ L）多曲面重建图可以从沿长轴的 2 个垂直方向或与横截面正交的层面中评估管腔直径的狭窄百分数,同时也可发现冠状动脉斑块,评估斑块的组成成分。最大密度投影可对血管有一个很好的概述,但由于投影本身这种性质,所以可能会将狭窄掩盖。3D 容积再现技术对冠状动脉长段提供了一个概述,但却不能用于病例诊断。需注意该患者为右冠状动脉优势型,右冠状动脉发出后降支动脉（PDA）和大的右后外侧动脉（RPL,图 C 心脏下面观的插图）。OM. 钝缘支动脉

一步助于对管腔直径狭窄百分数的定量测定（依据参照物和狭窄直径）见图 10-8。

连续不断地改善血管探查和分割工具，对多曲面重建发挥作用是有用的。目前，这些自动软件工具在所有商业工作站中均有，它们在有效减少分析时间的同时，也保证了诊断的准确性。然而，在利用目前可用的重建工具时，使用者必须意识到自动分割会导致病变产生错误的阳性或阴性结果的 2 条限制因素。第一，自动血管探索工具并非一直完全跟随冠状动脉的走行（特别是当血管非常扭曲时）。最终结果可能会

提示有狭窄，然而这些狭窄经常证实为伪影（图 10-9）。当提示有狭窄时（图 10-9），应该检查中心线（如在三维容积再现时），同时，最终结果也应该在原始图像上得到证实。Anders 等已表明，不建议单独使用多曲面重建，而应该补充以交互的双斜重建，尤其是对经验较少的阅片者。第二，是大多数冠状动脉近段血管可能未被全部探测到。如果只关注于自动探测到的血管段，近端明显的狭窄也会因此被遗漏。然而，手动或自动增加扫描被自动探测工具遗漏的血管部分，（图 10-10），这一限制可被轻易解决。最近，冠

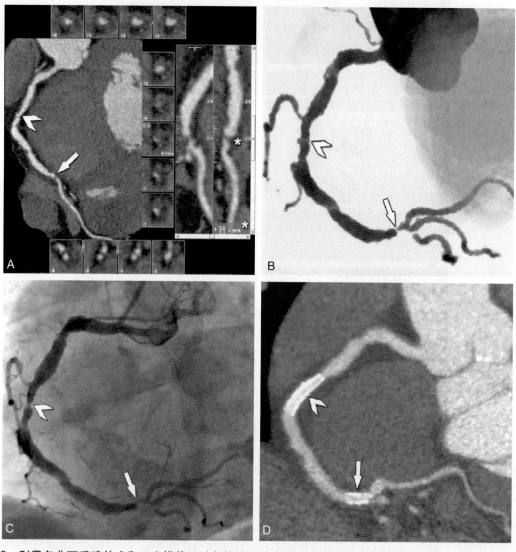

图 10-8　利用多曲面重建技术和正交横截面对血管管腔狭窄百分数的测定。右冠状动脉有一个重度狭窄（图 A 中垂直纵面观箭头和星号处）。在正交横断面（图 A 中方形小插图）上测量病变近端和远端参考血管的直径，也测量出病变狭窄处的直径。从这些测量结果（自动或用卡尺），计算出管腔直径狭窄的百分数（该案例中为 90% 狭窄，图 A 中星号处）。对于这种冠状动脉重度狭窄，曲面重建与血管造影仿真 CT（图 B）和传统的冠状动脉血管造影（图 C）有很好的相关性。第二处狭窄出现在右冠状动脉的第二段，经定量分析，计算出该处狭窄程度为 75%（图 A～C 中楔形箭头所示）。这两处狭窄均经支架置入治疗，并且在随后的 CT 检查中未发现明显的支架内再狭窄（图 D）

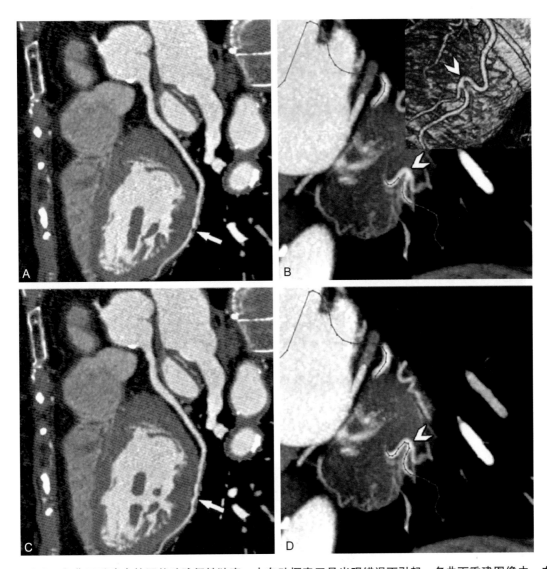

图 10-9　多曲面重建中的冠状动脉假性狭窄，由自动探索工具出现错误而引起。多曲面重建图像中，左回旋支（图 A 中箭头示）的假性狭窄是由自动探索工具使用短路线引起。这种血管追踪中的错误（楔形箭头）可在最大密度投影（图 B 中蓝色中心线）和 3D 重建中的绿色中心线（图 B 中插图）中轻易地发现。经过手动矫正中心线（图 D 中楔形箭头），曲面重建展示了左回旋支的真实形态——没有明显狭窄并且是连续的（图 C）

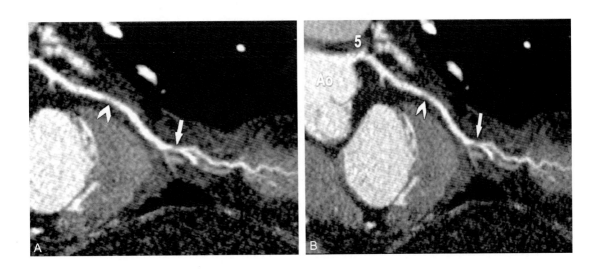

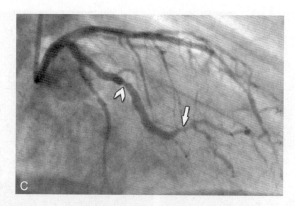

图 10-10　使用自动探索工具时，近端血管段有时会被遗漏。利用这样一个曲面重建（图 A），不能排除近端的狭窄，并且如此处所示，手动延长中心线至主动脉对观察这个血管（图 B）包括段 5（左主干）是非常必要的。此处的无关紧要的狭窄（楔形箭头，40%）与第一钝缘支的明显狭窄（箭头，70%）与传统冠脉造影（图 C）检查结果有很好的相关性

状动脉 CT 血管造影的全自动计算机辅助诊断工具也可使用（图 10-11）。这些系统目前已得到验证，可供临床使用，同时也有可能作为第二阅片者被使用，以提高诊断的敏感性，尤其是在一个经验较少的阅片者阅片时。

除了由于心率过快或心律不规则导致的运动伪影外，严重钙化的冠状动脉段成了最大的挑战，因为它们遮掩了冠状动脉管腔的结构（图 10-12）。严重钙化段影响评估准确性，虽然并非每处严重钙化都无法评估。这种情况下，使用特定的窗位可改善对冠状动脉狭窄的呈现（图 10-13）。

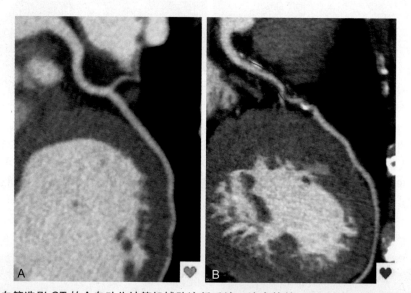

图 10-11　冠状动脉血管造影 CT 的全自动化计算机辅助诊断系统。这个软件（RCADIA，Cor Analyzer）可自动识别不伴有狭窄的患者（图 A）与伴有冠状动脉狭窄的患者（图 B），分别通过插图中绿色和红色的心脏小图标来指示

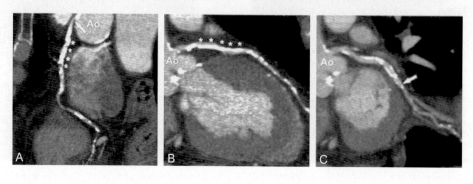

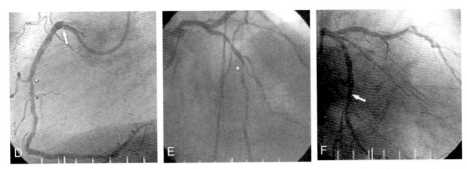

图 10-12　严重的冠状动脉钙化可影响 CT 冠状动脉血管造影的结果。82 岁男性患者，右冠状动脉主干（图 A）与左前降支（图 B）中有严重的钙化斑块（星号），由此产生的伪影遮盖了冠状动脉的内腔，致使受累的冠状动脉血管段不具诊断性。在传统冠脉造影中（图 D 和 E），这些钙化仅仅导致小段的明显狭窄（星号）。在左回旋支（图 C，箭头）中也存在其他不明显的钙化，使得有意义的冠状动脉狭窄无法明确诊断。传统冠状动脉造影显示了左回旋支的中度狭窄（图 F）。对严重钙化病变，使用 stent kernels 可能会帮助减少伪影。尽管这个方法会产生可能妨碍评估的更高的噪声水平，但特定的窗位设定可能是分析钙化与非钙化斑块的一个选择（图 10-13）。注意右冠状动脉上有一个短的 ostial 狭窄（图 A 和 D 中箭头）。Ao. 主动脉

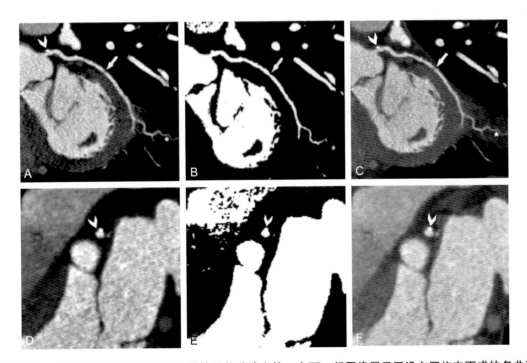

图 10-13　特定的窗位设定可用于不同的冠状动脉斑块。上面一行图像展示了沿左回旋支而成的多曲面重建图像，下面一行则显示的是与左主干正交横断面的图像（图 A 中箭头所示）。Leber 等提出，运用代表冠状动脉管腔平均密度 155% 和 65% 的窗位时，未钙化斑块和血管外边界可得到最好的显示（第 14 章，图 A，D，这通常等同于将窗设定为 600 ～ 700HU/250 ～ 300HU）。运用这些窗设定，左主干的非钙化斑块在图 D 的横断面中可以很好地显示（箭头）。远端血管段在多曲面重建中可显示（图 A 中星号）。然而，对冠状动脉管腔的最佳测量，是将窗位设定为腔内平均密度的 65% 固定不变，同时降低窗宽至 1（图 B，E）。与血管内超声（此种情况下直径减小 55%）相比，运用这些窗设定，获得了对狭窄直径最准确的测量。Leber 等提出，这些窗设定的缺点包括这样一个事实：远端血管不能显示（图 E 中箭头）。如最后一列所示，与标准窗设定相比，运用更多类似骨窗的设定（如此处为 1300/300HU），减少了钙化所致的伪影，也降低了对钙化斑块的过度评估（图 C，F 中箭头示）

五、最大密度投影

最大密度投影可因投影厚度的差异而不同，可在一幅图像中很好地显示血管的连续性和走行。特别地，薄层最大密度投影（3～5mm）对快速描述冠状动脉非常有用。通过滚动薄层最大密度投影的数据组（如轴位源图像），可轻易显示分支血管，相比于三维重建，它可发现更小的分支血管。然而，轻度狭窄却可能被夸大。阅读最大密度投影图像的主要缺点是严重钙化的狭窄会表现为过度的晕状伪影（图 10-14）。

六、容积再现与血管造影仿真

在跨学科会议中（第 24 章），对咨询医生、患者和同事来说，容积再现与血管造影三维重建是用来展示和描述结果的高端方法（图 10-2，图 10-5，图 10-7，图 10-8 和图 10-15）。十分有趣的是，报道指出相对于标准的多曲面重建，咨询医生更喜欢血管造影仿真，因为后者可在这些图像中同时识别受限的冠状动脉斑块的可见性和评估性。冠状动脉介

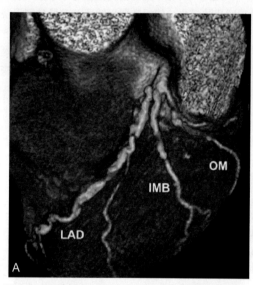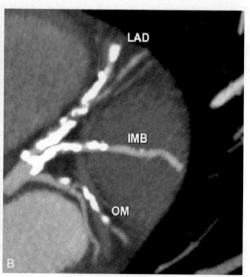

图 10-14　三维重建（图 A）和最大密度投影（图 B）均不能评估严重钙化的冠状动脉斑块，如此处左前降支、中间支、钝缘支所示。由于最大密度投影的投影特性，钙化斑块甚至可能被过度评价（图 B，开着花的）。如此明显的伪影在骨窗设定下的多层曲面重建和标准三维重建图像中较少出现（图 10-13）。此患者，传统的冠脉造影提示这三支血管均有明显狭窄

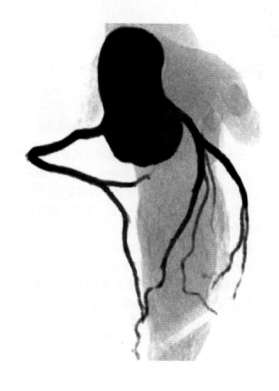

图 10-15　整个冠状动脉树的血管造影仿真显示未有明显狭窄。这种重建技术的优势是与传统血管造影十分相似，有助于介入医生在进行放射性操作之前快速地找到冠状动脉病变的类型和部位。不足之处是，在图像中仅仅显示管腔结构而潜在的斑块并不能显示

入医生也更喜欢 CT 血管造影仿真，因为他们习惯于在血管造影投影下观察冠状动脉。血管造影仿真与介入性血管造影图像看起来非常相似。如果达到期望角度的投影，这些图像可能成为引导介入改善的自动路标。由于以上提到的限制，诊断时仅仅使用三维重建是不推荐的。

七、典型伪影

理解 CT 技术的局限性是很有必要的——会影响冠状动脉血管造影的图像质量。辨别是冠状动脉狭窄的伪影也是非常重要的。表 10-3 总结了心脏 CT 中产生的重要伪影。伪影对于心脏 CT 来说有重大影响。虽然与先前的扫描器相比，64 排 CT 显著提高了空间与时间分辨率，但伪影依旧是主要问题。这种主要由运动产生的伪影，可影响冠状动脉段的评估。应用 64 排 CT 的冠状动脉 CT，大概有 3% ~ 12% 的冠状动脉节段会受到伪影影响。此外，伪影是对冠状动脉狭窄做出假阳性与假阴性结果的重要原因。对狭窄程度的误判主要归咎于致密的冠状动脉钙化（图 10-12，图 10-14）。其他导致误判的主要原因是运动伪影和肥胖患者低的信噪比。

CT 图像中几乎所有的伪影都是由空间分辨率、时间分辨率、噪声和所使用的重建算法等的限制产生的。伪影导致图像模糊不清、高亮条纹影、数据丢失、中断和低对比增强等问题。

空间分辨率是指在扫描容积内分辨细微结构的能力，在三维图像中也很重要。空间分辨率的主要参数包括体素大小和几何不清晰度。在 x-y 平面内，一个 0.35mm × 0.35mm 大小的像素可用一个 180mm 的重建视野和 512×512 的像素矩阵获得。当代扫描仪最大的改善是可在 Z 轴上得到更薄的层面，64 排 CT，可得到 64×0.6mm 或 64×0.5mm 层厚的图像。几何不清晰度则取决于多种因素：如焦点大小，探测器大小，扫描仪 gemotry 等。空间分辨率的限制导致了部分容积效应，它是由体素中多种物质的不同衰减系数引起的。形成的伪影包括 blooming 和 blurring，尤其是存在钙化时（图 10-12 和图 10-14）。

表 10-3　心脏 CT 中的重要伪影

1. 钙化引起的高亮伪影
2. 模糊不清的运动伪影
3. 低对比度伪影

时间分辨率是分辨快速移动物体的能力，与冠状动脉大小和运动情况密切相关。随着心电同步扫描技术和快速旋转扫描技术的实现，在心脏运动幅度最小的时相，运用半扫描或者多节段自适应重建，可获得心脏的"冰冻"图像。如果心脏舒张期短于扫描仪的图像重建窗，运动伪影就会发生。但如果伪影是少量轻微的，通常图像仍是足以用于诊断的（图 10-1）。依据心率，在舒张中期或收缩末期获得的图像质量是最好的（图 10-2）。通常来说，心率慢且稳定的患者的图像质量更好。基于这个原因，使用 β 受体阻滞药来减慢和稳定患者的心率。心率 < 65/min 时，图像质量一般在舒张中期最好，而当心率 > 75/min 时，最好的图像质量改为在收缩末期获得。心率缓慢时，单个时相重建足以观察整个冠状动脉段。心率过快时，进行额外重建是必须的。总的来说，时间分辨率的限制导致产生可能会妨碍冠状动脉评估的模糊伪影，冠状动脉越细，运动对诊断图像质量的影响就越大。

呼吸运动可严重降低图像质量（图 10-16）。现在 64 排 CT 的扫描时间为 8 ~ 12s，患者在扫描期间通常是可以屏住呼吸的。

图像噪声通常取决于形成图像的光子数。胸廓体格大会导致高的噪声，因此可以根据患者体型大小调整剂量设定（kV，mA）来降低图像的噪声（第 8 章，第 9 章）。使用碘对比剂能够提高管腔的对比度。应充分指导患者如何在扫描时屏息和避免瓦氏动作，因为后者会阻碍对比剂进入心脏。在工作站，调整窗位设定可以提高图像对比度，而噪声和对比度噪声比所引起的伪影会导致图像整体质量差（高噪声图像）和低对比度图像（图 10-17）。

重建算法也会导致伪影。螺旋扫描可能会引起几何变形，导致冠状动脉周围产生黑影，这不能与非钙化性斑块相混淆（图 10-18）。其他与重建算法本身局限性有关的伪影有线束硬化伪影（如注射的高密度对比剂）；还有金属物体引起的复杂伪影，包括线束硬化伪影和部分容积伪影（图 10-19）。后处理过程中使用的全自动重建工具也可产生伪影（图 10-9 和图 10-10）。扫描过程中不规则的心律，如房性期前收缩，可导致重建时选择错误的心动时相，以至于可能产生模糊效应甚至假性狭窄（图 10-20）。建议在解读图像时检查心电图，以找出可能引起多种伪影的不规则心律，这些伪影可经手动心电编辑而被消除（图 10-5 和图 10-20）。如果在后处理的图像中发现病变如冠状动脉狭窄，应回顾

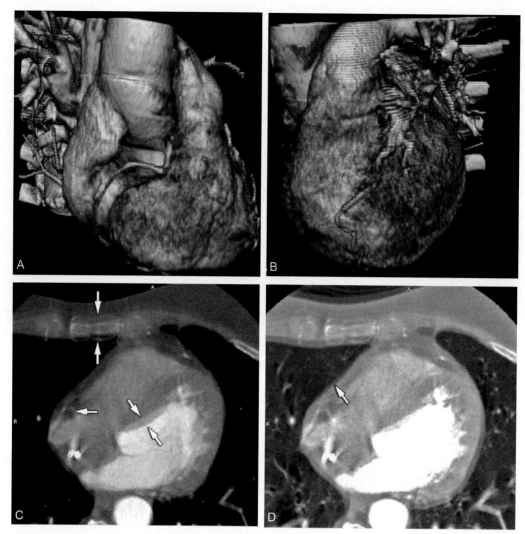

图 10-16 严重的呼吸运动伪影。46 岁女性患者，注射对比剂时发生了恐慌，在接下来的扫描过程中未能屏住呼吸，获得图像如图所示：容积再现图像（图 A，B），软组织窗（图 C）与肺窗（图 D）下的轴位源图像。右冠状动脉（图 A）与左冠状动脉（图 B）均无法评估。注意到胸骨区、右冠状动脉和室间隔区（图 C 箭头示）有明显的运动。肺窗下模糊的血管结构和心脏的双轮廓影也清晰地反映了呼吸运动（图 D 中箭头）。同时注意到冠状动脉显示不佳（图 A ~ C）。呼吸运动引起的身体结构的移动致使扫描得到的图像不具有诊断性

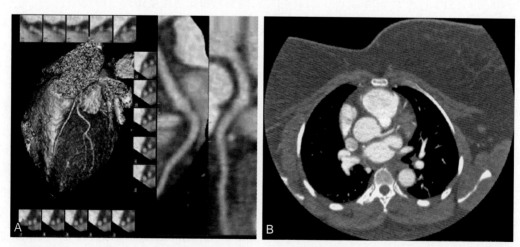

图 10-17 强噪声问题。非常肥胖的 65 岁女性患者的图像：运用多层曲面重建的容积再现图像（图 A）和软组织窗下的横轴位源图像（图 B）。即使调高了 kV 和 mA 数（135kV 和 350mA）来增加放射剂量，图像显示依旧嘈杂，质量欠佳，只有近端部分冠状动脉可以很好地评估。将图 A 的图像质量与其他图像（图 10-7）进行比较，发现在超重患者中，小的血管分支是无法显示的

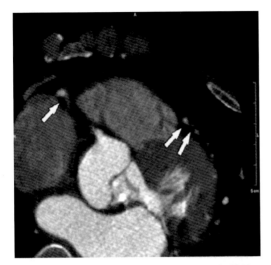

图 10-18　由冠状动脉运动和几何失真变形引起的伪影表现为邻近右冠状动脉和左前降支斜角支旁的黑影（箭头），这些伪影不应与冠状动脉非钙化性斑块相混淆

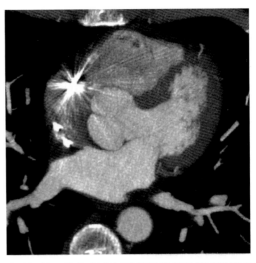

图 10-19　装有心脏起搏器的患者的线束硬化伪影遮盖了右冠状动脉。该患者没有右冠状动脉狭窄。注意扩张的主动脉根部，最大直径 4.7cm

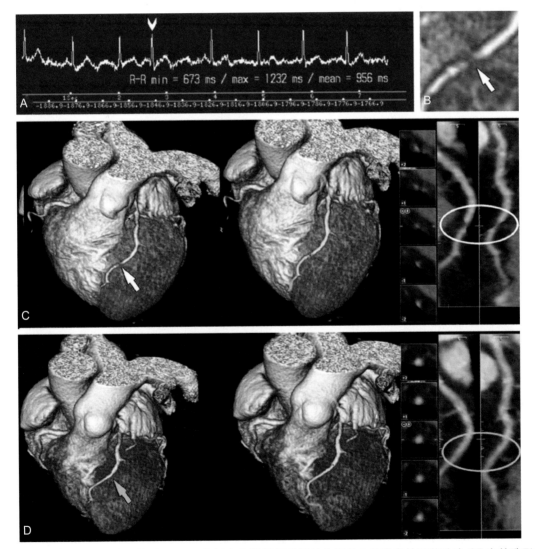

图 10-20　扫描时心律不规则产生的伪影。73 岁疑有急性冠状动脉综合征的女性患者的冠状动脉 CT 血管造影。第 3 个 R 峰后出现了房性期前收缩（箭头），接着在下一个 R 峰出现之前，有一段长的代偿间歇（图 A）。自动重建定在 RR 间期的 75% 处开始，相对于在短 RR 间期时 R 峰处重建，这不是最佳的重建时间，因此导致冠状动脉出现一处狭窄（图 B，C 箭头）。在最佳时刻重建（运用心电编辑），则获得了正常质量图像，也去除了假性狭窄（图 D 中绿箭头和圆圈处）

图像的原始数据［横轴位和（或）正交源图像］而加以证实。

八、心 功 能

除了冠状动脉狭窄部位、狭窄程度和是否伴有糖尿病以外，左室射血分数（高于或低于 50%）在决定患者最佳治疗方案（PCI 或者 CABG）中起有关键作用（图 10-21）。另外，心血管事件和死亡可以从诊断性试验中发现，左室射血分数是评估这些危险的最重要的预见性因素。心脏功能分析可由心脏 CT 完成，不过更好

的则是利用心电触发剂量调制技术完成（第 15 章）。自动或半自动软件工具可用来得到左心室容积和射血分数（图 10-22 和图 10-23）。当自动探测线路不是很准确时，软件工具可允许进行手动调整探测路线。对局部心功能的分析可借助于牛眼图，这在许多工作站都是可以的（图 10-24）。另外一种便捷的方法是在心脏电影模式（在一个心动周期中进行 10 次重建）下观察心脏短轴和长轴，以此来评估心脏功能。心脏电影模式在正交层面或长轴位评估心脏瓣膜（第 16 章）时也非常有用（图 10-25 和图 10-26）。

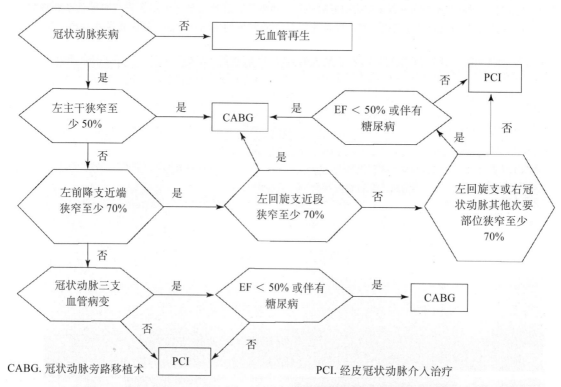

CABG. 冠状动脉旁路移植术　　　　　　　　　　　　　　PCI. 经皮冠状动脉介入治疗

图 10-21　根据目前指南，制定的对疑有冠状动脉疾病患者的管理流程图。当血管管腔直径狭窄 ≥ 70% 或左主干狭窄 ≥ 50% 时可行介入治疗。无论是施行冠状动脉旁路移植术还是经皮冠状动脉介入治疗，都受左主干病变或主要血管病变、左心室整体功能（射血分数）和有无糖尿病等因素的影响。这突出了冠脉狭窄部位和 CT 评估左室整体功能的重要性。流程图中所依据的指南是由美国心脏病学会（American College of Cardiology）/ 美国心脏协会（American Heart Association）为传统状动血管造影制定的：① "For the Management of Patients With Chronic Stable Angina"（Gibbons et al.Circulation 2003），② "Update for Coronary Artery Bypass Graft Surgery"（Eagle et al.Circulation 2004），and ③ "For Percutaneous Coronary Intervention"（Smith et al.JACC 2001）.Recommendations I and Level of Evidence A and B 在制定此流程图时均被参考借鉴。EF. 射血分数（得到 Hoffmann 等 Acad Radiol 2007 授权）

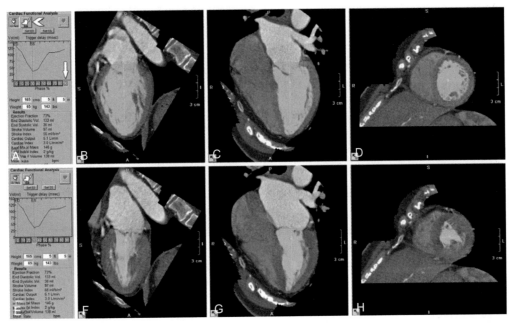

图 10-22　全自动心脏功能分析软件 (Vitrea，Vital Images)。上面一行显示的是心脏舒张期时的情况 (图 A ~ D)，下面一行则是收缩期图像 (图 E ~ F)。这个软件可以自动识别二腔心 (图 B，F)、四腔心 (图 C，G) 和心脏短轴位 (图 D，H) 层面。左心室心轴 (黄色标记) 和左心房与左心室边界处的方向可以手动改变。左心室血池 (除外乳头肌) 也可被自动识别并用浅蓝色标记。使用编辑功能 (图 A 中箭头) 可在心脏短轴位上手动改变自定义的心脏内、外轮廓。舒张末期图像大部分将中心定位心动周期的 90% 或 0 (图 A，箭头指在 90% 处)。而收缩末期图像则几乎将中心定在 30% 或 40% (图 E)。对 RR 间隔内 10 个图像重建的分析课帮助计算出左心室的时间容积曲线 (图 A、E)。射血分数、舒张末期与收缩末期容积、心输出量、心肌功能均可自动得出 (图 A 和 E)。如果给出了患者的身高、体重、心率，该软件也可计算出心搏指数、心脏指数、心输出量和心肌指数 (图 A 和 E)

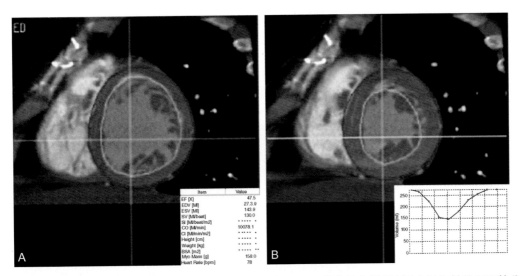

图 10-23　半自动心功能分析软件 (Toshiba) 对舒张末期 (图 A) 和收缩末期 (图 B) 心脏短轴位层面的分析。图像中绿色、红色轮廓线分别代表自动分析得出的心脏内、外轮廓。需注意的是并非所有绿线周围的区域都归属于左心室容积。因为只有手动调整的具有最小 CT 值的像素才被认为是心血池的一部分 (图中粉色标记处)。用这种方法计算，乳头肌是排除在血池外的。图 A 的插图中，显示了左心室整体功能的分析结果；图 B 的插图则显示了容积曲线，其中舒张末期与收缩末期容积分别代表了左心室容积的最大值与最小值。这款半自动分析软件，在分析此问题时，虽不是最优的，但在分析右心室功能时，仍比目前的全自动软件更容易

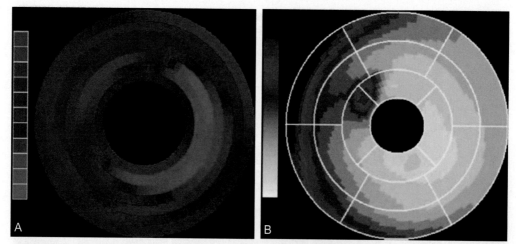

图 10-24　患有室间隔心尖段（段 13，14，第 3 章）局部运动功能减退的患者的局部心功能定量分析图像，分别应用电影磁共振图像牛眼图（图 A）和多层 CT 牛眼图（图 B）。通过分析收缩期相对变薄的心室壁，可以发现该局部心室壁运动减弱，在彩色图像中更容易发现（图 A 中红色和图 B 中深蓝色），这不同于正常的心室壁段。在 CT 图像中（图 B）

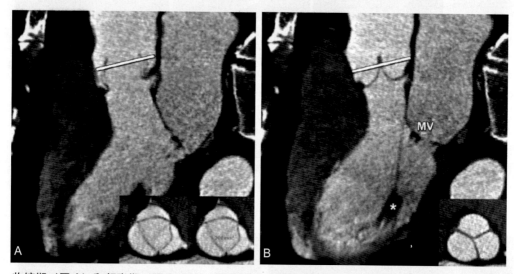

图 10-25　收缩期（图 A）和舒张期（图 B）时，利用 CT 对心脏长轴位三腔心层面的主动脉瓣进行评估。此患者的主动脉瓣叶是正常的，尤其没有钙化。在收缩期，主动脉瓣膜区经测量已超过 3.5mm^2（图 A 中插图，方向为沿白线），舒张期，主动脉瓣叶完全关闭（图 B），未见主动脉反流（图 B 中插图）。注意插图中关闭的主动脉瓣叶看起来像奔驰汽车的标志。星号 . 乳头肌；MV. 二尖瓣

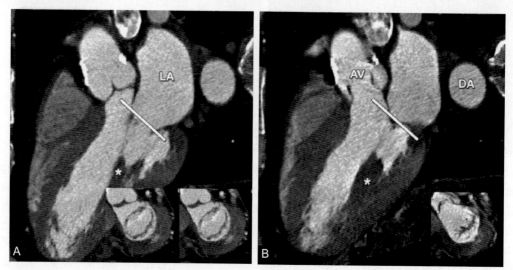

图 10-26　舒张中期（图 A）和收缩中期（图 B）时，对心脏长轴位三腔心层面的二尖瓣进行评估。此患者的二尖瓣瓣叶正常，尤其没有钙化。在舒张中期，二尖瓣区经测量已超过 6cm^2（图 A 中插图，沿白线方向），收缩期，二尖瓣完全关闭（图 B），未见二尖瓣反流（图 B 中插图）。注意升主动脉有钙化。星号 . 乳头肌；AV. 主动脉瓣；DA. 降主动脉；LA. 左心房

第二节　报　告

一、结构化报告

心脏 CT 的报告应该简明扼要且精确。使用结构化报告保证了不对重要结果过度评价，同时提高了结果的一致性（Stillman 等 .J Am Coll Radiol 2008）。表 10-4 中总结了心脏 CT 报告的要素。

2006 年，美国放射学会（ACR）发布了一个关于心脏 CT 报告实施与翻译的实践指南（Jacobs 等 .J Am Coll Radiol 2006）。本指南介绍了心脏 CT 研究应如何解释并将结果记录在案。另外，更普遍的 ACR 实践指南（库什纳等，.J Am Coll Radiol 2005）描述了参与报告和交流影像诊断结果的步骤。2009 年，SCCT 公布了关于冠状动脉 CT 血管造影的解释和报告的指导方针（拉夫等。中美商贸联委会 2009 年）。

表 10-4　心脏 CT 报告的要素[1]

1. 临床病史、症状和需要回答的问题[2]
2. 使用的 CT 的技术细节和图像质量
3. 结果说明
4. 总体印象，如有必要，建议进一步检查

（1）这些要素和一般的放射（CT）报告基本要素是相同的
（2）解释放射线检查为什么是必要的

二、病史、症状和需要回答的问题

只陈述相关的事实，其他相关的是患者的症状（如心绞痛，呼吸困难，疲劳），冠状动脉疾病的风险因素，以前的血运重建治疗史和事先缺血测试结果。应包括需要心脏 CT 解答的问题（例如是否存在冠状动脉疾病？）。

图 10-27 和图 10-28 显示的是心脏 CT 报告的实例。

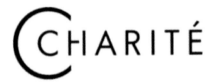

心脏 CT

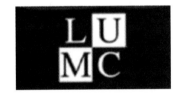

病史：
—疑有冠状动脉疾病，不典型心绞痛，可疑负荷心电图

检查方法：
静脉推注药物碘比醇 350，80ml 之后，用 64 排心脏 CT 与前瞻性心电门控技术（在 75%）进行采集。事前先舌下含服 0.8mg 硝酸甘油，静脉输注 β 受体阻滞药(10mgBeloc ZOK)。在心动周期 75% 处以 0.25mm 递增行 0.5mm 薄层重建，后在心动周期 75% 处行 3D 和 MPR 后处理。

结果：
图像质量良好，右冠状动脉优势型。
左主干：无显著狭窄与斑块。
左前降支：无显著狭窄与斑块。
左回旋支：无显著狭窄与斑块。
右冠状动脉：无显著狭窄与斑块。
左心室射血分数：63%，舒张末期容积：113ml，收缩末期容积：42ml；每搏量：71ml；左心室 MM：131g 无局部心室壁运动异常。肺、纵隔和胸壁的区域未异常显示。

整体印象：
依据此心脏 CT，可排除显著的冠状动脉狭窄（附有图像与 CD），左心室功能正常。

图 10-27　1 例无显著狭窄，心功能正常患者的 CT 报告实例

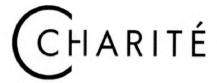 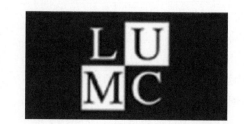

心脏 CT

病史：

20 年前后壁心肌梗死后状态，无心绞痛、高血压；肥胖；核压力测试：前壁缺血与后壁梗死；运动心电图：正常；未行侵入性检查；冠状动脉狭窄？

检查方法：

静脉推注 60ml 药物碘比醇（350mgI/ml）之后，用 320 排心脏 CT 与前瞻性心电门控技术（在 70% ～ 80% 处）进行采集。事前先舌下含服 0.8mg 硝酸甘油，静脉输注或口服 β 受体阻滞药(100 mg 艾司洛尔和 50mg 阿替洛尔)。在心动周期 70%，75%，80% 处以 0.25mm 递增行 0.5mm 薄层重建，后在心动周期 75% 处行 3D 和 MPR 后处理。

结果：

图像质量良好，冠状动脉分布为均衡型

左主干：左前降支近段（段 6）非钙化斑块，管腔狭窄约 80%。

左前降支：由于非钙化斑块导致段 6 处形成一个长 12mm 的显著狭窄（直径减少 60%），段 7 处也存在由非钙化斑块造成的非显著狭窄（直径减少 30%）。

左回旋支：段 11 处有一处不伴有显著狭窄的非钙化斑块，段 13 也由于存在一处非钙化斑块而几乎全部闭塞（约 95%）。

右冠状动脉：直至远处段 2 的可靠性评估：无显著狭窄。还有影响段 3 近端部分的两个运动伪影，影响了约长 10mm 的血管段的评价。进一步下行无狭窄和斑块。

肺、纵隔和胸壁的区域未特别显示。

左心室心肌功能：射血分数 35%，舒张末期容积 113ml，收缩末期容积 73ml；每搏量 40ml；左心室 MM118g。整体运动功能减退，后壁心肌梗死后区域（段 10）运动异常。

整体印象：

2 支冠状动脉存在病变：怀疑段 6（左前降支）有显著狭窄，段 13 有重度狭窄（见附图）。左前降支近端狭窄可能是在核医学图像中发现的前壁缺血的原因。运动伪影导致右冠状动脉的段 3 部分无法诊断。由于整体运动功能减退和后壁运动障碍，左心室射血分数减少，考虑行冠状动脉造影检查。

图 10-28　1 例伴有冠状动脉显著狭窄患者的心脏 CT 报告实例。总体和局部左心室功能也明显下降

三、技术方法和图像质量

该报告应说明探测器准直,采集方法 [回顾(心电门控)或准(ECG 触发)],造影剂的使用剂量和类型,硝酸甘油或 β 受体阻滞药给出的剂量。相关的放射剂量的参数应根据州或联邦政府规定进行登记。可添加的冠状动脉重建时相用于分析,因为这样做有利于与后续检查进行比较。这种信息也要存储在别处 [例如,在放射信息和(或)图像归档和通信系统]。然而,无论是否存在非诊断的(未评价的)冠状动脉片段或者可能影响解释的伪影,这些均应在报告中予以说明。

四、结果说明

如果一个人要比较两次研究报告,这是在报告中指出当前结果是与哪次检查相比较的最佳地方(如与 2009 年 12 月 15 日的心脏 CT 相比)。应当提及冠状动脉优势型(右、左优势型或者均衡型)。如果存在狭窄或斑块,指出病变位置(开口处,近侧支)和(或)段名或编号(图 10-3)是非常关键的。此外,应给出所估计的直径狭窄百分比(图 10-8)。如冠状动脉狭窄可能会决定经皮冠状动脉介入术成功率这一特性,指出关于狭窄的长度、偏心率及有无钙化和血栓也许是非常有用的(图 10-29)。在伴有慢性完全阻塞的患者中,CT 信息可提高随后施行的经皮冠状动脉介入术的成功率,如:提高对导管的引导作用(图 10-30)。同时,也应给出冠状动脉狭窄的其他特征 [如斑块体积、亨氏单位数(CT 值)](第 14 章)。

如果图像数据采集是在整个心动周期中完成,其他结果如整体或局部心功能等也应当报告。进一步心脏评估则包括对心肌、心腔和心包的评估。如果出现心肌灌注不足或其他结构性心肌异常、血栓、瓣叶或环形钙化等,也应当给予描述(第 16 章)。

高成功率(85%)

↓

Increase in
病变长度(> 10.cm)
狭窄的偏心率
钙化斑块
血管段成角(> 45°)
轮廓不规则

Presence of
开口处
侧支受累
血栓
阻塞

成功率降低至 60% ~ 85%

图 10-29 不同的冠状动脉狭窄特征对经皮冠状动脉介入术成功率的影响(依据 Ryan 等 .J Am Coll Cardiol 1988 and Smith 等 .JACT 2001 提供的数据并进行改良)。对有长段冠状动脉病变(> 3.0cm)、严重成角病变(> 90°)或阻塞存在 3 个月以上的患者,成功率可能降低至 60%。其他可在冠状动脉 CT 上很好评估的重要特征是:狭窄的偏心率、钙化程度、开口或分叉处等部位的病变

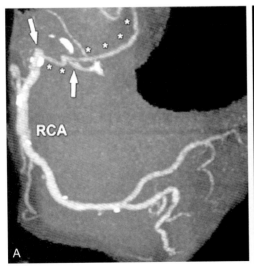

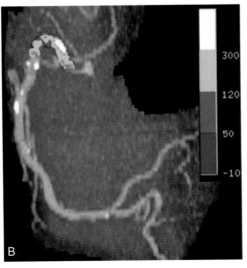

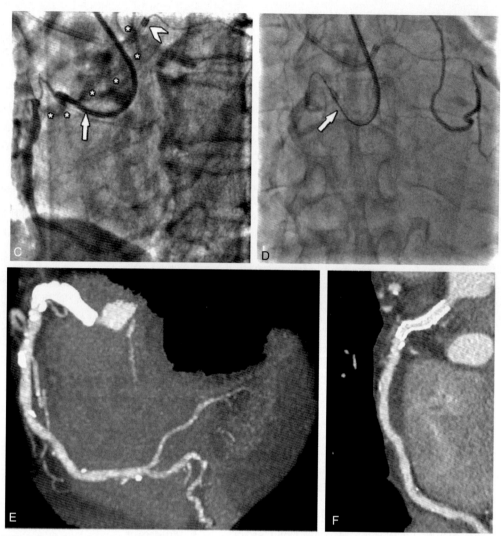

图 10-30　行腹主动脉瘤手术的 65 岁男性患者，其右冠状动脉发生了慢性阻塞。由于在心肌灌注图像中偶然发现有心肌缺血区，遂行 CT 检查。图 A 是一幅血管造影图像，显示了右冠状动脉的慢性阻塞（箭头），从左回旋支分出的一支血管和右窦房结动脉（星号）。但是，该图像并未提供导致慢性闭塞的斑块的信息。图 B 是斑块血管造影图，显示了不同斑块成分的亨氏单位大小（CT 值），用不同颜色进行标识。图 C 是相应的传统冠状动脉血管造影片，右冠状动脉和左回旋支内均插入了导管，以此来更好地描述该处慢性阻塞的特征。一根导管插在右冠状动脉口（箭头示），另一根则插入左回旋支（楔形箭头）。同轴导管经过左回旋支导管进入其分支血管，再进入右窦房结动脉（星号示，不如右冠状动脉那样充盈），该处与远处的慢性闭塞部位相联系。这样经过注射 2 次造影剂获得的图像（图 C）与血管造影图（图 A）相似，但却无法对斑块进行观察

心脏和冠状动脉的评估是在一个小的重建视野中进行的，为达到最佳空间分辨率而使用了薄层（0.5 ～ 0.9mm）重叠扫描。然而，这些小的重建视野仅仅包括整个胸廓体积的 1/3，而 2/3 的在最大视野中可覆盖的胸廓体积在此处未被覆盖。最大视野总是在评估心外发现时使用，存在于肺、骨、胸壁、纵隔等处的异常也应该报告。心外异常经常存在，也许可对患者的胸痛和（或）呼吸困难等进行解释，如偶然发现大的膈疝、肺栓塞或肺气肿。

五、整体印象与建议

对冠状动脉狭窄的主要结果（例如，"2 支冠状动脉疾病与……的显著狭窄"），心室功能，以及相关的心脏和心外的研究结果应该进行总结并在鉴别诊断中列出。如果狭窄的相关性不确定，可以建议其进行下一项测试（例如核医学测试或任何其他缺血的测试，以进一步分析边缘狭窄）。然而，只有真正有帮助的进一步调查，值得在这里列出，以避免所谓的"分层"测试。如遇心外发现，无论这些结果是否可以解释患者的症状，均应该记录下来。根据由全国肺癌筛查试验研究小组提供的肺癌病死率的改善报告，建议对所有心脏 CT，应把读取到的肺部结节作为识别偶发肺癌的信号，这样可改善患者的预后。

第11章　冠状动脉钙化

摘要

　　本章节回顾了冠状动脉钙化积分在临床应用中所扮演的角色，其对评估心血管事件的中危群无症状患者的危险分级非常有用。

第一节　简　　介

　　冠状动脉钙化积分可对冠状动脉粥样硬化疾病进行评估，即使是在早期阶段。这对理解无症状人群血管疾病的病理学非常有用，对评估预后也具有意义。

　　在病理学家首次开始对猜测死于冠状动脉疾病的尸体进行剖检时，他们发现动脉钙化和心脏死亡之间存在有一定的联系。随着X线的发展，与心脏有关的钙化再次被认为是冠状动脉疾病的一项指标。事实上，在20世纪的大部分时间里，由于"钙"其本身密度大，在心脏X线照片中是唯一显影的。Blankenhorn与Stern在1959年发现，除了少数的特例外，冠状动脉钙化与内膜病变之间有特定的联系。随着该问题的发现，出现了许多关于在冠状动脉X线片中发现钙化能力的研究。

　　在1960年与1970年，随着放射性冠状动脉血管造影技术的广泛应用和较少侵入性试验，如运动负荷图像的进步，有关冠状动脉钙化的意义并未取得很大的进步。治疗冠状动脉狭窄的血管成形术和支架置入的出现帮助人们意识到临床上钙斑并非那么重要。临床上，冠状动脉钙斑发现率的上升与科学和技术的发展进步有关。首要的是冠状动脉钙化被认为是粥样硬化的强有力的指示，并且在传统危险因素中，也具有预测效应。临床医生也逐渐意识到对粥样硬化的个人整体心血管疾病的危险因素，进行早期治疗比对个人冠状动脉高度狭窄的治疗更

加重要。CT技术本身的改革也同样重要。电子束CT在首次对冠状动脉钙化的定量分析中实现了真正的突破。虽然在此领域中有价值，电子束CT也受成本和心脏外成像有限的实用性限制束缚。

　　跟随着电子束CT的脚步，心脏CT出现了许多改进（第7章）。随着16排CT和64排CT扫描仪的出现，人们将更多地关注集中在了冠状动脉CT血管造影上，同时钙化积分也得到了更广泛的应用。最新的技术包括容积式320排CT（第9章A）和双源CT（第9章B），它们可在单个心搏内完成数据采集。此刻，重要的问题已不再是"我们是否计算钙化积分"而应该是"什么时候要做"。

　　尽管在过去十几年里，年龄调整（年龄标化）心血管死亡率明显下降，但心血管疾病仍是世界范围内致死的最主要原因。几乎所有的心血管事件发生于无先前心肌梗死或血管重建的患者中。考虑到先前曾有心血管事件的患者有更高风险，这看起来是矛盾的。但事实上是无先前事件（一级预防）的人代表了人群的死亡率。虽然无症状人群的绝对风险较低，但他们更大的技术导致其在人群中有一个更高的归因危险度。因此，先前无心血管事件的无症状患者的危险分级已经并入到预防指南中，以识别心血管高危风险人群，建议在他们中实施预防措施，包括药物治疗。

　　事实上，大多数事件发生在低中危风险的人群中，这种现象称为"Rose预防矛盾"。Rose1985

年在关于预防矛盾的经典文章中表示，高危风险人群仅占冠状动脉事件的少数。该观点最近被重新验证，使用的数据从 109 954 名参与者中汇集，他们来自 6 个欧洲一般人群队列中 SCORE 评分高危组群。SCORE（系统冠状动脉风险评估）的数据集在

图 11-1 中显示。关于预防策略的结论是：①需要实施总人口战略，以使全部人口分布的风险转移至较低。②在低、中、稍高危风险人群中，采取临床措施以试图找出具有最高风险的人。冠状动脉钙化积分在此处应该最有用。

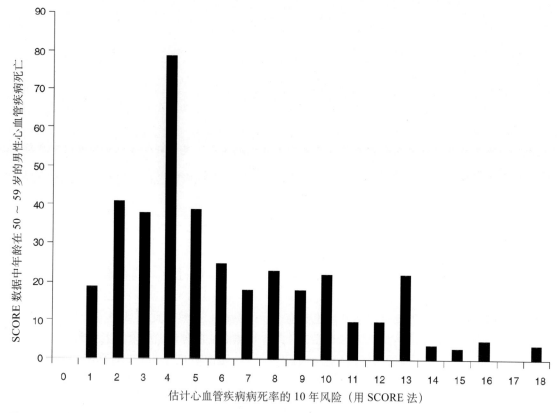

估计心血管疾病病死率的 10 年风险（用 SCORE 法）

图 11-1　该图，从 SCORE（系统冠状动脉风险评估）的数据库中，说明了预防战略的一个关键要素。一个被称为"Rose 预防矛盾"的数字说明了一个看似矛盾的情况，多数的疾病事件发生在低或中等风险的人口成员中，而只有少数事件发生在具有高血管风险段的人中。其他详细信息见文字。CVD 心血管疾病，SCORE 系统冠状动脉风险评估（Cooney 等授权，欧洲中华预防心脏病 2009 年）

第二节　临床应用

一、冠状动脉钙化的测量

在冠状动脉中，钙化几乎总是发生在动脉粥样硬化中。唯一已知的例外是肾衰竭，其可与冠状动脉壁的中膜（非粥样硬化）钙化有关，伴随着动脉粥样硬化钙化。即使在肾衰竭患者中，广泛内膜钙化也存在，导致特别高的心血管死亡率。实际上，冠状动脉钙化分数被认为是为无肾衰竭患者提供了一个血管年龄估计。它已经表明，冠状动脉钙化的量反映了总动脉粥样硬化负担，包括钙化和非钙化斑块。但是，该钙化和非钙化斑块成分之间的定量

关系，是不统一的，并且在一些个体中，只有非钙化斑块存在。

冠状动脉钙化可在无对比心脏 CT（图 11-2 和图 11-3）被检测到。为了量化冠状动脉钙化，应当测量其面积和密度，体积或钙化沉积的质量。一些量化方法有：①盖斯顿评分（表 11-1 和表 11-2）；②体积分数；③衍生的钙的质量；④钙化范围评分（表11-2）。

随着年龄的增长，冠状动脉钙化的患病率和程度也上升，在任何年龄段，男性的患病率和程度都高于女性。绝对冠状动脉钙化积分和与年龄性别有

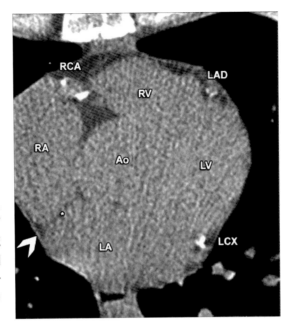

图 11-2 心脏结构的重要信息可从非强化 CT 中获得。左前降支、左回旋支、右冠状动脉和升主动脉如图中标记都可看到。心脏的 4 个心腔也可显示，途中标记为 RA（右心房）、RV（右室流出道）、LA（左心房），LV（左心室）。心腔的相对大小也可从非增强 CT 中评价。心包表现为一条可见的细线（箭头），房间隔也可显示（星号）

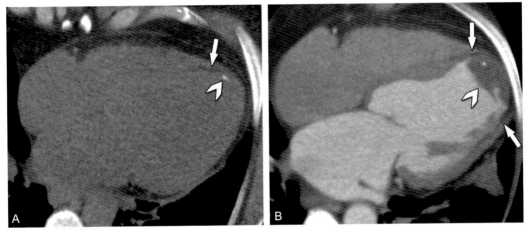

图 11-3 钙化评分为 0 的 50 岁女性患者，非强化 CT 扫描时偶然发现心尖区陈旧性心肌梗死。图 A 中显示心尖梗死区伴有心肌变薄和脂肪变性（箭头）。从非增强扫描重建的四腔心层面中可见其附近还有一处钙化（楔形箭头）。图 B 显示的则是同一患者从血管造影图从获得的 5mm 后的重建四腔心层面图，显示了变薄和脂肪化的心肌（箭头）及心尖区含有钙化的血栓（楔形箭头）

表 11-1 运用 Agatston 法计算出的冠状动脉钙化评分分类

Agatston 单位数	等级
0	无
> 0 ～ 10	最低
> 10 ～ 100	轻微
> 100 ～ 400	中度
> 400 ～ 1000	严重
> 1000	广泛

此处所示临界值以实验为依据

表 11-2　4 种冠状动脉钙化评分方法的比较

	盖斯顿评分[1]	体积评分	衍生钙质量	钙化面积评分
钙化分数的计算	$CS^{[2]} = W^{[3]} \times A^{[4]}$	$VS^{[5]} = Vnox^{[6]} \times Nvox^{[7]}$	$Cac^{[8]} \times Vcp^{[9]}$	受影响的 5mm 的血管段 /5mm 的血管段总数
优势	大量参考数据存在最常用的方法	高重复性 对评估冠脉钙化进程有用	准确和很小的变化	有助于传达给患者的血管已经钙化斑块的百分比
劣势	扫描仪间结果统一性低	部分容积效应会影响准确性	测量困难	需要冠状动脉准确跟踪，从而增加了读取时间
	钙化量非线性	临床可用数据较少	须在患者身下放一幻影以校准	临床上未得到很好的使用
	依赖噪声 得分不对应于一个物理标准		临床可用数据较少	
扫描间差异	15% ～ 20%	10% ～ 12%	10% ～ 12%	无数据
单位	mm^2	mm^3	mg 对羟基磷灰石钙等价	百分比（%）
临床应用	最常用	可用于测量粥样硬化进程	测量冠状动脉钙化数量最好的方法	用于临床太烦琐

（1）盖斯顿评分是由盖斯顿等早 1990 年首先描述的。盖斯顿评分是评估冠状动脉钙化的传统方法

（2）盖斯顿方法计算的单一病变钙化得分，每个动脉、每个钙化或整个心脏的盖斯顿得分，最后一个也成为总钙化得分，这些都是通过总结各个感兴趣区的相对价值而计算出的

（3）权重因子，其中，如果 130HU ≤ CT 最大值 < 200 HU，W=1；如果 200HU ≤ CT 最大值 < 300 HU，W =2，如果 300HU ≤ CT 最大值 < 400 HU，W=3，如果 400HU ≤ CT 最大值。W=4

（4）体积得分

（5）病变范围 mm^2

（6）单个体素体积

（7）体素数量

（8）钙化浓度

（9）钙化斑块体积

关的钙化百分的预后价值在动脉粥样硬化的多种族研究中进行了比较。在这项研究中，虽然两者评分方法得到有效的风险分级，绝对的测量方法比百分位的方法实行起来更好。因此，目前临床实践中推荐使用准确的冠状动脉钙化评分。

在心脏 CT 图像中，也会偶然遇到一些非心脏本身的结果，如胸部或腹部疾病，包括肝囊肿、钙化淋巴结、肺气肿和肺结节。包括心脏瓣叶钙化在内的其他组织钙化与冠状动脉钙化相似，必须正确翻译，以防错误地增加总"冠状动脉"钙化的积分（图 11-4）。在有经验的工作中心，出现误判几乎是不可能的，因为这些不同的病变容易彼此相互区分。重要的是，主动脉瓣钙化对于危险分级具有独立的诊断价值。区分出所有这些非冠状动脉病变是重要的，以能够对它们做出准确合适的诊断和管理。

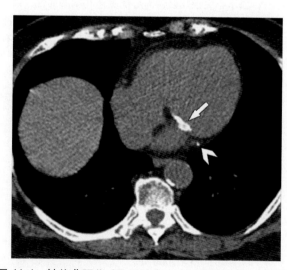

图 11-4　轴位非强化 CT 显示有一个显著钙化的二尖瓣环（箭头），把它与左回旋支钙化区分开来是非常重要的（楔形箭头）。因为这会提高冠状动脉钙化评分，降主动脉处也可见一钙化斑块

二、扫描方案

标准的图像扫描方案是从气管隆突下心底部以每幅图像 100 ～ 200ms 的速度获得连续 40 层 3mm 层厚的图像。图像的采集是在几个心脏舒张末期采用前瞻性心电触发技术而完成的（第 8 章）。对于单个心搏内冠状动脉钙化的扫描有两个方案：利用第二代双源 CT 快准螺旋扫描和利用 320 排 CT 行轴向容积扫描。

管电压从 120kV 降至 100kV 时致使钙化组织的亨氏单位值（CT 值）更高（第 7 章），因此，当管电压从标准的 120kV 降至 100kV 时，冠状动脉钙化评分的临界值 130HU 就不再有效。一些在 120kV 时低于临界值 130HU 的非钙化斑块，此时也被计算积分。现有科学证据不足以为 100kV 或 80kV 时确定一个新的 HU 临界值和评分系统。降低管电流联合迭代重建法可在降低辐射剂量的同时还保持图像质量，不改变钙化积分。这种患者特异的扫描方法和有限的扫描长度减少了辐射暴露。在当前可用的 CT 技术下，典型钙化研究分析所需的辐射剂量比得上约 5 张乳房 X 线照片的剂量（每个有效剂量约为 0.2mSv）。图像是在一个小视野中利用 512×512 的矩阵重建的（第 8

章），表 11-1 和表 11-2 显示的是评分系统。

三、在无症状人群中的预后价值

在未来 5 年，无症状的个人中，没有检测到冠状动脉钙化与非常低的主要心血管事件风险（每年不到 1%）相关。在另一极端，有报道称具有广泛冠状动脉钙化（盖斯顿分数 > 1000）的无症状人群，具有高达 11 倍的主要心脏事件的风险，基于几个较大人群的研究结果为 CT 定量计算出冠状动脉钙化的增量预测提供了依据。"对多种族人群粥样硬化的研究"来源于对 4 个种族 6722 名无症状患者 3.8 年的研究，阐述了不同种族人群中冠状动脉钙化存在的显著差异（从白种人中的 70% 到黑种人中的 52%），但在传统危险因素中，冠状动脉钙化评分具有相似的预后价值。盖斯顿评分 > 100 的患者冠状动脉事件的发生率是未检测出冠状动脉钙化人群的 7 倍。

为了临床制定决策，每个传统风险分类中与冠状动脉钙化有关的心脏事件的额外风险对于重新分类个人风险是足够的。在对 1461 位患者的人群分析中，发现在每项 Framingham 风险分类中冠状动脉钙化分数都高的患者中，心脏事件发生率增加，包括低危、中危、高危风险的人（图 11-5）。然而在

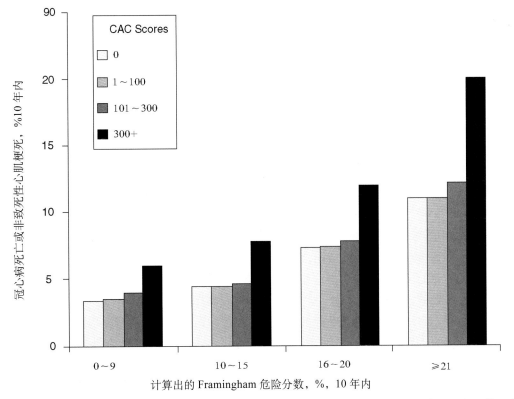

图 11-5　无先前心血管疾病的研究参与者，在每个 Framingham 风险分类中的不同冠状动脉钙化积分的 7 年事件发生率。在这部分人群样本中，评估基线 Framingham 风险为 16% ～ 20% 并且盖斯顿单位钙化评分至少 301 的参与者被重新分类到一个更高风险组。注意盖斯顿评分临界值 100，400 在临床实践中应用最为广泛，极少数研究利用了其他临界值，如 300，600，同时这些其他临界值在临床上也不被经常利用 [Greenland 等授权，(2004)]

Framingham 方法中被分为低危组的人群（10 年风险率＜ 6%）中，高的冠状动脉钙化积分（盖斯顿评分＞ 400）不常见，虽然风险率提高了，但这部分人依旧低于当前风险因素校正后的风险临界值。当前临床实践指南（见第三节），不建议有非常低整体心血管风险的患者行钙化评分。

一些研究展示了对低至中度风险患者冠状动脉钙化评分的预后价值。圣弗朗西斯心脏研究表明，低危患者，尤其是中年，能增加具有非常高的冠状动脉钙化积分患者的心血管风险。PACC 研究表明，有非常高的冠状动脉评分的低至中危风险的美国军事人员，其心血管事件风险增加 11 倍。因此，美国心脏病学院和美国心脏协会这两个美国大学已经包括低到中等风险的人群（10 年风险为 6% ～ 10%），他们是可以从冠状动脉钙化评分中获益的一部分（Ⅱ b 类推荐）。

钙化评分是许多已提出的对传统风险因素提高风险评估的测试之一。在中危风险人中（10 年风险，＞ 10% ～ 20%），与其他指标相比，如颈动脉内 - 中膜厚度和 C 反应蛋白、冠状动脉钙化评分是用于风险分类最有用的额外风险指标。

四、伴有 2 型糖尿病的患者

伴有 2 型糖尿病的患者易患弥漫性、钙化性和广泛性病变，更常有左心室功能障碍，更常频繁地患无症状性心肌缺血。他们比不伴有心血管疾病的无糖尿病患者发生心血管事件的风险更大，甚至在无心脏症状时，2 型糖尿病也被认为是冠状动脉疾病的高危因素。建议对其采取二级预防措施。糖尿病患者的进一步危险分级可帮助识别有广泛性冠状动脉粥样硬化和有显著可诱导的无症状心肌缺血患者。他们可能从更加强化的治疗措施中受益，包括冠状动脉血管重建术。

冠状动脉钙化评分对无症状糖尿病患者的危险分级目前已被美国心脏病学院 / 美国心脏协会认可。另外，一篇发表于 2013 年 BMJ 的分析表明，盖斯顿评分＜ 10 可定义为极低风险糖尿病人群。如果考虑对无症状糖尿病患者做一个测试来判断是否存在无症状心肌缺血，事实证明，对无症状人群进行预选是非常合理的，人群的预选依据与冠状动脉钙化积分＞ 400，目的是如果存在粥样硬化，可对其进行后续的功能成像。

五、伴有肾疾病的患者

肾功能受损是一个主要的心血管风险因素，并且随着肾小球滤过率的降低，风险会逐渐增加。肾功能受损患者的冠状动脉钙化积分提高了，并且钙化发生率和程度在透析患者中尤其高，部分原因可能是非粥样硬化机制。冠状动脉钙化发展程度在透析患者中更迅速，这与年龄、持续透析、慢性肾衰竭、糖尿病、矿物质代谢的改变，钙基磷酸盐合剂的使用和剂量有关。除了冠状动脉钙化以外，透析患者中二尖瓣环的钙化和非冠状动脉血管的钙化都证实与偶发心血管事件和增加的风险死亡率有关。

KDIGO 针对诊断、评估、预防和治疗慢性肾疾病 - 骨盐代谢障碍临床实践指南提倡将冠状动脉钙化积分用于慢性肾疾病患者。该指南指出慢性肾疾病中 3-5D 级的伴有已知的血管 / 瓣膜钙化的患者可被认为具有最高的心血管风险（2A）。利用该信息来指导 CKD 的管理是合理的。有任何冠状动脉钙化的患者都应转变为使用无钙基磷酸盐合剂，以此保证钙化积分能够正确地指导临床做出决策。冠状动脉钙化积分对慢性肾疾病患者的心血管危险分级是没有用的，这些人被认为是心血管风险高危患者。建议有严重冠状动脉钙化负担的患者避免使用钙基磷酸盐合剂。

六、对冠状动脉钙化进程的测量

获得冠状动脉钙化评分的轻松使之成为检测和观察粥样硬化负担的一个充满吸引力的工具。与冠状动脉钙化进程相关的数据表明，在小剂量他汀类药物与安慰剂使用的短期随机试验中，他汀类药物不能很好地减缓进程时，冠状动脉钙化进程与心血管疾病密切相关。

对冠状动脉钙化进程测量的最好方法目前尚无一致性结论，方法如使用绝对得分差别、百分数改变或平方根的改变。绝对钙化分数的进程依赖于目前基线水平的钙化量。它还与患者年龄、性别、早发冠心病家族史、种族背景、糖尿病、体重指数、血压升高和肾功能不全有关。重要是在反复钙扫描中测量其进程的可靠性相对较高，也可使用于检测预防性用药在临床疾病进程中的影响。许多关于"多种族粥样硬化研究"的亚实验说明，使用他汀类药物时，钙化积分进展者比不进展者增加 4 倍的风险。因此，连续评价在评定斑块进展和找出具有心血管事件高风险的钙化评分进展者时是有价值的。一些国家的实践指南目前不建议使用持续的冠状动脉钙化评分来评估疾病的临床进程。

第三节　指　　南

许多指南已对用冠状动脉钙化评分进行风险预估做出了评价。下面讨论的是美国、加拿大和欧洲的指南。

一、美国指南

美国心脏病学院基金会 / 美国心脏协会专责小组在 2010 年发表了一项对无症状成年人风险评估的指南。本指南确定了两个Ⅱa 类冠状动脉钙化评分的适应证。Ⅱa 类建议表示，执行该过程是合理的，因为它对评估风险有益。该指南指出，冠状动脉钙化评分作为一种对中等风险（在 10% ～ 20%，10 年内）无症状个人和 40 岁以上（包括Ⅱa 类建议）糖尿病患者的辅助风险评估是合理的。它进一步指出，冠状动脉钙化的测量可能对低至中等风险人员在的心血管风险评估是合理的（6% ～ 10%，10 年风险；Ⅱb 类推荐，这意味着有不太可靠的有利证据，而是钙化评分可能对指定的患者有帮助）。冠状动脉钙化积分大于零，表明存在潜在的冠状动脉疾病，并可能是对风险因素更积极管理的理由。未来事件的风险增加与冠状动脉钙化分数是成正比的。糖尿病及高冠状动脉钙化积分患者可能是肌功能检测的候选者，以排除无症状性心肌缺血的存在。

二、加拿大指南

加拿大风险评估指南修订于 2012 年（在 2013 年发表）。该指南声明：虽然不如冠状动脉血管造影那样敏感，冠状动脉钙化评分依然可能对高度选择患者的胸痛不同诊断有用。根据加拿大指南，不建议冠状动脉钙化积分用于筛查无症状人群。

三、欧洲指南

欧洲心脏病协会第五联合工作组和其他临床实践中心血管疾病预防组织回顾了冠状动脉钙化评分在风险评估中的作用。本指南刊登于 2012 年，在关于冠心病程度和预后的影响方面，把盖斯顿分数作为一项独立的危险标志。鹿特丹钙化研究表明，高百分范围反映了心肌梗死患者 12 倍的风险，无关的经典危险因素，甚至在老年人中。该指南指出，虽然钙化积分目前被广泛应用，但它尤其适用于中度风险的患者（Ⅱa 类建议）。最近研究表明，具有降低辐射水平的多层 CT 冠状动脉血管造影在对患者重新分级为低或高危风险组高度有效。因此，欧洲指南与美国指南有相似的结论。

第四节　展　　望

大量证据表明，冠状动脉钙化的测量提供了有效的，独立的和增量风险分层，并且对没有已知的心血管疾病的无症状中度风险的个人尤其有用。此外，冠状动脉钙化积分为无已知冠状动脉疾病的 2 型糖尿病患者提供了诊断信息。因此，这些特定的患者可从一级预防中危险分级的战略措施中获益。同时，考虑到患者特征和特定的临床环境，冠状动脉钙化积分的应用是合理的。

单纯传统危险因素的检测中，大量冠状动脉事件发生在被认为是低到中度风险的人们。因此，钙化积分对于提高风险评估有巨大潜力。鹿特丹心脏研究，亨氏利多富回顾研究和动脉粥样硬化的多种族研究的结果表明，冠状动脉钙化是目前的风险评估算法中较优的风险分层法。需要进一步的研究来定义的冠状动脉钙化检测对及早发现的临床影响。此外，还需要这种测试的成本效益研究。

第 12 章　冠状动脉旁路移植术

摘要

　　本章节为对冠状动脉旁路移植术行最理想扫描和阅读图像提供了实用性信息。阅片时最好在轴位和多层曲面重建下完成，同时应包括对移植吻合、泄漏和本身血管的评估。胸主动脉和心功能也应在报告中有所考虑。

第一节　简　　介

　　在曾行冠状动脉旁路移植术的患者中，症状的再次出现可能是由于移植失败或本身血管的粥样硬化造成的。传统冠状动脉血管造影术到目前为止被认为是观察本身血管和旁路移植血管的参考标准。由于无创性这种优势和较高的诊断准确性，非侵入性 CT 冠状动脉血管造影被认为是对移植后有症状患者的一种可行性检查方法。

　　CT 首次用于冠状动 - 静脉旁路移植术的非侵入性图像显影是由 Brundage 等在 1980 年建议提出的。那时对血流受限的狭窄的探测是不可行的。从那时起，CT 技术取得了巨大进步（第 7 章），它对冠状动 - 静脉旁路移植术的诊断评估有重要意义，因为较宽的直径、减小的运动和相对少出现的钙化，使它们成为 CT 观察的理想血管。

　　然而，房性或室性期前收缩限制了 CT 的适用范围，一旦在扫描过程中出现，则可能会降低图像质量。另外，冠状动脉旁路移植术后的患者，对其本身血管的观察成了一个挑战，因为这里经常出现严重的钙化。

第二节　冠状动脉手术袖珍手册

　　进行冠状动脉旁路移植手术有 2 种主要方法：①传统体外循环手术，血管重建是最常用的一种方式，包括正中胸骨切开术、单一时期主动脉阻断术、冷冻心脏停搏的间歇灌注术及心肺转流术的适用。②微创冠状动脉旁路移植术，这包括 4 种类型：股动脉 - 股动脉吻合、心肺转流和心脏停搏的冠状动脉旁路移植术；运用完全内镜机器辅助技术和心脏停搏下冠状动脉旁路移植术的端口吻合；非体外循环手术，实行时运用正中胸骨切开术而不用心肺转流术，通过特定的装置来稳定靶血管；经左前胸骨切开的直接微创冠状动脉旁路移植术，不使用心肺转流。

　　依赖于血管重建使用的方法，外科医生可利用不同类型的动静脉移植，医生在扫描时应对此熟悉（表 12-1）。虽然完成步骤更加复杂，但动脉移植依然是最常用的，因为其比静脉旁路移植的开放率要高。

　　左内乳动脉经常与左前降支、斜角支和（或）钝缘吻合，也单独吻合，也可序贯吻合（图 12-1）。右内乳动脉则越过中线与左前降支吻合（图 12-

2A），穿过横窦（主动脉后方）右冠状动脉近段与钝缘支或对角支吻合（图 12-2B），或直接与钝缘支或对斜角支吻合（图 12-3）。

　　大隐静脉经常直接与主动脉相吻合来重建任何冠状动脉，既可以单独移植（图 12-4 和图 12-5），也可以依顺序移植（图 12-6）。桡动脉也经常作为游离段来与所有冠状动脉相吻合（图 12-4C）或序贯吻合。它更经常以 Y 形与左或右内乳移植动脉相连接而较少与主动脉连接。胃网膜动脉几乎不用来重建后降支，有时它会作为左内乳动脉桥的延长段与前降支远段吻合（图 12-7）。

表 12-1　冠状动脉手术中的动脉和静脉桥		
桥血管	准备	方向
LIMA	带蒂	LAD/Dia/OM
	缩略（Skeletonized）	LAD/Dia/OM
	游离移植	LAD/Dia/OM
RIMA	带蒂	LAD/Dia/OM/RCA 近段
	缩略（Skeletonized）	LAD/Dia/OM/RCA 近段
	游离移植	LAD/Dia/OM/RCA 近段
RA	游离移植	任何血管
GEA	缩略（Skeletonized）	PDA
	游离移植	LAD 远段（延长 LIMA）
GSV	游离移植	任何血管

Dia. 对降支；GEA. 胃网膜动脉，GSV. 大隐静脉，LAD. 左前降支；LIMA. 左内乳动脉；OM. 钝缘支；PDA. 后降支；RA. 桡动脉；RCA. 右冠状动脉；RIMA. 右内乳动脉

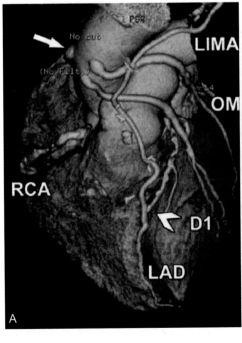
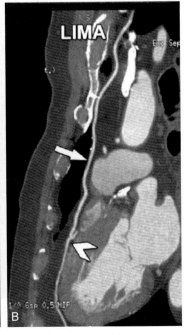

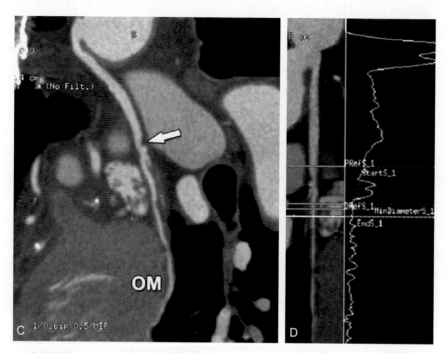

图 12-1　64 岁男性患者，14 年前行冠状动脉旁路移植术，左内乳动脉（LIMA）移植到左前降支，静脉移植到右冠状动脉（RCA）、对角支（D1）、钝缘支（OM，图 A，三维重建）。由于单光子发射计算机断层图像左心室中下壁心肌灌注缺损，所以行 CT 检查。左内乳动脉移植段清晰（图 B 箭头，多层曲面重建），远端吻合正常（图 A，B 中楔形箭头），但是移植到右冠状动脉的静脉发生了堵塞（图 A 箭头），移植到钝缘支的静脉显示有腔内狭窄（图 C 中箭头，多曲面重建）。通过定量分析，评估此处狭窄不具显著意义（图 D 中，直径狭窄 14%）

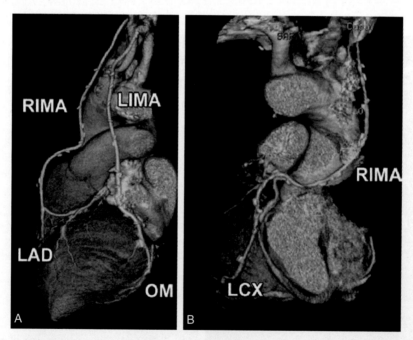

图 12-2　左和右内乳动脉移植的不同例子。图 A 显示的是 68 岁女性患者的 CT 三维重建图像，该患者 6 年前行左内乳动脉（LIMA）移植到钝缘支（OM），右内乳动脉（RIMA）移植到左前降支（LAD）。由于不典型心绞痛行 CT 检查，结果显示 2 条动脉桥都清晰可见（三维容积再现重建）。图 B 展示的是 58 岁男性患者，8 年前行右内乳动脉经主动脉后的横窦与左回旋支吻合。由于负荷试验结果不确定而行 CT 检查。2 例患者中，移植段都清晰可见

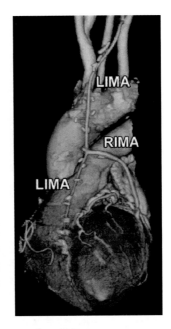

图 12-3　66 岁女性患者，7 年前行旁路移植手术，左内乳动脉（LIMA）移植到左前降支，右内乳动脉（RIMA）作为游离段与左内乳动脉形成 Y 字形结构，与钝缘支吻合。由于负荷试验结果不确定而行 CT 检查。移植血管段显示清晰不伴有显著狭窄

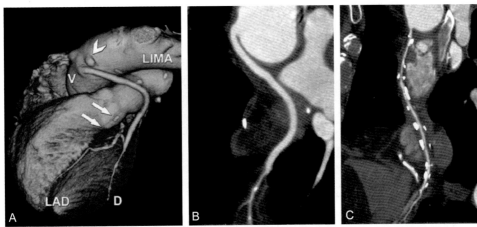

图 12-4　63 岁男性患者，10 年前行冠状动脉旁路移植手术，左内乳动脉移植于左前降支（LAD），2 支单根静脉（V）移植于钝缘支和对角支（图 A，B），桡动脉（游离移植段）移接于后降支（图 C）。由于心肌负荷试验阳性行 CT 检查（侧壁）。静脉移植段移接到钝缘支（楔形箭头）。左内乳动脉（箭头）阻塞（图 A，容积再现）。移接到对角支血管通畅（图 B，多曲面重建）。桡动脉游离段的可评估性由于大量典型金属夹的存在而轻微受限（图 C，多曲面重建）

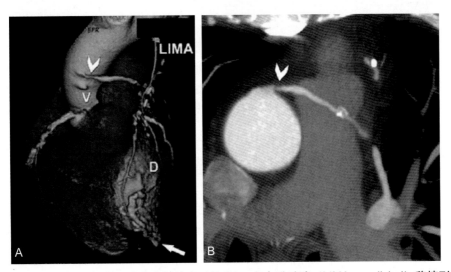

图 12-5　65 岁男性患者，5 年前行左侧动脉瘤切除术（箭头），左内乳动脉（LIMA, pedicled）移植到第一对角支（D），静脉移植到第一和第二钝缘支（图 A）。由于不典型心绞痛的再现而行 CT 检查。左内乳动脉桥清晰但移接到第一钝缘支的静脉桥则发生了阻塞（V），移植到第二钝缘支的静脉桥则严重狭窄（图 A，B 中楔形箭头），后者不再适用于血管重建

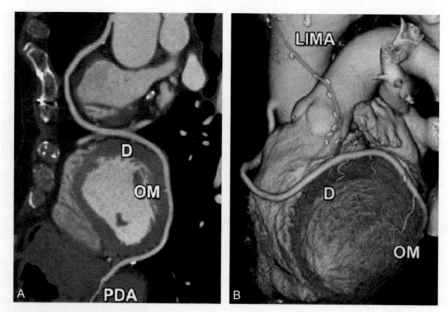

图 12-6　68 岁男性患者，12 年前接受静脉桥吻合到对角支（图 A 中 D，多曲面重建），钝缘支（OM）和后降支（PDA）。左前降支与左内乳动脉（LIMA，图 B）吻合。由于不典型心绞痛而行 CT 检查，显示静脉桥清晰

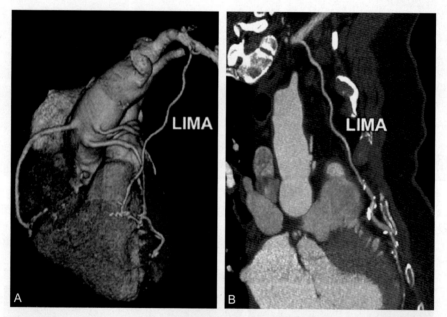

图 12-7　62 岁男性患者，15 年前行 5 支静脉旁路移植术。3 年前由于左前降支阻塞和典型心绞痛（加拿大 Ⅲ 级），利用左内乳动脉（LIMA）和胃网膜右动脉（游离移植）来对左前降支行血运重建。现由于不典型心绞痛行 CT 检查，静脉桥（图 A）和左内乳动脉（图 B）桥血管显示清晰且无显著狭窄

第三节　扫描技术

一、CT 扫描设备

冠状动脉移植术 CT 检查需要较大的扫描范围（12.5 ～ 22.0cm）和较长时间的屏气。由于 4 排 CT 覆盖范围有限，就需要一个非常长的不切实际的大于 50s 的屏气。16 排 CT 稍微改善了这种情况，而 64 排 CT 的使用以使冠状动脉旁路 CT 扫描成为一种可行的方法。该方法屏气时间较短（12 ～ 15s）有图像。另外，除了提高诊断准确性以外，64 排 CT 也提高了该方法在其他方面的适用性。最新一代

的扫描仪有非常大的检测范围（320 排，第 9 章 A）和非常快的速度（扫描速度，第 9 章 B），这保证了放射线剂量的进一步减少和图像质量的改善。对于临床实践，则建议使用至少 64 排扫描仪来对冠状动脉旁路移植术后患者行后续检查。

二、扫描范围和方向

扫描范围取决于移植的方式。接受内乳动脉旁路移植的患者，扫描应从锁骨下动脉开始（约锁骨中部，第 8 章），止于心脏下方边界，胃网膜动脉移植患者是例外，这些患者中，扫描范围必须包括上腹部。运用 64 排 CT，扫描方向为头足向。

三、对 比 剂

团注追踪 / 造影剂跟踪技术应更加倾向于得到更加一致的结果和在冠状动脉中注射更均质的对比剂（第 8 章）。用 64 排 CT 时，在生理盐水的冲洗下，60 ~ 100ml 的对比剂用于旁路成像是足够的。

四、扫描方案

如果心率慢且稳定（< 65/min），建议使用前瞻性心电触发技术，因为与回顾性螺旋扫描相比，它可减少 80% ~ 90% 的放射剂量。因为冠状动脉旁路患者比扫描疑有冠状动脉疾病患者的心律更加不规则，所以使用一些填充物使放射剂量稍微减少 60% ~ 80%。前瞻性扫描的缺点是在心动周期中重建图像数据的灵活性缺乏，也无法进行心功能分析，除非应用单个心搏内管电流调制的前瞻性触发。回顾性心电门控应倾向于用在心律不稳定时，根据体型重量调整管电流也是有效减少剂量的措施。对来源于不同厂家的扫描设备的建议详见第 9 章。

五、重建与读片

冠状动脉旁路采集的重建与标准冠状动脉 CT 血管造影方案相似，层厚和重建视野应该尽可能小。半扫描重建在心率慢时（< 65/min）已经足够，双源 CT 和（或）多段重建对心率较快时有益。锐利核（锋利内核，如用于扩张图像，见第 13 章），可在血管严重钙化时使用，这在旁路移植术后患者中常见。

表 12-2 为冠状动脉旁路移植术 CT 阅片方法。三维容积再现在行血管重建手术患者中特别有用，因为它可以对动、静脉移植段进行快速浏览，也可以对解剖情况快速评估。通常通过滚动浏览轴位图像来寻找显著狭窄（用或不用最大密度投影），应补充以多层斜面重建和多层曲面重建，它们可在正交层面上定量计算血管狭窄百分数。

表 12-2　冠状动脉旁路移植术 CT 阅片方法

1. 容积再现图像用于对移植解剖情况的快速浏览
2. 通过轴位图像的滚动和多层重建来评估移植血管
3. 评估移植血管吻合口漏
4. 评估自身血管病变
5. 胸主动脉和左心室功能（舒张容积）的解剖情况
6. 若为回顾性门控，则评估左心室和瓣膜功能（第 15 章，第 16 章）

第四节　CT 诊断的准确性

CT 诊断的准确性和可评价性取决于可用扫描仪的技术特点，扫描仪从 4 排到 64 排（或更多），技能不断提高。

四排 CT 提供各向异性的分辨率，多次扫描难以对远端吻合进行描述，而且由于呼吸 / 运动 / 金属夹伪影，导致 38% 的移植段不能被评价。16 排 CT 的出现提高了对闭塞 / 显著狭窄的评估；然而，约 20% 由于伪影（表 12-3）存在而不可评估。

64 排 CT 提高了对远端吻合口的描述，同时在对动脉和静脉移植段的评估中表现出优异的诊断结果（表 12-3）。然而，对本身血管的评价显示了好坏参半的结果，约 10% 的冠状动脉段是不具诊断意义的，大多是由于严重钙化引起。在评估本身血管段时，敏感性和特异性均明显低于疑似冠心病患者。因此，图像质量在冠状动脉旁路移植患者中很重要，使得可以对移植物与本身血管进行全面评估。

表 12-3　16 排和 64 排螺旋 CT 检测冠状动脉旁路阻塞的诊断性能（狭窄和闭塞）的数据分析

扫描设备	可评估的桥血管	敏感性	特异性	阳性预测值	阴性预测值
16 排	78%	96.9% (94.2% ~ 98.6%)	96.4% (94.8% ~ 97.6%)	91.3% (87.6% ~ 94.2%)	98.8% (97.7% ~ 99.4%)
64 排	100%	98.1% (96.0% ~ 99.3%)	96.9% (95.3% ~ 98.1%)	94.1% (91.0% ~ 96.3%)	99.1% (98.0% ~ 99.7%)

Hamon 等 . Radiology. 2008
括号中的数字置信区间为 95%

第13章 冠状动脉支架

摘要

本章节描述了冠脉支架CT血管造影的要求与读片时特有的挑战。

第一节 临床背景

在伴有有关冠状动脉疾病的大多数患者中，介入治疗包含了冠状动脉支架置入术，而不单单只是血管成形术。支架材质、涂层、适当的药物洗脱及抗凝药物可影响内皮化速度、内膜增生、支架内再狭窄和血栓形成。传统的金属裸支架的临床症状性再狭窄率为20%～30%。首次发表于2002与2003年的（sirolimus-and paclitaxel-eluting stents）有关药物洗脱支架的最初研究结果是让人称赞的，在短期与中期随访中（1年），显著地降低了再狭窄率。然而，目前更多研究表明：由于药物洗脱支架附近的管壁炎症和再内皮化速度的降低，后期支架内血栓的发生率可能会提高。

多层CT血管造影曾作为一种非侵入性随访工具来探查冠状动脉支架置入术后患者的支架内再狭窄和阻塞而被关注。

第二节 挑 战

冠状动脉支架的大小因所治疗动脉直径的大小而不同，通常在2.5～5mm。依赖于介入医生所适用的技术，它们可存在于冠状动脉树内的任何部位，包括冠状动脉分叉点、远端血管和旁路移植血管。因为与扫描轴相比，大多数冠状动脉段为斜形走行，因此，需要在任意方向尽可能最好的空间分辨率下的各向同性数据。

目前大多数支架是金属支架，支架厚度在0.07～0.15mm。网眼的设计也表现出很大的不同（如正弦曲线环、有沟槽的管或多房设计），不同的金属列表面比率引起衰减程度的不同。图13-1展示的是在离体CT扫描下所适用支架的整体观及它们不同的外观。药物洗脱支架额外覆盖有聚合物，暂时贮存药物而使之在置入后6～8周释放至血管壁。过去几十年，一些厂家已经发明了被称为可降解的生物支架，由有机聚合物或可吸收金属制成（如聚左旋乳糖、聚酪氨酸或可吸收镁），这意味着一段时间过后支架可被完全重吸收。在用于对治疗外周动脉粥样硬化性狭窄的评估之后，现在正研究将它们用于冠状动脉狭窄的评估（如 PROGRESS-AMS 实验、ABSORB 实验）。

在CT检查中，任何一种金属都会导致典型的伪影，伪影来源于金属本身高密度导致的衰减。最终图像中金属伪影的严重性一方面取决于空间分辨率，另一方面取决于所使用的噪声滤波器和特定的重建算法。剩余的运动伪影是由于快速心率、不规则心律或心室矛盾运动模式导致的，这种情况常见于已证明患有冠状动脉疾病的患者，增强了金属支

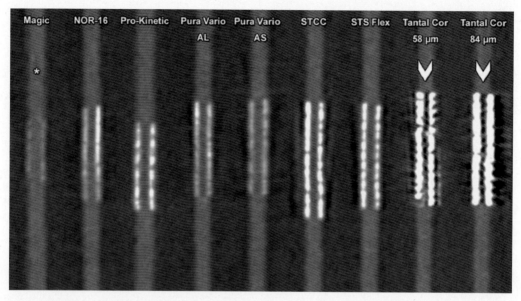

图 13-1 运用离体 CT 扫描所示的不同冠脉支架的整体观。对于目前可用的冠脉支架，支架内腔和伪影情况是不同的。这主要是由于材质、支架大小及设计的不同引起的。由镁制成的镁支架（星号）（加入少于 5% 的锆、钇及少量稀土金属）内腔的可见性比具有明显假性狭窄的镀钽支架（支架厚度为 58mm 或 84mm）要好很多

架导致的伪影。此外，心输出量的降低，在患有冠状动脉疾病患者中也常见，这影响了患者个人的动态增强效果。

第三节　线束硬化、星状伪影和假性内腔狭窄

一、线束硬化

线束硬化指的是 X 线光谱向高能光子的转换，这是由于致密组织如金属物质等吸收低能光子引起的。它可能会导致周围软组织 CT 密度的假性降低(例如它看起来比本来显示的更暗，同时，暗条纹带也可发生)，这是因为高能光子对软组织与碘的衰减不是那么敏感。图 13-2 展示了相应组织的线束硬化或由高密度对比剂或物质引起的充盈缺损。专门的图像重建算法(见下文)可矫正甚至过度矫正这个影响，因此最终可能会夸大软组织密度。

二、放大效应和假性内腔狭窄

所谓支架的放大效应是金属支撑物在 X，Y，Z 轴 3 个方向均明显增大，很可能是由部分容积效应引起的。它的大小受用于图像估算的重建算法所影响。每当一个体素包含了 2 种不同密度的组织时(如支架撑杆和管腔)，显示的将是两种组织密度的平均值。由于金属的 CT 密度值极其高，这些平均值可能会高于身体组织本身的 CT 值，并且在用于 CT 血管造影的窗位设定时，这些平均值更接近于支架的 CT 值。因此，使用更好的空间分辨率就意味着体素更小，部分容积效应也会更少出现。然而，即使是最先进的高端 CT 扫描仪也不可能提供与目前支架大小（0.07 ~ 0.15mm）相匹配的空间分辨率。放大效应的最大麻烦之一就是假性内腔狭窄，支架内腔直径在 CT 图像中系统地被低估。依据支架材料不同，狭窄范围从 20% ~ 100%。当使用目前具有较薄层厚和专用重建算法的 64 排 CT 时，假性狭窄会减少（图 13-3），但在 30% ~ 40% 时仍值得考虑。

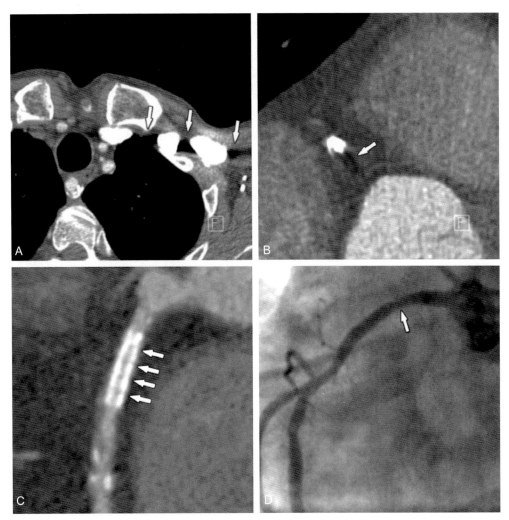

图 13-2　由未稀释的对比剂(图 A)或金属(图 B,C)导致的线束硬化效应。流入高密度对比剂的地方,X 线能量相对提高,这降低了对低密度软组织的观察,导致暗黑带和假性组织缺损的形成（图 A 中箭头）。同样的效应也可见于邻近冠状动脉支架的周围组织（图 B 中箭头）。在支架内,线束硬化伪影取决于支架本身结构,可能看起来像是支架内的重复黑点（图 C 中箭头）。这些图像不能排除了 56 岁男性患者的支架内再狭窄,因此该患者不得不通过传统的冠状动脉血管造影来排除。图 D 中相应的造影片显示仅有轻微的局部缺损（箭头）而无相应狭窄

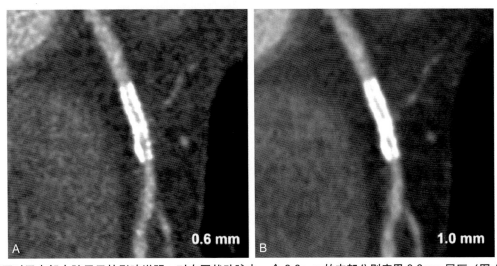

图 13-3　层厚对于支架内腔显示的影响说明。对右冠状动脉内一个 3.0mm 的支架分别应用 0.6mm 层厚（图 A）和 1.0mm 层厚（图 B）进行多层曲面重建。分辨率的提高显示了更多的细节,同时也增加了噪声（图 A）。然而图 B 运用较厚的层厚,显示了显著的放大效应和管腔可见度的下降（图 B）。这两组数据在以等于 2/3 层厚（0.4mm 与 0.7mm）的厚度下进行重建,使用了中度锐化重建算法, 在同一窗位设定下（1500/300）显示出来

第四节　数据采集与图像重建

一、时间分辨率

考虑到心脏 CT 的一般挑战（运动）和冠状动脉支架显影的特殊挑战（运动使金属伪影增强），个体化的时间对比、术前用药（如 β 受体阻滞药和硝酸甘油）、快速的旋转速度及尽可能好的时间分辨率的使用是很重要的。需提醒的是扫描仪的时间分辨率在扫描野的中心处最好，即使扇角的影响在偏离中心的方向有所增加。因此，需要适当地调整床的高度和扫描床上患者的位置来尽量保证心脏的最佳摆位（第 9 章）。

二、空间分辨率：扫描

扫描仪的探头大小（如 0.5mm）决定了重建可能的最薄层厚，因此也决定了 Z 轴的空间分辨率。冠状动脉支架成像需要亚毫米（毫米以下）的层厚，但是，较小的探头会导致较高的图像噪声。不幸的是，增加的图像噪声使对细节的显示降低了。因此，在使用尽可能最小的探头准直时，X 线的摄入量需要增加，特别是在体形较大的个体。

三、空间分辨率：重建

重建视野决定了轴位图像的像素大小。对冠状

动脉支架评估时，视野应足够大以包含整个心脏，但也应该足够小以利用它的 512×512 矩阵（第 9 章）。当然，利用能够覆盖非冠状动脉结果的较大视野的二次重建也是需要的。

用于图像重建的重建算法可通过多种不同的方法对原始数据进行处理。它们可通过拉伸几个体素中不同组织 / 密度间的过渡来使图像的整体印象更加光滑或者通过锐化邻近的 CT 衰减值的轮廓来突出组织间的不同。除非被其他的过滤或迭代所混淆，平滑算法会降低而边缘强化滤过会增加图像的背景噪声。使用软组织与中度锐化算法在同一窗位设定下所导致的不同的图像印象在图 13-4 中有所显示。推荐用于评估冠状动脉支架的重建算法经常与那些用于显示严重冠状动脉钙化的算法相一致。表 13-1 给出了推荐用于支架成像的重建算法的概述。

此外，重建算法也可能包括对局部伪影如高密度物体附近的线束硬化或衰减的校正。与支架血管段近端或远端的血管内腔的衰减相比，支架管腔内的 HU 值有所增加，这可能来源于两个方面：有限的空间分辨率和所使用算法的过度矫正。支架内的假性高密度可通过使用专门用于冠状动脉支架显像的锐利重建算法而降低（图 13-5）。

随着目前 CT 系统计算能力的提高，迭代重建

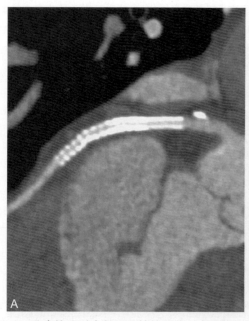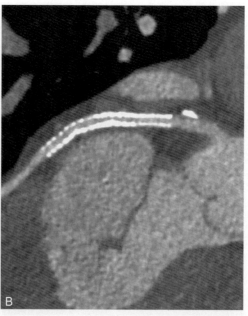

图 13-4　重建算法对支架可见性的影响。运用软组织算法（图 A）与中度锐化算法（图 B）对左回旋支冠状动脉内一处 3mm 的支架进行了多层曲面重建。图 A 整体印象光滑平整，但与图 B 的锐利外观（较高的图像噪声）的较锐利算法相比，运用软组织算法的图 A 降低了支架内腔的可见性，然而图 B 允许对支架内部进行更好的评估

算法已可以应用于临床实践中。不像用于标准重建算法的 WFBP，迭代重建算法可执行从原始数据到图像数据再返回的重复计算（迭代环），产生了重新传送的原始数据集，将此数据与原始扫描数据对比，以识别由噪声引起的区别。通过使用者的事先设定(2 个或更多迭代步骤），它可重复多次，最终用来降低

图像噪声而不损失空间分辨率。最终产生的图像看起来光滑，细节显示欠佳。然而，就像生活中的任何事，迭代算法也会被使用过度：随着迭代环数量的增加（5 个或更多），图像的视觉印象就会越偏离我们习惯的认识（图 13-6）。

表 13-1　用于冠脉 CT 血管造影的供应商特定的重建算法

CT 供应商	推荐用于常规冠脉 CT 血管造影的重建算法	推荐用于钙化 / 冠脉支架的重建算法
GE	SOFT	Detail（DTL），Bone C2
飞利浦	CA	CD（calcium：CC）
西门子	B26f（B30f）	B46f
东芝	Cardiac CTA（FC3）	Cardiac stent（FC 5）

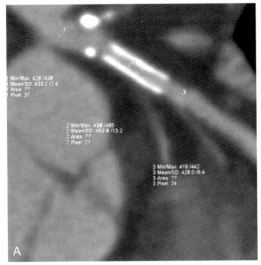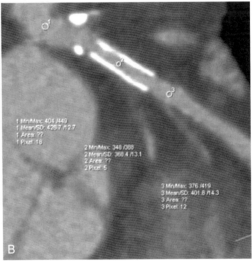

图 13-5　当使用锐利重建算法时（图 B），支架内 HU 值假性升高（图 A）有所下降。部分容积效应的下降和推荐重建算法包含的不同滤过技术导致在同一左前降支支架内 HU 值不同，重建运用了软组织算法(图 A，B26f）及锐利重建算法（图 B，B46f）。然而在图 A 中，支架内 HU 值超过了支架前后所测得的值（平均为 454HU，相比于 433 与 428HU），图 B 中支架内 HU 值不高但是会轻微低于邻近的无支架血管内的 HU 值（约为 368HU，相比于 427 与 402HU）。当然，代表图像噪声水平的标准差在图 B 中较高

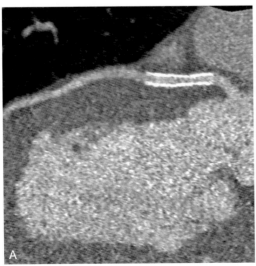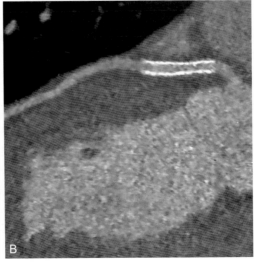

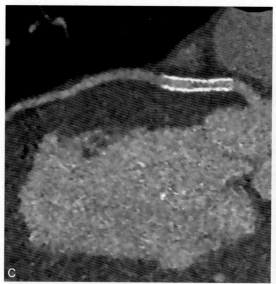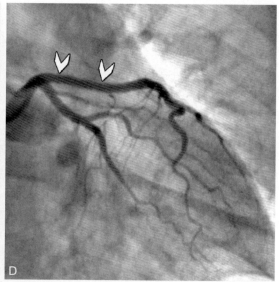

图 13-6　运用多曲面重建方法所显示的左前降支近端支架。图 A 中运用了标准 B46f 重建算法，相对照，图 B 和 C 分别应用了 3 或 5 步迭代法。注意到整体图像的噪声有所下降，而支架的完整轮廓仍被保留。然而，当使用 5 步迭代法时，形成了粗颗粒状的图像。有人可能怀疑图 C 中支架内近段 2/3 有内膜增生，然而，通过侵入性血管检查，此处无支架内再狭窄（图 D 中楔形箭头，CT 源数据与血管造影片由 T.Pflederer，Erlangen 提供）

第五节　CT 愿望清单

　　小冠状动状动脉支架的内腔，可能包含有低密度软组织，如新生内膜或斑块，对它的评估需要更高的空间分辨率，因为支架内腔周围包绕着可致假性狭窄的高密度支架撑杆。此外，无运动伪影同时具有理想对比的数据也是需要的。然而，无论何时将这些愿望付诸实践时，必会有一些权衡取舍。目前，一次性满足上述所有要求是不可能的，表 13-2 给出了理想清单的概述及有关的问题。

表 13-2　冠脉支架血管行 CT 血管造影的 CT 愿望列表		
我们想要什么	为什么我们不能获得	补救方法是什么
无 blooming 及内腔假性狭窄	层厚和矩阵受技术限制的制约我们不能获得比目前探头零件更薄的层厚，噪声的减少也降低了对细节的显示	使用可用的最薄探头，试着调整 X 线摄入量和图像重建（表 13-1 中重建算法）以获得具有诊断价值的图像
无图像噪声	CT 中总是存在图像噪声——即使是仅仅扫描空气（电子噪声），人体中，光子数不能被刻意提高，对图像细节的要求就需要噪声重建法	应使用按照要求所需多的 X 线量。最终图像中的噪声也由所使用的重建算法决定，在这里，不幸的是，在使用标准的 WFBP 时，噪声和细节的增加或减少是相关联的。迭代重建算法也不能消除这种关系，但会使接受这种关系变得更容易
理想的血管对比	循环时间、心输出量、血容量及分布决定了对比度，但是并不总是能够轻易预言或控制	我们可通过使用个体化对比时间和体重或身体质量指数调整流速来更接近理想对比（第 9 章）
无运动图像	屏气时心率加快、不自主呼吸、期外收缩及心电图的错误匹配会产生运动伪影	患者事先的准备（β 受体阻滞药）、屏气指令及预扫描心电图检查会有所帮助（第 7 章）

第六节　读片与解释

在第 11 章中所描述的阅读心脏 CT 的系统方法，也可用来评估冠状动脉支架。推荐使用交互式多层阅读与薄层各向同性数据所成的多曲面重建来对支架管腔进行评估。最大密度投影或三维重建仅仅对支架位置有一个概述，然而在这些图像中管腔内的信息是被致密的支架结构所覆盖。在阅读有关支架的片子时，应注意窗位的设定。为了不掩盖血管壁钙化及高衰减情况下对血管直

径的过高评价，标准纵隔窗或腹部窗（如窗位350/50 或 400/50）不再被使用。根据患者个人的血管对比度和钙负荷而预设的 CT 血管噪声窗（通常在 600/200）可用于支架。然而，早期研究运用的是 700/200 或 1000/200 的窗位设定，来源于影像学研究的近期结果则建议将其上调至 1500/300。图 13-7 描绘了窗位设定对支架内腔可见性的重要影响。

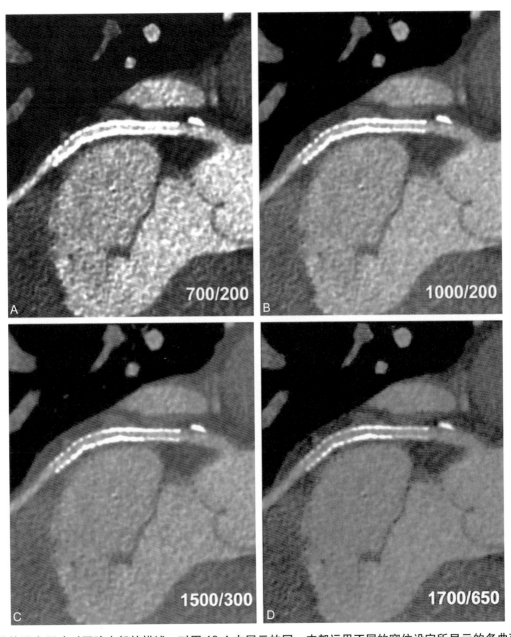

图 13-7　窗位的设定影响对冠脉支架的描述。对图 13-4 中展示的同一支架运用不同的窗位设定所显示的多曲面重建图像（0.75mm 层厚）：图 A 为 700/200，这在 CT 血管造影中经常使用，可以很好地展示对比剂充盈的血管，但是加重了支架的放大效应；图 B 为 1000/200，窗宽的增加降低了放大效应，但是仍不足以看到支架内腔。图 C 为 1500/300，这是合理交替换位，血管对比剂的保持大大地降低了放大效应。图 D 为 1700/650，窗值设定接近于骨窗。这里，放大效应变得不再显著，但血管对比与对非钙化斑块的描述能力也相应地下降。所有的图像均是运用锐利算法重建

　　支架内的任一结果均应通过排除运动伪影后加以证实，如通过与另一心动时相的同一支架进行对比。不幸的是，支架内低衰减的结果有时不能与线束硬化伪影相区分，后者可由支架本身结构、紧邻支架撑杆的血管壁钙化、不透射线的支架标记物或重叠的撑杆引起。如果伪影的出现不能被排除，支架内腔则不再具有诊断性，同时不得不行传统冠状动脉血管造影检查（图 13-8）。有趣的是，远端血管段内出现对比剂并不能排除支架内狭窄甚至阻塞，因为有可能是旁支血管供血。图 13-9 展示了一个真阴性和真阳性的冠状动脉支架 CT 图像。

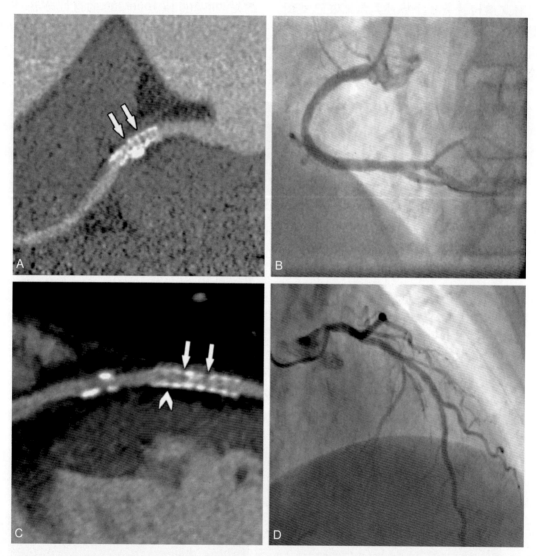

图 13-8　无法诊断的冠状动脉支架案例。图 A 展示的是表现为呼吸短促的 67 岁女性患者右冠状动脉内一个接近 3.5mm 的支架。在这个案例中，多条暗带条纹横穿内腔，很可能是由支架撑杆引起的伪影，导致该图像无法翻译（图 A 中箭头），因此，不得不施行传统冠状动脉血管造影以排除明显的支架内再狭窄（图 B）。56 岁男性患者，表现为劳累后胸痛，但无明确地压力心电图改变。支架近端 1/3 处（楔形箭头）的模糊条纹和减弱的衰减妨碍了对左前降支中部一个 3mm 支架内明显狭窄的排除（图 C）。在相对应的冠状动脉血管造影检查中未见明显狭窄（图 D）（图片由 S.Achenbach 提供）

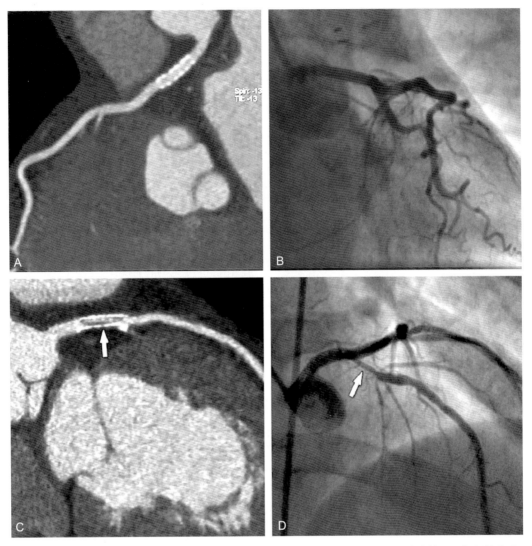

图 13-9 冠状动脉支架 CT 血管造影中真阴性与真阳性结果的案例。表现为非典型心绞痛的 62 岁女性患者，沿其左主干和左前降支行多曲面重建图像，准确地排除了明显狭窄（图 A）。左主干无明显的支架内再狭窄则是在传统冠状动脉血管造影中得到证实的（图 B）。表现为典型心绞痛的 60 岁男性患者，左前降支近端的支架内有一处真阳性显著的支架内再狭窄（图 C）。沿着左前降支近端支架行多曲面重建图像伴有明显的充盈缺损，这暗示有相关的支架内再狭窄（箭头）。图 D 中相应的传统冠状动脉血管造影片证实了该诊断（箭头，定量冠状动脉血管造影中为 65% 狭窄，传统的冠状动脉造影片由 S.Achenbach 提供）

第七节　临床结果与建议

由于有明显的假性腔内狭窄（60% ~ 100%），4 排 CT 不适合于观察冠状动脉支架的管腔。对结果的评估也往往局限于判断管腔是开放或者阻塞。然而，16 排与 64 排体内数据虽表明对冠状动脉支架内腔的显示有所提高，但临床结果仍旧是多种多样的。在许多单中心的临床试验中，所有支架的 13% ~ 51%（16 排）与 0 ~ 40%（64 排）由于伪影而无法分析。报告的 16 排与 64 排 CT 的敏感性分别为 54% ~ 92% 与 75% ~ 100%，阴性预测值则达 97% ~ 99%。利用 16 排，40 排，64 排 CT 所行的临床试验的总结分析证实了诊断准确性的提高，但是同时也清晰地强调了它在不加以选择的患者中的局限性和在支架 < 3mm 时的缺点。虽然时间分辨率提高了，但双源 CT 也不能克服在小支架方面的缺点。这主要是由于没有足够的空间分辨率。因此，对无症状人群行冠状动脉 CT 血管造影以评估支架内病变是不合适的，而对有症状患者的益处也仍不确定。利用交互式重建观察图像质量的早期临床研

究表明，它可改善支架内腔轮廓的显示，降低图像噪声，提高信噪比，然而仍需要行更进一步规模更大的研究来决定目前的建议是否需要改进。表 13-3 总结了目前的排除标准。

表 13-3　冠脉支架 CT 血管造影在以下情况下不能施行
1. 无症状患者（如果不是被认可的研究方案中的一部分）
2. 心律失常患者
3. 心率加快与对 β 受体阻滞药抵抗的患者（第 7 章）
4. 支架直径 3 ～ 3.5mm
5. 钽支架或镀金支架（所有大小）

第八节　展　望

一、扫 描 仪

空间分辨率的进一步提高可帮助减少观察冠状动脉支架时的部分容积效应。CT 平板探测器提高了在体外冠状动脉支架中对内腔的观察。然而，使用平板探测器使其本身固有的较小的探测器在图像噪声上有一个很好的提高，这在其他地方是不得不通过提高 X 线的摄入量来补偿的。还有，目前可用的平板扫描仪仪器具有相当长的机架旋转时间和同样慢的数据读出速度，在临床检查中，对体内心脏检查的应用也是有限的。但是在将来可能成为一种有价值的选择。

二、支 架

当前有关金属支架的一个热门选择是使用生物可降解材料，这种材料在 4 ～ 6 个月被吸收，只留下原来的血管壁以供评估。在对 50% ～ 99% 冠状动脉狭窄患者置入生物可降解镁支架后长达 1 年的时间里，PROGRESS-AMS 对其临床结果进行评估，依据随访的血管内超声检查，支架体在前 4 个月内被完全吸收并且在 CT 中也不再可见。然而，再狭窄率相对较高，整个靶损害区 1 年内再血管化的速率为 45%。在 ABSORB 研究中描述的聚合物药物洗脱支架（聚乳酸涂层支架）在 2 年内被完全吸收，

不伴有靶病变区的再血管化。除了支架出入口不透射线的标记物外，事实上它们在传统的血管造影检查中是不可见的，因此，在随后的冠状动脉 CT 血管造影检查中也是如此（图 13-10）。

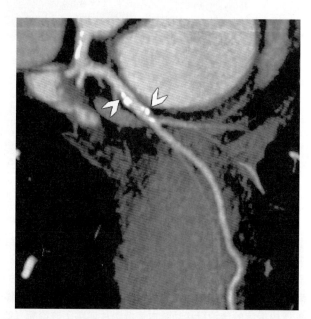

图 13-10　左前降支近端一聚乳酸支架的例子。注意，铂标记物指出了支架远端边缘（楔形箭头），此外，左主干与左前降支的血管壁上显示有钙化（K.Nieman，Rotterdam 提供）

第14章　冠状动脉斑块

摘要

CT血管造影可在腔内狭窄形成之前就对冠脉壁的斑块进行分析。在疑有腔内狭窄的有症状患者中，对非阻塞性斑块的识别和特性描述对评估腔内狭窄提供了增加的诊断依据。本章节介绍了斑块成像与评估合理的临床方法。

第一节　简　　介

斑块成像描述了血管壁动脉粥样硬化病变的特征。动脉粥样硬化图像研究已经对理解疾病发展/倒退和抗动脉粥样硬化治疗措施的发展做出了很大贡献。向临床实践中的成功转变需要对斑块有关未来心血管事件高危风险特征的可靠识别及最终证明动脉粥样硬化影像如何有助于制定预防性和治疗性措施并因此降低风险。两种主要的措施：①不稳定病灶的识别，在随后可能的局部/介入治疗中易破裂的斑块；②在随后的系统/药物治疗中，对整个斑块的边界和活动的系统评估。

对易损斑块的局部识别是一个有吸引力的理论上的概念。该观念来源于导管实验室中以经血管内超声和光学相干断层成像为例的侵入性检查。如果对斑块可以进行可靠识别，那么这种损害可在引起临床事件之间就进行局部治疗。然而，目前没有一种侵入性或非侵入性显像模式可以准确可靠地鉴别易损斑块。可能这种影像需要有分子或基因标志物而不仅仅是单纯的解剖成像。目前没有可靠的数据表明对易损斑块的局部治疗与临床获益有关。

一种更有望的临床方法是通过评估整个冠状动脉树中的斑块边界、组成和活动来确定系统风险。与用超声和CT的冠状动脉钙化积分测量颈动脉内-中膜厚度相似，冠状动脉CT血管造影的可靠数据表明，斑块的范围大小和特征都预示了未来的心血管事件风险。

这份资料来源于有症状的中危人群，临床指南指出应对此人群行CT血管造影检查。依据这些数据，临床指南不建议对无症状个体行CT血管造影筛选。相对比，建议对疑有腔内狭窄行CTA检查的有症状患者进行非阻塞性病变的评估（或其他临床支持的指示）。

第二节　CT用于斑块识别、特征描述、定量分析和对血管重构进行评价

一、斑块识别

冠状动脉粥样硬化斑块在形成内腔狭窄很久以前就开始积聚（图14-1）。冠状动脉粥样硬化斑块聚集的早期阶段通常与血管壁的扩张有关（正性重构，Glagov等.N Engl J Med，1987）。血管横断面的扩

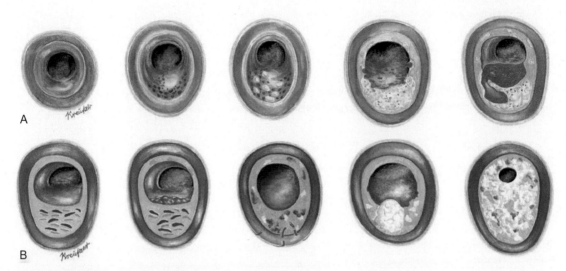

图 14-1　粥样硬化斑块的不同类型。图 A 中最左边的图是一个正常血管的三维图像。巨噬细胞和脂质的积聚可导致形成大的脂质核和薄的纤维帽（图 A 中后面的图），最终斑块帽破裂，腔内凝块形成（图 A 中最右边图）。图 B 中第一幅图显示的是易损斑块，病变处富含平滑肌细胞，内有蛋白质多糖基质。这可导致斑块破裂与不完全阻塞性血栓形成（图 B 中第二幅图）。图 B 中间一幅图显示了继发于血管滋养管泄露的斑块内出血。上述斑块在 CT 上显示无钙化。一开始只向腔内突出的钙化结节可不断生长并缓慢变为有严重钙化的致狭窄的斑块和陈旧性血栓，形成一个偏心性管腔（图 B 中最后两幅图，改编自 Naghavi et al.Circulation 2003）

张通常阻止或减缓内腔狭窄的发展，直至斑块增大到血管面积的 40%。由于冠状动脉 CT 血管造影可对内腔直径 / 狭窄和血管壁 / 斑块同时评估，所以它可以识别这些在冠状动脉血管造影中不能很好反映的病变早期阶段。利用 CT 鉴别斑块可能有两种获得 / 扫描方法：①钙化积分（无对比剂，低放射性）；②对比增强血管造影（静脉注射对比剂，高放射性）。

还有大量的循证数据支持钙化积分，特别是在无症状中危人群中，钙化的数量也预示着未来心血管事件发生的风险（第 11 章）。

对非钙化斑块的鉴定及对整体斑块的评估更复杂，需要在对比下描绘出内腔的轮廓。利用对比剂静态充盈或灌注内腔的体外动脉的临床前 CT 斑块成像和对动物模型组织学验证后的体内成像已经

用来进行斑块影像的确认。运用标准临床对比增强 CT 方法的斑块成像已经由经血管内超声验证。这些研究都展示了对钙化和非钙化斑块的可靠识别（表 14-1）。

二、斑块特性

依据组织衰减值（HU）区分的斑块成分的特性可分为几大组：非钙化性、混合性、钙化斑块（图 14-2，图 14-3，图 14-4 和图 14-5）。通过 CT 与 IVUS 来区分的不同斑块类型之间的对比已揭示了 IVUS 回波强度与 HU 值之间的关联性，除了不同非钙化斑块衰减值之间的明显重叠，尤其是在富含脂斑块和纤维斑块之间（表 14-2）。此外，CT 研究表明斑块的衰减值受腔内对比剂密度和血管壁本

表 14-1　与 IVUS 相比，CT 对斑块探查的准确性

研究	扫描类型	数量	敏感性（%）	特异性（%）
Achenbach, et al.Circulation, 2004	16 排	22	94	86
Leber, et al.JACC, 2004	16 排	58	85	92
Leber, et al.JACC, 2006	64 排	20	92	94
Sun, et al.AJR, 2008	64 排	26	96	90
Petranovic, et al.JCCT, 2009	64 排	11	96	89

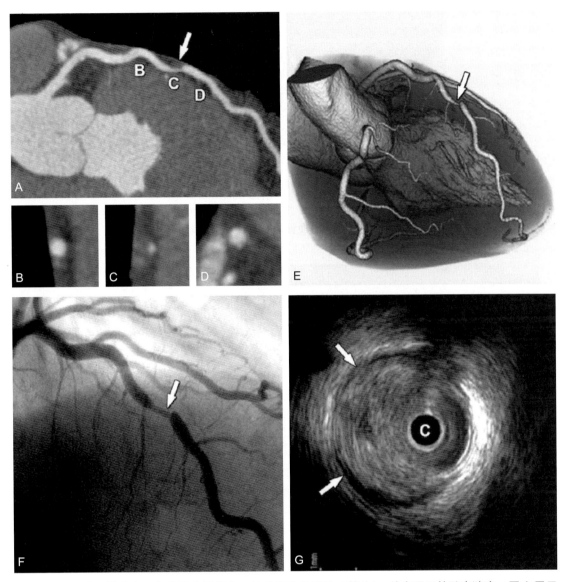

图 14-2　65 岁男性患者，左前降支近端有一处非钙化性斑块（箭头），伴有明显的腔内狭窄。图 A 展示的是沿图 B ～ D 中血管横断面重建的多层曲面重建图，图 E 是一幅三维容积再现重建图。图 F 是对该斑块传统的冠脉造影图，斑块导致了 70% 的狭窄。图 G 是一幅经血管内超声图，证实存在有偏心性非钙化斑块（箭头）。C. 经血管内超声导管

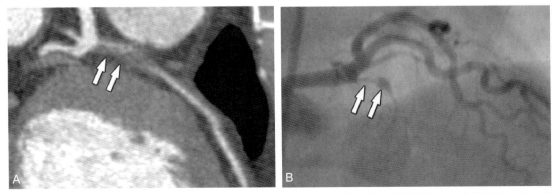

图 14-3　48 岁男性患者，有近期出现一阵胸痛的不明确病史，其左前降支近端出有一非钙化性斑块，伴有（不完全）阻塞。图 A 显示的是 CT 多层曲面重建图，图 B 显示的是相应的传统冠脉造影片

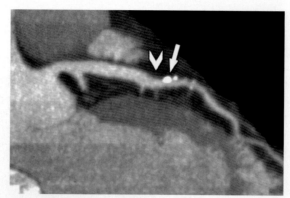

图 14-4 表现为非典型心绞痛的 55 岁女性患者，左前降支中段有一处混合性斑块，由钙化（箭头）与非钙化（楔形箭头）成分组成。展示的是一幅沿血管而成的最大密度投影图

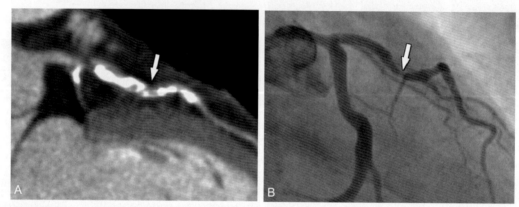

图 14-5 表现为慢性心绞痛的 65 岁女性患者，左前降支中段有一处致密的钙化斑块。图 A 显示的是多层曲面重建图，而传统的冠脉造影片（图 B）显示了钙化斑块中部有一处模糊的狭窄性损害（75% 狭窄），重要的是，近端与远端的致密钙化斑块，血管造影显示无明显狭窄

表 14-2 与 IVUS 相比，斑块特性在 CT 中的表现			
研究	富含脂质（HU）	纤维性（HU）	钙化性（HU）
Schroeder, et al.JACC, 2001	14±26	91±21	419±194
Leber, et al.JACC, 2004	49±22	91±22	391±156
Becker, et al.Eur Radiol, 2006	47±9	104±28	
Carrascosa, et al.AJC, 2006	72±32	116±36	383±186
Pohle, et al.Atherosclerosis, 2007	58±43	121±34	
Motoyama, et al.JACC, 2007	11±12	78±21	516±198
Sun, et al.AJR, 2008	79±34	90±27	772±251
Petranovic, et al.JCCT, 2009	100±28	77±39	608±217

HU 密度：平均值 ± 标准差。在富含脂质斑块与纤维斑块中，HU 测量值之间存在一些重叠。这个对富含脂质性，纤维性，钙化性斑块的参考标准分类依据于 IVUS 标准

身对比增强的影响。对不同斑块组成成分之间相对小的 HU 差别的观察可能受所使用成像技术的影响。低剂量 CTA 扫描包括较低管电压（kV）、管电流（mA）和新的重建算法，包括交互式重建。这种低剂量扫描方式的影响未被全部理解。重要的是，应注意作为一个参考标准，IVUS 回波强度的价值是

有限的，因为它只与组织学有关。

三、动脉血管重构

对动脉血管重塑的评估是进行斑块识别与定量分析的一个重要方面。依上所述，早期动脉粥样硬化斑块的聚集形成通常与血管壁的扩张有关，减缓内腔狭窄的发展。目前认为重塑与斑块稳定性有关，外部 / 正性重构时有易损性标记物。描述血管重构，是把病变处血管大小与邻近的参考血管大小相联系起来的。重构指数是一项定量测量，测量方法是把病变处的血管直径除以邻近正常参考血管处的直径。指数值＞ 1 或 1.05，就表明存在外部（正性）重构。虽然 CT 可以对血管重构进行评价（表 14-3），但在常规临床中，对血管重构的评价受斑块本身性质限制，它取决于对病变部位与参考位置的界定。

四、斑块的量化

在 CT 中对整个斑块边界和组成成分的量化，需要描画出内腔 / 血管壁和血管壁 / 外膜边界的轮廓以对血管壁进行分割，包括粥样硬化斑块。分割可对斑块边界和体积定量分析，接着第二步，血管壁和边界之间包含的斑块可依据 HU 值描绘其特征（图 14-6 和图 14-7）。

相对于 IVUS 和光学相关断层扫描（CT 中每个体素变长＞ 0.4mm），限制是较低的空间分辨率和在定义内外膜边界的困难。相比于组织学与用来对冠状动脉斑块量化的 IVUS(表 14-4)，包括斑块的再生，CT 的临床经验正在不断积累（表 14-5）。图 14-8 描绘了一个对斑块识别和半定量分级的系统方法。

意识到这些数据产生于对高质量数据中大量人群的高度标准化、定量性的分析是很重要的。因此，

表 14-3　对血管重构的评价			
研究	扫描仪	数量	对重构的定义
Schoenhagen，et al.Coronary Artery Disease，2003	16 排	14	定性评价
Achenbach，et al.JACC，2004	16 排	44	定量分析 重构指数
Imazeki，et al.Circ J，2004	4 排	57	定量分析 重构指数
Motoyama，et al.JACC，2007，2009	16 排和 64 排	71	定量分析 重构指数
Meijs，et al.Am J Cardiol，2009	64 排	114	定量分析 重构指数

对重构的评定是通过将损伤处于参考处的血管直径彼此联系起来

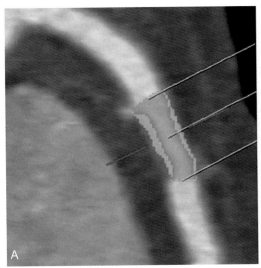
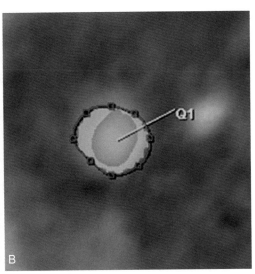

图 14-6　表现为非典型心绞痛的 42 岁男性患者，左前降支内有一处非钙化性斑块，直径无明显狭窄。图 A 是多层曲面重建图，图 B 则是相应的横截面图。对该非钙化性斑块进行半自动分析，表现为：斑块为绿色，内腔为橘黄色，红线则是沿内皮 - 外膜边界描绘

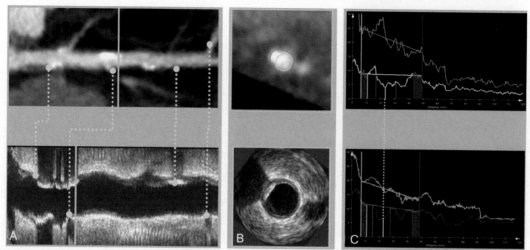

图 14-7　用 IVUS 数据对 CTA 的斑块量化进行验证的概述。图 A 显示的是在 CTA 与 IVUS 数据中常用的标记（如分叉点和钙化斑块），这些标记用于把 IVUS 的层面记录到拉伸的多层曲面重建图中的相应层面。图 B 表示的是一个相匹配层面的例子，CTA 与 IVUS 中均显示了轮廓。图 C 展示的是整个血管中 CTA 与 IVUS 相匹配的量化曲线图，这样两种成像模式中得到的对损伤的定义就可以进行比较

表 14-4　斑块的量化		
研究	扫描仪	数量
Boogers, et al.EHJ, 2012	64 层或 320 层	51
Rinehart, et al.JCCT, 2011		30

表 14-5　斑块量化时，不同观察者之间存在的差异性		
研究	血管段	观察者之间的差异（%）
Leber, et al.JACC, 2006	所有	37
Pflederer, et al.Roefo, 2008	左前降支近端	17
	左回旋支近端	29
	右冠脉近端	32
Petranovic, et al.JCCT, 2009	所有	30

节段狭窄积分=8/48

节段受累积分=4/46

三支血管斑块=1/1

近段重度狭窄斑块=1/3

左主干斑块=0/1

右冠状动脉　　前降支　　回旋支

1=轻度

2=中度

3=重度

2=中度

图 14-8　对有动脉粥样硬化疾病患者的半定量分级系统，依据于血管造影 Duke 指数。该患者有左前降支近端的狭窄，左前降支中部的中度狭窄，左回旋支近端的严重狭窄及右冠脉近端的中度狭窄（Modified from Min, et al.J Am Coll Cardiol, 2007，由 Elsevier 授权）

结果可反映临床试验中的特殊情况，数据分析也是在专门的中心实验室中完成的。对斑块边界的量化最后可在药理研究中实行许多非侵入性检查，与其他显像模式如 IVUS 相似。然而，对患者本身斑块量化的临床价值未很好地理解。

第三节 病变成分与临床表现之间的关系

一、回顾性数据

根据上述对 CT 斑块成像的验证，对病变标准及它们与临床表现之间的关系进行回顾性分析是可能的。有关易损斑块的许多组织学标准（薄帽的纤维粥样斑块）已从对尸检的研究中得出（表 14-6）。

相关的体内成像方法已经被描述为是侵入性显像模式。在 IVUS 灰阶研究中，低密度回声，正性重构和小的、多斑点钙化已被认为是有急性冠状动脉时间的病变的高危风险标准。依据对 IVUS 射频的进一步分析，从薄帽纤维粥样斑块中得出的 IVUS 标准已经确立（表 14-7）。

这些用 IVUS 鉴定的标准通常被认为是 CT 评估的金标准。然而，需要注意的是，IVUS 对病变易损性的识别是一个有限的金标准，它与组织学仅有中度联系。

就像以上所述，CT 可识别低密度斑块、钙化斑块和范围及血管重构。在有慢性血管病变中危风险行 CT 检查的人群中，30% 患者发现有非钙化性斑块，常伴有邻近冠状动脉钙化。在慢性血管病患者中，非钙化斑块为唯一表现的概率少于 10%。在有急性冠状动状动脉综合征的患者中，冠状动脉 CT 血管造影中的斑块大多为非钙化性或混合性斑块及非致密的钙化斑块（表 14-8）。CT 认定的混合斑块表现为与 IVUS 中薄帽纤维粥样斑块有关。然而，依据 HU 值对非钙化斑块成分的区别是有限的，在稳定与不稳定病变中，关于高危风险的标准存在有重叠（Kitagawa，et al.JACC Cardiovasc Imaging，2009）。

这些标准被用于临床试验，将基线斑块特征和结果进行比较，比如在一研究分析中，1059 位患者的 10037 段血管段（Motoyama，et al.J Am Coll Cardiol，2007），低衰减斑块与血管正性重构均可独立预示急性冠状动脉综合征的后续发展，两者的危险比为 22.8（95% 可信区间，6.9 ~ 75.2）。

有关斑块负荷诊断价值的最严谨的资料已经积累。在挑选出的无症状中危风险人群中，CT 钙化积分在传统的多变量风险评估模型中，对未来冠状动脉事件具有额外的预测价值（第 11 章）。在冠状动脉 CT 血管造影检查中有临床指征的有症状患者中，一些研究描述了对比增强 CT 斑块成像的诊断价值（表 14-9）。在对疑或已知有慢性血管病的两篇荟萃分析研究时，对相关数据资料做了总结（表 14-10）。在有阻塞性血管患者（任一血管有 > 50% 的腔内狭窄）与冠状动脉 CTA 表现正常的患者中，死亡或心肌梗死事件的年发生率为 3% 对 0.1%（$P < 0.05$）。冠心病的分类："无冠心病""无阻塞性冠心病（最严重狭窄 < 50%）"或"阻塞性冠心病"又描述未来主要不良心血管事件风险率是升高的。

资料表明冠状动脉 CTA 表现正常的患者，不良心血管事件鲜有发生，与健康的低危人群中背景事件率相似（< 1%）。非阻塞性斑块在一定范围上增加了风险。最后，明显狭窄（> 50% 狭窄）的出现比非阻塞性动脉粥样硬化改变很明显有更高的风险，

表 14-6　损伤易损性的组织学标准

1. 整个斑块边界很大
2. 坏死的内核，通过一层薄的纤维帽与管腔分开（< 6.5mm）
3. 正性血管重构
4. 出现与炎性反映有关的细胞积聚

表 14-7　病变易损性的 IVUS 标准

1. 明显的斑块边界
2. 融合的坏死内核大于整个斑块体积的 10% ~ 20%
3. 钙化量 > 10%，出现斑点钙化
4. 影像无纤维帽的证据（如薄的纤维帽在空间分辨率以下）

表 14-8　不稳定斑块的特征

标准	建议性定义
低密度、无钙化性斑块	HU < 20 ~ 40
正性血管重构	重构指数 > 1.05
斑点性钙化	钙化 < 3mm

表 14-9 斑块负荷与组成成分的诊断价值

研究	数量	随访时间	评分要点	结局
Min, et al.JACC, 2007	1127	15 个月	腔内狭窄与斑块	各种原因导致的死亡
Carrigan, et al.EHJ, 2009	227	28 个月	腔内狭窄与斑块	组成：心脏死亡，心肌梗死，血管重建
Motoyama, et al.JACC, 2009	1059	27 个月	血管重构低衰减	急性冠脉综合征
van Werkhoven, et al.EHJ, 200	432	670d	腔内狭窄与斑块钙化积分	组成：所有原因导致的死亡，心肌梗死与不稳定心绞痛

表 14-10 斑块负荷与临床结局

研究	研究数量	患者数量	随访时间	主要不良心血管事件
Hulten, et al.J Am Coll Cardiol, 2011	18	9592	20	449
Bamberg, et al.JACC, 2011	11	7335	20	252
Chow, et al.Circ Cardiovascular Imaging, 2011	多中心注册	14 064	23	271

证实了先前侵入性冠状动脉造影术中得发现。重要的是，应注意这些数据资料都是从疑有阻塞性冠心病的有症状人群中得出的。

二、前瞻性数据

前瞻性数据对斑块特性在未来结局方面的诊断影响是很有限的。运用侵入性 IVUS，PROSPECT 试验包括了 697 位急性冠状动脉综合征的患者，他们在经皮冠状动脉介入治疗后行了三维冠状动脉造影术和 IVUS 灰阶与射频成像（Stone，et al.2011）。后来的主要不良心血管事件（心脏原因引起的死亡、心脏停搏、心肌梗死，由不稳定或进行性心绞痛引起的再入院治疗），认为与先前经过治疗的病损或未经治疗的损伤有关。主要不良心血管事件 3 年累计发生率为 20.4%。主要不良心血管事件同样由罪犯血管的再发生与非罪犯病损引起。虽然导致意外事件的非罪犯血管在血管造影中表现轻微，但大部分为薄帽纤维粥样斑块或表现为大的斑块负荷，内腔狭小或这些特征的组合，这些发现是由灰阶或射频 IVUS 检测出的。

CT 数据资料更加有限。在一个对前瞻性 ROMICAT 试验的亚分析中，作者检查了临床风险评分及由 CT 探测出的斑块负荷与伴有急性胸痛患者之间的关系（Ferencik，et al. Acad Emerg Med, 2012）。临床风险评分与冠状动脉斑块负荷对伴有急性胸痛患者的急性冠状动脉综合征的诊断表现出了合适良好的辨识能力。危险评分与斑块负荷的组合信息明显提高了对急性冠状动脉综合征诊断的辨识能力。

这些数据是从表现为 ACS 及接受过经皮冠状动脉介入治疗的患者中获得的。前瞻性数据描述了斑块特性对未来结局诊断的影响，但对于侵入性与非侵入性显像模式来说，它都是有限的。

第四节 临床建议

以上数据资料表明，用 CT 进行斑块成像是可行的。然而，目前无证据表明对无症状患者行 CT 检查有一定的临床好处，同时所有的重要临床指南不允许无症状患者做 CTA 检查。相比之下，对斑块的评价，作为对有症状患者行冠状动脉 CT 血管造影的一部分，中危风险人群中对管腔狭窄的评估提供了更多的信息。因此，临床指南推荐对冠状动脉段内斑块行半定量分析，包括 SCCT 中得一份意见论文（Raff，et al.JCCT，2009）。根据目前的文献，可制定出初步的临床建议（表 14-11 和表 14-12）。

表 14-11　临床方法与建议

方法	建议
指征	单独的斑块成像不是 CT 血管造影的指征，换句话说，不建议对无症状患者行该检查（第 6 章与第 21 章）
	CT 的指征依据对有中等验前概率的患者排除墙内狭窄的需要
	在临床表明行冠状动脉 CT 血管造影的患者中，可分析斑块负荷的诊断价值，但是对临床管理的影响还未最终确立
数据获得	数据获得方法由 CT 的原始指征决定
	标准冠状动脉 CT 血管造影扫描方法不应单独为了使斑块成像更容易就修改，特别是在如果修改会增加患者放射量的情况下
数据分析技术	通常方法如第 11 章描述
	多层面重建，最大密度投影，多层曲面重建
	调整窗位设定来完善对血管壁和周围软组织的区分（Leber，et al.JACC，2006）
临床方面数据分析	在所有可见的冠脉段内识别出阻塞性与非阻塞性斑块
	分为非钙化性与钙化性斑块
	利用半定量评分总结斑块负荷
高危斑块标注	斑点钙化，混合性和非钙化性斑块
	低衰减斑块
	正性（扩张性）重塑
粥样硬化研究	手动或半自动定量与容积分析
	除了 HU 外专门的斑块特性，包括对斑块炎性细胞或体液的细胞间成像的功能分析

表 14-12　疾病整体负荷的临床评分方法

方法	描述	研究
血管狭窄 / 损害评分	有中度（＞ 50%）或严重（＞ 70%）狭窄的心外主要狭窄	Min，et al
损害血管段评分	先天性斑块每个血管段内管腔狭窄的程度得出总的评分 0 ～ 16	Min，et al；Carrigan，et al
血管段狭窄评分	每个冠脉段管腔狭窄的分级（0= 无，1= ＜ 50%）2= ≥ 50%，3= ＞ 70%）	Min，et al
	得出总的评分 0 ～ 48	Carrigan，et al
易损性评分	每个血管段中低密度斑块与动脉重构	Motoyama，et al

第五节　斑块成像的未来

CT 扫描仪技术与扫描软件技术的快速发展及临床前与临床研究中积累的数据资料大大提高了我们对心脏 CT 斑块成像的可能与限制的理解，表 14-13 总结了一些较新的发展。

未来大的前瞻性临床研究将会把诊断性试验与临床结局关联起来。中心问题之一是成像检查之后的治疗决定是否会被 CT 结果所影响，是否对患者有益。这样的研究目前正在征集患者，一些研究可有治疗，另一些则不会。在接下来的几年内，这些研究资料将会定义侵入性与非侵入性模式的相对地位及它们在斑块评估时的成本效率。

表 14-13　斑块成像的未来

1. 更好的探测器材料（如 K 成像依据于光子计数检测器）
2. 对斑块特性的双能成像
3. 改善的重建算法，如交互式重建
4. 容积分析（运用半自动软件工具）
5. 特异性结合的对比剂（如细胞间黏附因子或炎性反应的细胞标志物）

第15章 心 功 能

摘要

本章节中，描述了心功能评估的临床适应证、检查技术及后处理技术。

第一节 CT 评价心功能

在常规临床中，左心室整体功能是确立临床政策的一项重要参数。心脏 CT 使对左心室整体功能的评价成为可能，并且展示出了与 MRI 检查金标准很好的一致性（见第25章）。CT 与 MRI 的一致性比心室造影术与超声心动图和 MRI 的吻合性要好。CT 对右心室功能的评估也是可行的。尽管右心室本身复杂的几何结构使对其图像分割更加困难。

如果采用回顾性门控 CT 扫描并且每隔心动周期的 5%（最多 10%）进行图像重建，便可以进行心功能分析。分析可在三维后处理工作站中使用自动或半自动软件工具完成。

左心室局部功能异常可见于多种基础疾病，如缺血性心脏病（图 15-1）。评价左心室局部功能的一个简便方法是在四维电影模式下的心脏短轴或长轴层面（四腔心，三腔心或二腔心层面）中，评价室壁运动的异常。能够进行四维电影成像的数据需要运用回顾性心电门控技术并每隔心动周期的 5% 或 10% 进行图像重建。局部室壁的运动异常与左心室整体功能可在同一数据下评估。

正常心腔，左心室游离壁厚度在收缩时增加超过 40%（正常动力心肌），室间隔厚度增加比游离壁稍微小一些。在伴有缺血性或无缺血性心脏疾病患者中，均可发现室壁运动异常。运动功能减退定义为收缩时室壁增厚 < 30%，无运动则定义为室壁增厚 < 10%，运动功能障碍定义为收缩时心肌向外运动，经常与室壁变薄有关。

运用 AHA17 节段分割模型（见第3章），对心室壁运动异常进行系统的评估与报告。依据观察到的收缩性，每一段指定分数（正常 =1，运动功能减退 =2，无运动 =3，运动功能障碍 =4，室壁瘤 =5），计算出心室壁运动指数，可对局部心室壁运动异常的范围进行半定量描述。

心室壁运动评分指数 = 心室壁运动得分总数 / 总的分割段数

正常收缩的左心室心肌的室壁运动指数为 1 (17/17=1)，对室壁运动异常的评估可在专门的心脏 CT 工作站中使用自动或半自动化软件完成（见第五节）。

如果看到某一心肌段有异常运动，那么该段心肌被认为在形态学上有异常。常见的病因有慢性心肌梗死 / 瘢痕或有急性胸痛患者的急性缺血。心肌梗死表现为灌注不足（低密度区），心肌变薄（< 5mm）或钙化，而急性缺血导致由灌注不足引起的局部灌注缺损。导致心肌运动功能减退，无运动或运动障碍的其他原因有心肌病或心肌炎。一个常见的疾病为左束支阻滞，它一般导致前或后间壁的不协调运动，但并非心肌病（图 15-2）。左束支阻滞患者的电影图像中，也可以看到矛盾运动。

总的来说，虽然现在的技术发展已经改善了 CT 的成像能力，但其时间分辨率仍然低于心脏 MRI，因此，MRI 应该是临床实践中一线成像模式的首选。然而，如果冠状动脉 CT 血管造影可得到回顾性心

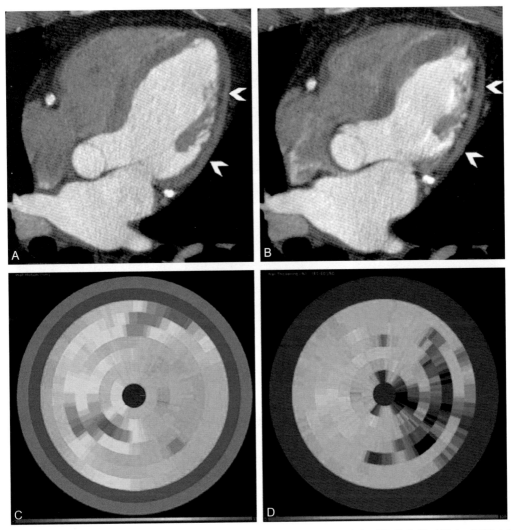

图 15-1　59 岁患者，左心室侧壁大面积梗死后，出现局部无运动。注意到舒张末期（图 A，四腔心层面）与收缩末期（图 B，四腔心层面）时侧壁变薄（楔形箭头），图 C 显示的是室壁运动的彩色靶心图，图 D 展示的是心室壁增厚的百分比

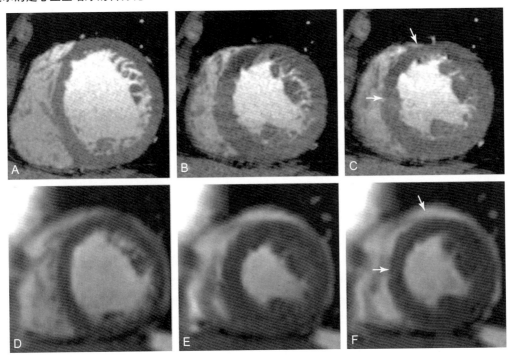

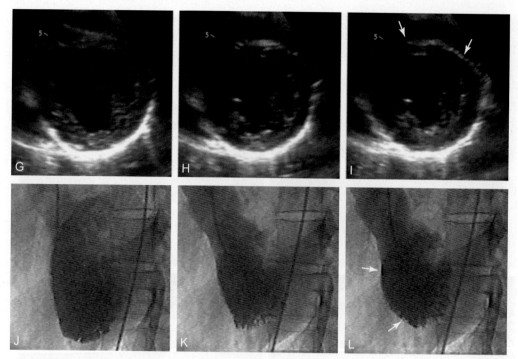

图 15-2　表现为非典型心绞痛的 45 岁女性患者，左束支阻滞导致前间壁出现矛盾运动，短轴位的结果显示为：图 A～C 为 CT，图 D～F 为 MRI，图 G～I 为超声心动描记，图片 J～L 为心脏左前斜位投影的心室电影造影。所有技术中舒张期影像显示在第一列（图 A，D，G，J），收缩中期的图像展示在中间一列（图 B，E，H，K），无任何室壁运动异常。收缩末期（右列）所有技术均显示前间壁向外的矛盾运动与厚度变薄（运动不同步，图 C，F，I，L 中箭头处）。然而其他所有段均显示出向内收缩的运动。这在冠状动脉造影与冠状动脉 CT 血管造影中未显示有冠状动脉狭窄

电门控数据，对局部室壁运动异常的左心室整体心功能的综合评价可能会有更多的价值。

第二节　心脏 CT 的临床应用

目前心脏 CT 不应该作为评估左心室功能的一线成像模式，因为它有放射暴露。对左、右心室的初步评估应首选心脏 MRI 或超声心动描记术。MRI 被认为是具有最高重复性的金标准。

心脏 CT 的好处是，运用回顾性心电门控获得的冠状动脉 CT 血管造影数据也可以用来评估心功能。不再额外注射对比剂或接受更多的放射辐射。由于整体或局部心功能对患者个体化诊断与进一步确定临床管理方案的重要性，因此，我们强烈建议，如果数据是在传统的回顾性心电门控下获得的，所有行冠状动脉 CT 血管造影的患者进行心功能分析。

第三节　调整 CT 检查方法以评估心功能

一、对比剂团注设计

为了评估心功能，建议调整对比剂的注射方式。为了更好地描述出室间隔的轮廓，右心室内均匀增强是必要的。如果在动脉期以高流速（5ml/s）团注一次对比剂，之后注射生理盐水（常用于冠状动脉 CT 血管造影），到扫描时，大部分对比剂已经离开右心室。因此，室间隔与右心室将无法显示出轮廓。如果对比剂团注时间不理想，如注射时间太长和（或）团块体积太大，右心室将会出现伪影，降低了图像质量。

先前在第 8 章中提到，无论何时需要评估心功能，双期注射对比剂或注射对比剂与盐水混合物都可以通过提供右心腔均匀的对比衰减来提高图像质量。对比剂的条状伪影，影响了使用全自动软件工具时对右心腔的分割，也降低了右冠状动脉的图像

质量。因此，右心的衰减情况应尽可能地均匀。

Vrachliotis 等描述了一个双期注射方法，包括一期以高速（100ml，以 5ml/s）团注对比剂，二期速度降低（30ml，以 3ml/s），共注射对比剂 130ml。这种方法可用于胸痛三联症排除扫描方案，因为它可以提供冠状动脉、主动脉、肺动脉以及右心室的相对均匀强化。

二、心电门控技术

评估心功能时，回顾性心电门控是必要的，它可在整个心动周期内获得多时相的数据，可应用心电依赖管电流调制技术，该方法在大多数情况下可产生有诊断价值的影像，虽然在收缩期时有较高的图像噪声。

如果将视窗放在收缩末期，前瞻性心电触发数据（步进 - 发射）会妨碍对心功能的评估。

最近介绍的前瞻性心电触发连续扫描模式，也可评估心功能，可为心率稳定的患者提供一个合理的选择。

三、图像重建

覆盖整个心动周期多时相数据的重建是在 RR 间隔的 0 ~ 90% 以 5% 或 10% 的间距完成。对于怎样在不同扫描仪中产生多时相数据的详细信息，请参考第 9 章。

我们建议 1mm 的重建层厚（重叠 > 70%）以保证最高的空间分辨率以及最高的测量准确性。然而我们必须明白的是多时相数据产生了大量影像。如果在下载大数据时遇到了困难，可增加层厚至 1.5 ~ 2.0mm 以减少图像数量。

大多数商业可用工作站都提供有自动探测收缩末期与舒张末期容积的工具，运用这些工具，通常可以自动识别收缩与舒张期，减少了数据容量与分析时间。

第四节　心功能参数的定义

有许多心功能参数。表 15-1 展示了临床相关的参数，他们都能够在所有商业可用的配有心脏软件的后处理工作站中计算出来。表 15-2 列举了其他重要的心功能参数，他们的评估依赖于心电门控技术（回顾性或前瞻性心电门控）和使用特殊的工作站。

表 15-1　临床相关的心功能参数

参数	单位	描述
舒张末期容积（EDV）	ml	所有时相中左心室容积达最大。静脉回心血量的增加使 EDV 增加，拉伸了心肌纤维并使前负荷增加，这导致心室收缩增加以射出更多的血液，心排血量也更高
收缩末期容积（ESV）	ml	所有时相中左心室容积最小
心搏出量（SV）	ml/ 搏	心脏收缩时射出的血容量（SV=EDV － ESV）
射血分数（EF）	%	收缩时左心室射出血液的百分数（EF=SV/EDV×100%）
心排血量（CO）	l/min	每分钟心脏射出的血容量（CO= 心率 ×SV/1000），CO 主要受身体细胞氧需求的调节，并且在感染与败血症时增加，在心肌病或心力衰竭时降低

表 15-2　参数单位描述

参数	单位	描述
心肌容积（MV）	Ml	左心室的心肌容积（是否包含乳头肌，依据工作站情况）
心肌质量（MM）	G	MM=MV×1.05g/ml（10.5g/ml= 特定的心肌质量）
心肌质量指数（MMI）	g/kg	MMI=MM（g）/ 体重（kg）
体表面积（BSA）	m^2	BSA=0.007184× 身高 $^{0.725}$（cm）× 体重 $^{0.425}$（kg）
心搏指数（SI）	(ml/beat)/m^2	SI=SV/BSA
心脏指数（CI）	(l/min)/m^2	CI=CO/BSA
心壁运动（WM）	mm	收缩与舒张时，心外轮廓的最大运动
心壁增厚率（WT）	%	（收缩末心肌厚度－舒张末心肌厚度）/ 舒张末心肌厚度 ×100%

第五节　不同工作站对心功能的分析

来自所有主要 CT 供应商与专门心脏工作站的心脏软件包均可对心功能做出评估。大部分工作站都有自动或半自动工具以帮助和加快分析功能。所有供应商都有评估左心室功能的软件，一些商家也开发出了评估右心功能的软件。

一、重要影像（Vitrea 工作站）

加载完所有时相数据后（图 15-3），该软件工具可自动识别心轴，心内外轮廓以及左心室收缩末期与舒张末期。应对所有时相的心轴与心脏内外轮廓进行检查，避免错误测量心功能。如有必要，包括二尖瓣水平在内的这些参数可进行手动调整，评估心功能参数时如射血分数与心搏出量，应排除乳头肌，然而在评估心肌质量时，应包括乳头肌。运用这些软件对局部心肌运动的分析在图 15-4 中有展示。

二、西门子（syngo.via™，Cardio-VascularEngine）

下载完多时相数据后，就开始了对左心内外轮廓和右心内外轮廓的自动识别（图 15-5），如有必要，所有边界轮廓也可进行手动调整。即使使用了最大化管电流调制技术（图 15-6），心内外边界轮廓依然显示清晰。左、右心室功能的结果包括时间密度曲线（图 15-5E），室壁运动牛眼图，室壁增厚率和室壁厚度（图 15-7B）。对衰减不足的心肌（如心肌梗死）的分割依据 HU 值（图 15-7C）。

三、飞利浦（Brilliance Workspace，Comprehensive Cardiac）

至少两组（收缩末期与舒张末期）或更多组数据（如 0～90% 以间隔 10% 获得）均可以下载至综

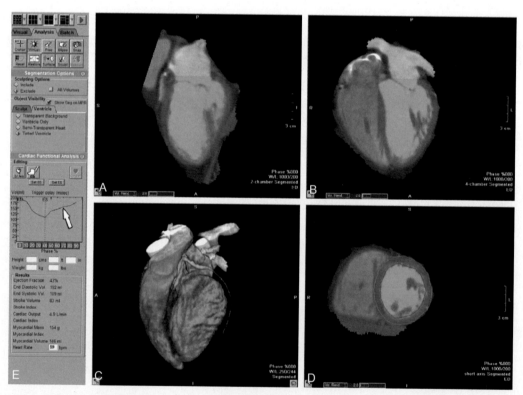

图 15-3　对左心室射血分数减少（43%）的患者应用了全自动心功能分析软件。影像以二腔心层面（图 A），四腔心层面（图 B），三维图像（图 C）和短轴层面（图 D）展示。左心室心血池用蓝色标记。不包括乳头肌。心外轮廓用绿线标记，心内轮廓用红线标记（图 D），图 E 显示了整个心动周期的左心室容积曲线（箭头），舒张末期（ED，RR 间期 0）与收缩末期（ES，RR 间期的 40%）被自动地识别并标记出。更多地心功能分析的结果也被显示。如果给出患者的体重，身高和心率，该软件可计算出心搏指数、心脏指数、心输出量和心肌指数

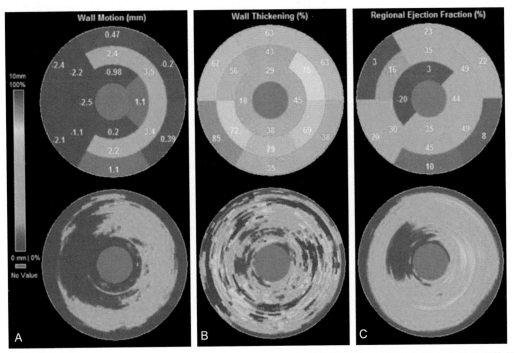

图 15-4　运用美国心脏协会（AHA）17 段分割模型的左心室彩色编码图。该图由自动心功能分析软件获得，心壁运动以 mm 表示（图 A），心壁变厚与局部射血分数以百分数表示（图 B，C）。图片显示的 3 个参数在左心室前 1/3 前间壁均下降，该患者有重度的左前降支狭窄

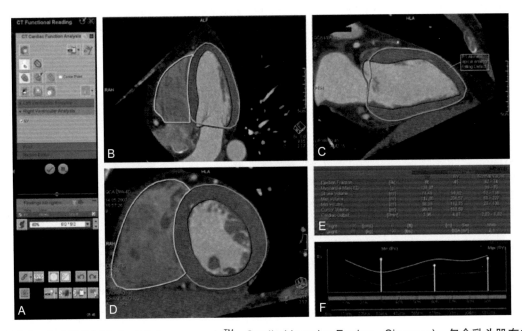

图 15-5　心功能分析软件（图 A，syngo.via™，Cardio-Vascular Engine，Siemens），包含乳头肌在内的左心室（红色）与右心室（黄色）的心内边界可自动识别标出左心室功能参数在四腔心（图 B）、二腔心（图 C）和短轴层面（图 D）中有所显示。心功能参数以左右心室为代表，并与正常值比较（图 E），图 F 展示了左心室（红色）与右心室（黄色）的时间容积曲线

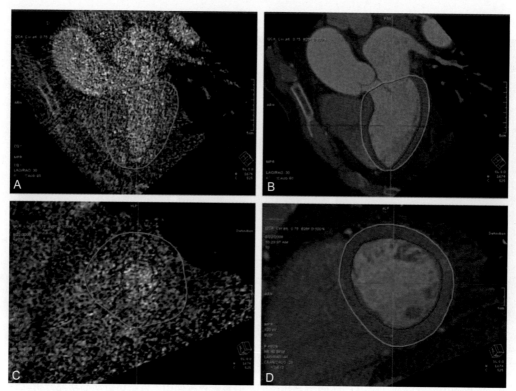

图 15-6　最近引进的软件（syngo.via™, Cardio-Vascular Engine, Siemens）可对心内心外轮廓进行追踪，尽管使用了低剂量（西门子）技术，但在收缩期有较高的图像噪声（图 A 和 C）。注意到仅仅在舒张末期引用了完整的管电流（图 B 和 D）。如有必要，对轮廓的追踪结果也可进行手动调整

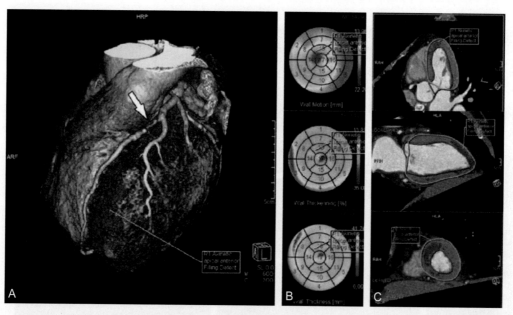

图 15-7　使用 syngo.via™, Cardio-Vascular Engine（西门子）对心肌梗死进行评估。该患者与图 15-4 中为同一患者，左前降支有一处 90% 的狭窄，这和前间壁的灌注缺损相匹配（图 C 中红色区）。该处灌注缺损，表现为衰减不足区，是依据 HU 进行自动分割出来的。图 B 展示的是相应的心壁运动不足（在牛眼图中段 13，14 和 17）

合心脏工具中。对心功能的分析完全是自动的，如有必要，心内心外边界，心轴以及二尖瓣的位置则可以进行手动调整。对心功能的分析可以运用传统的心脏短轴方法（图 15-8）。此外，使用者也可以选择全自动方法来对心脏的 4 个心腔进行分割（图 15-9 和 15-10）。

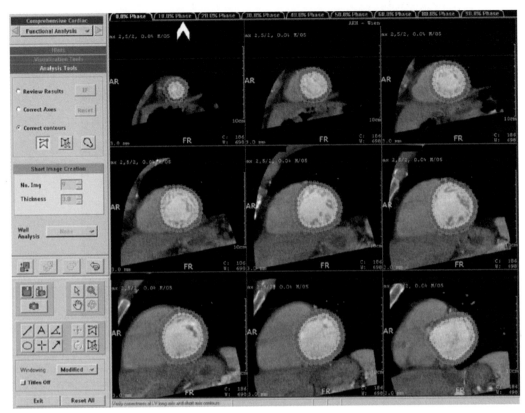

图 15-8 对左心室功能正常的患者使用传统的心功能分析工具（Comprehensive Cardiac，Philips）。通过点击不同的时相框（楔形箭头），可对多组数据进行分析（0～90%，间隔为 10%）。如有必要，左心室的内、外边界轮廓可以手动调整。左心室功能参数是通过使用 Simpson 的方法进行计算的

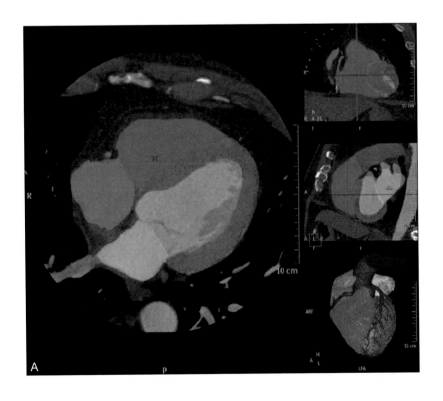

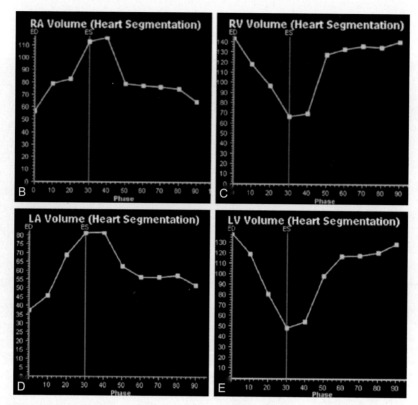

图 15-9　全自动心脏分析工具（Comprehensive Cardiac，Philips）. 所有相关的心脏结构都被识别出来并进行了彩色编码（图 A）。也可产生 4 个心腔的时间容积曲线 [（LA. 左心房；LV. 左心室；RA. 右心房；RV 右心室）图 B ～ E]

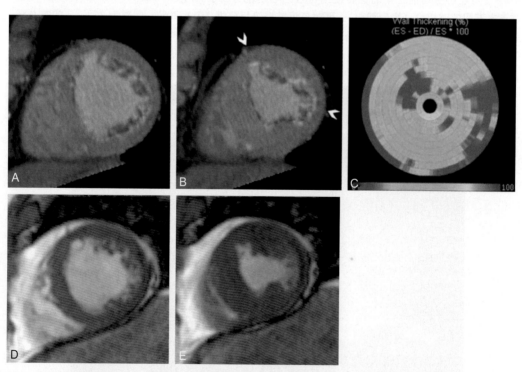

图 15-10　对 1 例心肌梗死后 2 年的患者使用全自动工具进行了心功能分析（Comprehensive Cardiac，Philips）。图 A 和 B 分别展示了舒张末期与收缩末期心脏短轴位图像。前壁有一处小的运动功能减退，后侧壁有一处较大的运动不能区（图 B 中楔形箭头处）。图 C 显示的是 CT 检查结果的彩色编码的靶心图，展示了心壁增厚率的减少（深蓝色区）。图 D 和图 E 分别显示的是同 1 例患者 MRI 检查中获得的心脏短轴位的舒展末期与收缩末期的图像

四、GE（Advantage Workstation）

左心室收缩末期与舒张末期的三维模型被进行了分割（图 15-11）。每个心腔的所有心功能参数都被计算出来并进行了显示。对左心室内外边界轮廓的追踪也清晰可见（分别为图 15-11 和 15-12）。该软件可在牛眼图中对左心室壁的厚度与室壁运动情况进行测量（图 15-12）。

五、Terarecon（Aquarius iNtuition）

Terarecon 的心脏功能分析工具可下载多心脏时相的数据。左心室心内、外轮廓可自动识别也可手动调整（图 15-13）。该软件也可识别收缩末期与舒张末期。

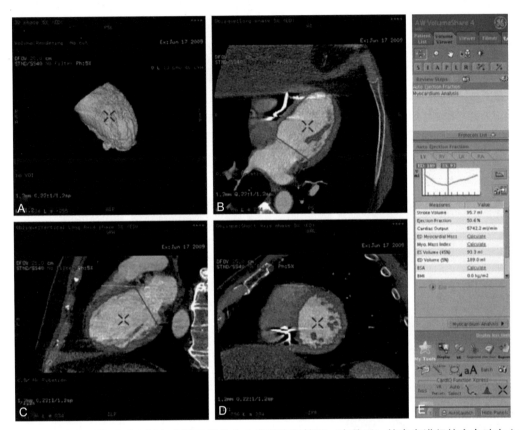

图 15-11　图片展示的是对 1 例心功能正常且右心室带有起搏器（有伪影）的患者进行的全自动左心室整体功能分析的工具（Advantage Workstation，GE）。数据以三维模型（图 A），四腔心层面（图 B），二腔心层面（图 C）与短轴位层面（图 D）的形式表现出来。心内轮廓是以绿线标记追踪的。图 E 展示了左心室的时间容积曲线和数值结果

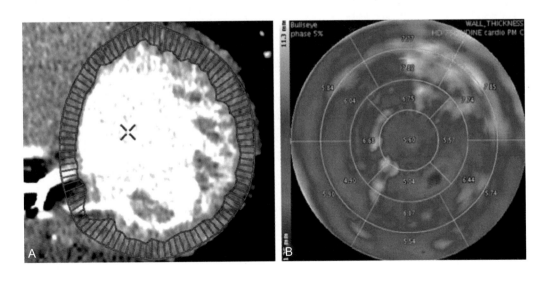

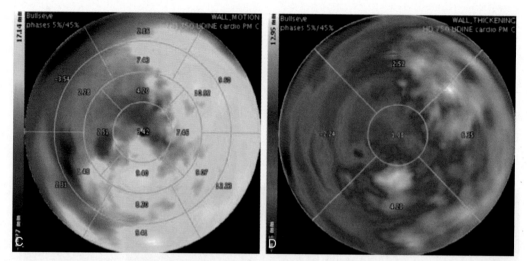

图 15-12 通过使用"心肌分析"工具（Advantage Workstation，GE），心肌质量，左心室壁厚度，室壁运动以及收缩期室壁增厚率均可被测量出来。心内、心外轮廓可自动识别，也可在必要时手动调整（图A）。相关的结果在牛眼图（靶心图）上进行显示，有左心室壁厚度（图B），左心室壁运动（图C）以及收缩室壁增厚率（图D）

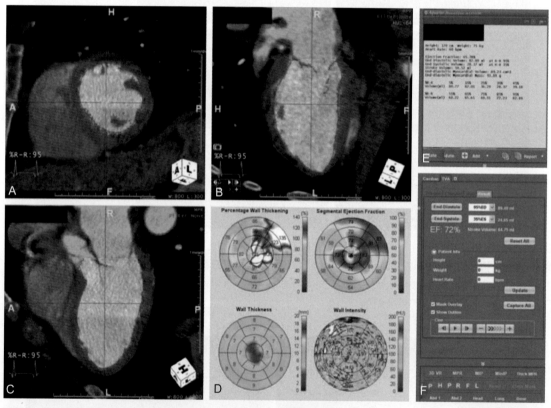

图 15-13 运用来自于 Terarecon 的软件对左心室功能进行分析（Aquarius iNtuition）。左心室的内外轮廓均可被识别，心肌被标记为绿色并以短轴位（图A）和长轴位（图B和C）的形式表现出来。结果以数字（图E和F）和牛眼图（图D）的形式展示。除了标准的参数值，室壁运动增厚率数，部分射血分数和室壁厚度，密度也可被评估出来，这些参数代表了左心室心肌的部分亨氏单位值

第16章　心脏瓣膜

摘要

我们可以通过心电门控心脏CT来获得心脏瓣膜的信息。这章复习了目前心脏CT在瓣膜成像中的价值及潜在的临床应用和未来的发展趋势。主动脉瓣狭窄可以准确通过心脏CT进行评估，同样也适用于疑诊感染性心内膜炎及失功能化的人工瓣膜。

第一节　阅读与报告

CT时间分辨率的提高及整个心动周期中的心电门控，心脏瓣膜功能的四维CT电影成像是可行的(图16-1)。心脏CT最主要的优点能从CT数据中获得冠状动脉及左心室功能的信息。

主动脉瓣及二尖瓣的标准化评估的总结见表16-1。也可以参照第3章及第10章对解剖及图像的解释。

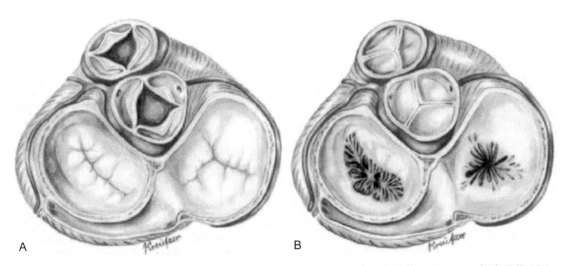

图 16-1　收缩期4个心脏瓣膜的后面观，可以看见主动脉瓣及肺动脉瓣的开放(A)及舒张早期(B)。也能看见左、右冠状动脉窦发出左、右冠状动脉及后面的无冠窦，以及心大静脉和冠状静脉窦入右心房

表 16-1 心脏瓣膜评估的标准切面	
主动脉瓣	**二尖瓣**
左冠状斜（图 16-2A，图 16-3B，图 16-4A，E，图 16-9A，B 和图 16-10A，D）	两腔心（图 16-9C）
	四腔心（图 16-10B）
三腔心（图 16-3A，D，图 16-4B，图 16-5A，图 16-8A，图 16-11C，D 和图 16-12A）	
左心室流出道横断面（图 16-2C，图 16-3C，F，图 16-4C 和图 16-5B）	二尖瓣环水平左心室短轴（图 16-6B）

第二节　CT 检查技术

对于瓣膜形态的评估，至少需要 1 个心脏心动周期（如二尖瓣的成像，舒张末期就足够了）。因此，低剂量技术例如前瞻性心电门控的应用可以评估瓣膜形态。而且，主动脉瓣反流的评估应该在舒张末期。

对于瓣膜功能的评估，CT 数据的获得需要整个心脏周期。目前为止，回顾性心电门控是首选的方案。心电管电流调制（收缩期降低 20% 的管电流）能够应用于传统的模式，但是这样会增加图像的噪声，特别是肥胖的患者。对于肥胖患者，管电流调制功能应个性化调节（管电流或管电压的选择）。最近，双源前瞻性心电门控扫描模式及宽的探测器允许扫描窗的扩大，因此评估心脏功能是可行的。

双筒对比剂注射方案优于单筒注射，它能优化对比剂注射的时间来保证右心室的增强及 4 个瓣膜的评估、心脏局部和整体功能。如果仅仅只需要评估二尖瓣及主动脉瓣，冠状动脉 CT 单期相团注的应用就很合适。

第三节　瓣膜性心脏病

一、主动脉瓣狭窄

退行性主动脉瓣狭窄在 > 65 岁的老年患者中的发病率为 2% ~ 5%。它的病理机制类似于冠心病，涉及主动脉瓣钙化所导致的退化过程及一生中它的缓慢进展。风湿病导致主动脉瓣狭窄，很少出现主动脉瓣下狭窄（定义为先天性主动脉瓣下环形膜导致左心室流出道狭窄）。这些薄膜能够很好地通过心脏 CT 观察到，表现为环以下的低密度灶。

经胸超声心动图示诊断主动脉瓣狭窄的临床参考标准，基于跨瓣压力梯度测量及利用主动脉瓣速度时间积分来计算主动脉瓣口面积（连续方程）。这个方程存在一些限度及血流动力学估测的瓣口面积是有限的。例如，当存在低流量、低压力的主动脉瓣狭窄或者心排血量减低的情况。另外其他的因素例如左心室流出道的偏心性也将影响这些测量结果。相反的，心脏 CT 中从断层图像中获得的解剖（几何）主动脉瓣面积（图 16-2）或 MRI 就不会受外部及血流因素的影响。一些研究（至少入选了 300 名患者）表明 CT 与经胸超声心动图有很高的相关性。

主动脉瓣面积的大小常用来区分主动脉瓣狭窄的轻、中、重度（表 16-2）。图像的重建应该在收缩早期及中期，这是主动脉瓣完全开放的最佳时间点，也就是 10% ~ 25% RR 间期，这取决于每名患者的心率。重要的是，这个阶段的图像是测量主动脉瓣面积的最佳期相。在不同的 CT 机型上这个最佳期相也是有所变动的。CT 很高的时间分辨率对于良好的图像质量是非常有利的，可以在收缩期不出现运动伪影。评估主动脉瓣的切面见图 16-3 及表 16-1。应该重建的切面包括多平面重组、左冠状切面斜位、三腔心切面、主动脉根部横断斜切。

主动脉瓣口面积的测量有以下的适应证：第一，如果患者来做冠状动脉 CTA，瓣叶存在钙化，就应该测量主动脉瓣口的面积。因为这部分患者可能存在主动脉瓣狭窄或仅仅只是非狭窄性主动脉瓣钙化。第二，患者需要另外一种影像检查来准确地评估主动脉瓣口面积，例如心脏外科择期手术，或者在低血流、低压力阶差时评估主动脉瓣狭窄时，超声心动图在这种情况下存在自身的缺陷。对于这部分患者，CT 能够提供是否存在冠心病及左心室功能、主

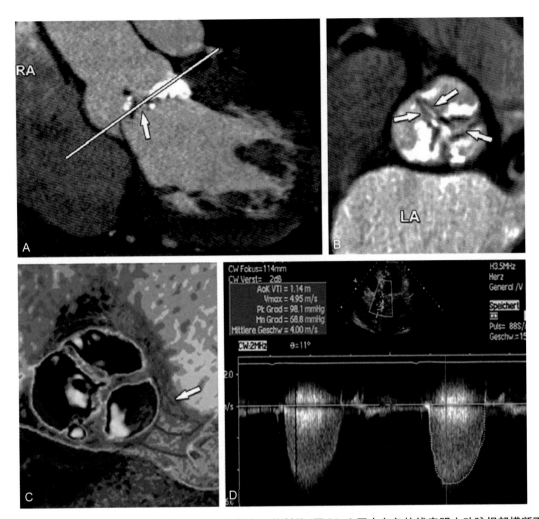

图 16-2　主动脉瓣三叶瓣重度钙化及狭窄。主动脉根部左冠状斜位(图A)。A图中白色的线表明主动脉根部横断面的位置，(图B) 是测量主动脉瓣口（用箭头表示）。三维容积再现也很好地显示了钙化（图C），箭头指示主动脉左冠状动脉窦。经食管超声（图D）显示了主动脉跨瓣速度的加快（4m/s）及压力阶差的改变

表 16-2　主动脉瓣狭窄的分级

分类	分级	主动脉瓣口面积
主动脉瓣狭窄 I	轻	$> 1.5cm^2$
主动脉瓣狭窄 II	中	$1.0 \sim 1.5cm^2$
主动脉瓣狭窄 III	重	$< 1.0cm^2$
	明显严重	$< 0.7cm^2$

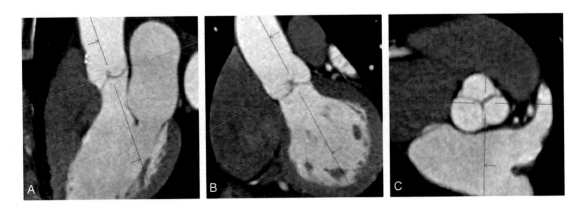

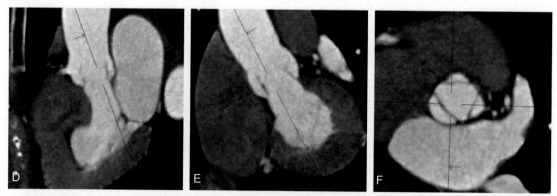

图 16-3　舒张末期（上图）及收缩中期（下图）主动脉瓣的 3 个标准切面。分别是三腔心（图 A）、左冠状面斜位（图 B）及横断面斜位（图 C），图 D ～ F 分别在舒张末期及收缩中期的双斜位多平面重组

动脉瓣环的面积等信息。左心室的功能是主动脉瓣严重狭窄的有价值的预测因子。准确的测量主动脉根部的大小是必要的，特别是在主动脉瓣置换或经皮主动脉瓣置换术前。

二、二叶式主动脉瓣

CT 能够区分主动脉瓣二叶还是三叶的形态（图 16-4）。主动脉瓣可以是先天性的主动脉瓣二叶式畸

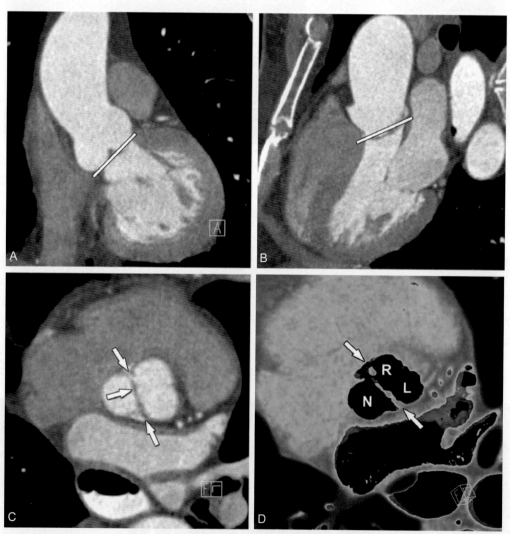

图 16-4　先天性主动脉瓣二叶式畸形，舒张期主动脉瓣标准切面。图 A 为左冠状位斜切及图 B 为三腔心。图 A 和图 B 的线能得到图 C 中的平面。图 C 是横断面斜切位及图 D 是对应的容积再现，显示了舒张期主动脉瓣二叶瓣只有两个瓣尖（箭头所指线性的标志）。左、右冠状动脉瓣尖融合，且之间没有缝隙

形（有或无融合的缝隙）或者是由于后天瓣膜的钙化及粘连导致的退行性改变。在临床中，心外科医生对于这个信息是很感兴趣的，这关系到临床路径的选择（主动脉瓣置换或者外科修复）及进一步患者的管理决策。先天性的二尖瓣病变更可能发展成功能障碍（关闭不全或狭窄），因此，这部分患者更应该在临床中密切随访。

三、主动脉瓣钙化

CT 能够像冠状动脉积分一样，通过一样的商业软件可以定量的测量主动脉瓣的钙化。对于无症状的主动脉瓣狭窄患者，主动脉瓣钙化积分是一个独立的预测因子。再者，主动脉瓣钙化积分的节点在 1100 的时候，主动脉瓣发生狭窄的可能性就很高。

因此，当患者行冠状动脉钙化积分平扫时，对于偶然发现的主动脉瓣钙化，应该进一步通过经胸超声心动图评估。

四、主动脉瓣关闭不全

主动脉瓣关闭不全的发生可以是急性或是慢性。当急性的主动脉瓣关闭不全可以是感染性心内膜炎或者升主动脉夹层累及瓣膜所致，慢性主动脉瓣关闭不全的进展可以发生在严重的基础疾病上，最常见的原因是退行性变或风湿性心脏病导致的主动脉根部扩张及动脉瘤形成（图 16-5）。

对于主动脉瓣关闭不全的患者，我们通过选择冠状动脉 CT 中舒张末期重建数据，可以看见解剖反流瓣口及瓣膜中央的反流面积（图 16-5）。主动

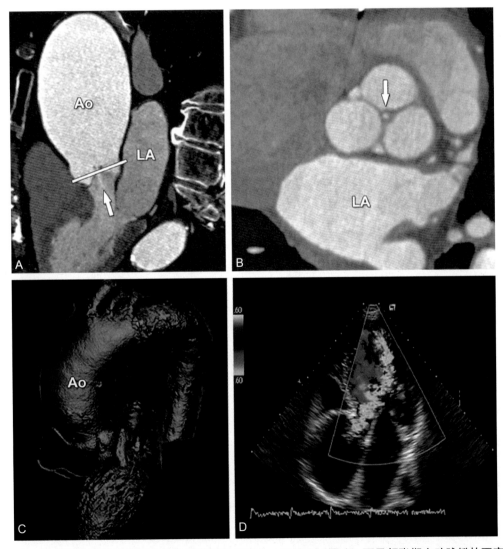

图 16-5　由于升主动脉瘤样扩张导致的主动脉瓣关闭不全。三腔心（图 A）可见舒张期主动脉瓣的不完全关闭，导致反流至左心室流出道（箭头）。A 图中白色的线对应了 B 图主动脉根部横断面的位置。横断面表明瓣膜中央的反流（箭头，主动脉瓣反流面积）。三维容积再现显示了升主动脉瘤（图 C），超声心动图（图 D）显示了多普勒反流束正对着左心房

脉瓣口反流面积是可靠的诊断主动脉瓣反流的标准。一些研究表明，CT 有能力检测出主动脉瓣中重度反流。由于主动脉瓣较多钙化或者患者为主动脉瓣为二叶瓣，轻微的主动脉瓣反流可能会漏诊。关于主动脉瓣关闭不全的严重程度在 CT 上的分级存在争议。一项研究主要入选了广泛的主动脉根部扩张及轻度的主动脉瓣叶钙化，发现 CT 能很好地区分中(瓣口反流面积的界值＞ 25mm^2)、重度（瓣口反流面积的界值＞ 75mm^2) 主动脉瓣关闭不全。其他的研究主要入选的是退行性瓣膜病，结果表明，通过测量主动脉瓣口反流面积来估测主动脉瓣关闭不全严重程度存在一些限度。除了主动脉瓣口反流面积的测量，同时由于左、右心室每搏输出量不匹配，通过新推出的软件可以计算左、右心室容积，因此可能提供一种定量的工具来计算主动脉瓣反流分数及容积。

心脏 CT 对于主动脉瓣反流术前的评估及分类是很好的临床应用。CT 一次扫描能区分主动脉是二瓣还是三瓣形态，以及能准确测量主动脉根部、升主动脉以及评估冠状动脉、左心室功能。

对于可能伴随潜在的主动脉瓣关闭不全的患者，CTA 应该评估所有患者的主动脉瓣情况，特别是近期没有做超声心动图检查的患者。CT 上若能看见反流，患者应进一步推荐做超声心动图检查。

总之，超声心动图能够诊断及准确的区分主动脉瓣关闭不全的严重程度，然而，CT 虽然可以看见主动脉瓣关闭不全，但是目前，CT 仍然不能测血流。

五、二尖瓣狭窄

二尖瓣狭窄常见的病因是风湿性心脏病，导致瓣叶的增厚及瓣膜、腱索的退行性改变，最终导致左心室流入道的梗阻。超声心动图是评估二尖瓣狭窄程度的方法。评估包括跨瓣压差、肺动脉收缩压以及二尖瓣瓣口面积来评估轻、中、重度狭窄。当二尖瓣瓣口面积＜ 1cm^2/m^2，即存在狭窄。仅仅只有一项研究评估了 CT 在二尖瓣狭窄中的应用价值，表明 CT 平面测量的二尖瓣口面积与超声测量结果的相关性好（图 16-6)。二尖瓣叶的隆起（图 16-6A）是典型的二尖瓣狭窄的征象。

二尖瓣狭窄常常导致左房扩大及心房颤动。因此，左心房耳部血栓形成是常见的。重要的是，心脏 CT 能准确地除外左心房耳部血栓。需要注意的是：当左心房耳部出现充盈缺损时，可能只能代表自发回声现象或造影剂填充不充分，当不确定左心房耳部是否存在血栓的情况下，我们需要经食管超声心动图或 CT 延迟扫描来确诊。

六、二尖瓣反流

二尖瓣关闭不全的病因有很多。二尖瓣关闭不全进展可以成为首要的，病因包括风湿性心脏病、退行性或感染性心内膜炎，也可以是由于缺血性或非缺血性心肌病导致的二尖瓣环扩张。另一疾病是

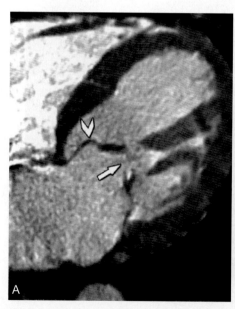
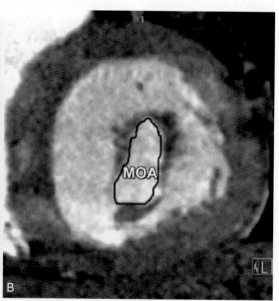

图 16-6　四腔心切面可见二尖瓣狭窄（图 A)，显示了二尖瓣口狭窄（小箭头）及二尖瓣前叶膨隆（楔形箭头）。左心室短轴切面（图 B）舒张期二尖瓣水平能定量测量二尖瓣口面积

二尖瓣脱垂。一项研究表明，CT 能定量的评估二尖瓣反流的程度，而且 CT 平面上测量的二尖瓣口反流的面积与超声心动图及心室造影的相关性良好。然而，二尖瓣反流的不同分级程度之间存在一定的重叠。因此，鉴于以往的科学数据，通过 CT 准确的鉴别及定量测量二尖瓣反流是不可行的。

七、二尖瓣环钙化

　　然而，当超声心动图显示欠清晰时，CT 能提供有价值的影像检查手段来评估瓣叶的形态及质量。二尖瓣环钙化是个退行性过程，通常表现为从最初

的 U 形或者 J 形进展成最终的 O 形，它是以缓慢的圆形进展而来。偶尔，这些钙化表现的像肿块一样时，钙化通常从瓣环伸入到邻近的心肌（图 16-7）。二尖瓣环钙化的一个亚型是二尖瓣干酪样钙化，超声心动图表现为中央为无回声肿块，很难与其他肿瘤相鉴别。基于钙化的高密度成分，心脏 CT 能准确地鉴别二尖瓣环钙化并确诊。

八、二尖瓣脱垂

　　二尖瓣脱垂被定义为收缩期二尖瓣叶的位置低于二尖瓣环平面（图 16-8）。总体人群的发病率约

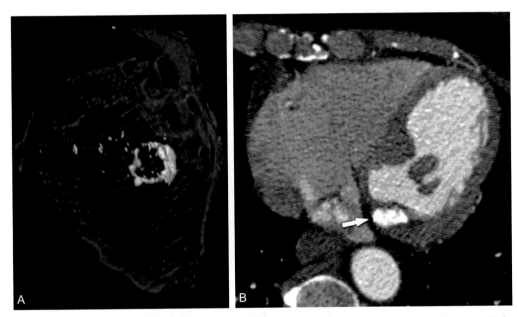

图 16-7　二尖瓣环钙化。瓣环的钙化通常起源于二尖瓣环的基底部，并以环形的形式进展，直至累及整个二尖瓣环，最终形成 O 形（图 A，三维重建）。二尖瓣环基底部椭圆形团块状钙化（图 B 箭头），与超声心动图上的纤维肿块比较相像。CT 能够清楚的鉴别钙化。二尖瓣环钙化是提示某个心脏结构异常的标志，例如二尖瓣关闭不全

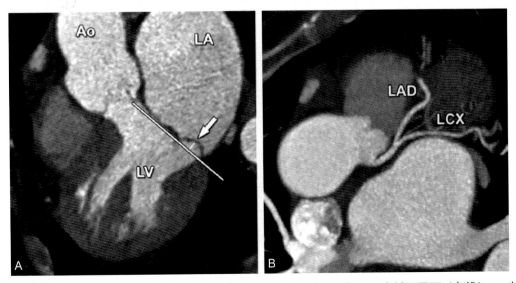

图 16-8　二尖瓣脱垂。三腔心切面（图 A）显示二尖瓣后叶脱垂（箭头）低于二尖瓣环平面（白线）。二尖瓣前叶黏液性变性但无脱垂（图 A）。在收缩期，二尖瓣叶是关闭的。这名患者也同时排除了非冠心病（图 B）。表明了正常的左前降支及回旋支。Ao. 升主动脉；LA. 左心房；LV. 左心室

2.3%。有两种类型的脱垂，一是卷曲（瓣叶的弯曲），由于二尖瓣叶的增厚（＞2～5mm）、冗长，通常进展为二尖瓣叶黏液变性及增厚。收缩期杂音是二尖瓣脱垂的特点。

相反，连枷式瓣叶（自由小叶边缘脱垂）是腱索断裂导致的，例如当存在风湿性心脏病，感染性心内膜炎及创伤、心肌梗死时，不一定都伴随瓣叶的增厚（舒张期瓣叶厚度＞2mm）。

经食管超声心动图是诊断二尖瓣脱垂的参考标准。如果择期外科修复二尖瓣，三维经食管超声心动图可以用于详细的术前评估二尖瓣受累的程度。最近的研究表明，在收缩期重建心脏三腔心及两腔心，CT 能够准确诊断脱垂。定义二尖瓣脱垂的标准是二尖瓣叶低于瓣环的 2mm 以上。然而，在 CT 四腔心切面，鞍型二尖瓣叶常常被高估脱垂的程度，这点与超声心动图类似。

九、感染性心内膜炎

感染性心内膜炎通常可以见到瓣膜的受累，然而，整个心内膜都可以感染炎症。值得注意的是，心内装置例如人工瓣膜、起搏器导线或者房间隔封堵器都易于感染，而且随后出现赘生物，表现为像肿块一样附着于这些装置上。这些感染的肿块应该与血栓及血管翳相鉴别。单从影像上有时难以区分，必须借助实验室检查确诊炎症。

感染性心内膜炎的确诊应参考更改的 Duke 标准，还应考虑临床参数，例如血培养及感染的征象（主要及次要标准）。经食管超声心动图是目前评估的参考标准。图 16-9 及图 16-10 是典型的感染性心内膜炎的图像。影像征象的总结见表 16-3。最常见的影像学特征为赘生物，定义为不规则的低密度肿块（图 16-9A 和 16-10A），通常位于瓣叶的下方（当主动脉瓣叶受累的时候脱入左心室流出道，二尖瓣叶受累的时候脱入左

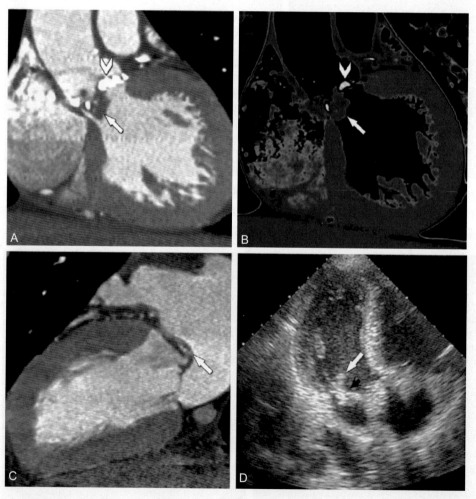

图 16-9　2 例感染性心内膜炎。主动脉瓣赘生物（图 A 和 B，左冠状斜位）表现为低密度及瓣叶脱入左心室流出道（箭头）。注意主动脉瓣的钙化，与赘生物可以清楚鉴别（图 A，B 中箭头）。另 1 例患者二尖瓣叶穿孔及赘生物（图 C 箭头），两腔心切面可见增厚的二尖瓣叶将左心房与左心室分成两半。图 D 为该患者超声心动图上的二尖瓣赘生物

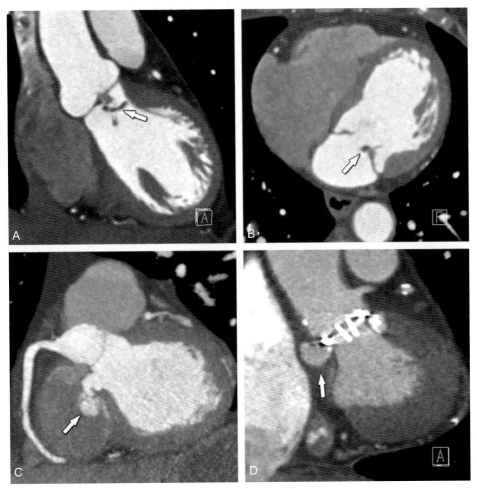

图 16-10　这是 3 例感染性心内膜炎患者的例子，均有临床感染的征象，发热且 C 反应蛋白增高。活动的主动脉瓣赘生物脱入左心室流出道（图 A，左冠状斜切位，箭头）及二尖瓣后叶赘生物，表现为圆形、低密度（图 B，四腔心，箭头）。左右心室瘘（图 C，箭头）。主动脉根部动脉瘤及主动脉瓣机械瓣置入术后瓣周脓肿（图 D，箭头）

表 16-3　感染性心内膜炎的 CT 征象

CT 征象	
赘生物	低密度(～30HU)软组织肿块大小形态差异较大,可以是规则的(典型的圆形、椭圆形或者有蒂),或者是弥漫的不规则瓣叶增厚
瓣尖穿孔	瓣尖不连续（瓣尖之间可见对比剂显影）
瓣周受累	
脓肿	血管周围 / 主动脉周围脂肪组织的损失和弥漫性浸润（＞ 0 HU，10 ～ 50 HU）
动脉瘤	腔内充满对比剂
瓣膜反流	
主动脉瓣	舒张期主动脉瓣关闭不全
二尖瓣	收缩期二尖瓣关闭不全
瘘	心室之间的交通或心外血管系统（如主动脉）
裂开（人工瓣膜）	高于瓣环＞ 5°

心房）。脱入的程度大约在几毫米至 1cm 以上。可以是移动的也可以是静止的。有时候，赘生物表现为圆形的，也可以表现为肿块状（图 16-9B 和图 16-10B）。

赘生物大小精确的测量还需要对患者更进一步的管理：小的（＜1cm）及不移动的，瓣周未见受累的，可以用传统的药物治疗，而心脏手术是针对大的及移动的赘生物。重要的是，赘生物可以影响瓣膜功能，表现为轻至重度狭窄。而且，由于较大的赘生物阻塞瓣口可以导致瓣膜狭窄。

感染性心内膜炎的另一个征象是瓣尖穿孔，定义为瓣尖的不连续，或者瘘，瘘定义为心室之间的交通和（或）主动脉根部间的交通。这些瘘可以导致左、右心室之间相交通（图 16-10C），可见对比剂填充通道。相同的，瓣周动脉瘤是由于炎症广泛浸润的结果。假性动脉瘤通常位于主动脉瓣环或二尖瓣环。由于严重的慢性或急性炎症，它们可以出现在自身原本的瓣膜上，也可以在人工瓣膜上。当出现急性炎症，脓肿可以出现在假性动脉瘤周围（图 16-10D）。脓肿定义为瓣周或主动脉根部液体状浸润或液体的积累（图 16-10D）。通常，主动脉根部血管周围的脂肪组织被脓肿浸润，HU 可以上升至 0 以上（0～30）。

CT 可以观察到瓣膜的异常，以及心内膜炎除瓣膜之外其他的受累情况。它的优势在于能够区分钙化及软组织密度肿块，这个对于超声心动图是有难度的。因此，CT 能够帮助区分超声心动图不敢肯定的发现，特别是患者出现与临床模棱两可或相矛盾的地方。再者，CT 主要的优点在于术前评估冠状动脉。因此，CT 可能避免传统的冠状动脉造影过程中瓣膜赘生物带来的栓塞风险。

第四节　人　工　瓣　膜

有两种不同的人工瓣膜类型：机械瓣和生物瓣。圣裘德双叶机械阀（图 16-11）是目前国内最常置入的瓣膜。心脏 CT 允许动态的观察瓣膜运动的四维电影成像。因此，CT 能够协助超声心动图不能确诊的人工瓣膜功能不全，例如机械表面损坏或者阀门卡住。当临床有感染等征象的时候，附着于人工瓣膜上的肿块可以是血栓、血管翳（慢性的血栓组织）或者赘生物。血栓定义为低密度无对比剂摄取（30～60HU），血管翳在延迟期可以摄取对比剂（至少需要注射对比剂 70s 之后或更久）。

另一个类型的功能障碍是瓣膜开裂，瓣膜与瓣环之间出现松动（表 16-3）。瓣周漏及反流可以发生在人工瓣膜置入术后，当反流严重时就需要干预。相反，对于生物瓣膜而言，结构的退化（包括瓣叶增厚、钙化及瓣叶和瓣环的破坏）相对缓慢。导致瓣周漏是由于人工瓣膜与瓣环之间出现松动造成的（缝线松动裂开）。

人工瓣膜不匹配（根据主动脉瓣环或主动脉根部所选择的人工瓣环大小不匹配）也能导致人工瓣膜功能不全。如果瓣叶不能在收缩期正常的开放我们叫作"卡阀门"（图 16-12），它可能是由于血栓、赘生物阻碍其开放，也可以是人工瓣膜不匹配造成的。

由于金属伪影影响图像质量，超声心动图检出机械瓣功能不正常的概率比较低（约 51%）。当怀疑人工机械瓣膜功能不正常时，CT 能提供很好且有价值的影像，特别是当超声因金属伪影诊断受限的情况下。科学数据表明，CT 的诊断性能可能比超声心动图更好。因此，当患者疑诊人工瓣膜功能不全或感染时，CT 可以被认为是当超声心动图结果不确定时的附加检查。另外 18FDG-PET/ CT 能明确诊断或排除人工瓣膜感染。

总之，目前主动脉瓣病变被认为主要还是使用 CT 来进行诊断。心脏 CT 的有关临床应用的新前景包括感染性心内膜炎，人工瓣膜和微创下实施的 CT 手术或经导管人工瓣膜置入。

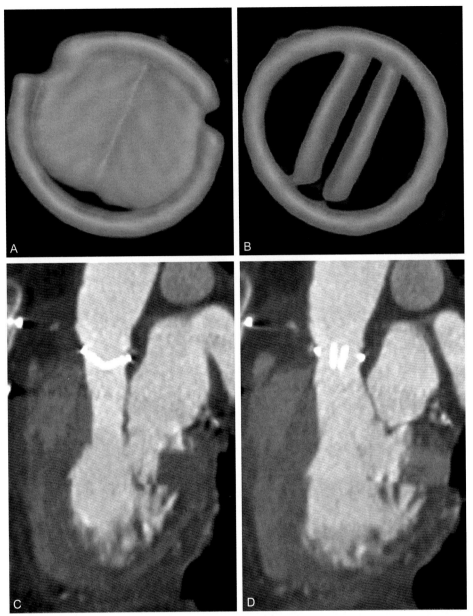

图 16-11　主动脉瓣人工机械瓣（双叶型，圣犹达）。舒张末期瓣叶关闭（图 A 和 C），收缩期瓣膜开放（图 B 和 D）。图 A 和 C 为容积再现，图 C 和 D 为多平面重组三腔心切面

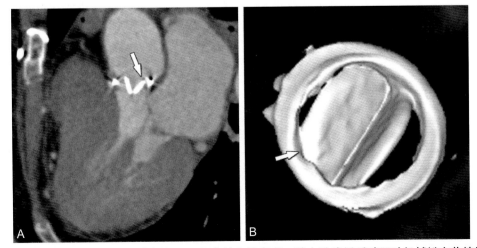

图 16-12　人工瓣膜功能障碍也叫作"卡阀门"。49 岁的女性患者，其主动脉瓣后叶双叶机械瓣在收缩期主动脉瓣不能正常开放（箭头所示），原因是人工瓣膜与主动脉根部大小不匹配。图 A，多平面重组三腔心。图 B，容积再现从上面观，能看见后叶不能正常开放

第 17 章　经导管主动脉瓣介入

摘要

这一章概述了经皮主动脉瓣置换术的挑战及 CT 应用优化患者的预后。

第一节　临床背景

严重的主动脉瓣狭窄对于老年人群而言是很常见的瓣膜病。非手术治疗预后较差，特别是对于有症状的患者（见第 16 章）。外科主动脉瓣置换是目前常规的处理。然而，老年性患者有多个合并症往往不适合传统的外科直视手术，而且据估计 40% 以上的患者拒绝做手术。自从 2002 经皮主动脉瓣置入术（TAVI）开展以来，设备技术的提高及程序的管理使得 TAVI 手术成功率很高，并发症较少。对于一些不能手术及高风险的手术患者，TAVI 术已经成为标准治疗。

对于不能手术的患者，主动脉瓣置换（PARTNER）随机对照试验结果表明，TAVI 手术较传统的药物治疗有更强的生存获益。4 名患者需要 TAVI 治疗，2 年内有 1 例患者存活（药物组全因死亡率 67.6%，TAVI 组为 43.3%）。另外，TAVI 组的全因死亡率在统计上并不比主动脉瓣置换术高（33.9% vs.32.7%）。

很多数据表明，这两个不同的经导管系统都是可行的、安全的，目前都在应用当中。一些大的注册登记研究也表明，爱德华兹 SAPIEN 与美敦力的 CoreValve 有很好的短期和中期结果（图 17-1 和图 17-2）。

气囊膨胀的爱德华兹 SAPIEN 瓣膜可经股、心尖置入，或经主动脉置入，和自扩张美敦力的 CoreValve 也可用于经股、腋下和经主动脉进出通道。两款器件都采用类似的低轮廓递送系统，并且可以在透视下将其置入。装置的不同大小及传输系统的规格见表 17-1。

图 17-1 及图 17-2 为目前使用的人工瓣膜及他们对应的 CT 特征。瓣环可以直接可视，而且当外科瓣膜置换的时候大小可以测量。而 TAVI 完全依赖于术前及围术期对主动脉瓣环大小的准确测量，从而选择合适的人工瓣膜。因此，精确的术前评估包括大小、基于患者的解剖及并发症为患者制定路径及三维评估主动脉瓣环的结构均是 TAVI 成功的关键。

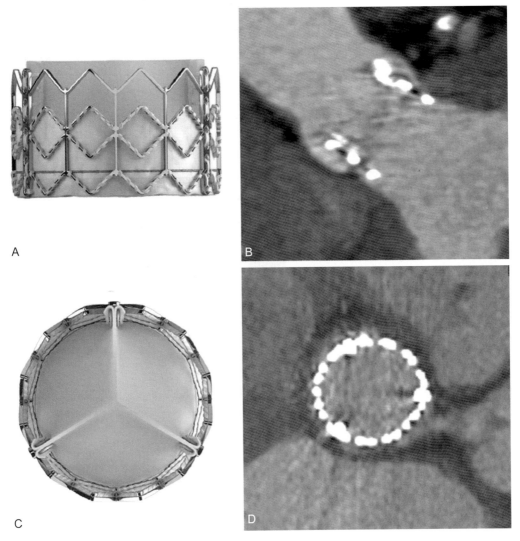

图 17-1　爱德华兹 SAPINE。图 A 为侧面观察经球囊扩张瓣膜及图 B 为对应的最大密度投影后的 CT 图像。图 C 为上面观，图 D 为短轴切面最大密度投影后的 CT 图像。图 A 及图 C 经爱德华兹公司的许可转载

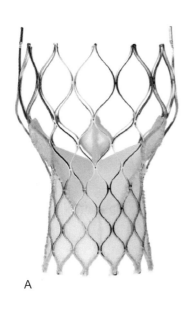

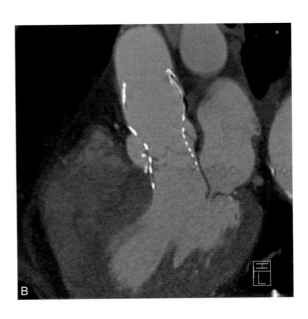

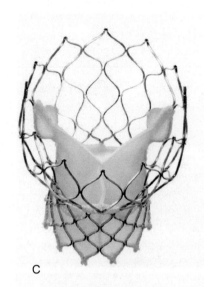

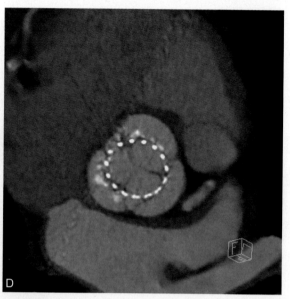

图 17-2　美敦力公司 CoreValve。图 A 为自膨胀瓣膜的侧面观。图 B 为 CT，图 C 和 D 为上面观。图 A 及图 C 经均美敦力公司许可后转载

表 17-1　可获得的经皮主动脉瓣置入装置的特征

装置及瓣膜大小（mm）	鞘管大小（F）	推荐的血管管腔直径（mm）
爱德华兹经导管心脏瓣膜，附带 3 个传输系统		
23	22	≥ 7
26	24	≥ 8
爱德华兹 XT 经导管心脏瓣膜带有 NovaFlex 传输系统		
23	16	≥ 6
26	18	≥ 6.5
29	20	≥ 7.0
美敦力公司 CoreValve 更换瓣膜系统		
26	18	≥ 6
29	18	≥ 6
31	18	≥ 6

　　目前的球囊扩张（爱德华兹）及自膨胀（美敦力）装置大小分别在 23 ～ 29mm 及 26 ～ 31mm。传输导管的外直径单位为 F。推荐的最小管腔直径是为了减小血管的损伤

第二节　患者的准备及 CT 扫描

　　对 TAVI 的评估是至关重要的，因为对于这部分虚弱的老年患者，这是一项高风险且复杂的过程，涉及多学科的方法。根据 Bloomfield 等最近的指南对术前对 TAVI 术前目标的评估汇总见表 17-2。

　　准确的计划决定最佳的路径及血管准备是必要的。经胸或者经食管超声心动图是评估主动脉狭窄程度的金标准，包括主动脉瓣口血流速度、平均跨瓣压差、主动脉瓣口面积以及左心室功能。超声心动图是传统测量主动脉瓣环的主要方法，这用于选择合适的主动脉瓣大小。二维超声心动图在评估复杂的、非圆形的瓣环时存在限度（图 17-3）。事实上，经胸超声心动图是建立在假设左心室流出道及瓣环

表 17-2　TAVI 术前评估的总体目标
1. 保证患者适应做 TAVI 及提供手术路径
2. 建立在装置的性能、主动脉根部、瓣膜、左心室及冠状动脉开口之间的解剖关系确保主动脉瓣置入的安全性及可行性
3. 建议合适的瓣膜大小

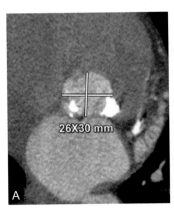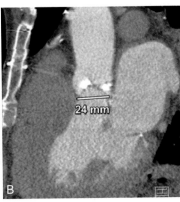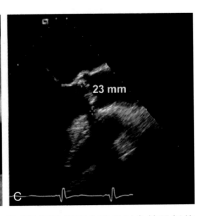

图 17-3　二维和三维切面瓣环的比较。三维 CT 评价瓣环容积。三维 CT 短轴切面在瓣尖对合的最低位置测量主动脉瓣环（图 A）。三腔心切面只能提供单一的测量（图 B）。经食管超声心动图瓣环的测量取决于成像的方向，这可能不是瓣环的最长直径（图 C）。当置入 23mm 的瓣环时，这名患者出现 Ⅱ 级主动脉瓣反流。基于图 A 及图 B CT 的测量，需要置入更大的瓣环。这个例子表明三维 CT 在主动脉瓣环直径的测量上优于超声心动图

是圆形的条件下。

基于左心室流出道是圆形的假设，会导致主动脉瓣狭窄的程度存在一些错误。超声心动图诊断主动脉瓣狭窄建立在力学方程上的，与三维 CT 相比，超声将高估主动脉瓣狭窄程度（低估主动脉瓣口面积）。

有关 TAVI 的测量，经胸超声心动图测量的主动脉瓣环大小（胸骨旁长轴切面收缩中期瓣叶之间的距离）并不能反映它的真实的可变的椭圆形的形状。此外，这个平面不能反映主动脉瓣环的最大直径。

另外，超声心动图不能评估 TAVI 的血管路径。

因此，CT 成为一项重要的影像学方法评估主动脉根部及髂股脉的血管管径、纤曲、钙化程度及斑块负荷（图 17-4）。

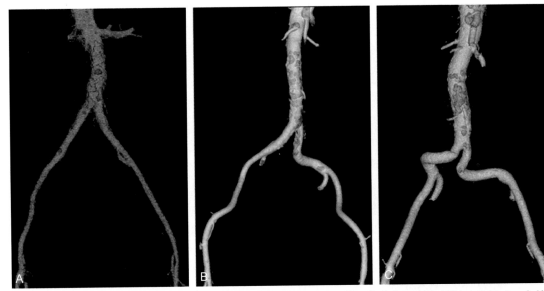

图 17-4　TAVI 术前 CT 测量的重要性（这是 3 例患者的腹主动脉三维重建及髂股动脉）。在图 A，血管显示较多钙化及完全伸直。图 B 曲度适中，这两名患者都采用了股骨的方法。图 C 显示了髂动脉严重纤曲，禁忌股动脉逆行法。因此，患者选择心尖进入

血管的评估对于考虑或排除潜在的路径是很重要的。可通过股动脉及锁骨下动脉逆行进入，正如最近所报道的，可以从升主动脉右前小切口进入。股动脉一直以来是逆行进入优先选择的通道，当患者存在显著髂股疾病时，可以选择经心尖顺行进入（图 17-4）。对于大的瓣膜系统，早期的 TAVI 传输系统需要 22 ~ 24F 鞘来提供路径，这将导致很高的血管并发症。改进技术及之前的经验出现了现行的系统，也就是使用 18F 的鞘或更小的鞘（表 17-1），这明显降低了血管的损伤。

为了保证主动脉瓣环及根部的准确性，必须是心电图同步的扫描（前瞻性或回顾性）。然而，血管的评估不需要心电门控。

CT 对于 TAVI 的评估是很有价值的，很高的空间分辨率可用于主动脉根部及髂股动脉。获取图像的方案可以是变化的，而且非常依赖 CT 机型（见第 9 章）。整个扫描方案中，扫描的层厚必须 ≤ 1mm。只有主动脉根部的扫描需要应用心电门控以减少运动伪影，主动脉全程及股髂动脉是没有必要的。因此，对于腹部及盆腔的评估只需要应用非心电门控以减少辐射剂量（可使用大螺距螺旋扫描，而不是回顾性心电门控扫描）。一些方案都可以使用，这取决于 CT 机型。当 CT 机带有一个大的探测器，应用心电门控可能可以覆盖整个范围。心电触发大螺距螺旋扫描也是可行的，因为它获取 Z 轴范围的速度相当快。然而，当评估瓣环的时候很难确定究竟是哪个心脏周期，因此，对瓣环的评估就相对不太可靠。对于 64 排 CT，可以先应用回顾性心电门控扫描，剩余的主动脉用相同的对比剂及非心电门控进行扫描。最近的研究表明，收缩期主动脉瓣环的评估优于舒张期，由于主动脉瓣环的变化及收缩期主动脉瓣环会更大一些。基于主动脉瓣环在心脏周期中是变化的，我们推荐收缩期（25% 及 35%）评估瓣环，因为与舒张期相比，收缩期能更改介入心脏瓣膜 15% ~ 20% 的时间。这就需要主动脉瓣环在收缩期良好的成像。

管电压 100kV 适用于体重 < 90kg，体表质量指数 < 30kg/m^2 的绝大部分 TAVI 患者；而少部分体重 > 90kg，体表质量指数 > 30kg/m^2 的患者应用 120kV。我们采用了冠状动脉 CT 对 TAVI 评估的这些建议。管电流的选择依赖于扫描机型及层厚。管电流的选择应该建立在患者的体型上，以最大限度地降低辐射剂量，同时维持可以接受的图像噪声。

静脉注射造影剂是 TAVI 术前必不可少的，对比剂的注射是需要准确评估的。因为患者都是老年人及肾功能减退者，应尽可能减少对比剂的注射。对于冠状动脉 CTA，减少对比剂的方法之一就是降低流率。目前冠状动脉 CTA 推荐的对比剂流速为 5ml/s 或以上，但是对于术前 TAVI 患者的瓣环评估，3ml/s 或更低就足以了。这虽然不是对比剂最佳注射方案，但是对于肾功能处于临界状态者而言是可以考虑的。

为了更好地理解主动脉瓣及根部复杂的解剖，一些重要的结构是需要评估的。详见表 17-3。

表 17-3　TAVI 术前结构的评估
1. 主动脉瓣环大小的评估
2. 冠状动脉窦的长度及钙化的程度
3. 冠状动脉开口的高度
4. 识别异常或结构异常（如二叶式畸形）

第三节　评　　估

对于髂动脉的评估，推荐应用三维 CT，它比传统的造影更好（图 17-4）。多平面重组及曲面重组、长轴或短轴断面（垂直于血管正中线）能优化图像及准确地对管腔测量。这些能综合评估病变的血管以减少血管狭窄的误读，包括血管纡曲、伪影及偏心性钙化（图 17-5 及图 17-6）。

一、主动脉瓣环大小的测量

主动脉瓣环的测量对于 TAVI 的成功至关重要。

合适的瓣膜大小的选择可以减少瓣膜反流，但是也不能选择过大的瓣环，以免损伤主动脉根部。传统都是用超声来评估主动脉瓣环的大小，最近的研究建议 CT 是很好的补充。主动脉瓣环的评估最好采用多平面重组建立主动脉瓣环平面（图 17-7 及图 17-8）。

通过测量瓣环选择人工瓣的大小是重要的预测瓣周反流的因子，而且传统上是应用超声心动图检测。然而，由于瓣环椭圆形的形状，二维经胸或经

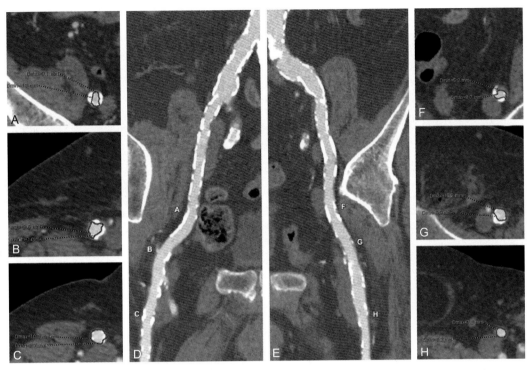

图 17-5　82 岁的主动脉严重狭窄的老年患者，经股动脉进入，术前应用 CT 评估。横断面评估动脉的狭窄（图 A ~ C 及图 F ~ H）。图 D ~ E 为左、右髂动脉的曲面重组。自动软件分析可以在横断面上测量管腔（图 A ~ C 及图 F ~ H）。图 A ~ C 及图 F ~ H 表明曲面重组后的横断面图像。最小管腔为 6mm 及走行无严重扭曲。这例患者可以经股动脉行 TAVI 手术

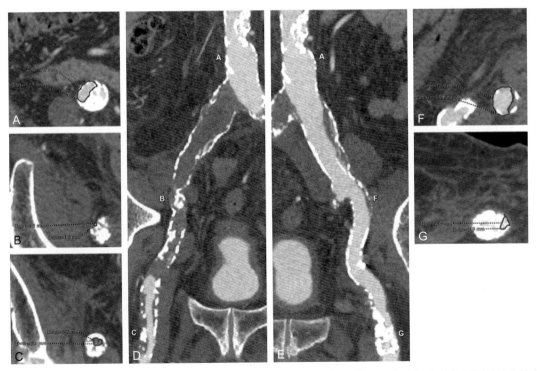

图 17-6　TAVI 术前评估 80 岁老年患者的结果表明避免了用股动脉的方法。在横断面上髂股动脉有很严重的斑块负荷（图 A ~ C，图 F ~ G），这是与左、右髂动脉曲面重组垂直的切面（图 D，E）。图 A 显示腹主动脉存在严重的狭窄，CT 也显示右侧髂动脉存在完全的闭塞（图 B 及 D），仅仅只有微小的侧支血流（图 C）。横断面上也显示左侧髂动脉次全闭塞（图 G）。奇怪的是，患者双腿灌注并无减低，且患者无相关症状。这名患者最终采用的是心尖路径，而不是股动脉路径

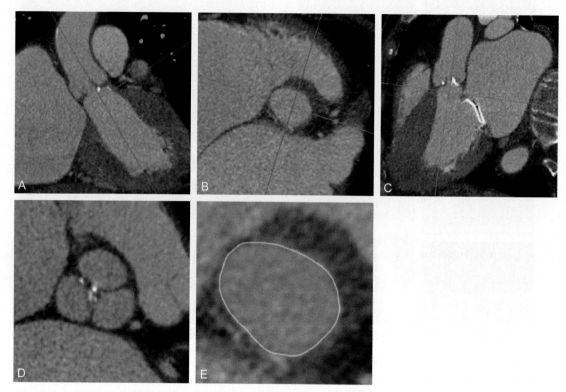

图 17-7　三维 CT 主动脉瓣环及主动脉瓣多平面重组冠状斜位的测量。主动脉瓣环就是主动脉瓣的基底，也叫"基底环"。为了正确的测量，我们应该从冠状位，横断面及矢状位测量。这些切面是为了获得双斜位，冠状位（图 A），横断面（图 B）及矢状位（图 C）。图 A ~ C 的叠加是为了更准确的测量主动脉瓣（图 D）及瓣环（图 E）。使用冠状位上绿色的参考线可以转到与主动脉瓣相一致的平面。轴向图像上最低的瓣尖的那个点就可以确认了，通过十字交叉法就可以确定中心的那个点。通过调整图 B 中蓝色的参考线，我们可以调整相同水平上第二个瓣尖的位置。当横断面图像上出现两个瓣尖，通过冠状位上（A 图）旋转绿色的参考线可以获得轴向位上的第 3 个瓣尖（图 D），当 3 个瓣尖同时消失在一个平面上时，瓣环才能精准的重建出来（图 E）。图 E 是图 B 的放大图像，可以测量主动脉瓣环的面积及周长

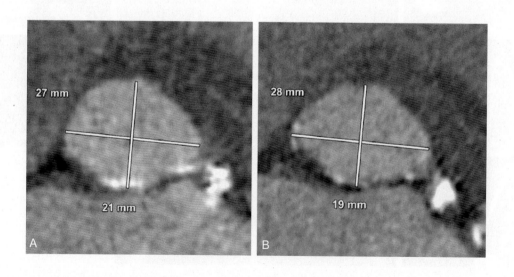

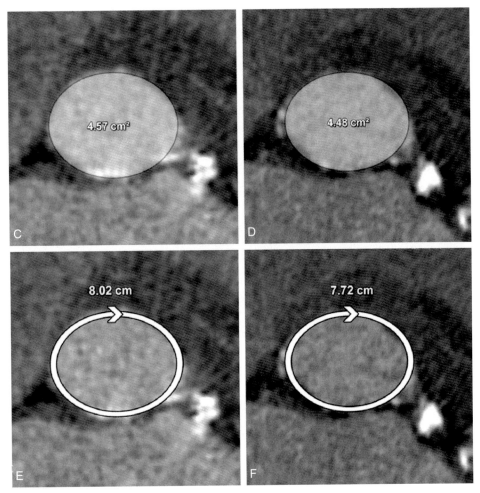

图 17-8　术前收缩期主动脉瓣环的测量（35% 心脏周期，图 A，C 和 E）及舒张期（75% 心脏周期，图 B，D，F）。由于主动脉搏动的构型变化，通过选择不同时相来测量瓣环的大小（图 A 和 B），面积（图 C 和 D）或者周长（图 E 和 F）可以导致 10%～20% 的测量结果差异。周长的测量变化小于直径及面积的测量，然而，在不同的工作站上，其测量的重复性较差。可以通过合适的测量工具包括平滑算法，可以避免高估周长

食管超声心动图可能低估瓣环的大小（见本章第二节）。最近的一些用 CT 评估瓣环的研究表明，三维 CT 测量瓣环的大小与介入导管心脏瓣膜大小有很高的相关性，特别是瓣环的面积以及平均直径。这些结果表明，通过 CT 测量瓣环的大小选择人工瓣环能改善预后。

关于球囊扩张的新的瓣环大小的指南已经公布（表 17-4），推荐人工瓣环应略大于 CT 所测量的横截面面积。而且推荐上限为 10%～15%，下限为 20%～21%。温哥华关于 CT 测量瓣环大小的指南中指出高估了瓣环的大小，应充分部署当前球囊扩张人工瓣环的大小（20mm，23mm，26mm，29mm），接受更大范围的过大尺寸是理想的。

其他的解剖特征，例如左心室流出道的钙化，是主动脉瓣环破裂的风险因素，主动脉瓣较浅的窦及低的左冠状动脉主干将导致我们选择不同的主动

脉瓣环尺寸。CT 的三维能力目前正在应用。目前有关瓣环大小选择的指南已经转向 CT 测量瓣环的周长（图 17-8）。使用这个方法，我们将提高测量瓣环的周长来选择人工瓣环的大小。按照 Medtronic 指南，自膨胀的人工瓣环将高估原本瓣环周长的 10%～15%（表 17-5）。

由于有限的瓣环大小，这种 CT 的实际应用经验与自带球囊扩张的人工瓣膜在目前仍然存在限度。影像工作者及介入医生都应该了解并考虑到基于 CT 测量的瓣环大小其潜在意义，以及经皮主动脉瓣正常面积的增加。以球囊扩张瓣膜为例，从 23～26mm 的心脏瓣膜，其瓣环的外径增加 28%，如果再增加 25%，我们将选择 29mm，而不是 26mm。这么大的主动脉瓣环面积的增加变化使得很难合适的选择大小。目前，基于临床及影像的各方面原因，经皮主动脉瓣大小的选择仍然是复杂的，

表 17-4 关于球囊扩张瓣膜的温哥华 CT 测量大小指南

瓣环面积（mm²）	20mmTHV（%）	23mmTHV（%）	26mmTHV（%）	29mmTHV（%）
230	NR			
240	NR（30.9）			
250	25.7			
260	20.8			
270	16.4			
280	12.2			
290	8.3			
300	4.7			
310	1.3	NR		
320	NR（~1.9%）	29.8		
330		25.9		
340		22.2		
350		18.7		
360		15.4		
370		12.3		
380		9.3		
390		6.5		
400		3.9	NR	
410		1.3	NR（29.5）	
420		NR（~1.1）	26.4	
430			23.5	
440			20.7	
450			18.0	
460			15.4	
470			13.0	
480			10.6	
490			8.4	
500			6.2	
510			4.1	NR
520			2.1	NR（27.0）
530			0.2	24.6
540				22.3
550				20.1
560				17.9
570				15.9
580				13.9
590				12.0
600				10.1
610				8.3
620				6.5
630				4.8
640				3.2
650				1.6
660				0.1
670				NR

THV. 经导管心脏瓣膜；NR. 不推荐

经皮导管人工瓣膜的选择是基于与正常的主动脉瓣面积相比，CT 上所测量的主动脉瓣环面积。它的推荐是选择的主动脉瓣环的横断面上的面积略大于瓣环的面积。当高估主动脉瓣环的大小时候（蓝色的阴影区域），介入的医生推荐 10%~15% 上限及 1%~20% 的下限

例如，1 例患者的 CT 瓣环面积是 3.7cm²，我们推荐 23mm 的瓣膜（4.15cm²），瓣环的面积高了 12%。也有的瓣环的大小介于人工瓣环大小之间，然而，不可能高估其大小 < 20%(灰色阴影区域)。对于这类患者的推荐是底部填充经皮主动脉瓣膜球囊。最初的经验表明，低的球囊容积比较合适（2~3ml），但进一步的改进是必要的

或者，可以选择一个更小的人工瓣膜模型，但是这个方法会导致较高风险的瓣周漏。否则，可考虑置入一个自带扩张的经皮心脏瓣膜，这将使瓣膜损伤及外科主动脉瓣膜置换的风险降至更低

瓣环大小（mm）	直径范围（mm）	周长范围（mm）	面积范围（mm）
23	18 ～ 20	56.5 ～ 62.8	254.5 ～ 314.2
26	20 ～ 23	62.8 ～ 72.3	314.2 ～ 415.5
29	23 ～ 27	72.3 ～ 84.8	415.5 ～ 572.6
31	26 ～ 29	81.7 ～ 91.1	530.9 ～ 660.5

表 17-5　目前自扩张导管心脏瓣膜大小的推荐（美得利）

CT 及超声是提供瓣环大小选择的影像学方法。

二、主动脉根部及冠状动脉高度

应用三维超声心动图进行术前评估，MRI 或者 CT 是必不可少的。虽然罕见，但是瓣叶阻塞冠状动脉口是威胁生命的并发症。虽然没有明确的标准除外患者，窦口的高度 > 10mm（高于瓣环平面 / 瓣叶插入）通常认为是安全的（图 17-9）。需要评估瓣环与每个冠状窦口的距离及冠状窦的形态（图 17-10）；浅窦及较短的冠状动脉高度及瓣膜的钙化都是术前冠状动脉开口阻塞的高危因素。术前 CT 全面的评估 TAVI 患者的冠状动脉不是目的，因为术前所有的患者都要行侵入性冠状动脉造影。

三、结 构 评 估

三维的评估包括左心室的形态、左心室室壁瘤、冠状动脉疾病、移动的物质或血栓的存在，室间隔肥厚致左心室流出道狭窄或者二尖瓣反流都是 TAVI 术前重要的评估因素。

四、主动脉瓣二瓣化

主动脉瓣二瓣化是 TAVI 一个相对的禁忌证，由于理论上它会增加瓣膜的反流。尽管存在这个考虑，主动脉瓣狭窄的患者行 TAVI 有个可以接受的效果（图 17-11）。由于 CT 很高的空间分辨率，对于主动脉瓣二瓣化的形态有较高的诊断准确性。典型的影像特征包括舒张期单一的连合线，以及收缩期一个椭圆形开放的瓣口面积（见第 16 章）。对于不对称的二瓣化，动态成像是必要的，以明确连和线的存在及瓣口的开放。

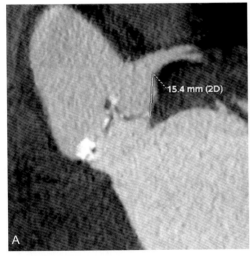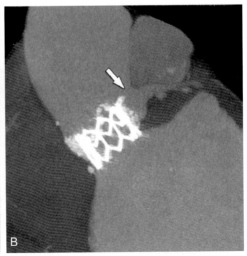

图 17-9　左主干及升主动脉的冠状位，图 A 为术前瓣环与窦口的关系，图 B 为术后的评估。冠状动脉的高度的测量是从瓣尖的基底部到冠状窦口的最下方。高度 > 10 ～ 12mm 认为是安全的，使得支架过大的风险降低，能正确的放置人工瓣环。这例患者通过植入球囊扩张的瓣环，窦口正好面对支架。然而，冠状动脉灌注没有因为冠状窦的高度而受到损害（图 B 箭头）

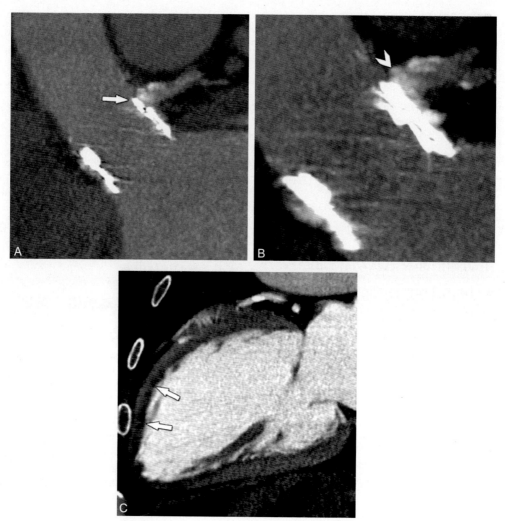

图 17-10 这是 1 例复杂的 75 岁男性 TAVI 患者。CT 表现为相对低的冠状动脉高度（10mm）及浅的冠状动脉窦，置入的瓣膜与冠状窦之间紧密的关系（图 A 箭头所示），主动脉瓣较多的钙化。这个手术过程不是显著的问题，主要是患者在中期随访过程中出现胸痛。心电图显示 ST 段抬高，而且心肌酶增加。基于 CT，考虑是主动脉瓣钙化推向了左冠状动脉窦口（图 B 箭头），而且图 C 两腔心长轴位中箭头所示左心室前壁心内膜下心肌缺血。该患者急诊行冠状动脉旁路移植术，但是术后几天死于肺部感染

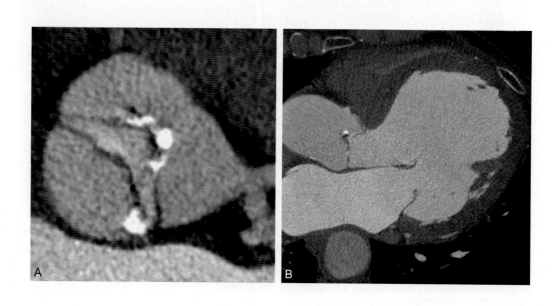

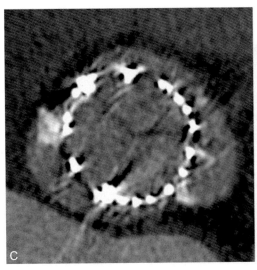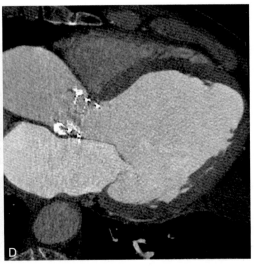

图 17-11　74 岁男性患者，主动脉瓣二瓣化及主动脉瓣狭窄（图 A）。三腔心切面显示升主动脉扩张，最大直径为 48mm（图 B）。因为心力衰竭，手术是禁忌证。为了解决主动脉瓣二瓣化狭窄，患者置入爱德华 26mm 瓣环。置入后的结果如图，三腔心（图 C）及短轴切面（图 D）。临床的随访未见异常

第四节　并　发　症

患者的选择对于 TAVI 的成功是非常关键的。但是基于高危的患者通过风险模型来预测预后不准确，因此这个选择是困难的。TAVI 指征的基本原则是基于过高的手术死亡风险。传统的手术风险评估工具包括 Logistic 欧洲评分（http：//www.euroscore.org），以及胸外科医师协会预测死亡风险积分（http：//riskcalc.sts.org）有一定的局限性，它不包括主动脉形态及钙化的评估，使得患者因为手术的风险而望而却步。TAVI 患者的术前 CT 评估能帮助确定患者是否不适合手术。

一、瓣膜反流

瓣膜反流能够在 80% ~ 96% 的患者中出现（所有的程度，大部分是微量或轻度的）。在 PARTNER1B 队列研究中，中重度的瓣膜反流的发生率约 12%，这与短期及长期的死亡率有关联。

不像外科瓣膜置换，原来的瓣环是可以直接观察及测量的，TAVI 依赖术前及围术期影像的测量，以及选择正确的人工瓣膜。低估瓣膜的大小会增加主动脉瓣反流的风险，然而，高估会造成瓣环破裂的风险，会增加传导系统的异常，需要起搏器置入，或者冠状动脉窦口的闭塞。主动脉瓣环并非圆形的，是椭圆形的，因此二维的影像成像技术存在挑战。二维超声的测量或主动脉造影通常会低估人工瓣环。

三维影像工具增加其精度，例如 CT，MRI 及三维经食管超声心动图，提供了更好的视角及更精细的评估。这些工具被认为是有利的预测瓣膜反流的工具（图 17-12）。

低估瓣环的大小已经被认为是瓣膜反流的预测因子，不对称的钙化以及广泛的钙化将影响主动脉瓣的置入。尽管没有统一的定义对总钙化负荷的定义以及斑块的对称性及位置，先前的研究表明，高的钙化负荷将明显增加瓣周反流的风险。

术后 CT 是很好的观察人工瓣膜的影像工具，同时也能观察原有的钙化（图 17-13）。

二、主要的瓣膜并发症

大部分血管的并发症报道在经股动脉穿刺行 TAVI 术前的初期，很大一部分原因归结于鞘的大小、操作人员的经验不足及不合适的患者选择。另外，髂动脉的评估是根据传统的、单平面血管成像，血管直径及狭窄的评估有限。CT 能够三维角度评估髂血管及走行纤曲程度、粥样硬化、钙化及较少出现的夹层和复杂的粥样硬化。对于目前评估股动脉入径是否适合患者包括了常规血管造影及 CT 血管造影两个检查或他们的相互结合提供了相互补充的信息。

卒中是外科瓣膜置换及经导管主动脉瓣置入的

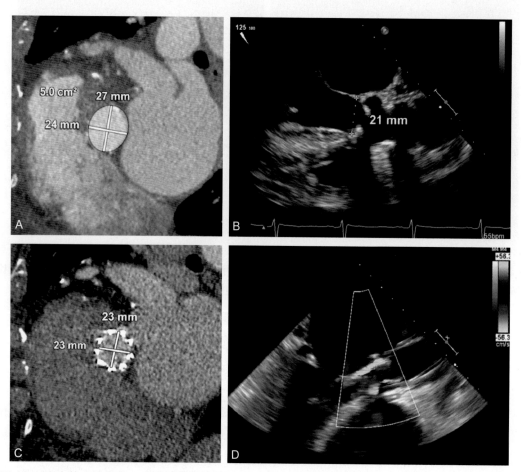

图 17-12　81 岁的女性患者，存在严重的主动脉瓣狭窄，由于超声对瓣环大小的低估，TAVI 术后瓣周出现中度的反流。CT 基底环的双斜位重建（图 A），显示了瓣环的面积为 5.0cm² 及直径为 24mm 及 27mm。经食管超声胸骨长轴切面测量瓣环的大小是 21mm（图 B），支持 23mm 的球囊扩张经导管心脏瓣膜大小。置入之后 CT 显示 23mm 的圆形环（图 C）。然而，置入之后超声心动图显示瓣膜中度的反流，很有可能是超声低估了瓣环的大小，避免了围术期 CT 对于瓣环大小的测量

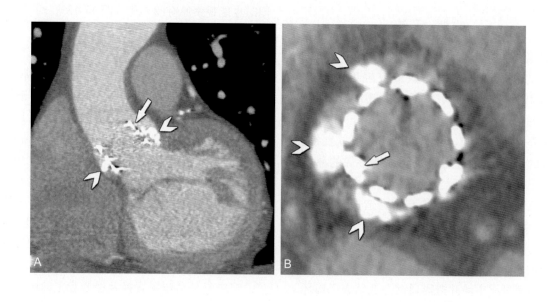

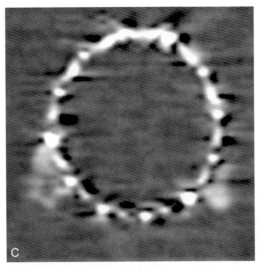

图 17-13　两个 CT 的例子来评估主动脉瓣置入的效果。第 1 例患者有很严重的不对称的主动脉瓣环钙化（箭头），而且支架形态不规整（图 A 及图 B），即使这不会在围术期导致明显的瓣周漏，这例患者在 2 年后的随访中仍然存在 Ⅱ 度的瓣膜反流。图 C 显示了 1 例患者在 140 keV 单能量图像下 29mm 的 Sapien 装置，为了评估支架及人工瓣膜的位置，这个检查没有对比剂注射。双能量 CT 减少了晕状伪影及提高了支架与钙化的区别

已知的风险。考虑到 TAVI 对于高危老年性患者的复杂性，脑栓塞会导致很多事件。最初大的直径的导管，装置的位置及原有瓣膜钙化、球囊瓣膜的成形性能都与栓塞事件的增加存在关联。

最近的 meta 分析表明，30d 后的卒中发生率约 3.5%。在一个随机 PARTNER 严格的监测事件的队列研究中指出，TAVI 手术较标准的传统治疗及外科瓣膜置换有更高的脑血管事件。> 30d 后发生的非手术相关的脑缺血卒中事件的发生率与药物或外科瓣膜置换的发生率相似（年 2%），表明晚期的缺血

事件与导管瓣膜有关。

三、极少的并发症

TAVI 罕见但可能致命的并发症包括冠状动脉阻塞，由于低的瓣口高度、浅的主动脉冠状窦及长的钙化瓣叶（图 17-10）。心肌损伤与经心尖途径的操作及潜在的心脏压塞和脓肿有关，主要是心尖的切口与缝合（图 17-14 与图 17-15）。之前报道过主动脉破裂及夹层，虽然它们十分少见。同样的，左心室及主动脉血栓也很少见（图 17-16）。

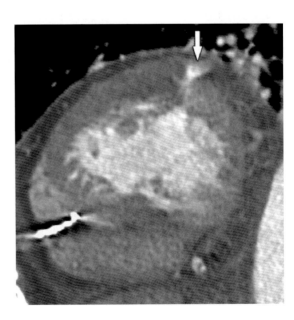

图 17-14　经股动脉 TAVI 术（箭头）心肌损伤，是由于导丝经导管进入到心肌

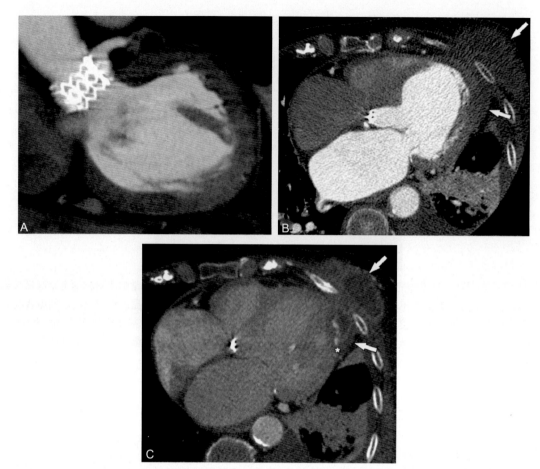

图 17-15 经心尖 TAVI 术后心肌损伤。89 岁的老年女性患者成功的置入心脏瓣膜, 正如图 A 中左冠状斜位中所示。然而, 这位患者逐渐出现发热及左心室心尖旁脓肿 [(箭头)四腔心, 图 B 及 C]。注意动脉期边缘的强化及左肺实变表明感染的征象 (图 B) 及注射对比剂 1min 之后 (图 C)。患者进行了手术切开引流, 并且静脉注射抗生素。在左心室侧壁心尖部可以看到这种高密度结构, 它是止血材料 (图 C 星号)

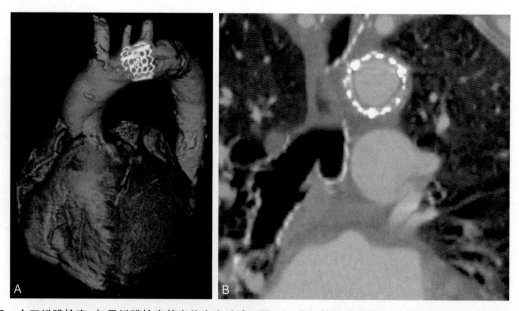

图 17-16 人工瓣膜栓塞, 如果瓣膜栓塞并定位在主动脉 (图 A), 它仍然具备收缩期及舒张期开放与关闭的功能 (图 B), 在第二个程序中, 可以将经皮主动脉瓣置入到这名患者正确的位置, 而且无并发症

第五节　展　　望

据第一次瓣膜置入 10 年后，无论是注册研究还是临床试验，都显示了很好的结果，主动脉瓣狭窄的高危患者的生存率及生活质量均明显提高。另外，与外科主动脉瓣置换术相比，经导管心脏瓣膜置入3 年后显示了很好的耐受性。随着技术及程序经验的发展，可以肯定的是技术进一步成功以及患者预后的改善。表 17-6 总结了患者预后的提高。

表 17-6　优化患者预后的因素

1. 更好的选择患者——确定哪些患者将从 TAVI 中获益，而且无高比率的并发症

2. 合理使用辅助的影像技术及严守优质的服务，使患者的并发症降低

3. 更精确的测量瓣膜的大小——瓣膜的选择适用于每位患者各自的临床指征、患者的解剖及并发症

4. 提高瓣膜的设计——优化瓣膜的设计将提高整个程序的成功

5. 术前的评估——在导管室使用三维融合技术制定技术路线图

第六节　患者的选择

个别患者的选择仍然起自决定性作用，需要一个多学科的心脏 / 心胸外科 / 放射科团队对其准确的评估。TAVI 的适应证还在不断发展，患者的选择仍然建立在个体化的基础上。需要注意的是：2/3 的死亡都是非心脏的，表明患者的评估至关重要。所以建议所有 TAVI 患者都要经一个学科团队进行评估，包括实施 TAVI 的介入医生，从事大量瓣膜置换的心外科医生及放射科、心内科医生有经验的参与整合专业影像学检查（包括超声心动图及 CT），以及其他的支持团队成员帮助指导临床决策，包括老年医学、放射科医生及社会工作者。

一、并　发　症

术前危险因素和患者的并发症。术后影响了长期存活。瓣膜使用时限的延长使得 TAVI 不仅仅是一个治标不治本的手术，而且可以使患者长期受益。

然而，辐射的暴露并不是老年患者实施 TAVI 术的一个限制因素，对于长期肾功能不全的患者，减少对比剂的用量是至关重要的。新的术前 TAVI 评估方案已指出，应极大地减少对比剂用量。

高分辨率 CT 获得的图像信息能够对瓣周漏进行预测：所有定性及定量的钙化评估都表明其与主动脉瓣周漏有关。

二、技术路线图

术前 CT 检查的线路图来指导及正确的实施导管室及杂交手术室的操作，提高更精准的解剖定位及主动脉瓣介入置换。有很多的选择来应用于术前影像学的评估，提高手术成功率及减少并发症发生率。

同轴角度的准确预测可以减少透视时间，减少对比剂的用量及完善设备定位。利用所获得的 CT 数据来标准化术前的评估，透视 C 形臂成角能够可靠的预测 CT 和 TAVI 过程中类似的患者的定位。Kurra 和 Gurvitch 先前已经描述了不同的方法。虽然有些不同，但是它们目标一致的，就是突出所有 3 个铰链点（在一个平面上主动脉瓣尖的显示）。这个投影角度可以通过 CT 角度提拟及术中透视 C 臂调整，得到最佳瓣膜设置的用度（图 17-17）。结果表明良好的定位及减少对比剂的用量的重要性。

这些术前的角度证明了与术中三维旋转重建的相关性良好。重要的是，术前角度预测的准确性依赖患者相同的杂交 OR 及 CT 扫描机器。各种 CT 和血管造影厂商都在积极努力于混合四维 CT 融合成像，希望能消除一些目前的限制（图 17-18）。

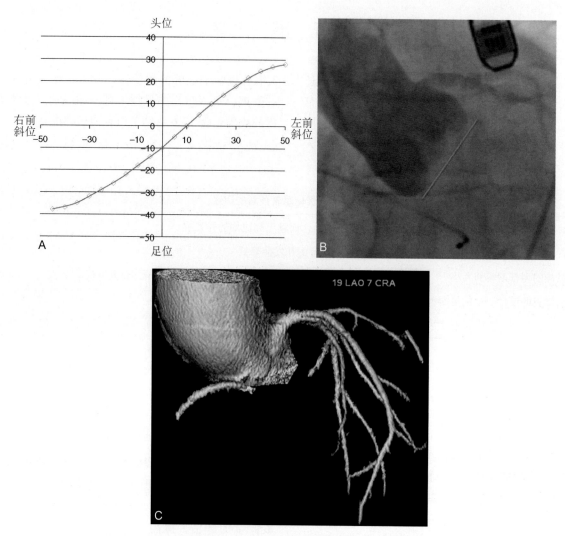

图 17-17 CT 可以可靠的测量垂直于主动脉环平面的线（图 A）。通过 CT 可以预测最佳透视成像角度（图 B），19°左前斜位及 7° CRA 位对于瓣膜的定位及降低血栓发生率、瓣周漏及心脏传导阻滞的风险非常关键。图 C 表明一个所得的透视投影及垂直 3 个冠状动脉尖明确分离的环。除了预测最佳透视角度，CT 还可以减少介入中所需要注射的对比剂用量

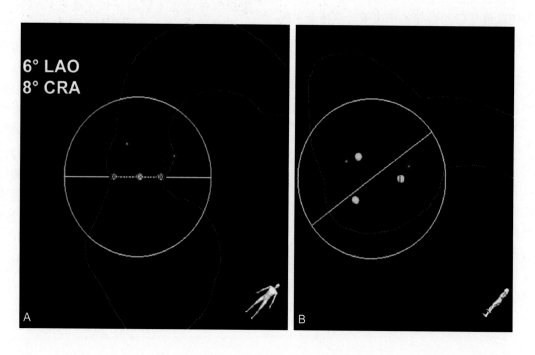

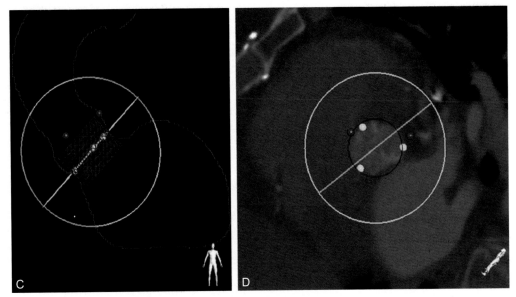

图 17-18　图像融合来预测最优的角度，并评估主动脉瓣环的尺寸。该 CT 数据与升主动脉和左心室已匹配，图 A 显示了 "轮廓描绘" 的主动脉弓。该红色及蓝色的地标显示了冠状动脉窦口的，而 3 个黄色的标志显示了 "瓣膜的平面"，绿色的圆圈是垂直于该平面（图 B 和图 C）。红色的网格是一个 "虚拟的设备"，它是从批量的瓣膜中选择出来的，反映了膨胀主动脉瓣的真实尺寸（图 C）。在这种特殊情况下，最优的 X 射线视图为 6° LAO 及 8° CRA。图 D 中真实的 CT 数据可以看见主动脉瓣环的平面（图 B），看看这种虚拟装置将如何放到患者的个体解剖中

第七节　结　　论

CT 已经显著的促成了 TAVI 的进步，并已经成为一个不可分割的组成部分，特别是对于严重主动脉瓣狭窄的术前后处理。CT 的主要作用是引导合适的瓣膜大小的选择，评估血管通路、冠状动脉闭塞的危险分层，以及帮助瓣膜定位的同轴环平面角度的预测。心脏 CT 影像专家已经成为 TAVI 方案中关键的一员，而且对于 TAVI 的成功有很大的贡献。

第 18 章 肺动脉瓣置换、二尖瓣修复术和左心耳封堵术

摘要

在过去几年里，经导管治疗二尖瓣、肺动脉瓣疾病及结构性心脏病例数有所增加。这些治疗方式的成功施行依赖准确的选择患者及手术指南。CT 提供了介入计划手术区域详细的三维图像。

第一节 临床背景

结构性心脏病以导管为基础的介入术例数在过去 10 年呈指数方式增长。除此之外，8000 余位中、重度二尖瓣反流患者已行经导管二尖瓣修复术。介入术是治疗方式的重大突破，为被视为不可手术的患者提供了选择。另外，经皮肺动脉瓣置换术减少了右心室流出道障碍的先天性心脏病患者再手术的概率。最后，经皮左心耳闭塞术是对非瓣膜性心房颤动患者及对抗凝药物禁忌的患者的新型治疗措施。

在上述手术中，术者对患者准确评估、对装置及手术方案的选择，以及自身的经验是手术成功及减少并发症的关键。心脏成像，尤其是三维成像技术，例如计算机断层扫描（CT）在选择、制定手术方案中扮演重要角色。观察心脏解剖结构及解剖关系是 CT 扫描的优势（详见第 16 章）。这些信息对选择手术装置、拟定手术策略及预防并发症至关重要。

第二节 经皮肺动脉瓣置换术

经皮肺动脉瓣置换术最初的 4～5 年失败率相对较高。行该手术的 205 位患者中，在 4～5 年之后由置入物失败需再手术的发生率达 25%。虽然肺动脉瓣功能不全或狭窄合并功能不全均有报道，但瓣膜流出道及移置物狭窄是最常见的失败形式。在左心未处理情况下，置入物失败和瓣膜流出道的血流动力学异常会导致右侧心力衰竭，这也会进一步影响患者长期预后。经导管肺动脉瓣置换术的发展为可能需重复手术的患者提供了治疗方式的选择。Melody 瓣膜（Medtronic Inc., Minneapolis, Minnesota, USA）——将牛颈静脉瓣缝于铂铱支架——已完成 3000 余患者的肺动脉瓣置换（图 18-1）。美国食品药品管理局已在 2010 年人道主义器材免除计划中批准

使用 Melody 瓣。Edwards SAPIEN 瓣——嵌于不锈钢框架中的牛心包组织——正在 COMPASSION 临床试验中用于评估右心室流出道管道功能不全或肺动脉瓣狭窄或反流患者（图 18-1）。当前推荐认为针对右心室至肺动脉衰竭（中到重度反流或狭窄）的患者，如果该患者符合可用瓣膜类型、大小及纳入或排除标准，经导管肺动脉瓣置换术是 Ⅱ a 级标准（图 18-1）。异体移位、冠状动脉冲击、肺动脉阻塞是经导管肺动脉瓣置换术中的主要并发症。其次，支架断裂相对常见，可致右心室压超负荷。术前准确评估右心室流出道和肺动脉解剖及两者空间关系，是降低并发症的关键。接下来在诊断潜在支架破裂时，超声心动图用于评估瓣膜，也可采用 CT（表 18-1）。

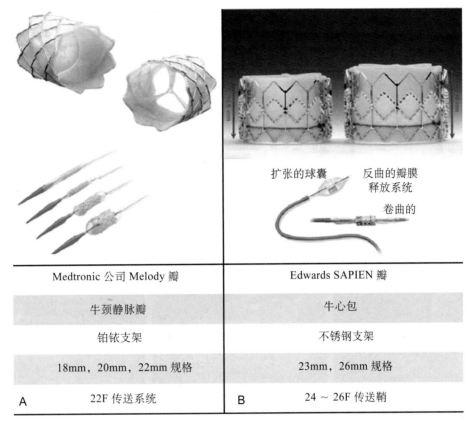

Medtronic 公司 Melody 瓣		Edwards SAPIEN 瓣
牛颈静脉瓣		牛心包
铂铱支架		不锈钢支架
18mm，20mm，22mm 规格		23mm，26mm 规格
A　22F 传送系统	B	24 ~ 26F 传送鞘

图 18-1　经皮肺动脉瓣。图 A 显示的为 Melody 瓣，经 22F 球囊导管传送系统置入（整套装置）。瓣膜被褶皱放入不同规格（18mm，20mm 和 22mm）球囊。图 B 显示的为 Edwards SAPIEN 瓣，被安装在 23mm 或 26mm 规格球囊上，通过 24 ~ 26F 鞘置入（经 Fleming 等编著的 Progress in Pediatric Cardiology.2012 允许修订、引用）

表 18-1　经导管肺动脉瓣置换术前、术后 CT 评估	
需评估的 CT 参数	**评估目的**
介入术前	
导管直径	放入导管的 Melody 瓣（18mm，20mm，22mm）测量值为 14 ~ 22mm
	放入导管的 Edwards SAPIEN 瓣（23mm 或 26mm）测量值为 14 ~ 25mm
导管钙化值	会增加冠状动脉冲击的风险
冠状动脉解剖及其与右心室流出道的空间关系	会增加冠状劝脉冲击的风险
导管与右或左肺动脉起源的距离	会增加肺动脉阻塞的风险
介入术后	
支架破裂	与瓣膜梯度增加及右心室负荷增加有关

一、术　　前

介入术前需评估以下方面。

1. 装入瓣膜的导管或置入物的直径　直径为 14 ~ 22mm 的 Melody 瓣可置入右心室流出道，Edwards SAPIEN 可置入更大的置入物（最大达25mm）。多平面重建可精确测得直径（图 18-2）。精确测量可避免置入物移位（尺寸过小）或破裂（尺寸过大）等并发症。

2. 装入瓣膜的导管或置入物的钙化值　瓣膜钙化程度与冠状动脉压迫风险的提升有关。在经皮置入瓣膜球囊扩张时、撞击冠状动脉甚至当内部导管离冠状动脉壁很远时，导管内体积特别大的钙化斑块位置会被移动（图 18-2）。另一方面，钙化缺失与接下来的支架破裂风险的提升有关。钙化的导管或置入物可防止对经皮置入的瓣膜施加收缩压。

3. 与冠状动脉的关系　近期指南推荐肺动脉瓣置换术前行 CT 检查，测量导管（和经皮置入瓣膜的目标位置）与冠状动脉的距离，以评估冠状动脉冲击的风险（图 18-3）。

4. 肺动脉堵塞　CT 可准确评估导管与左右肺动脉起源位置的距离（图 18-3）。Melody 瓣膜包括 23～26mm 框架，一旦展开会使肺动脉分支堵塞。

Edwards SAPIEN 瓣膜框架小（14～16mm）不会发生此并发症。

二、介入术后

术后支架破裂更加常见。近阶段报道术后 2 年发生率为 21%～28%。支架破裂可能会压力梯度增高及右侧心力衰竭。支架破裂分为三类：第Ⅰ类，一或多个支撑物破裂，但结构完整；第Ⅱ类，一或多个支撑物破裂，结构不完整；第Ⅲ类，支架破裂伴血栓形成。如今 CT 扫描空间分辨率高，可对此并发症进行准确评估。

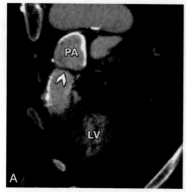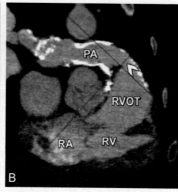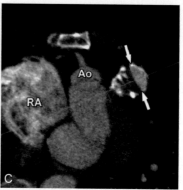

图 18-2　CT 对狭窄的右心室流出道进行评估。多平面重建（图 A～C）在堵塞层面垂直于右心室流出道（ROVT）及肺动脉（PA）排列，在瓣膜置入处可得到导管直径（图 C 中的箭）。Ao. 主动脉；LV. 左心室；RA. 右心房；RV. 右心室

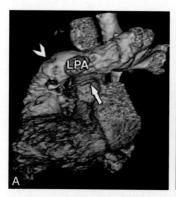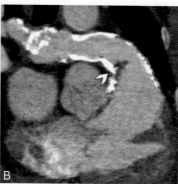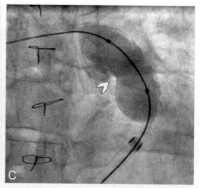

图 18-3　经皮肺动脉瓣置入术前行 CT 评估。评估主动脉、导管间的空间关系，以及导管距肺动脉主干的距离。图 A 为三维容积再现，显示左前降支位置（箭）、右心室流出道（RVOT）导管（箭头）及左肺动脉（LPA）。冠状动脉离导管很远。图 B 显示肺动脉主干与导管狭窄位置（箭头）的距离。图 C 显示球囊造影中的图像，箭头指示向内生长的区域及导管内狭窄

第三节　经导管二尖瓣修复术

二尖瓣回流是最常见的心脏瓣膜病之一。二尖瓣反流根据潜在的病理生理分为：①结构性二尖瓣反流指瓣膜组成部分内在结构畸形；②功能性二尖瓣反流，由左心室重塑、功能障碍引起。从治疗方法方面，常使用 Carpentier 分类法（图 18-4）。类型Ⅰ，二尖瓣叶运动正常，反流由分离二建瓣环扩张，或瓣叶穿孔（心内膜炎）引起。类型Ⅱ，是指瓣叶过度运动（在二尖瓣环之上）。类型Ⅲ，是指瓣叶限制

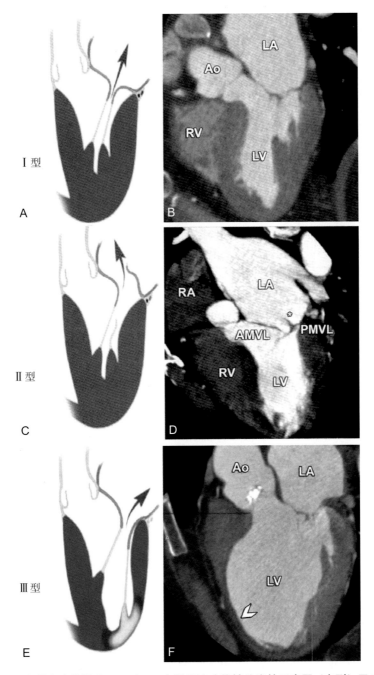

图 18-4　根据三腔观中潜在功能性 Carpentier 二尖瓣反流功能性分类的示意图（左列）及 CT 图例（右列）。类型 I（图 A 和 B），瓣叶运动正常，瓣环扩张或其中一个瓣叶穿孔（心内膜炎）导致二尖瓣反流（箭）。类型 II（图 C 和 D），其中一个瓣叶过度运动导致二尖瓣反流（P2 脱垂；星号）。类型 III（图 E 和 F），左心室重构（箭头）导致一或两个瓣叶受限，使瓣叶接合障碍、二尖瓣反流（箭）。AMVL，二尖瓣前叶；Ao. 主动脉；LA. 左心房；LV. 左心室；PMVL. 二尖瓣后叶；RA. 右心房；RV. 右心室（经 Filsoufi 等 Seminars in Thoracic and Cardiovascular Surgery 2007 and Wong，et al.Int J Cardiol，2007 许可修改并引用）

性运动。这一类型进一步分为类型 III a，指因二尖瓣下结构退化导致限制（风湿性瓣膜病），类型 III b，指因左心室扩张导致限制（扩张性心肌病或缺血性心肌病）。二尖瓣反流 CT 特点在第 16 章中有介绍。

　　在过去几年中，以导管为基础的二尖瓣反流治疗方法有所进展。这些治疗方法可分为两大类：二尖瓣瓣环成形术及二尖瓣叶修复术。其他装置旨在重塑左心室形态或减小左心房体积以改善瓣叶接合。但是这些方法的临床证据十分有限。经皮瓣环成形术方法（间接或直接）可用于功能性二尖瓣反流，经皮二尖瓣修复可应用于结构性和功能性二尖瓣反流。表 18-2 概括了当前经皮二尖瓣修复技术处理二

表 18-2 经皮二尖瓣修复技术

装置		研究项目	获得的 CT 评估结果
瓣环成形术			
间接	CARILLON	AMADEUS	二尖瓣瓣环钙化
	Monarc	EVOLUTION Ⅱ	冠脉窦扩张，定位与二尖瓣瓣环及旋动脉有关
	Viacor PTMA	PTOLEMY	
间接	Mitralign	First-in-man	二尖瓣瓣环钙化
	Guided Delivery Systems	First-in-man	冠状动脉左旋支位置与二尖瓣瓣环有关
瓣叶修复术	Mitraclip	EVEREST Ⅰ - Ⅱ	裂隙和宽度
		REALISM	接合长度及宽度
	Mobius	MILANO Ⅱ	二尖瓣瓣环钙化

尖瓣瓣环或瓣叶。三维图像技术在患者选择、方法选择中尤为重要。以下将介绍 CT 技术在行二尖瓣修复患者中的应用。

一、间接、直接经皮二尖瓣环成形术

经皮二尖瓣环成形术旨在通过恢复功能性二尖瓣反流患者二尖瓣环正常直径以减少反流。间接经皮二尖瓣环成形术利用走行与二尖瓣环后部平行的冠状窦，置入使二尖瓣环部分收缩的装置（图 18-5）。直接经皮二尖瓣环成形术技术模仿二尖瓣环成形外科手术，将装置直接置入二尖瓣环（图 18-5）。许多试验已证明间接瓣膜成形术设备可减少二尖瓣反流，改善症状的安全性、有效性。置入装置的排除标准为冠状窦弯曲及直径不匹配，以及冠状动脉回旋支冲击风险。与间接经皮二尖瓣环成形术相反，直接瓣膜成形技术仍处于发展早期，需更多临床数据证明其安全性、有效性。经皮二尖瓣成形术前 CT 检查旨在分析二尖瓣解剖结构、几何结构，冠脉窦直径及二尖瓣环、冠脉窦、冠状动脉左旋支的解剖关系。

1. 二尖瓣环解剖　二尖瓣环呈三维马鞍形，峰位于前、后方，底部位于前外侧与后内侧接合处平面。环前部被纤维连接加固，在主动脉左侧非冠状动脉尖部层面与主动脉环联系紧密，环后部缺少纤维加固，肌性结构更多，这使其更易扩张、钙化。二尖瓣后部与冠脉窦有关——经皮间接瓣环成形术的靶结构。中到重度二尖瓣钙化是该手术的禁忌证（图 18-6）。

2. 冠脉窦　CT 可仔细评估冠脉窦大小及其沿二尖瓣的走行。在 EVOLUTION 试验中，MONARC 装置要求前室间静脉直径 3 ~ 6mm，冠状窦口直径 7 ~ 16mm，心大静脉与冠脉窦口间距离要在 14 ~ 18cm（图 18-7）。除此之外，观察性研究证实大部分患者冠脉窦越过二尖瓣环，68% 患者冠状动脉左旋支行于冠脉窦与二尖瓣环之间，导致术后主动脉闭塞、心肌梗死的风险。以上结构在 CT 的二尖瓣环层面的轴位图像及三维容积再现中易鉴别（图 18-8）。

二、经皮二尖瓣叶修复

利用 traclip 装置（Abbott Park，Illinois，USA）经皮二尖瓣修复术在经导管二尖瓣修复技术中的临床应用较多。基于 Alfieri 等倡导的边边修复术，这一方法在超声心动图中看见最大静脉收缩，形成了有效的双孔瓣。该项治疗的患者需符合几项解剖标准，均可经食管超声心动图测得。CT 示可提供有价值的信息。结构性瓣膜病患者裂隙和宽度应分别 < 10mm，< 15mm（图 18-9）。二尖瓣反流患者，接合长度及宽度分别应 > 2mm，< 11mm（图 18-9）。收缩期获得的 CT 数据可准确估测扇形二尖瓣叶脱垂、脱垂扇形瓣叶的宽度、瓣叶最大限定的位置。尤其是对于功能性二尖瓣反流患者，二尖瓣环的瓣叶角度、接合宽度由 CT 结果决定，也可作为左心室重塑、二尖瓣叶的测量标准（图 18-10）。

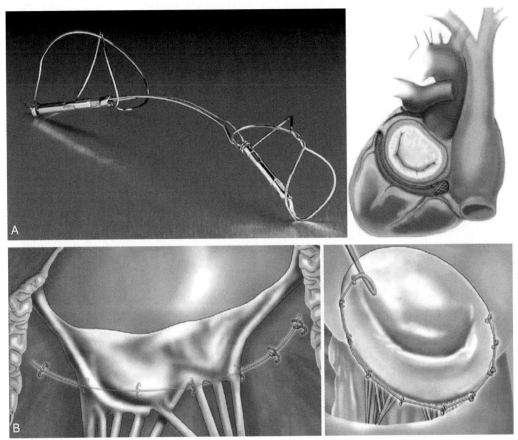

图 18-5　间接、直接经皮经导管二尖瓣修复术（瓣环成形术）。间接方法（图 A）包括向冠脉窦置入装置（CARILLON device or MONARC device），缩小二尖瓣前后径、提高二尖瓣叶接合。直接方法（图 B）引导释放系统通过左心室逆行插入导管在二尖瓣环后置入锚。锚通过细绳拉紧二尖瓣环（经 Feldman 等 J Am Coll Cardiol 2011 and Harnek 等 JACC Cardiovasc Intervent，2011 同意修改并引用）

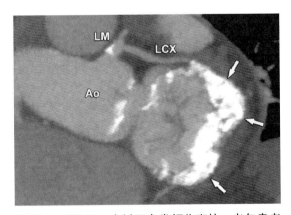

图 18-6　CT 示二尖瓣环多发钙化斑块。老年患者二尖瓣环后部常有钙化。箭头指出二尖瓣后部大范围钙化，很有可能是间接经导管二尖瓣成形术禁忌证。CT 短轴图像在评价该方面很有效。Ao. 主动脉；LCX. 左回旋支；LM. 左主干

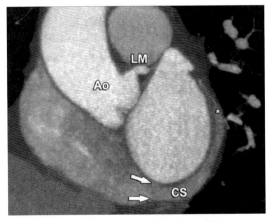

图 18-7　CT 评估冠状静脉系统直径，为经导管间接二尖瓣成形术做准备。冠状窦（CS）开口宽应在 7 ~ 16 mm（箭），心脏大静脉至少宽 3mm（星号）才可容纳装置远端锚。冠状静脉系统总长度应在 14 ~ 18cm。Ao. 主动脉；LM. 左主干

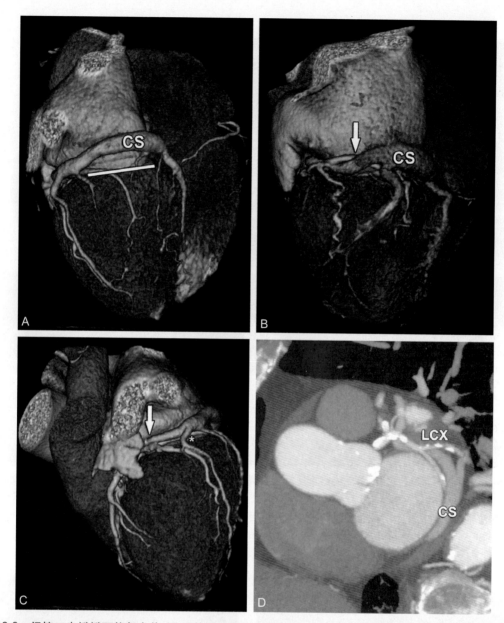

图 18-8　间接二尖瓣瓣环修复术前 CT 评估冠状窦位置（CS），以及与二尖瓣瓣环和冠状动脉左旋支有关的心脏大静脉。图 A 显示 CS 行于二尖瓣瓣环层面（白线）之上。该情况下，间接二尖瓣瓣环修复术有效率将降低。图 B 显示另 1 例患者，CS 同样行于二尖瓣瓣环层面，但穿过回旋支（箭头）。该情况下，间接二尖瓣瓣环成形术有可能会带来冠状动脉冲击和心肌梗死的风险。图 C 显示冠状静脉系统与冠状动脉左旋支末端空间关系。图 C 中的箭指出穿过回旋支之上的心大静脉。星号指示的为后外侧静脉主干。CS 与左旋支（LCX）的空间关系也可在沿短轴位的 10mm 层厚最大密度投影中看到（图 D）。Ao. 主动脉

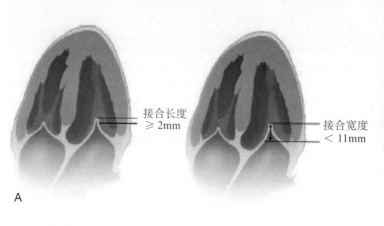

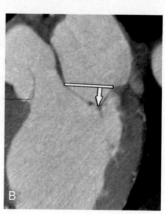

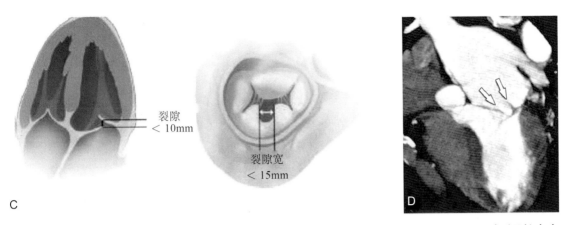

C

D

图 18-9　经导管二尖瓣叶修复（Mitraclip）治疗指标。 图 A. 功能性二尖瓣反流，CT 可通过测量接合宽度和长度（箭头，图 B）评估二尖瓣叶范围等级。结构性二尖瓣反流中，裂隙和宽度是需测量的重要参数（图 C）。CT 可测量裂隙［（双箭头，图 D）经 Feldman 等 Am Coll Cardiol 2011 and Wong 等 .Int J Cardiol，2007 允许修改并引用］

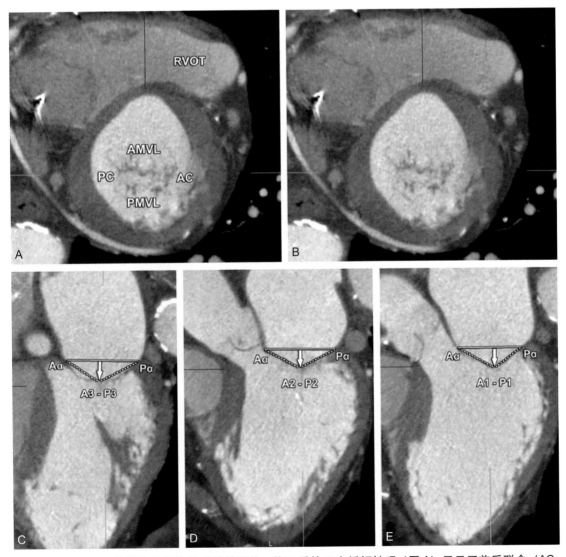

图 18-10　CT 对二尖瓣几何结构的系统性评价。修正后的二尖瓣短轴观（图 A）显示了前后联合（AC，PC），前后二尖瓣瓣叶（AMVL and PMVL）。图 B 显示了无覆盖物的短轴观，图 C ～ E 为 3 个与二尖瓣垂直的纵向平行平面。标以字母 C ～ E 的图像是平行于图 A 和 B 中蓝线的平面，规定二尖瓣水平：后中水平（A3-P3，图 C），中部水平（A2-P2，图 D），前外侧水平（A1-P1，图 E）。二尖瓣纵视图（图 C ～ E）显示这些层面二尖瓣瓣叶前后观，可测量二尖瓣被遮盖的高度（箭头）、瓣叶角度（Ao，PO）.RVOT. 右心室流出道

第四节 经导管左心耳封堵术

心房颤动是最常见的心律失常，在 600 万美国人中，超过 20% 心房颤动患者于老年时发生卒中。有卒中危险的心房颤动患者中，14%～44% 有服用抗凝血药物禁忌证。对非瓣膜性心房颤动患者预防卒中治疗，经导管左心房闭塞术可有效替代华法林治疗。PROTECT-AF 试验结果表明，WATCHMAN 装置（Boston Scientific，Natick，MA）不劣于华法林抗凝预防事件（卒中、心血管死亡、系统性栓塞）。非瓣膜性心房颤动患者接受经导管左心耳闭塞术已超过 300 例，然而，左心耳闭塞术需要术者经验丰富、术前及术中准确影像分析，从而降低并发症（心包积液、心脏压塞、手术相关性卒中、装置栓塞）最小化。当前推荐经食管心脏超声测量左心耳大小，进而选择装置尺寸、引导手术。但是左心耳形态、直径相当多变，CT 三维图像技术可更准确测量左心耳大小、引导手术。下一部分介绍 CT 是辅助手术进程非常有价值的成像技术。

一、测量左心耳尺寸

不同的装置适用不同的左心耳开口直径及形态类型。WATCHMAN 装置包括有固定刺的可自动膨胀镍钛合金框，其近面有多孔聚乙烯膜（图 18-11A）。左心耳开口为 17～32mm 及开口深度超过宽度者可使用 21～33mm 大小的固定装置 [Amplatzer Cardiac Plug 装置（ACP，AGA Medical）] 包括可自动扩张可弯曲镍钛网丝，其远端有钩子加以固定，近端有圆盘，中间有聚酯片（图 18-11B）。这一装置适用于左心耳直径为 12.6～28.5mm 者（低于左上肺静脉与回旋支 1cm）。其数据可由二维经食管超声测得。CT 是测量左心耳直径的有效工具。近期 100 名患者置入 LARIAT Suture 传送装置（SentreHEART Inc，Palo Alto，CA），应用 CT 测量左心耳大小（图 18-11C）。这项技术将穿隔左心耳置入临时球囊与尖端置有磁铁的导丝置入左心耳和心包腔联合，以固定左心耳。图 18-11 概括了当前可用技术的特点。多层重建和容积再现可分别准确评估左心耳直径和形态（图 18-12）。

二、禁 忌 证

CT 可检测到左心耳血栓。但是 CT 血管造影早期低流量需与充盈缺损鉴别。因此，延迟期图像 dual-bolus CT 有助于鉴别低流量和真性血栓（图 18-13）。另外，主动脉弓或降主动脉复杂性粥样硬

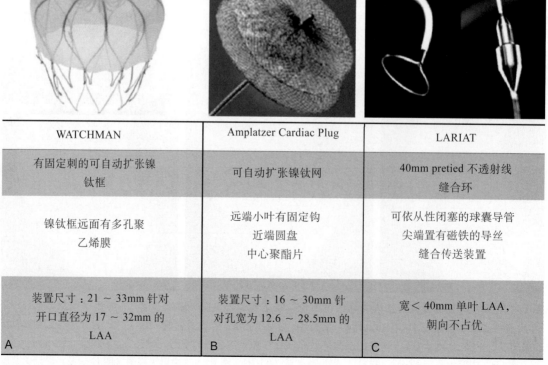

WATCHMAN	Amplatzer Cardiac Plug	LARIAT
有固定刺的可自动扩张镍钛框	可自动扩张镍钛网	40mm pretied 不透射线缝合环
镍钛框远面有多孔聚乙烯膜	远端小叶有固定钩 近端圆盘 中心聚酯片	可依从性闭塞的球囊导管 尖端有磁铁的导丝 缝合传送装置
装置尺寸：21～33mm 针对开口直径为 17～32mm 的 LAA	装置尺寸：16～30mm 针对孔宽为 12.6～28.5mm 的 LAA	宽 < 40mm 单叶 LAA，朝向不占优
A	B	C

图 18-11 左心耳闭塞术

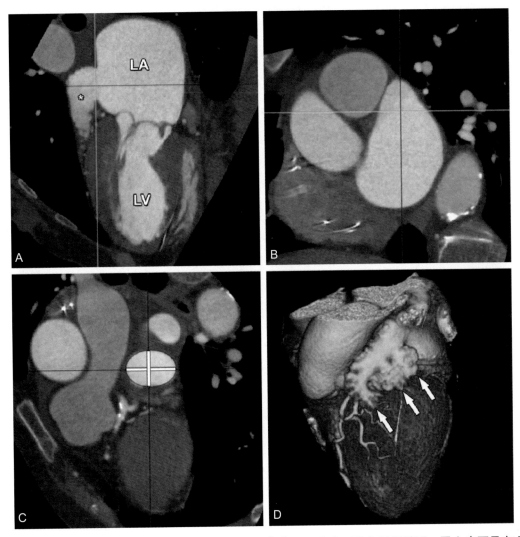

图 18-12　CT 评估左心耳直径和形态。图 A ～ C 为正交方向多平面重建。图 A 是双腔观。图 A 中可见左心房（LA），左心室（LV），左心耳（星号）。图 B 是左心耳开口层面短轴观。图 C 可获得左心耳横断面及其直径。三维容积再现可准确显示该患者存在多叶左心耳（图 D 中的箭）

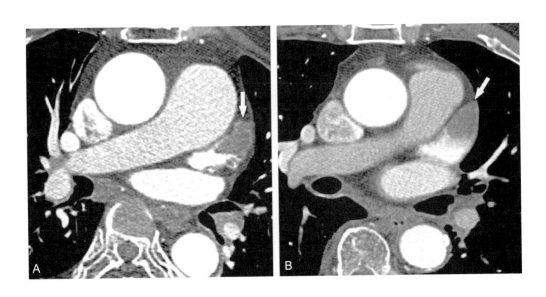

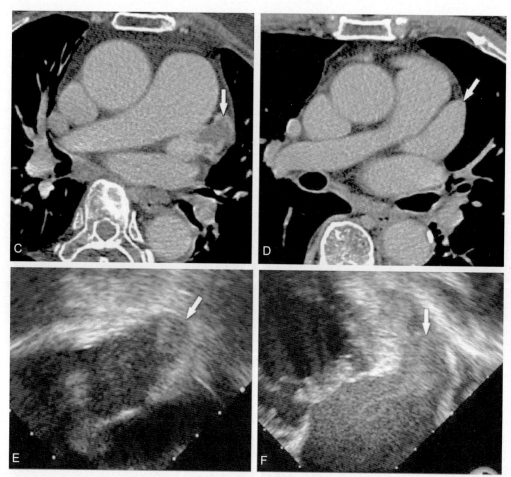

图 18-13 左心耳（LAA）血栓与动脉期充盈缺损的 CT 表现区别。左列（图 A，C 和 E）显示的为 76 岁卒中女性。血管造影早期图像显示 LAA 椭圆形充盈缺损（图 A 中箭），其在血管造影延迟期图像中也存在（图 B 中箭）。经食管超声图像显示 LAA 中的椭圆形血栓（图 C 中箭）。右列显示的为 68 岁卒中男性。血管造影早期图像显示 LAA 中（图 D 中箭）密集的三角形充盈缺损，而在延迟期图像中消失（图 E 中箭）。经食管超声图像证实存在严重的自发性心超对比度，但未见血栓（图 F 中箭）（经 KIm 等 Am J Cardiol 2010 允许修改并引用）

化（伴有 ≥ 4 mm 易损斑块）是 WATCHMAN 闭塞装置的禁忌证。

三、拟定手术步骤

拟定手术步骤：CT 可准确拟定经隔穿刺及指导手术（图 18-14）。单一卵圆孔及房间隔缺失是该手

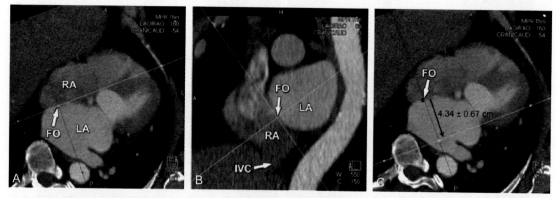

图 18-14 使用 WATCHMAN 或 Amplatzer Cardiac Plug 装置行经导管左心耳闭塞术时 CT 影像评估。图 A ~ C 显示在经隔穿刺时多平面重建。定位卵圆孔（FO），评估与左心耳的角度和距离。LA. 左心房；IVC. 下腔静脉；RA. 右心房（经 Krishnaswamy 等 Int J Cardiol，2012 允许修改并引用）

术的禁忌证。CT 可指导 Amplatzer 置入。三维容积再现对评价左心耳形态及心包腔术很有意义，特别是 LARIAT Suture 装置（图 18-15）。三维容积再现

侧面观可显示胸骨与心肌前的空间，表明心包针方向的倾斜度。多数患者左心耳朝向前，但少数病例左心耳向后旋，需要心包针更向侧方。

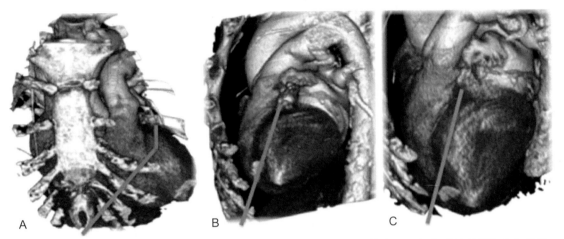

图 18-15　对于 LARIAT 缝合装置，三维容积再现（图 A ～ C）可评估左心耳与胸骨的位置和方向关系。心包导管（蓝色导管）可在术中参与制定策略。三维容积再现的侧面观显示胸骨与心肌前的空间关系，指出心包针方向的倾斜度（图 B 和 C）（经 Bartus 等 J Am Coll Cardiol, 2013 允许修改并引用）

第五节　结　　论

CT 在选择适于导管介入治疗的心脏病患者方面及指导手术方面具有重要价值。CT 能够多角度呈现感兴趣区结构，共三维容积再现技术可选择更适合

的装置尺寸及更适合的手术方法。进一步的发展将会综合 CT 和造影检查指导手术。

第 19 章　心肌灌注和血流储备分数

摘要

心肌CT灌注成像是一种快速发展的革新技术，它使评估潜在冠状动脉狭窄引起的功能变化成为可能。一方面，与其他灌注成像技术相比，心肌CT灌注成像在量化方面具有巨大的潜在应用价值。另一方面，冠状动脉造影得出的血流储备分数提供了冠状动脉病变的功能评估数据。近年来，介绍了一种基于冠状动脉造影的无创的测定血流储备分数的技术。尽管如此，心肌CT灌注成像技术和CT血流储备分数测定都未广泛应用于临床。

第一节　心肌灌注评估和血流储备分数对临床的影响

最近，CT方面的技术进展使得无创性冠状动脉狭窄的形态评估成为可能。因其阳性预测值高，CTA（CT angiography，CT血管造影）重度冠状动脉狭窄人群中具有重要应用价值，而这些患者先前行侵入性冠状动脉造影技术可能未能发现相关病变。然而，冠状动脉狭窄的解剖学表现和功能受损程度可能并不相符。如CTA发现的狭窄程度为50%的冠状动脉在心肌负荷显像上为阴性。当有严重的钙化斑块和支架时，这种现象更加明显。因此，用CTA发现的冠状动脉狭窄性病变最好能用后续的功能成像技术加以验证，比如负荷核素成像和MR灌注成像。CTP（CT perfusion，CT灌注）作为一种评估冠状动脉狭窄引起心功能受损的新兴技术拥有特定的优势，但与其他成像技术相比，也有一些不足（表19-1）。冠状动脉造影技术得到的FFR值是最精确的，也是决定是否需要冠状动脉再灌注的金

表 19-1　不同心肌灌注成像技术的比较

模式	优点	缺点
核医学灌注	采用标准化协议 没有中毒性肾损害 自动生成影像分析 更多的结果数据	受射线照射 低空间分辨力 对三支血管病变灵敏度有限
MR灌注	不受射线照射 高内部空间分辨力 可延迟增强	心肌有效区受限制 造影剂浓度与信号成非线性关系 需要投入更多医生 结果数据有限
CT灌注	在整个心肌上无间隙覆盖各向同性体素 易实现冠状动脉心肌的对射变换 造影剂浓度与信号呈线性关系	无标准化协议 受射线照射 使用碘化造影剂 无结果数据

标准。CT 得到的 FFR 值是一种非侵入性技术，在评估特定条件下是否需要冠状动脉再灌注中具有潜在价值。而且，应用 CTA 评估冠状动脉狭窄引起的功能损害，在方便的同时也降低了花费。最重要的是，患者可得益于结果的快速诊断。

第二节　CT 灌注成像技术

当使用血管扩张药诱导心脏充血后，心肌 CT 灌注成像利用碘造影剂的首次通过效应来检测心肌缺血。这个想法是从 MR 建立的心肌灌注负荷成像技术中得到的灵感，该技术通常是取得心脏搏动 40～60/min 时，由静脉内注入 Gd 造影剂，在 3～5 个短轴位片层取得首次通过的动态显像。但是 CT 灌注成像和 MR 灌注成像有不同之处。第一，心脏 CT 最优先考虑的事情是获得一个高质量的冠状 CTA。但在当前 CT 的时间和空间分辨力下应激诱导的心搏过速是很难获得一个高品质的冠状 CTA。第二、三酰甘油在 CTA 的管理和腺苷在 CTP 成像中的作用，使得有意义的灌注分析不能实现。因此，把静息状态下的冠状动脉 CTA 和负荷状态下的 CTP 相分开是必要的。第三，为了减少辐射剂量，CTP 应该被限制在所需计量。传统的冠状动脉造影和 SPECT 心肌灌注成像，辐射剂大概为 5～10mSv，15mSv 是负荷 CTP 和静息冠状动脉 CTA 所能允许的最大剂量。获得负荷 CTP 有两种方法。

一、静息 CTP

静息 CTP 是用事先设定好的单时间点获得图像，且图像的获得是在早期心肌灌注时，而不论采用何种成像技术。在 CTP 上，辨认缺血和非缺血心肌最好时间框约为 8s，这一点已得到确认。早期的可行性研究表明，标准的 64 排 CT 即可得到静息 CTP，同时也导致了高辐射剂量。此外，由于压力导致的心动过速，64 排 CTP 会导致严重的运动伪影。

第二代双源 CT 和 360 排 CT 的介绍给负荷 CTP 带来了巨大的突破。高时间分辨率的二代双源 CT 使得在血管舒张诱导的心动过速时期，也可获得无运动伪影的图像。此外，通过应用回顾性 ECC 门控获得的压力灌注图像和前瞻性 ECG 诱导的轴位静息冠状动脉 CTA，使得有效剂量可降低到 15mSv 以下。双源 CT 的一个缺点是相对比较长的扫描时间，这继承于 64 排 CT，因为它使得 6～10 次心跳中的全部心脏容积都得以成像。因为一些子卷的获得，双源 CT 会错过最佳时间框。此外，Z 轴结果的短

暂不均一使得双源 CT 的质量评估变得困难。最后，双源 CT 可能存在条带伪影。

320 排 CT 的容积成像使得将整个心脏作为一个容积的成像成为可能，这种成像在造影剂增强的首次通过期间——发现缺血的最佳时期具有极好的时间一致性。另一方面，与双源 CT 相比，320 排 CT 的一明显缺点是每一扫描层面的低时间分辨率，这需要用 β 受体阻滞药控制心率。

除了图像采集时间，静息 CTP 成像技术和静息冠状动脉 CTA 基本相同。CTP 需要比 CTA 晚 3～5s，以确保充足的造影剂分布于心肌。然而，由于负荷显像的血管舒张期造影剂渡越时间和静息时有极大不同，我们建议使用在降主动脉采取使用起始 200～300HU 的诱发物的造影剂跟踪技术，而不是团注试验方法。对于静息 CTP，建议采用回顾性 ECG 门控或带有广泛数据获得窗的前瞻性 ECG 诱导的扫描来完成多期重建。

二、动态 CT 灌注

CTP 动态成像和 MR 灌注成像所获得的图像都来源于预先设置好的时间区域，来使心肌内造影剂的进入和洗脱特征化，从而实现各种心肌血流的定量和半定量评估。尽管由于 Z 轴覆盖范围的狭窄和 64 排 CT 的高辐射剂量，动态 CTP 一直处于动物实验阶段，但现在对临床患者实施整个左心室的动态 CTP 已经实现，并且辐射剂量在可接受范围内（图 19-1）。动态 CTP 和静息现象相比有 3 个优点。第一，MBF 的非侵入性量化指标使得狭窄相关血流动力学改变更具特征性；第二，通过评估心肌增强的时间进程，真正的灌注异常和各种伪影的辨别更加容易；第三，错过缺血探测的最佳时间框的概率更小。

最近，动态 CTP 运用第二代双源 CT 的穿梭机制已经得到实现。在穿梭模式中，心电触发在轴位获得的信息会在两个交替方位重复，来获得 Z 轴 7cm 范围的动态图像。每分钟心跳在 63 次或以下的单次心跳和每分钟心跳在 63 次以上的第二次心跳，另一个心脏容积就可以被覆盖。这结果是整个

心脏9～14个数据集的整合（图19-1A，B）。穿梭模式CTP拥有一个专用的图像重建技术，用来减小由于部分扫描重建所导致的CT值变异，而不牺牲时间分辨率。计算程序需要充足的X线投影来重建部分或全部扫描层面。因此，运用空间线型滤过器，图像伪影纠正数据是由全扫描重建的低空间频率部分的内容（不含部分扫描重建伪影但是空间分辨率低以及时间分辨率为225ms）叠加所建立的。动态CTP的辐射计量为9～10mSv，当剂量减低技术，比如自动剂量控制、低管电压的应用和迭代重建法得到应用，辐射剂量在不久的将来会降低。

运用第二代320排的动态CTP引起很大兴趣。320排CT的动态CTP拥有最多16cm的探测器扫描范围，可以轻易覆盖整个左心室而不需要工作台运动。这导致了比穿梭模式更高的样本采集效率，也因此提高了质量分析的准确性（图19-1C）。自从320排CT获得的动态CTP图像可以涵盖整个冠状动脉树，不仅仅是负荷扫描，静息扫描也可实现动态成像，因此可以计算心肌灌注储备。然而，这也伴随着高辐射剂量。尽管未来减小辐射剂量的技术得到迫切需要，320排CT依然具备动态CTP成像的潜力（图19-1D）。

为了减少动态CTP的辐射剂量，减少每个RR间期的数据获取窗口是重要的。根据最近的心肌MRP研究，在舒张期和收缩期发现狭窄的诊断准确性是相似的。舒张期做负荷CTP的好处是：①低心律时更长的静止期；②与静息扫描相比更容易；③和静息冠状动脉CTA融合有更小的对位失真。

另一方面，收缩期CTP的好处是：①对RR变异和心律失常的敏感性降低；②高心率时有更少的运动伪影；③由于更厚的心肌而减少了伪影倾向；④更厚的心肌允许更简单的轮廓描绘和更简单的对透壁性造影剂增强的评估。另外，由于限制覆盖区域，比如双源CT（73mm）和256层CT（80mm；飞利浦ICT）更好，因为它们允许在收缩期有更短的Z轴尺度。

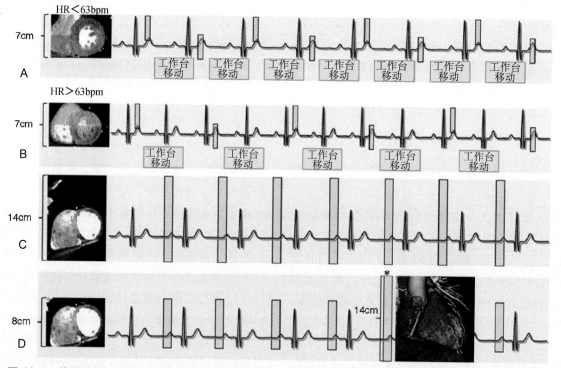

图19-1　使用双源CT获得的动态CTP图像（A.B）和使用320排CT获得的图像（C.D）。双源CT使用探测器覆盖范围为4cm的"穿梭模式"，这种模式在两个变换的工作台方位扫描心脏来获得Z轴7cm的覆盖范围。图像来源于每分钟心跳在63次或以下的单次心跳（A）和每分钟心跳在63次以上的第二次心跳（B）在心率很快的时候，同样的解剖结构取自第四次心跳。320排CT拥有很宽的覆盖面积，在快速心跳时仍可以获得整个心脏的动态CTP图像而不需要工作台移动（C）。然而，广泛的覆盖整个范围是不需要的，当覆盖整个心脏时，将扫描范围控制在8～10cm就可以达到很小的辐射剂量（D）。D组代表了运用320排CT获得的覆盖范围为8cm的动态CTP图像和在低辐射剂量下获得的覆盖范围为14cm的冠状动脉CTA

第三节　患者准备

除了冠状动脉 CTP 的一般准备外，负荷 CTP 需要一些特殊准备。在负荷显像前应停止应用抗心绞痛药和咖啡因并确保患者在进行负荷成像前没有使用腺苷（表 19-2）。由于快速注射腺苷会导致房室传导阻滞和短暂的心跳停止，因此，我们需要两条不同的前臂静脉通道来分别注射腺苷和造影剂。在负荷成像前后需要分别检查血压、心率和心电图来确保患者安全。在剂量为 140μg/（kg·min）时，静脉注射腺苷大约需要 15min。使用腺苷有很好的安全性，因为它的半衰期很短，在 30min 以下。腺苷受体激动药也可使用，因为它可以静脉注射并且不会受 β 受体阻滞药的影响。然而，regadenoson 的半衰期为 2～3min 并且为了防止相关并发症，必须用氨茶碱来拮抗它的作用。

为了获得使用第一代 320 排 CT（时间分辨率为 175ms）做出的无运动伪影的负荷 CTP 图像，使用 β 受体阻滞药的目标静息心率必须在每分 60 次

表 19-2　腺苷的禁忌证
1. 24h 内的心肌梗死
2. 不稳定型心绞痛
3. 支气管哮喘（相对禁忌证）
4. 进行性房室传导阻滞
5. 失代偿期心力衰竭
6. 病窦综合征
7. 使用双嘧达莫治疗
8. 长 QT 综合征
9. 严重低血压

以下。尽管已经阐明在使用血管舒张药物进行核素心肌负荷显像时，β 受体阻滞药的治疗剂量不会影响临床严重冠状动脉疾病的检出，然而 β 受体阻滞药可以潜在性的通过增加血流灌注来掩饰心肌缺血。由于以上原因，高时间分辨率的机器有着不需使用 β 受体阻滞药的优点。

第四节　灌注和冠状动脉狭窄的联合评估

一、首先运用负荷成像

当扫描器的时间分辨率很高时，比如双源 CT 和第二代 320 排 CT，推荐在冠状动脉静息 CTA 前首先进行负荷 CTP 显像（图 19-2 和图 19-3）。其优点是获得的是干净的、无污染的图像，可以更容易的发现心肌缺血。在负荷显像后，舌下含服硝酸甘油可获得最佳冠状动脉 CTA 图像。其缺点为：①由于血管舒张和心率增加导致的图像质量下降；②使

用造影剂的负荷显像时的延迟增强显像，可能低估静息冠状动脉 CTA 上发现的灌注缺损。

二、首先进行 CT 静息显像

临床认为首先进行 CT 静息显像而后进行的负荷显像是合理的，当冠状动脉 CTA 排除了冠状动脉狭窄性病变，负荷显像就可以省去（图 19-4 和图 19-5）。这种方法引起的顾虑是：①存在负荷造影时的对比剂交叉污染现象，会潜在性的掩盖缺血心肌；

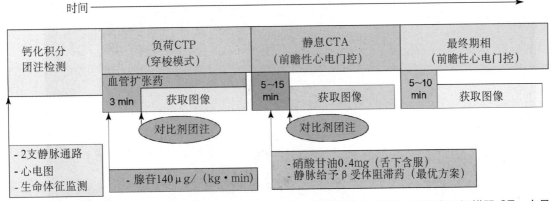

图 19-2　首先进行心肌负荷显像的图像获取流程图。这个例子结合了 CTP，CTA 和延迟增强 CT。在最佳时间进行弹丸注射。CACS 冠脉钙化扫描、ECG 图像、舌下含服 SL

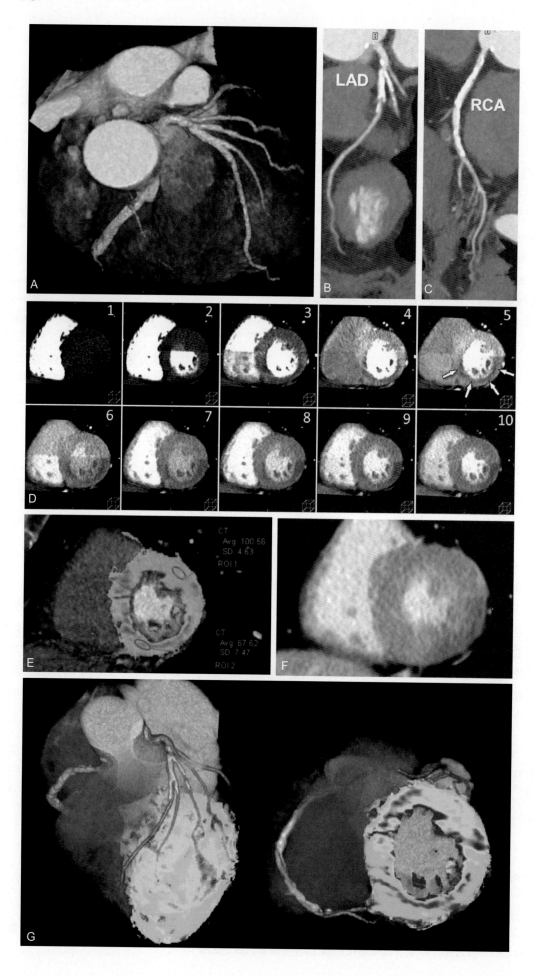

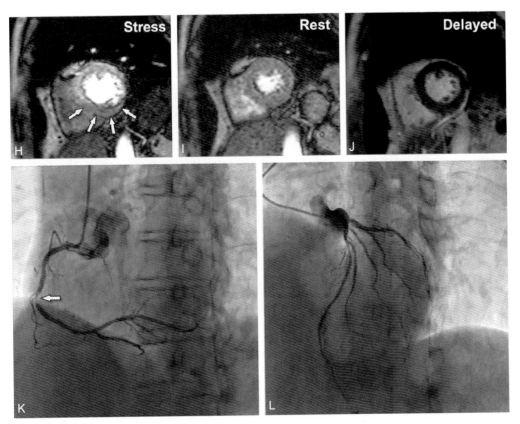

图 19-3　运用第二代双源 CT 对 69 岁的患有糖尿病和心绞痛的女性患者进行全面的心脏检查。严重的钙化排除了冠状动脉狭窄的 CT 诊断（图 A ～ C）。在 30s 内间歇性获得的 10 幅负荷动态 CTP 图像显示了下壁严重的灌注缺损（图 D）。动态 CTP 的数量检测显示与下壁相比，前壁有更高的血流（图 E）。后期没有延迟增强现象（图 F）CTA/ 负荷 MBF 图像可使单个冠状动脉血管解剖和 M B F 分布图像相结合（图 G）。MRI 证实了广泛的下壁缺血但未发现心肌梗死（图 H － J）。传统冠状动脉造影显示了中－RCA 的高度狭窄，并进行了支架治疗（图 K）。在造影上未发现左冠状动脉阻塞（图 L）

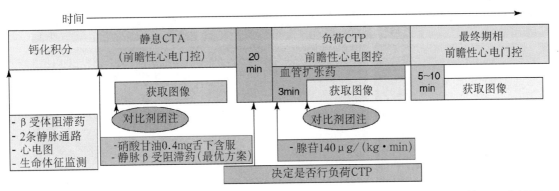

图 19-4　用 320 排 CT 首先进行心肌静息 CTP 显像的图像获取流程图。这种方法的好处是可以利用已知的静息 CTA 信息决定是否继续负荷 CTP。在 CACS 之后进行的 CT 扫描是居于造影剂弹丸式追踪

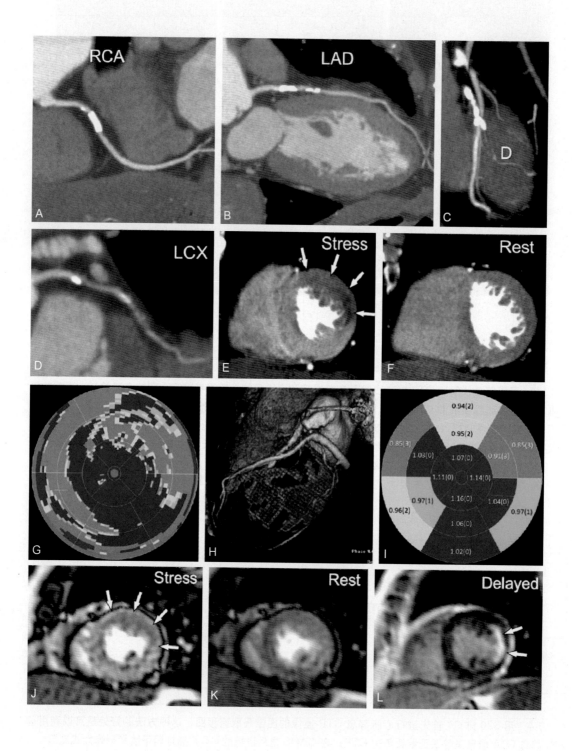

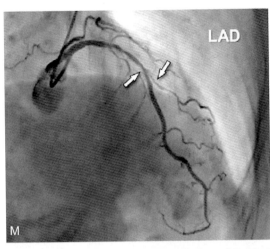
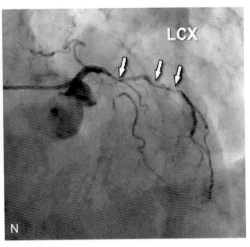

图 19-5　用第一代 320 排 CT 对 1 例陈旧后壁心肌梗死和 6 个月前行右冠状动脉近端支架置入术病史的 78 岁女性患者进行综合性心脏检查。静息冠状动脉 CTA 显示右冠状动脉有支架（图 A）。由于严重的钙化，LAD 不可评估（图 B，C）。LCX 有弥漫性狭窄（图 D）。静息负荷 CTP 显示前壁和侧壁的灌注缺损，此缺损在静息 CTP 上没有显示（图 F）TPR 的极坐标靶心图显示中前壁、基底部和中侧壁的心肌缺血和其他各壁的正常灌注图像（图 G）。融合 CTA/ 负荷 TPR 图像清楚显示了缺血区域的供血动脉为左旋支和对角支（图 H）。间隔基底部的 TPR 值下降考虑是由运动伪影引起的（图 I）。左旋支和对角支的 TPR 值分别为 0.85 和 0.94（图 I）。负荷和静息心肌灌注 MRI 对角支区域缺血和侧壁梗死（图 L）。传统造影显示 LAD 中部中等程度闭塞，对角支严重闭塞和 LCX 近端到中部严重闭塞（图 M，N）。右冠状动脉没有支架置入后再狭窄。LAD 中部接受了支架治疗

②用于提高冠状动脉 CTA 质量的 β 受体阻滞药也会潜在性的掩盖缺血心肌。为了避免交叉污染，在静息和负荷显像之间至少应有 20 ～ 30min 的间隔。在临床应用时，这段间隔可以让患者在扫描床上等待，医师可用这段时间对静息 CTA 进行评估并决定是否需要做负荷 CTP。

三、心肌延迟增强 CT

心肌延迟增强 CT 可通过在二次图像获取后

5 ～ 10min，增加一个后期扫描来获得，因此，不需要或者仅需增加少量的对比剂（静息和负荷显像共需 100 ～ 120ml）。尽管 Gd 期增强是心脏 MR 全面研究不可或缺的一部分，但是 CT 由于低信噪比和条带伪影（肝肾交界处信号增强和减弱，影响了心肌下壁的评估）影响而使其未得到正式的使用（图 19-6）。为了使心肌延迟增强 CT 能在临床上评估心肌活性和坏死，图像质量必须得到提高。

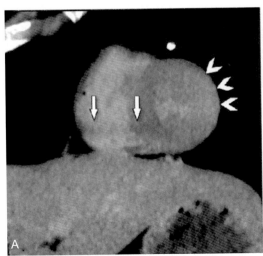
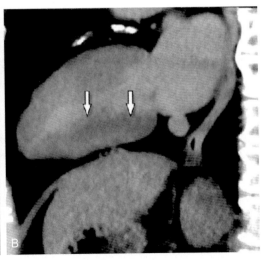

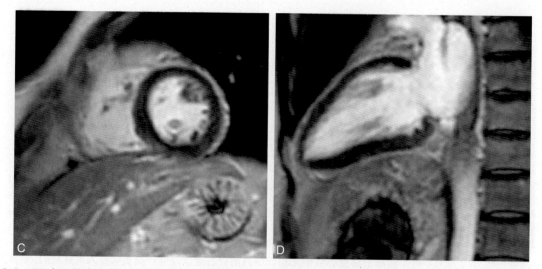

图 19-6　57 岁女性患者的延迟增强 CT 上的伪影显示心肌缺血。下壁显示信号衰减区域（图 A，B）。侧壁信号增强是延迟增强 CT 的另一伪影(图 A)。患者没有心肌梗死病史。这些伪影可能由于光子散射和部分扫描重建不匹配所致，后期扫描不具备此特异性。MRI 在相应的短轴和长轴图像上并未显示延迟增强（图 D）

第五节　CT 灌注成像的读片与报告书写

一、肉眼评估和缺陷

正如前文所述，图像获取时间对于静息 CTP 是非常重要的。因此，我们以冠状静脉造影增强为例，来找到合适的图像获取时间（图 19-7）。如果冠状静脉没用增强，那么评估心肌灌注的图像就获取的太早了。相反，如果冠状静脉比冠状动脉增强的更明显，用于辨别短暂的灌注缺陷的图像就获取太晚（图 19-7）。

一旦确定了合适的获取时间，便要在保证窗宽和窗位在 200 ～ 300HU 和 100 ～ 150HU 时，用 5 ～ 10mm 的左心室短轴重建图像来验证数据。把图像分成 2 ～ 3 个系列（负荷、静息和延迟）来显示灌注缺损和延迟增强是很有帮助的。

负荷显像上一个可逆转的低灌注区和静息显像上正常信号的病灶代表缺血，然而固定灌注缺损代表梗死。然而，有一些 CT 相关伪影可以影响心肌首次通过增强的 CT 值，它们是线束硬化伪影，运动伪影和中心线来伪影。

线束硬化伪影是多色 X 线束通过高密度物质（骨、造影剂填充的心室和大血管）时发生的现象。低射线的吸收使得剩余射线的平均能量增加导致高

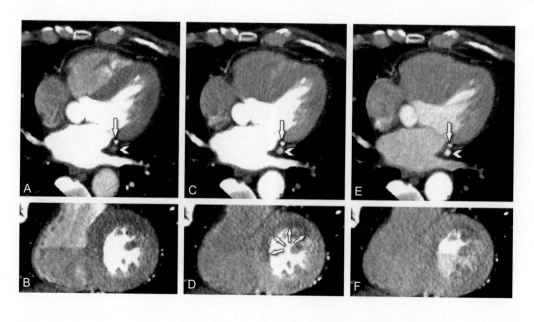

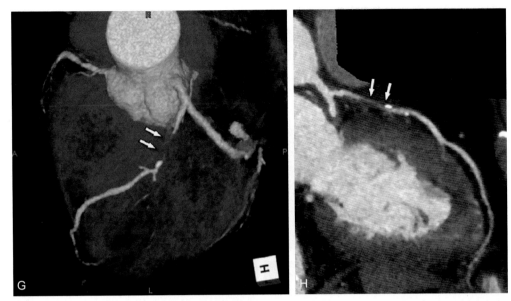

图 19-7　患有典型心绞痛的 74 岁男性患者的动态负荷 CTP 图像显示了 CTP 获取时间的重要性。轴位和短轴位图像由四维 CTP 图像获得，代表早期、中期和晚期的动态获取图像（图 E，F）。冠状静脉内没有造影剂时，冠状动脉才能得到更好的评估（图 A）。然而，当冠状静脉内有对比剂时，内膜下为主的灌注缺损能得到更好的显示（图 C，D）。如果冠状静脉和冠状动脉内的造影剂强度相同或比其更强，可能会导致忽略灌注缺损（图 F）。静息冠状动脉 CTA 显示左前降支的高度闭塞（图 G，H）

密度物质邻近区域发生低衰减。受此伪影影响的常见区域为左心室和降主动脉之间的下基底部心肌（图 19-8）。尽管在典型区域辨认此伪影并不难，它也会导致一个真正的灌注缺损——假性增强。声束硬化修正的重建程序和双源 CT 可以降低误读的风险。

心肌灌注可因运动伪影而被低估，和真正的灌注缺损很相似，尤其是在负荷显像时（图 19-9）。我们的试验表明，间隔基底部和下基底部最易受运动伪影的影响。多期重建可以对心动周期的不同时相的连续性进行评估，因此可以辨别真正的灌注缺损和假性灌注缺损（图 19-9）。运动伪影和灌注缺损的

鉴别也可以通过评估它们和冠状动脉间的关系。

第三种伪影和圆锥射线相关，当探测器排数和圆锥角度增加时，伪影更加明显。当扫描等量点和 X 线投射源在多探测器的投射点不在同一平面时就会发生该伪影。尽管已经有了更加先进的重建程序，当高或低衰减条带影响了下壁的灌注评估时，这种现象仍十分常见（图 19-10）。

二、半定量和定量评估

多种半定量方法可被用来评估静息 CTP，包括 TPR（transmural perfusion ratio）及完全对比剂增强

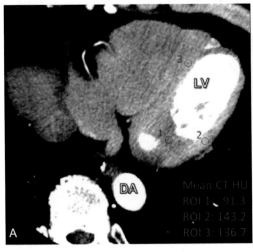

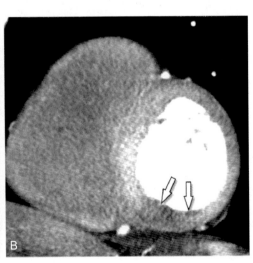

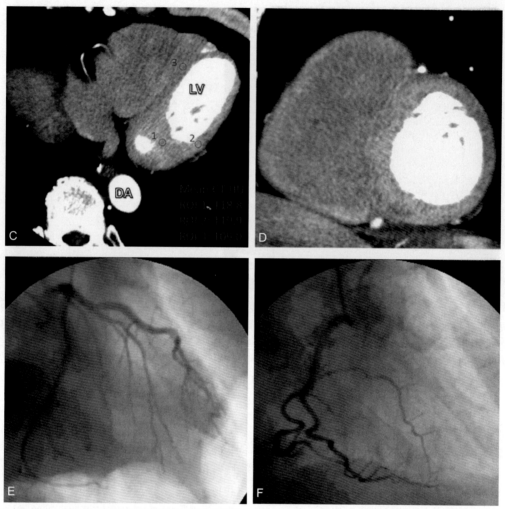

图 19-8　Beam-hardening artifact 和矫正该伪影的重要性。在左心室和降主动脉间有不典型胸痛的 63 岁男性患者的影像图像上可见线束硬化现象，与下壁的灌注缺损相似（图 A，B）。当心肌灌注图像重建之后（图 A，C），伪影的衰减现象消失了（图 C，D）。没有射线硬化修正时，侧壁（图 A，C）和室间隔（图 A，C）的 CT 值增高了，掩盖了真正的灌注缺损。用造影法显示了正常的冠状动脉（图 E，F）

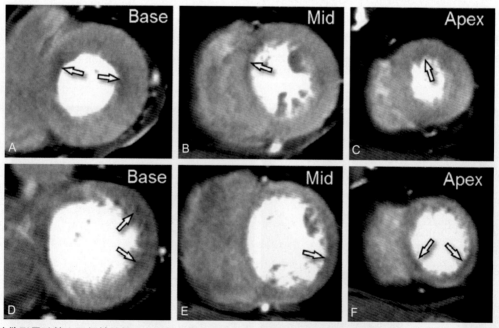

图 19-9　运动伪影导致的心肌假性缺损。1 例不典型胸痛的女性患者的多方位舒张期（图 A ～ C）和收缩期（图 D ～ F）重建图形显示多个低衰减区域。这些低衰减区的形状和位置可发生变化，因此被认定为伪影。其他冠状动脉 CTA 显示为正常

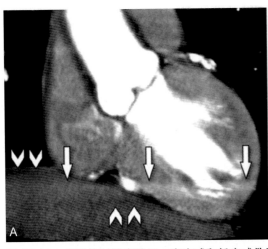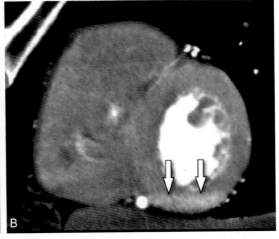

图 19-10　典型的圆锥束伪影。高衰减和低衰减伪影带持续存在于这例 63 岁心绞痛患者的心脏外缘，该患者的双腔斜位图像显示了左冠状动脉的钙化斑（图 A）。左心室短轴图像显示高密度的圆锥伪影妨碍了下壁的评估（图 B）。当扫描等量点和 X 线投射源在多探测器的投射点不在同一平面时就会发生该伪影

和灌注指数（心肌对比剂增强和左心室增强相关）。TPR 是 16 个心肌节段（美国心脏协会定义的除了心尖的 17 个阶段）中某一个节段的内膜下 HU 衰减值和整个心肌的比值——和用冠状动脉造影得出的狭窄百分数相反。TPR 反映的是透壁灌注，正常情况下就比内膜下灌注的数值高，当内膜下数值降低时，可认为有潜在性异常（图 19-5G ～ I）。由于 TPR 受重建算法、图像伪影和获得时间的影响，它应该在肉眼观察中充当补充作用。

动态负荷 CTP 可以通过肉眼和半定量方法评估，比如心肌时间增强曲线的上升分析。首次通过对比增强的完全质量评估允许 MBF 在 ml/（min·g）层面地完全评估，也可能允许心肌灌注更加准确和客观评估。和 MRI 相同，可以运用重叠法和分室模型来对动态 CTP 进行定量分析。由于碘对比剂浓度和 CT 值的线性关系，CTP 不需要饱和纠正，这对 MRP 的定量分析很重要。

穿梭模式 CTP 很特殊，一个软件包就可以完成定量分析。软件有专有的重叠法技术，这项技术基于血管内和血管外两个空间，用以适应左心室心肌的时间衰减曲线。MBF 是心肌衰减曲线的最大值，这个曲线是被动脉输入功能的最大衰减所分割的。灌注图的结果可以转为彩色编码，也可和 CTA 融合来满足肉眼观察（图 19-3E，G）。研究表明，当以侵入性 FFR 方法为标准时，来源于 CT 的 MBF 值可以为冠状动脉狭窄提供更好的血流动力学诊断价值。

然而，软件不断低估正常心肌在负荷显像时的 MBF 值到 1.1 ～ 1.4ml/（min·g），由负荷引起的该数值增长仅占 40% 和预期相比已经很低了。对该低估现象的解释包括相关心肌时间衰减曲线的低样本率和缺少碘对比剂萃取分数的血流相关衰减纠正。实际上，通过软件获得的 MBF 公式和 Patlak plot 分析中获得的 K_1（血流向心肌转运的系数）是一样的。因为 K_1 是 MBF 和摄取分数的产物，因此必须知道碘对比剂的摄取分数才能通过 K_1 获得 MBF。然而，碘对比剂的血流相关性摄取分数并不由人体所决定。现有的软件需要更好地模式算法来完善。

三、结　　论

心肌的负荷显像应该被包含在冠状动脉 CTA 的结构报告中。为了发掘融合 CTA/CTP 的固有优点。我们建议将所有潜在的冠状动脉狭窄病变和血流下方的心肌区域相结合，来评价它们的功能。缺损的严重程度和每一个病灶的范围都应该被报道。缺损程度可以用顺序量表进行肉眼划分，比如 0 = 正常，1 = 中度，灌注缺损 < 1/3 心肌厚度；3 = 严重，> 50% 厚度；4 = 慢性梗死。相反的，定量检测，比如 TPR 和 MRF 可以用来评估缺血的严重性。缺损程度可以用受累心肌节段或缺血心肌的百分数来进行定量描述。在进行缺损范围评估时也将梗死范围进行评估是理想化的，因为缺血但未坏死的心肌可以采取相应干预措施。

第六节　血流储备分数

FFR 是提供缺血和非缺血心肌分类的特异性指标。该数值被定义为通过狭窄处的最大血流与正常动脉最大血流的比值（图 19-11）。

一、方　　法

侵入性 FFR 的测量是相对简单且直接的，使用的技术在导管室很常见。通常，使用 6F 的导管来使导丝通过，抗凝剂被用于单个导管步骤，用硝酸甘油最大程度的稀释冠状动脉血流。距离导丝近端大概 3cm 的位置装有压力装置的导丝（St.Jude Medical Systems；Volcano，Inc），首先通过导丝到达冠状动脉的远端。经静脉或经冠状动脉运用腺苷使冠状动脉达到最大的冠状动脉血流充盈，就可以得到跨狭窄压力差和计算出的 FFR 值。

二、临床校验

许多研究表明，根据狭窄造成的功能损害来裁剪血管比根据造影图像的表现裁剪血管具有更好的结果并且降低了费用，可以避免一些患者进行血管重建。FFR 引导的冠状动脉血运重建提高了临床对冠状动脉疾病的诊断（表 19-3）。FFR < 0.75 的冠状动脉狭窄可导致明显的功能障碍并且常常会引起缺血，然而 FFR < 0.80 并不会引起严重的功能障碍，也从不导致运动相关缺血。这意味着对整个 FFR 值来说，灰色区域 < 10%，并且在所有的亚研究中 FFR 的阈值为 0.75 ～ 0.80，包括单血管病变、多血管病变、左侧为主的狭窄、糖尿病和有心肌梗死病史的患者。

三、临床应用

侵入性 FFR 为冠状动脉疾病的功能性评价提供了一个特异性参数。这项技术的简易性是毫无异议的，并且有确切的临床证据证明 FFR 指导的血管重构具有一定的安全性。FFR 被认为是经皮血管重建的标准并且获得了欧洲社会心脏放射学指南的 I A 级和美国大学心脏放射学指南的 II A 级。虽然有这些压倒性的证据来支持 FFR 作为临床决策的指南，美国仍仅有不到 10% 的冠状血管重建应用了 FFR。这可能是由于它是一种侵袭性检查、需要其他冠状动脉仪器参与及使血管舒张的药物。因此，运用 FFR 标准很难通过无创性方法来评估冠状动脉狭窄段的心肌功能，或者识别那些可以从冠状动脉血管重建中获益的患者。

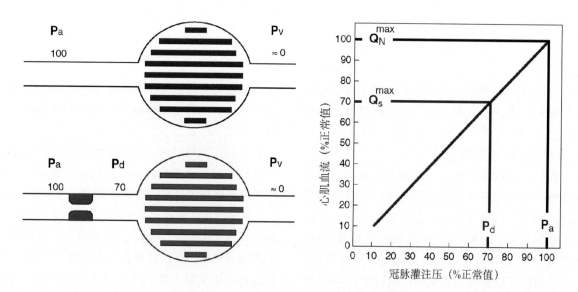

图 19-11　测量侵入性 FFR 值方法的图解。多个例子显示比例为 2 的压力怎样对比例为 2 的血流做出反应。Pa 显示在没有冠状动脉狭窄时的最大心肌血流（蓝线）。如果狭窄导致的充血压力阶差为 30mmHg，那么推动压力为 70mmHg 而不是 100mmHg，因为在最大充血时，推动压力和心肌血流呈线性关系，心肌血流仅能达到正常值的 70%（with permission from pijls and sels J Am coll cardiol，2012）

表 19-3　血流储备指导的血管重建的随机研究

	DEFER	FAME	FAME 2
设计	国际、多中心、前瞻、随机、组间平行、公开	国际、多中心、前瞻、随机、组间平行、公开	国际、多中心、前瞻、随机、组间平行、公开
患者	325 例中度、> 50%，造影显示单血管狭窄而在非侵入性测试未显示出可逆性缺血的患者	1005 例有冠状动脉多支血管疾病的患者	1220 例患有稳定冠状动脉疾病和有 1，2，3 支血管适宜做经皮冠状动脉介入治疗的患者
FFR 阈值	0.75	0.80	0.80
策略	延缓组（如果 FFR ≥ 0.75 就进行药物治疗） 症状组（如果 FFR ≥ 0.75 就进行冠状动脉介入治疗） 参考组（如果 FFR < 0.75 就进行冠状动脉介入治疗）	造影指导的经皮冠状动脉介入 FFR 指导的经皮冠状动脉介入	经皮冠状动脉介入加上药物治疗 仅药物治疗
定义	2 年后，无严重心脏意外事件发生(所有原因导致的死亡率，心肌梗死，冠状动脉旁路移植，冠状动脉造影)	1 年内，发生主要的严重心脏意外事件（死亡，心肌梗死，反复血管重建）	2 年内，任何原因导致的死亡，非致命性心肌梗死，非意料性住院导致的血管重建
结果	延缓组 89%，症状组 83%[$P = NS$(无显著意义)]，参考组 78%	冠状动脉造影组 18.3% FFR 组 13.2%（$P=0.02$）	经皮冠状动脉介入加上药物治疗组 4.3%，仅药物治疗组 12.7%，$P < 0.001$

第七节　CT 血流储备分数

非侵袭性心肌灌注成像可以发现冠状动脉血流储备的不同或不正常的室壁运动——缺血的征兆，以此来发现有冠状动脉缺血的患者。然而，由于冠状动脉分布的变异性，灌注图像的信息对于个体血管来说并不具备特异性。CT FFR 结合了冠状动脉 CTA 提供的解剖信息和计算出的血流动力学数据，来提供冠状动脉血流和个体冠状动脉狭窄导致的功能变化的信息。这种融合了解剖 - 生理方面的数据可以通过标准冠状动脉 CTA 获得，而不需要附加图像和药物。静息状态下总的冠状动脉血流来源于心肌质量——来源于 CTA 数据，冠状动脉阻力是有冠状动脉血流和平均主动脉压力获得的。最大充血的临界条件是从腺苷的激发作用获得的，该作用可以减少冠状动脉周围阻力并以此增加冠状动脉血流。因此，现在可以通过非侵袭性图像检测方法来辨别生理上非重要性病灶，而不需要额外的辐射剂量。

一、计　算

Taylor 等已经阐明了经 CT 计算的 FFR 值得科学基础。获得冠状动脉 CTA 的 FFR 值首先需要重建一个精确地患者特异的冠状动脉解剖模型，然后得到一个冠状动脉在生理学方面的流入和流出界限的数学模型，最后计算出多个血流动力学公式的结果。这种将生理、解剖和血流动力学数据相结合的模式可以得出在最大充血状态下的冠状动脉血流和压力。需要注意的是该 CT FFR 值是在标准冠状动脉 CTA 上获得的，而没有图像获取标准和药物试剂的调整。冠状动脉 CTA 的 DICOM 数据是通过网络传输到 HeartFlow, Inc.(Redwood City, California)服务器的，在这里数据被拽出和分割并重建成患者特异性的升主动脉和冠状动脉的计算机模型。反映冠状动脉在最大充血状态下的临界状况的生理学模型随后被提交，反映整个冠状动脉树的血流公式在超级电脑上得到处理。这提供了整个冠状动脉树流速和压力的三维图谱，并且允许主要冠状动脉上任意一点的预估 FFR 值的查询（图 19-12）。结果作为一种便携式文件模型被传输到网站界面。

二、图像质量要求

计算FFR需要很准确的冠状动脉树的解剖结构，

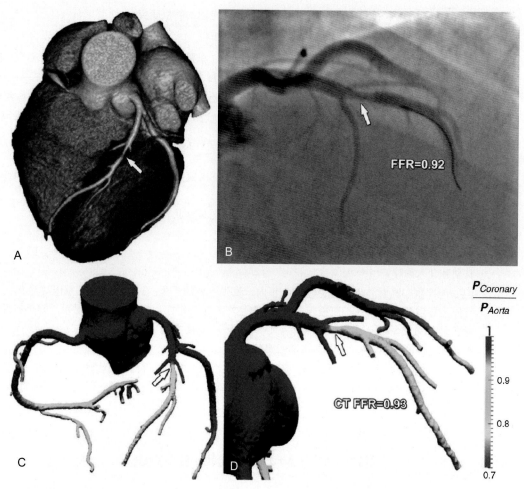

图 19-12　1 例在 2009 年计算 CT FFR 值的患者。该男性患者 60 岁，间歇性劳力性胸痛 6 个月。冠状动脉 CTA 显示左前降支冠状动脉狭窄＞ 50%（A）。诊断性冠状动脉造影证实该部位狭窄程度为 60%（B）。距病灶很远的计算的 FFR 值为 0.93，说明该病灶并未缺血（C、D）。该结果和侵入性方法测得的 FFR 值（0.92）有很好的对应关系。该患者接受了药物治疗，并在 3 年的随诊中未发生心血管事件

最重要的是高质量的冠状动脉 CTA 数据。CTA 应该达到这样的标准：获得清晰地、高对比视野的冠状动脉和钙化斑并且没有影响血管边界清晰度的伪影。可以运用前瞻性和回顾性图像协议而不需要调整协议。然而，遵循患者准备要求和图像获取要求也是重要的，尤其是涉及运用 beta 受体阻滞药来控制心率和运用硝酸甘油使冠状动脉扩张。β 受体阻滞药能够确保低心率，在心率＜ 60/min 时能够把各种不同心率降低到最佳效果。这可以减少运动伪影造成的模糊并且允许未来门控获取图像的应用，也可以减少辐射剂量。和在导管室运用硝酸甘油获取 FFR 相同，舌下含服硝酸甘油在获得 CT FFR 时也需要使用硝酸甘油来使冠状动脉扩张，从而获得和在导管室相同的解剖条件。

三、临床应用

用来识别或排除狭窄引起的功能障碍的 CT FFR 已经通过和导管室的 FFR 值相对比而获得临床应用。首例在人身上的试验于 2009 年在里加和拉脱维亚完成，最初的 20 名患者的结果在 2010 年于斯德哥尔摩的欧洲放射学会展示出来了（图 19-12 和图 19-13）。CT FFR 的诊断准确性运用了多中心、国际化的研究方法，该方法将测量的 FFR 值作为参考标准（表 19-4）。DISCOVER-FLOW 方法囊括了 103 名有已知或怀疑冠状动脉疾病的稳定患者。计算的 FFR 值较测量的 FFR 稍低，诊断性 CT FFR 值较单独 CTA 更好。DEFACTO 研究囊括了 252 名患者，所有的数据都在独立的实验室经行盲法研究。CT FFR 在区分是否有缺血方面较 CTA 有很大的提高。

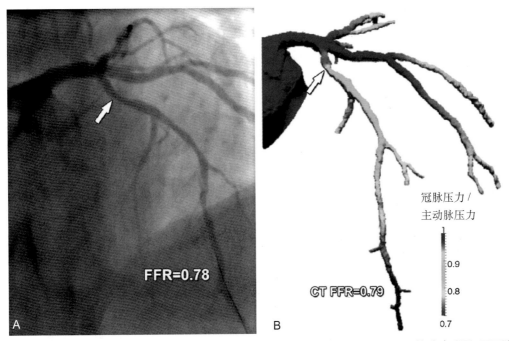

图 19-13　1 例胸痛患者经造影剂检查发现左前降支近端狭窄程度为 60%（A）。冠状动脉 CTA 显示狭窄程度＞50%，左前降支计算的 FFR 值为 0.79，表明是引起功能障碍的狭窄（B）。经侵袭性方法获得的 0.78 的 FFR 值证实了这一点。患者的支架置入手术很成功，明显减轻了心绞痛症状并获得了很好的远期预后

表 19-4　每位患者 CT FFR 和单独 CTA 诊断值与 FFR 的比较

	DISCOVER-FLOW		DeFACTO	
	CT FFR ≤ 0.80 (95%CI)	CTA stenosis ≥ 50% (95% CI)	CT FFR ≤ 0.80 (95%CI)	CTA stenosis ≥ 50% (95% CI)
精确性	87（79～93）	61（51～71）	73（67～78）	64（58～70）
敏感性	93（82～98）	94（85～99）	90（84～95）	84（77～90）
特异性	82（68～91）	25（13～39）	54（46～83）	42（34～51）
阳性预测值	85（73～93）	58（47～68）	67（60～74）	61（53～67）
隐形预测值	91（78～98）	80（52～96）	84（74～90）	72（61～81）

四、潜 在 限 制

CT FFR 的局限性表现在 CT 图像质量的损害。因为精确的 CT FFR 计算模型需要明确的管腔边界，图像伪影和图像噪声会降低诊断的准确性。这些伪影的影响可以被降低，尤其是在运用 β 受体阻滞药控制心率和运用硝酸甘油使冠状动脉扩张之后。最近 DISCOVER-FLOW 的次分析研究表明，CT FFR 值不受那些已经证明了的可降低图像质量的因素的影响。但是，鉴于 CT FFR 在冠状动脉节段方面的独立性，良好的图像质量仍应该是推动管腔边界清晰显示的源动力。另外，CT FFR 只是在稳定性冠状动脉疾病的患者中得到了应用，而没有在急性冠状动脉综合征、冠状动脉旁路移植和经皮冠状动脉介入术的患者中得到应用。因此，该结果是否可以广泛应用于更广阔的患者人群还未得到证实。其他公司致力于发展基于 CTA 途径来预测 FFR 值的方法，研究结果可以帮助理解基于 CT FFR 的患者管理的临床应用。

五、治 疗 计 划

计算机分析不仅提供了非侵袭性检查特异性缺血灶的方法，它也具备了设计和预测介入治疗方法

效果的优点。在进行血管造影和介入之前，从 CTA 重建的计算机模型可以被调适，从而排除个体冠状动脉疾病，从而模拟管腔内支架。在调整了解剖模型之后，压力和血流在最大充血状态下得到测量，

支架置入术后的 CT FFR 值也可以得到评估。因此，可以运用这种方法达到虚拟支架的置入，并可预测真正支架置入前的支架置入效果（图 19-14）。

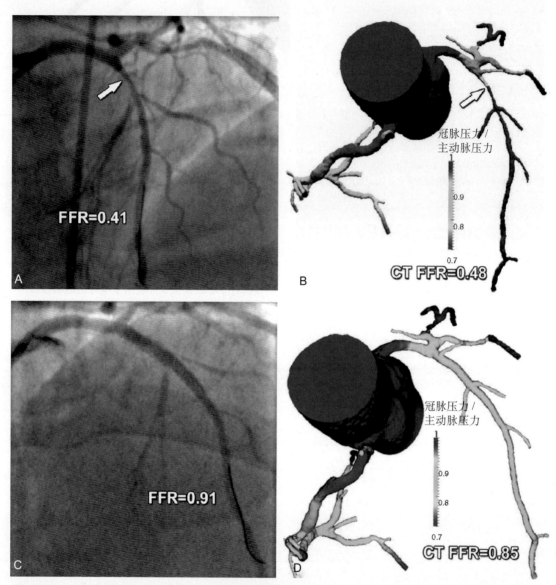

图 19-14　一个关于经皮冠状动脉介入治疗的预测模型的例子。造影显示左前降支的严重狭窄（图 A）。前期治疗模型显示狭窄处的 CT FFR 值为 0.48（图 B），和侵入性 FFR 值相匹配（图 A）。基于 CTA 的模型很好地预测了支架置入后 0.91 的 FFR 值

第八节　心肌 CT 灌注成像和 CT 血流储备分数的未来展望

　　CTP 最重要的应用前景是它具备对心肌灌注的完全定量分析的潜力，与 PET 和 MRI 相比，它有更高的空间分辨率。鉴于在剂量减低方面软硬件的快速发展，动态 CTP 和在 ml/（min·g）层面上的

MBF 质量检测应该被应用于更多的平台。对未来 CTP 的应用来说，图像质量的提高和剂量减低一样重要。尽管心肌 CTP 的应用依靠于其发现心肌不同增强水平的病灶的准确性，图像获取途径和 CTP 的

重建程序并未完全达到最佳状态。比如，标准半扫描重建并不是 CTP 的理想化模式，因为数据获取数据的角度的多变性导致了多种心肌衰减和重建伪影。就像在穿梭模式中一样，这一局限可被半和全扫描重建的杂交技术克服。未来仍需要提高技术对光子散射和射束硬化显像的纠正。

在经过大动物模型和单中心前瞻性实验的可行性研究后，心肌 CTP 仍处于早期研究阶段，直到 2013 年仅仅实施了两个多中心研究。心肌 CTP 的突破可能是双源 CT 和宽探测器的潜在性结合。直到那时，更多的研究会关注于提高扫描协议、重建方法和后处理技术。

CT FFR 的优点是具备无创性检查缺血灶的能力，因此可以辨认出那些需要施行冠状动脉造影术和血管重建的患者。同样重要的是，CT FFR 具备识别没有心肌缺血和通过药物治疗可以达到很好的效果的患者。有功能损害的患者可以被立即发现，因此，在进行介入治疗之前可以提供更好的治疗方案。需要注意的是，计算得到的 FFR 值来源于标准冠状动脉 CTA，而没有额外辐射和药物应用。和 CTP 相同，CT FFR 也仅有两个多中心研究。在决定广泛的临床决策之前，是需要进行 CTP 和 CT FFR 值的测量的。

第 20 章 融合影像学

摘要

　　本章节描述了目前 CT 在融合影像学的角色，特别强调了它在技术方面、临床适应证及未来展望中的应用。

第一节　临床对融合影像学的需要

　　高端 CT 凭借其较高的时间及空间分辨率成为评价心脏解剖的优秀工具，但由于 CT 新技术如 CT 心肌灌注、CT 引导下的 FFR 目前仍处于试验阶段，CT 血管造影目前仅仅能提供解剖学信息，不能直接提供心肌灌注的信息。对于稳定型心绞痛患者而言，心肌灌注情况是决定预后的重要指标。近期的研究（如 COURAGE，FAME）及指南均强调了通过心肌灌注结果指导稳定型心绞痛的治疗，尤其是再血管

化治疗。心脏融合影像能够结合心脏解剖及无创的功能学信息，有利于全面了解稳定冠心病患者病理生理情况及病变的程度。

　　融合影像学的定义：融合影像学指两种影像学手段均提供信息，并将其资料进行融合。衰减矫正心脏核素放射性检查（单光子发射 CT，SPECT；正电子发射成像，PET）不包括其中。

第二节　技 术 需 求

一、冠状动脉 CT 血管造影

　　心脏融合影像的重要支撑在于可无创的观察冠状动脉血管，没有其他技术能够在分辨率、准确性及临床稳定性方面同 CT 血管造影匹敌。心脏 CT 领域重要进展的首要推动力在于 10 年前融合影像学的首次尝试。融合影像学能够广泛被临床接受且于许多影像中心作为常规应用主要有两大原因：一是 CT 良好的图像质量及高诊断准确性；二是现代心脏 CT 的低辐射剂量。

二、心肌灌注

　　心肌灌注情况可应用放射性核素检查如 SPECT

或 PET。这两组方法均可提供同 CTA 相似的 3D 数据。这些数据可以通过融合软件和 CT 图像进行融合（需矫正低矩阵及大体素）（图 20-1）。其他的功能学检查（如负荷超声心动图或磁共振）也是融合影像学的潜在发展对象。但 2D 超声心动图不能和 CT 图像进行融合，3D 超声心动图的发展可能能够同 CTA 图像进行融合。负荷下磁共振成像同 CT 的融合可能需要核磁快速灌注序列，目前仍在研究当中。

三、软 件

　　不同厂家的专用软件包均可以融合 CT 放射性核素检查的图像（CardIQ Fusion，Advantage Workstation，GE Healthcare；HeartFusion

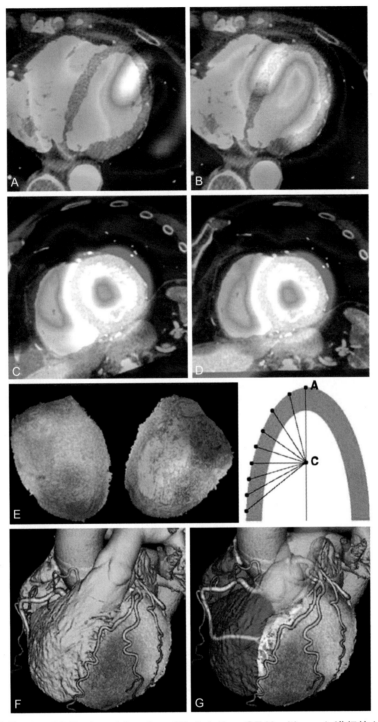

图 20-1　应用软件 (CardIQ Fusion, Advantage Workstation, GE Healthcare) 进行的心脏融合图像 (图 A ~ D)。图像融合的第一步非常关键，使用者可以对关联性不够好的图像在三维重建上进行调整 (图 A 和图 C)，使两者心脏的结构及功能匹配 (图 B 和图 D)。图 E 显示左心室的心外膜。这一方案应用传统体绘技术展示了 CT 上左心室心外膜的各个节段，如果需要还可以进行添加或删除等修改。图像的每个体素均有透明度及颜色，透明度是基于 CT 值的大小，颜色是基于心肌灌注的情况。图像上每个点的颜色显示的是射线从这一点到心脏中心这条线上的最大灌注强度。图 F 和图 G 显示三维融合图像。方案的最终可以显示左心室心外膜容积，冠状动脉树及通过自动分割算法显示的心脏各腔 (With permission of sprmger from Gaemperli, et al. Eur J Nucl Med Mol Imaging, 2007)

application，Emory University，Atlanta，Georgia；图 20-1）。使用者界面的一个重要设计是允许纠正不同数据间的偏差。融合步骤还包括追踪冠状动脉血管、将灌注数据模拟到左心室的 3D 体绘图像。目前的软件包不仅能将不同检查手段的数据融合还能将不同厂家的数据融合。对有经验的技术人员而言，单个患者图像融合仅需要 5min 的时间。

四、融合影像同独立影像对比

医学界对融合影像日益提高的兴趣使得厂家推出了一系列的融合影像设备。其中最成功的例子是 PET 与 CT 融合观察肿瘤的分期，在临床上得到了越来越多的应用。PET/CT 在肿瘤学领域的成功应用使得融合影像学设备得到广泛应用，且延展到其他领域。SPECT 和高端 CT 融合、PET 与 MR 融合均研发上市（图 20-2）。

需要强调的是，心脏影像融合技术并非一定需要，且不像 PET/CT 在肿瘤学中一样重要。PET/CT 图像融合需患者一直平躺，从 PET 机架移至 CT 机架，连续图像可自动融合。但对于心脏影像融合而言，由于心脏运动及呼吸运动的伪影，左心室大小及形状的不匹配，3D 数据融合的需要，手动图像叠加及人为误差纠正对保证图像质量非常重要。心脏影像融合可以通过软件融合不同扫描得到的数据，这种方式使得各个扫描均能发挥最大的功用保证不同的临床需要，而不是设计一个高度专用的融合设备。

五、要　　点

成功的融合影像学所需的要点列于表 20-1。

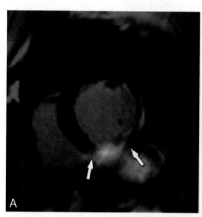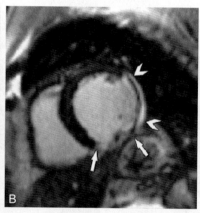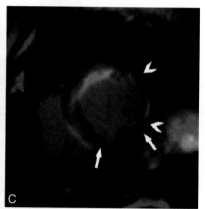

图 20-2　急性心肌梗死患者右冠状动脉进行再血管化治疗后，行 PET/MRI 检查。^{18}FDG-PET 结果显示下壁局限心肌的核素聚集（图 A 箭头），同 MRI 显示的心肌延迟强化（图 B 箭头）及 PET 上心肌灌注缺损区域（图 C 箭头）相匹配。此外侧壁可见既往梗死，表现为心肌变薄及 MRI 上的延迟强化（图 B 箭头），同 ^{13}NH$_3$-PET 上的灌注缺损相匹配（图 C 箭头）。尽管 PET/MRI 融合图像的诊断及预后价值还需大量人群的进一步验证，这一病例显示了其临床可行性

表 20-1　融合影像学的推荐

1. 至少要应用 64 排 CT（第 2 章）
2. 精准的心脏融合软件和图像数据融合，允许手动配准和偏差矫正。（图 20-1）
3. 先进行 SPECT 或 PET 检查，因为 CTA 检查前服用 β 受体阻滞药会导致小范围的灌注缺损
4. 若先进行 CTA 检查且应用静脉 β 受体阻滞药，SPECT 次日再进行
5. 高端 CT 配有融合扫描探测器更优选，因其可改善患者的舒适度且加速整个检查过程
6. 分开独立扫描图像也是可行的，尤其是患者还有其他部位的检查时

第三节　临床数据

多个单中心小样本临床试验对心脏融合影像学的诊断准确性进行了评价，这些试验总结在表 20-2。总体来说，融合影像学的诊断准确性高，敏感性、特异性、阳性预测值、阴性预测值分别为 88%～96%，92%～100%，77%～97%，97%～99%。单这些试验均有不足，如样本量小、融合影像的不一致、金标准不统一如单纯冠状动脉造影或同 SPECT 或 FFR 结合，以及单中心设计。也有证据表明，SPECT 同 CTA 结果结合可以提高预后价值（图 20-3）。大型的多中心临床试验如欧洲研究（EVINCI）正在进行中，可能会证明上述推论。

心脏融合影像的协同价值在于精确的 3D 心肌灌注缺损定位及狭窄血管的确定，能够明确导致缺血的冠状动脉病变，确定需再血管化的靶血管。几项小型研究认为，融合影像可以提供患者病变血管的血流动力学的诊断信息，优于单纯的 CTA 同心肌灌注的并排分析（表 20-3）。这对多支血管病变及下壁或下侧壁心肌缺血的患者尤其有效。此外，融合影像技术还影响了下一步的患者处理，提示融合影像结果可以预测是否在血管化治疗（图 20-4）。

表 20-2　心脏融合图像（SPECT/CTA 和 PET/CTA）诊断准确性（血管分析）

作者	融合方案	人数	金标准（有意义冠脉狭窄的定义）	敏感性	特异性	阳性预测值	阴性预测值
Namdar, et al.（2005）	^{13}N-NH$_3$ PET/4-slice CTA	25	（ICA+PET）	90	98	82	99
RIspler, et al.（2007）	SPECT/16-slice CTA	56	（＞50% stenosis on ICA + SPECT pos.）	96	95	77	99
Groves, et al.（2009）	^{82}Rb PET/64-slice CTA	33	（＞50% stenosis on ICA）	88	100	97	99
SaTo, et al.（2010）	SPECT/64-slice CTA [(1)]	130	（＞50% stenosis on ICA）	94	92	85	97
Kajander, et al.（2010）	^{15}O-H$_2$O PET/64-slice CTA	107	（＞50% stenosis of ICA + FFR）	93	99	96	99

N. 代表临床研究入选患者数目，SPECT. 单光子发射计算机断层或像；CTA. 冠状动脉 CT 血管造影，PET. 正电子发射计算机断层显像。ICA. 侵入性冠状动脉血管造影，FFR. 血流储备分数

（1）SPECT/CTA 融合方案仅用于 CTA 方法评估的血管（14%）

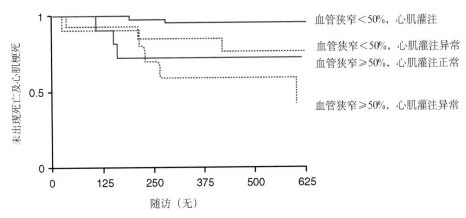

图 20-3　CT 和 SPECT 的解剖和功能融合对预后的预测价值。SPECT 心肌灌注正常和不正常人群和 CTA 上有无冠状动脉异常的人群分类后不发生死亡和心肌梗死的情况。心肌灌注异常定义为总负荷评分≥4

表 20-3 融合影像学的协同临床价值

作者	融合方案	人群	融合影像的附加价值
Gaemperli, et al. (2007)	SPECT/64-slice CTA and 3D image fusion	38 名患者, 有 ≥ 1 处的 SPECT 灌注缺损	改变了 29% 患者的初始诊断 对于可疑病变, 35% 患者证实了血流动力学相关性, 25% 患者排除了血流动力学相关性
Santana, et al. (2009)	16- and 64-slice CTA and MPI (SPECT or ^{82}Rb PET)	50 名怀疑冠心病患者	改变了 28% 患者的初始诊断 多支病变患者敏感性升高 17%
Slomka, et al. (2009)	运动冻结 SPECT/64-slice CTA	35 名怀疑冠心病的患者	提高了右冠状动脉及回旋支的诊断价值

SPECT. 单光子发射计算机断层成像;CTA. 冠状动脉 CT 血管成像;MPI. 心肌灌注显像;PET. 正电子发射计算机断层显像

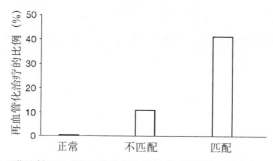

图 20-4 解剖学和功能学(灌注情况)相匹配对临床决定的重要性。数据显示了 318 例行 SPECT/CTA 患者早期再血管化治疗的比例。两个检查相匹配的异常患者,再血管化比例为 41%,而不匹配患者或检查正常的患者再血管化比例降低,分别为 11% 和 0% (With pennission from Pazhenkottil, et al.Eur Hart J, 2011)

第四节 潜在应用价值

目前存在的疑问是什么样的患者能够从融合影像检查中获益?大部分行无创检查明确或排除冠心病的患者往往只行单一检查(CTA 或是功能学检查)。此外,融合影像检查的高辐射剂量及高花费是不得不考虑的重要因素。因此,行融合影像学检查的患者需要经过仔细的筛选,才能明确患者行融合影像学检查的益处。

一、中等风险的验前概率

冠心病的验前概率可以通过患者的年龄、性别、胸痛的类型及运动试验心电图的改变情况计算出来。有中等风险验前概率的患者行单一影像学检查更易得到不确定的结果,如 CTA 上冠状动脉中度狭窄。这样的情况下,加做心肌灌注检查能够获得病变血管血流动力学情况,决定患者是药物治疗或侵入性再血管化治疗(图 20-5)。多家有能力的中心已经开展了这样的检查方案。

二、多支血管病变

多支血管病变的患者未来发生心血管事件的概率升高,往往推荐行再血管化治疗改善预后。但 3 支病变的患者大多数行血管造影发现影响血流的病变较认为的少得多。同单纯的心肌灌注检查相比,融合影像学技术能提高多支血管病变的诊断准确性,使再血管化治疗靶向性提高,避免多支架或旁路移植,减少治疗后支架、旁路移植血管闭塞的发生(图 20-6)。

三、重要的侧支疾病

侧支疾病既往被认为同胸痛有关但无预后意义。尽管侧支疾病发生灌注缺损的发生率低,但却很难和主支血管病变相区分。融合影像学技术可提供精确的冠状动脉病变定位及灌注缺损情况,明确病变是否为分支血管病变(对角支,后侧支)指导在血管化治疗(图 20-7)。

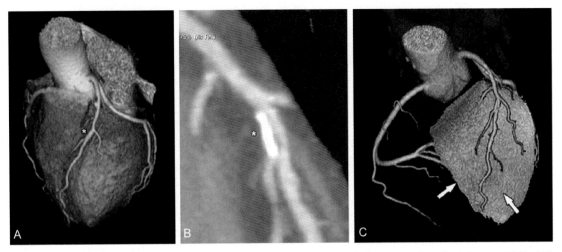

图 20-5　56 岁女性，不典型心绞痛，有冠心病家族史，且运动试验显示 ST 段压低 1.5mm，冠状动脉 CT 显示血管狭窄但灌注显像无血流动力学意义。CTA 上应用容积重现（图 A）及最大密度投影（图 B）可见前降支中段 50% 的狭窄，但 SPECT/CT 融合图像显示左心室心肌灌注正常，排除了前降支狭窄引起血流动力学改变的判断（图 C）。该患者不需进一步的再血管化治疗

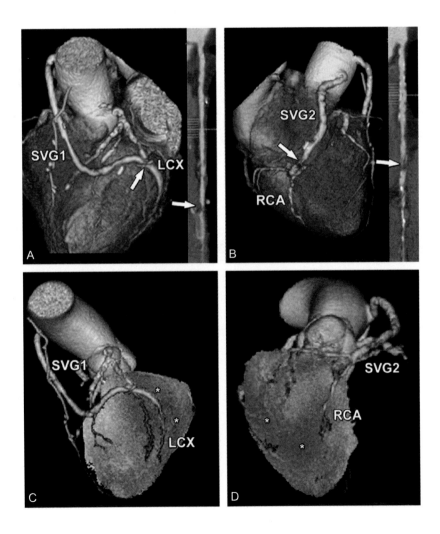

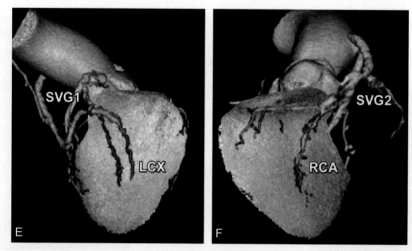

图 20-6　融合影像学在多支血管病变中的重要价值。74 岁糖尿病患者,15 年前行心脏旁路移植术,出现左束支传导阻滞,新发的呼吸困难及负荷诱发的低血压。CTA 发现了搭至回旋支的大隐静脉桥严重狭窄（图 A 箭头）及右冠静脉桥的严重狭窄（图 B 箭头）。^{13}N-NH$_3$PET/CT 融合影像学可以显示回旋支（图 C 箭头）及右冠状动脉（图 D 箭头）供血区域的灌注缺损。应用 ^{18}F- 氟脱氧葡萄糖 PET/CT 融合技术,可发现回旋支及右冠状动脉供血区仍有存活心肌（图 E、F）,提示再血管化治疗是有意义的

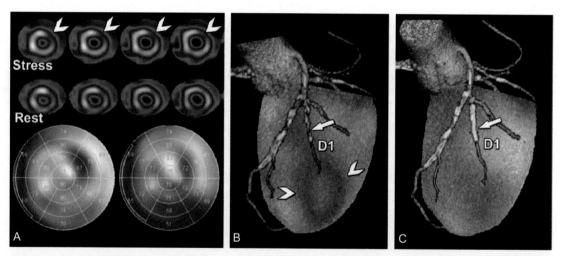

图 20-7　50 岁中年男性,运动能力下降,准备行髋部手术。SPECT 可见小范围的可逆性灌注缺损（图 A 箭头）,CT 检查发现冠状动脉的主要分支均有小的病变,第一对角支 D1（图 B 箭头）狭窄接近闭塞。SPECT/CT 融合成像可标记出 D1 供血范围内的灌注缺损,即再血管化治疗的靶点。3 周后再次行 SPECT/CT 检查,可见 D1 处支架,且供血区域不再有灌注缺损

四、慢性闭塞病变

慢性闭塞患者行经皮再血管的治疗易出现并发症,需要大量造影剂且需接受高辐射剂量。因此,闭塞血管支配心肌缺血证据非常重要,是术者决定是否行高风险介入治疗的先决条件。一方面,融合影像学技术可以发现闭塞血管支配领域的心肌缺血。另一方面,CT 可提供解剖学信息,如闭塞血管形态、侧支循环情况闭塞长度及钙化,均为手术能否成功提供预测价值,且可帮助医生选择再血管化（前向还是逆向）的路径（图 20-8）。

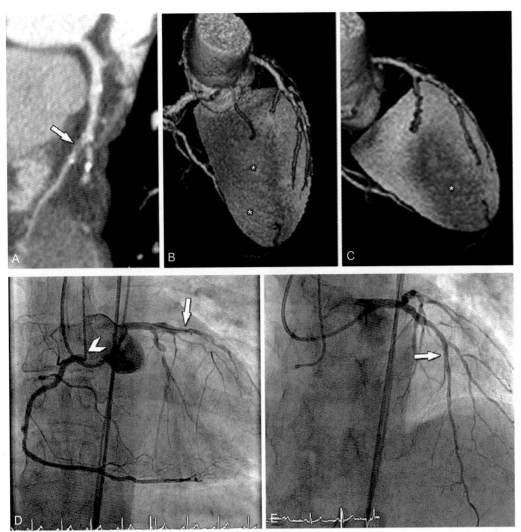

图 20-8　57 岁稳定型心绞痛男性患者，超声显示射血分数正常低限，前壁运动减弱。CT 检查提示前降支中段一局限性非钙化斑块，远端官腔因侧支循环显影好（图 A）。图 B 显示 SPECT/CT 融合成像灌注显像前间隔区域缺血。而 PET/CT 融合成像显示心尖部小范围的摄取减弱，这一灌注 / 代谢的不匹配现象提示再血管化治疗有益。图 D 显示经皮向冠状动脉内注射造影剂过程，导丝进入前降支中段。图 E 显示前降支放置支架后血管通畅。此外图 D 可观察到回旋支存在重度的狭窄，在前降支处理完后也进行了处理

第五节　未来展望

融合影像学促进了影像学策略的发展。其他影像学技术的应用如心脏磁共振可能会扩大融合影像学的适应证。许多新型的融合影像学技术准备进入临床应用，其中有些已经在某些领域得到了开展。

一、MR/CTA 融合

心脏磁共振具有高空间分辨率及无电离辐射的特点，应用负荷磁共振代替 SPECT 具有较大的吸引力。但是心脏磁共振首过灌注于 3 个不同左心室短轴切面采集，不足以推断出容积灌注的数据。快灌注序列目前能够覆盖整个左心室，可以提供 3D 灌注数据，可同 CT 数据进行融合。MR/CTA 融合技术的应用已经在第一个案例中阐述（图 20-9）。

二、心脏再同步化治疗

心脏再同步化治疗是改善心力衰竭患者症状及预后的重要治疗手段。不幸的是，再同步化治疗无反应的发生率高达 30%，尤其至缺血性心脏病的患者。因此，能够预测再同步化治疗成功率且可进行患者筛选的检查工具十分重要。融合影像学技术可以融合 CT 获得的静脉期图像和 ^{18}F 氟脱氧葡萄糖 PET 的灌注信息（图 20-10），可观察静脉形态及确

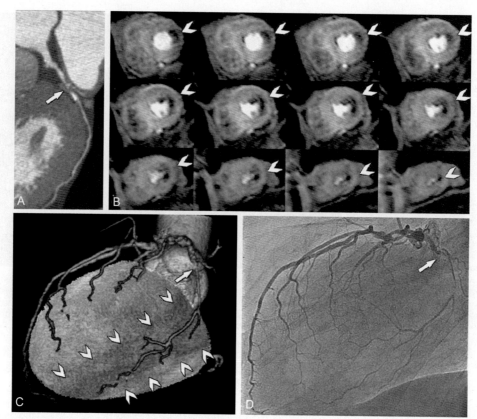

图 20-9　65 岁男性，典型胸痛患者，行负荷下 MRI/CT 融合成像，CT 上显示回旋支重度狭窄接近闭塞（图 A 箭头）。负荷 MRI 3D 左心室成像可见侧壁的灌注缺损（图 B）。融合成像可以颜色标记缺血区域且显示回旋支的病变（图 C），且这一病变在冠状动脉造影（图 D）上得到证实（With Permission from Manka, et al. Eur Heart J, 2011）

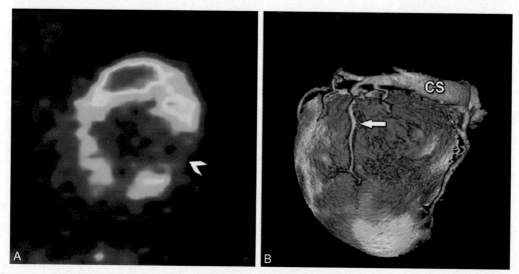

图 20-10　1 例缺血性心肌病患者，左心室功能减退，充血性心力衰竭，行融合 FDG-PET/CT 融合成像，FDG-PET 显示下侧壁心肌梗死（图 A，箭头），前壁心肌存活。在 PET/CT 上，显示一支粗大后侧壁静脉可用于放置 CRT 装置（图 B），但靶区域的心肌活性减低，治疗是否有效并不确定。CS. 冠状窦

定经皮插入的静脉血管，同时明确心肌存活情况。部分患者对心脏再同步化治疗无反应的可能原因是左心室导线放在了无活性的心肌上。

第21章 电生理介入学

摘要

对行心脏电生理介入的患者而言，CT 主要应用于术前的评估及术后的随访。

第一节 电生理介入的发展

心脏电生理介入学目前成为心血管领域的高度专业化的分支，其发展依赖于心脏靶点及其周围组织详细的三维解剖对术前、术中的指导及术后的随访。

总体来讲，有两组需电生理介入处理的患者是术前需行 CT 的适应人群。最常见的人群是心律失常的患者，主要是心房颤动患者。对这部分患者而言，CT 下左心房及肺静脉的解剖情况有助于引导患者的下一步处理。另一组患者是心力衰竭需行心脏再同步化治疗的患者，CT 有助于观察冠状动脉的静脉系统。

第二节 心 房 颤 动

心房颤动是越来越常见的室上性心律失常，由于心房电活动不协调导致心脏节律紊乱，从而影响心脏功能。有些心房颤动患者毫无症状，其他患者会有不同程度的不适感。心房颤动是逐渐进展的，患者生活质量随时间逐步下降。心房颤动同其他临床疾病关系密切，如心功能不全、血栓栓塞性脑卒中等。

研究显示，大部分心房颤动患者是由肺静脉上的异位起搏点同步放电导致的，这些异位起搏点邻近肺静脉入左心房的入口处（左心房肺静脉结合部）。经导管引导下冷冻或是射频消融这些异位靶点是为了消除这些异常电流或是切断这些异位起搏点同左心房之间电活动的联系。介入的过程中消融导管从股静脉入路进入右心房后穿刺房间隔进入左心房（图21-1）。这项治疗技术被公认由有经验术者处理是安全的，但仍有较小概率出现严重并发症。有症状或药物治疗无效的阵发性心房颤动或永久性心房颤动患者可以行肺静脉窦的射频消融。

一、CT 的作用

CT 和 MRI 均可用于术前评估，如何选择检查方式取决于当地专家共识及可用的设备。MRI 有无电离辐射、应用相对安全的钆对比剂的优点，但由于检查程序复杂，使其难以实现临床应用。CT 因检查时间短且提供良好的解剖图像越来越多被临床应用。

心房颤动患者 CT 的术前用途总结在表21-1。CT 还是评价短期或长期术后并发症的有效工具（表21-2）。

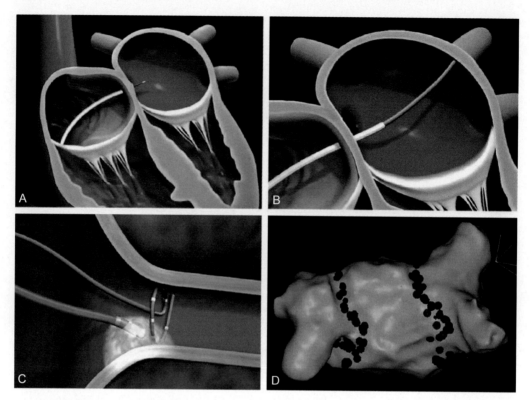

图 21-1　射频消融图解，在经股静脉进入之后，导丝穿过房间隔进入左心房（图 A）。之后装有消融电极的导丝放置在肺静脉和左心房连接处，本图为左上肺静脉（图 B），之后进行消融：环形导丝在左心房肺静脉连接处进行电极标测，有消融电极的导丝在特定位点上进行消融（图 C）。图 D 显示三维左心房快速自动标测图像，通过在心房内感兴趣区域上移动绘图导丝获得。消融位点（图 D 红色圆点）围绕肺静脉左心房入口，形成环形，形成电隔离（图 A ~ C）(with permisson from Gnaye, et al. Radiographic, 2003)

表 21-1　心房颤动电生理介入术前 CT 的价值	
观察部位	观察内容
左心房壁 / 心腔	左心房血栓（重点左房耳）
	心房憩室或其他异常
肺静脉	数目及部位
	入口形态（尤其是有融合肺静脉情况下）
	副静脉或肺静脉异位回流
房间隔	房间交通：卵圆孔未闭，房间隔缺损
心房周围情况	与食管的解剖关系
其他	任何会影响手术或治疗的异常

表 21-2　肺静脉入口射频消融的并发症	
解剖位置	并发症
肺静脉	肺静脉狭窄
	肺静脉闭塞
	肺静脉夹层
肺 / 胸膜	肺动脉高压
	肺纤维化
	肺栓塞
	气胸
	血胸
	胸腔积液
心脏 / 心包	心包炎
	心包积血 / 心脏压塞
	心脏穿孔
	冠状动脉痉挛 / 心肌梗死
	瓣膜损伤
	左心房食管瘘
其他	系统性血栓栓塞
	膈神经麻痹
	穿刺点出血
	动静脉瘘

二、扫 描 模 式

　　术前 CT 扫描的一个重要目的就是获得高分辨率的三维数据，在术中进行图像融合。简单来看，所需的扫描模式和冠状动脉扫描模式是相似的，但许多患者在 CT 扫描时是心房颤动节律，心电门控扫描模式容易出现图像伪影。心电门控扫描是常规推荐的扫描模式，但心房颤动患者需要非门控扫描。

非门控扫描可以提供足够的图像质量并通过减少扫描时间减低辐射剂量。拥有大螺距的双源 CT 覆盖面积广，心电门控扫描也能使心房颤动患者获得良好的图像质量。

心房颤动引起的最主要的问题是由于心房运动的异常导致的血栓形成，是引起脑卒中致使患者致残致死的重要原因。血栓主要形成于左房耳，是外周血栓的重要来源，是房耳封堵器械的靶点（图 21-2）。心房血栓是电生理介入处理的禁忌证，左房耳的评估是术前 CT 的重要作用之一。CT 上左房耳出现充盈缺损并不罕见，尤其是左房耳较大的患者（图 21-3），但出现这种情况仍应引起重视。由于循环停滞，CT 上左房耳表现出低密度充盈缺损类似血栓形成，造成假阳性的结果，为明确是否

真正存在血栓，可以再行一期延迟扫描或行经食管超声心动图。

三、后　处　理

CT 检查结束后，数据会传入电生理导管室进行进一步处理。在我们中心，提供仅包含左心房、左心房肺静脉结合部及一段肺静脉的数据。尽管这不是必要的，但熟悉断层解剖及有丰富 CT 工作站后处理经验的放射科医生能够提供比电生理导管室非专业人员用软件提供的更为准确可信的解剖结果。我们常规提供左心房及肺静脉的三维图像，提供不同于超声的解剖概况（图 21-4）。肺静脉窦的大小是常规予以测量的。

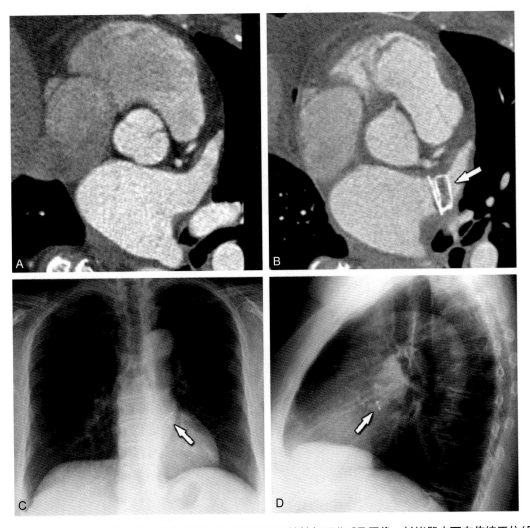

图 21-2　67 岁女性左房耳封堵术前（图 A）和术后（图 B）的轴扫强化 CT 图像。封堵器也可在传统正位（图 C）和侧位（图 D）X 线胸片上显示。由于左房耳是左心房血栓形成的重要部位，对其封堵后可有效减少血栓栓塞（脑卒中）的风险。对这个患者，装置放置后可停用抗凝血药，但目前这一术式仍有争议，有些学者认为还有其他潜在的血栓来源，如房间隔、左侧瓣膜及主动脉。由于脑卒中风险是心房颤动的重要问题，部分学者认为左房耳的封堵只解决部分问题，抗凝治疗才是预防卒中的标准疗法

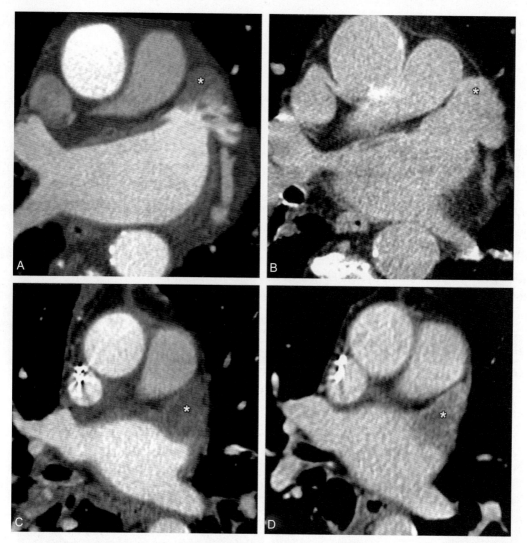

图 21-3　2 例阵发性心房颤动患者消融术前的强化 CT，显示左房耳假性血栓（图 A/B）和真性血栓（图 C/D）。左心房大且心房颤动的患者易出现假阳性，由于心房血流缓慢，如图 A。这名患者进行延迟扫描显示无血栓(如图 B)。只有延迟扫描发现的充盈缺损或是经食管超声证实的才能确诊血栓。第二名患者，动脉期左房耳被低密度物质充盈（图 C），延迟显像仍有缺损（图 D），证实确有血栓形成

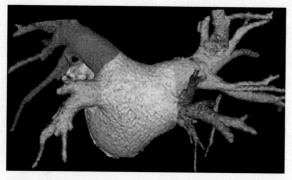

图 21-4　左心房的 CT 容积重现图像，显示左心房肺静脉结合处，还可显示部分肺静脉结构。由于超声不能清晰观察所有肺静脉，CT 是观察解剖结构最好的方法。三维重建图像上红色代表左上肺静脉，绿色右上肺静脉，蓝色左下肺静脉，紫色右下肺静脉。右上肺静脉收集右肺上叶和中叶的血流，左上肺静脉收集左肺上叶和舌叶血流，左右下肺静脉收集各自下肺的血流。60% ～ 70% 的人符合上述解剖结构，左房耳（黄色）在左肺静脉的前方

四、术前临床相关的心脏解剖

左心房及肺静脉的详细解剖结构，尤其是会影响手术决策的解剖变异，应首要提出。左心房两侧的4支肺静脉及其静脉窦分别为右上肺静脉、右下肺静脉、左上及左下肺静脉（图21-4）。最常见的解剖变异为静脉之间的融合交通或肺静脉数目增加（图21-5）。其他罕见的变异如会影响手术路径必须要进行报告（图21-6）。

肺静脉融合的患者有时可见较大的静脉窦，这种情况应及时反映，因其可能成为治疗的首要靶点，即使无明确证据表明存在异位起搏点（图21-5）。CT和MRI均可提供较经食管超声更为准确的窦部测量，超声测量往往低估窦大小，且不易看清所有的肺静脉。

射频消融导管进入左心房需从右房穿刺房间隔进入，房间隔的解剖评价非常重要。23%～35%患者，因存在卵圆孔未闭（第一房间隔和二房间隔之间小的融合缺损）使得穿刺过程简单化（图21-7）。

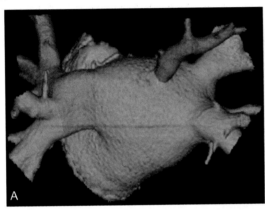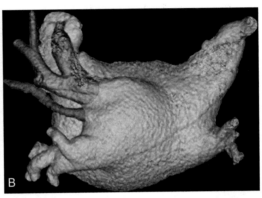

图 21-5　2 例阵发性心房颤动患者的肺静脉解剖。2 例患者均有副静脉，图 A 副静脉在左心房后壁的中间（紫色），图 B 在左上下肺静脉之间。术前发现副静脉非常重要，因其在 CT 上非常容易发现而在电极标测过程中容易漏掉，在这样的患者上，CT 同电生理数据的结合非常重要，手术成功率更高。此外，副静脉开口较小，更易出现肺静脉狭窄（图 B）。图 A 患者还有左上肺静脉和左下肺静脉融合，肺静脉开口大，是消融的优选位点。这种常见的变异存在于 12%～25% 的患者，主要于左侧出现

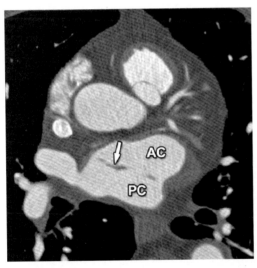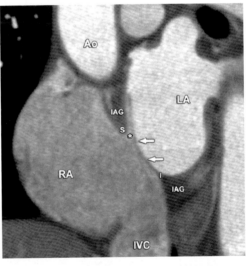

图 21-6　70 岁男性，增强 CT 偶然发现三房心，心房内有有孔的纤维膜（箭头），将左心房分割成前后两个交通的心房。这是一种罕见的先天性心脏病，可能是由于肺静脉胚胎组织进入左心房所致，它的存在会使术中消融导丝放置不稳定，位置不正确，需提前告知术者。此外，它会增加手术的难度，有孔的纤维膜不会使消融手术失败，术者可使导丝穿过小孔到达消融位点

图 21-7　卵圆孔未闭的女性患者。CT 增强扫描后冠状斜位垂直于房间隔成像显示卵圆孔，卵圆孔上（S）下（I）边界由第二房间隔和房间沟（IAG）构成。卵圆孔未闭是由于第一房间隔（箭头）和第二房间隔在卵圆孔位置未能成功融合导致的，使左右房交通。在这个典型的病例中，第一房间隔（箭头）融合至卵圆窝下缘，继续延展为游离缘。卵圆孔未闭非常常见，病理研究发现，25%～35% 患者存在卵圆孔未闭。第一、第二房间隔之间少量左向右分流常见，是区别于房间隔缺损的重要特点，后者血流方向垂直于房间隔。小型分流无临床意义。卵圆孔未闭使导管穿过室间隔过程简化。Ao. 主动脉；RA. 右房；LA. 左房；IVC. 下腔静脉

尽管卵圆孔未闭可不存在能检测出来的分流，但小量的左向右分流仍然存在，有较小的临床意义。当患者血压升高引起左心房压升高，未闭的卵圆孔就有了重要的临床意义。相反，右心房压的短暂升高（如咳嗽）可导致右向左分流，可能引起血栓的反流。

卵圆孔未闭需同房间隔缺损（双房之间明显缺损且有明显的临床影响）区分开来。房间隔缺损有3个主要的分型，其中卵圆孔缺损是最常见的（图21-8，图21-9，图21-10）。CT上区分卵圆孔未闭和

房间隔缺损的影像表现除了缺损位置，还有分流的方向（图21-7与图21-8对比）。

房间隔瘤偶尔也会见到，房间隔膨出的范围及深度各不相同，大都是左向右膨出（图21-11）。其可单独出现，但常合并其他形态学异常如二尖瓣脱垂和房间隔缺损。

存在房间隔封堵装置及房间隔肥厚均应在手术前报告，因其可增加手术的难度及术后的风险（图21-12）。

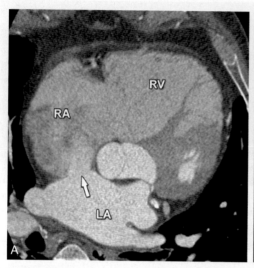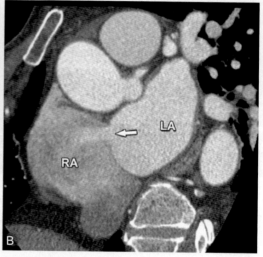

图21-8　中年女性CT轴面（图A）和冠状面（图B）CT图像，卵圆窝房间隔缺损，大小15mm，存在左向右分流（图片箭头）同卵圆孔未闭不同，血流方向垂直房间隔，且无重叠的边缘。房间隔缺损占先心病的10%左右，第二房间隔缺损是最常见的异常，占到房房间隔缺损的75%。同卵圆孔未闭相比，房间隔缺损少见但更具有临床意义。小缺损常无症状，尤其是在前30年，不需治疗。大的缺损会导致右心系统容量负荷及压力负荷升高，心房心室扩大，肺动脉高压，右侧心力衰竭，最终出现右至左分流。70%的患者在第5年内会出现症状，缺损大出现的时间更早，治疗手段包括介入封堵和外科治疗

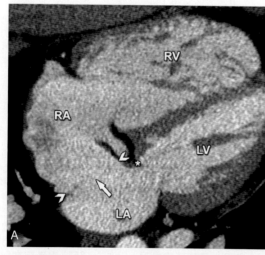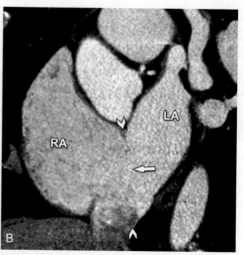

图21-9　中年女性原发孔型房间隔缺损（见箭头），图A/B分别为患者四腔心面和短轴面的CT图像。左右房可见一大交通，位于二尖瓣环（见星号）后方，无卵圆孔未闭的游离缘和继发孔房间隔缺损的右心增大。同继发孔房间隔缺损不同，原发孔房间隔缺损较大，且常位于房间隔前下方，同房室瓣位置相近，常合并二尖瓣裂。原发孔房间隔缺损占15%

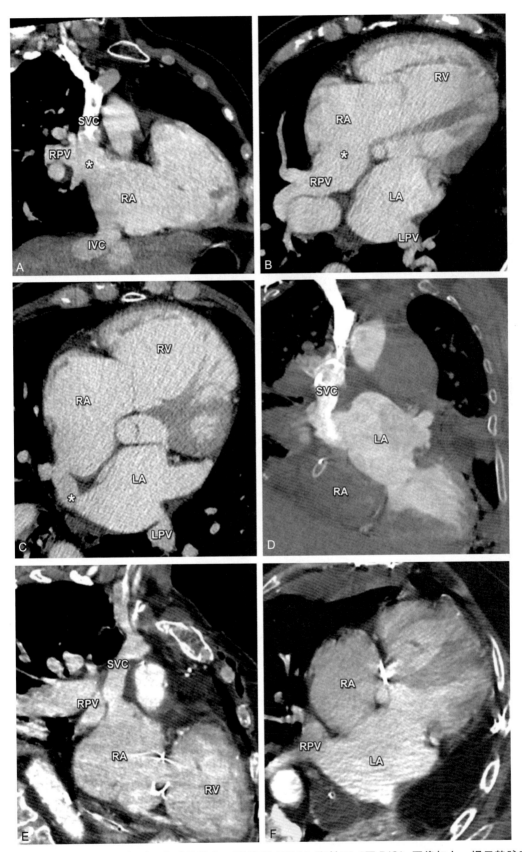

图 21-10　72 岁男性，呼吸困难加重，行 CT 检查，冠状面（图 A）和轴面（图 B/C）图像如上，提示静脉窦缺损，为另一种类型的房间隔缺损，累及上腔静脉同右房结合处，占房间隔缺损的 10% 左右。由于胚胎期静脉窦和心房连接异常导致，右肺静脉不回流入左心房，而是和上腔静脉融合，流入右心房。在同一位置左心房与右心房有交通（如图 C），左下肺静脉（图 B/C）正常回流入左心房，右心增大，因左向右分流所致。静脉窦缺损可于 CT 上发现，通过外科矫正，术后通过超声随访仍可见残余分流，但无法判断来源。曲面重建 CT（图 D）发现上腔静脉错误连接至左心房，对比剂注入后左心房迅速显影，未发现其同右心房的连接，这一异常在再次外科手术矫正时得到证实，之后 CT 曲面重建显示（图 E）上腔静脉回流如右心房，右肺静脉不同上腔静脉连接，二是回流左心房（图 F）

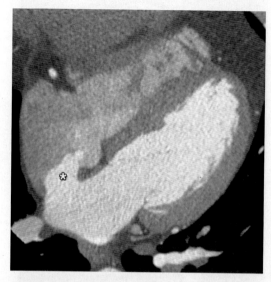

图 21-11 54 岁男性患者，增强 CT 四腔心切面显示房间隔瘤，突入右心房大小 2cm，小的房间隔瘤无临床意义，但大的房间隔瘤内会有血栓形成，有研究称脑卒中风险会加大。但房间隔瘤不是射频消融的禁忌证，因导丝穿过房间隔瘤较容易，且不引发其他并发症

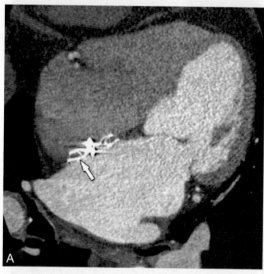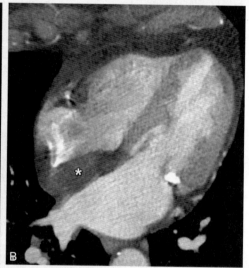

图 21-12 显示 2 例阵发性心房颤动患者射频消融术前增强 CT 图像。图 A 为 57 岁男性，可见房间隔封堵器（箭头），图 B 为 1 例年轻女性患者，房间隔脂肪瘤样增厚（见星号），是常与心房颤动及冠心病合并的改变。封堵器并不会导致手术进程问题，因导丝可通过封堵器进入左心房，且无并发症风险。而脂肪瘤样增厚房间隔可能妨碍导丝穿刺，但目前无统一的指南，每个案例都需单独分析，在本例患者中，房间隔穿刺未能完成

左心房憩室是常见的解剖变异（图 21-13）。尽管其无明确的临床意义，但可成为术中导管截留的位点。

五、术后并发症

有经验的医生行电生理介入是安全的，心房颤动消融术后并发症发生率在 4% ~ 5%。并发症总结在表 21-2 及表 21-3. 我们建议患者术后 3 ~ 12 周进行常规复查，明确有无术后并发症。

射频消融靶点出现肺静脉狭窄是最常见的并发症，可在 CT 上检查出来。早期的狭窄是由于组织水肿造成的，可随时间消退或进展为纤维化导致血管壁缩窄。单一的肺静脉狭窄可能不会被发现（图 21-14），多支肺静脉狭窄患者会有生命危险（图 21-15）。对图像质量仔细分析是必要的，因为狭窄可能开始并不存在或散在的，但随着时间逐渐变成了有意义狭窄或是闭塞（图 21-16）。随着消融导管及技术的发展（包括冷冻球囊技术）及电生理介入医生经验的增加，术后肺静脉狭窄成罕见的并发症。但这种并发症治疗困难且无明确的治疗措施。球囊扩张及支架置入术均有所报道，但术后再狭窄发生率高达 50%（图 21-17）。

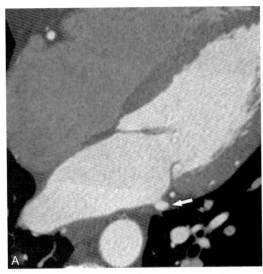
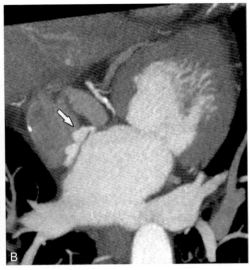

图 21-13　2 例心房颤动患者术前 CT 评估，图 A 为四腔心切面，图 B 为斜位最大密度投影显像。心房憩室分别于左心房壁（图 A 箭头）和右房壁（图 B 箭头）可见，图 A 憩室小，无临床意义。大憩室内可有血栓形成，尽管其发生率很低。有心房憩室要报告，因其可截留导丝。憩室内可有血栓形成或穿孔，因其壁较正常心房薄弱。心房憩室相对常见，且手术过程中不引起严重问题

表 21-3　肺静脉窦消融过程中的并发症

并发症	发生率（%）
心包积液	1.31
股静脉假性动脉瘤	0.93
短暂性脑缺血	0.71
动静脉瘘	0.54
需处理的肺静脉狭窄	0.29
脑卒中	0.23
永久性膈肌麻痹	0.17
死亡	0.15
气胸	0.09
需手术的瓣膜损害	0.07
心房食管瘘	0.04
血胸	0.02
脓毒血症，脓肿或心内膜炎	0.01
总计	4.54

Data from Cappato, et al. Updated worldwide Surrey on the method, efficacy, and safety of Catheter ablation for human atrial fibrillation. Circ Arrnytnm Electrophysiol, 2010(3):32-38

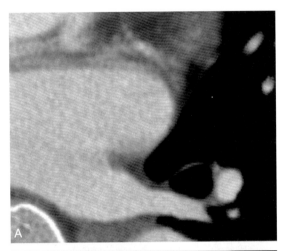
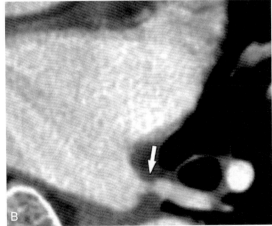

图 21-14　中年女性心房颤动消融术前（图 A）和术后 3 个月（图 B）增强 CT 图像，术前左肺静脉窦正常，消融术后，左肺静脉可见 50% ～ 70% 的狭窄（图 B 箭头）。因只有一支肺静脉狭窄，血流动力学影响不大，可通过药物治疗，改善临床情况

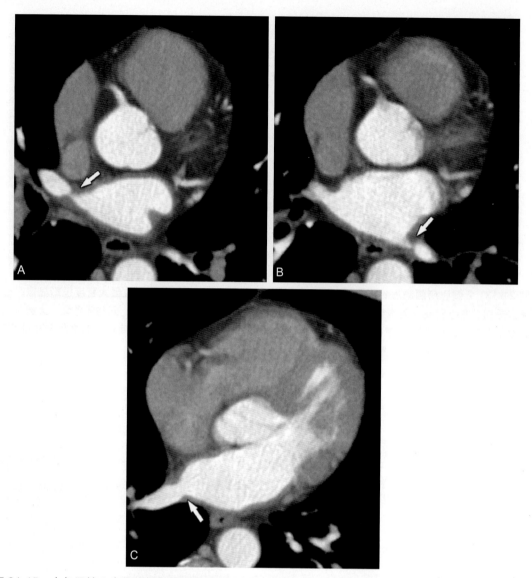

图 21-15　中年男性心房颤动射频消融术后出现气短，行增强 CT 检查，三支肺静脉可见狭窄，两处严重狭窄位于右上肺静脉（图 A 箭头）和左下肺静脉（图 B 箭头），中度狭窄位于右下肺静脉（图 C 箭头），尽管单一肺静脉中度狭窄无临床意义，但随着狭窄静脉支数的增多和狭窄的增重，血流意义逐渐明显，对于这个患者，肺静脉压增高使右心系统增大，最终导致右侧心力衰竭，治疗效果往往不满意或难以治疗，对某些患者而言，右心功能恶化最终只能通过心脏移植进行治疗

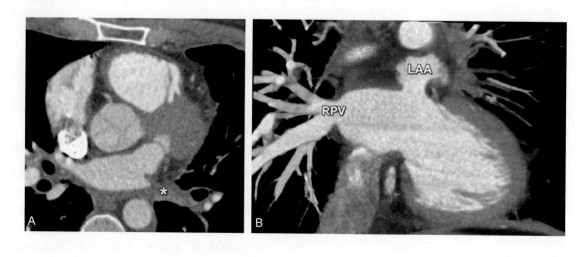

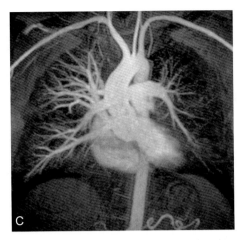

图 21-16　42 岁男性患者，肺静脉全部闭塞，MRI 强化增强轴面（图 A）图像、冠状斜位容积显像（图 B）、冠状面最大密度 MR 投影血管成像（图 C）如上图。由于消融装置选择错误及 1 年内反复消融导致患者左肺静脉全部闭塞（图 A 星号）。血管周围渗出、既往出血及纤维化也可以观察到（图 A）。图 B/C 显示左肺静脉无强化，肺静脉周围变细，图显示了肺静脉压力的升高。左肺静脉闭塞导致左肺无功能，外科手术并不能成功改善左肺血流情况。患者右心功能进一步恶化，可能需要进行心肺移植

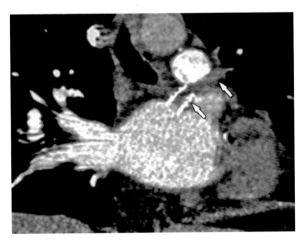

图 21-17　中年男性，图像可见左上肺静脉左房结合处支架内血栓形成。该患者心房颤动射频消融术后左上肺静脉轻度狭窄，放置支架进行改善。数周后支架内血栓形成。支架再狭窄及肺静脉血栓形成常见，50% 病例可出现。临床症状突发或恶化需进行处理。轻度肺静脉狭窄可 3 ～ 6 个月进行 CT 复查，90% 以上重度狭窄需立刻处理，否则 3 ～ 6 周血管会闭塞。目前关于肺静脉狭窄是否支架治疗仍有争议。处理过程中，狭窄血流动力学情况可通过心内超声获得狭窄血流速度（＞ 1 ～ 1.6m/s）和压力阶差（10 ～ 12mmHg 有意义）。造影可进一步观察狭窄长度和形态。有的中心采用球囊扩张后 CT 随访，若发生再狭窄，放置支架。在 CT 上判断是完全狭窄还是有管腔存在非常重要，前者介入处理效果差

六、电生理导管室图像融合

术前 CT 检查的重要作用就是 CT 解剖图像同左心房、左心房肺静脉结合处的电生理数据融合，指导心房颤动治疗。电生理导管室中快速解剖标记系统的应用得到了很大的发展。应用这项技术可以建立三维模型，通过改变描记导管在心内膜及心外膜上感兴趣的位点对左心房及肺静脉窦进行描记。医生可进行连续采集，同时记录电极头的位置及心电图情况（图 21-18）。然而心电描记只能提供粗略的解剖轮廓，不能提供左心房及肺静脉的精确解剖信息。术前 CT 扫描可提供的解剖信息同心电描记结果相融合，就能得到包含解剖及电生理信息的图像（图 21-18）。

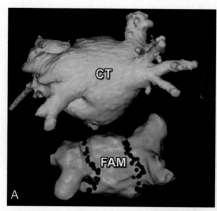
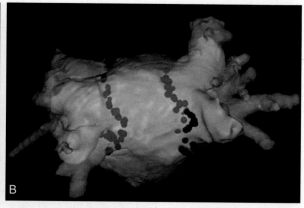

图 21-18 CT 和电生理数据融合的图像。左心房和左心房肺静脉融合处三维重建图像由导管电极标测点和左心房壁进行融合，这一技术称之为快速自动标测（FAM，图 A）。CT 和电生理图像融合使解剖信息更完整（图 B）。目前此项技术已在多个中心应用，但有质疑认为两者时相不同，心脏大小不一致会使解剖信息不匹配，因此部分中心三维成像应用实时旋转血管造影或经食管超声

第三节　心力衰竭患者的心脏再同步化治疗

心力衰竭是逐渐发展的过程，随着年龄的增长发生率逐渐上升。心力衰竭患者的高致残致死率同左心室游离壁电活动异常激活延迟，导致机械运动不同步及猝死发生率升高。近 10 年几项研究表明，通过同时刺激两个心室（心脏再同步化），可以改善机械运动不同步导致的不良事件。除药物治疗外，为心力衰竭患者提供了新的治疗方案。对这部分人群，术前心脏静脉系统的解剖对指导左心室导线的放置非常重要。

一、CT 的作用

术前检查的主要目的是明确冠状静脉解剖情况找到左心室电极放置位点（表 21-4）。传统应用静脉系统造影明确静脉情况。然而这种方法在技术上存在挑战，提供的三维成像投影信息较复杂，且有导致严重并发症的风险。因此，CT 越来越多的用于非侵入性的可视化冠状静脉解剖。

二、扫 描 模 式

冠状静脉解剖的扫描模式同冠状动脉扫描模式类似，主要的区别在于静脉扫描需要对比剂团注时间增加（平均较动脉扫描增加 10s），且注射速度减慢（3.5m/s）。降主动脉达到 180HU 后需延迟 10 ~ 15s 进行扫描以获得静脉图像。

表 21-4　心力衰竭患者再同步化治疗前 CT 的作用

靶结构	需考虑问题
冠状静脉主支	冠状静脉窦，心大静脉，后降至静脉，心左缘静脉
重要的解剖变异	冠状静脉窦高位回流发育不全，缺失或重复的静脉
	静脉憩室
静脉大小 / 其他测量	冠脉窦大小
	靶静脉到冠脉窦瓣距离
	靶血管曲度和角度
	冠状静脉窦一级、二级分支大小（最小 1.5mm）
其他解剖异常	体静脉异常
	瘘
	其他影响程序进行的发现

为保证图像质量建议心电门控扫描，但现在 CT 设备图像获得时间短，应用非门控扫描也能获得良好图像质量，对于心律失常的患者，我们更推荐非门控扫描减少运动伪影。

三、后　处　理

不同于左心房及肺静脉的情况，不需专门做三维后处理。但我们常提供容积相关的静脉解剖便于更好的观察。

四、术前临床相关的心脏解剖

冠状静脉系统较动脉系统更为复杂，血管形态、位置及大小变异更常见。为建立解剖定位标志，我们建议首先找到心大静脉，最长且解剖位置最固定的静脉，行走于左房室间沟（图 21-19）。心大静脉靠近左回旋支近端，60%～70% 的患者位于动脉的表面，回流入冠状窦。冠状窦是重要的解剖标志，是电极放置的入路开口（图 21-20）。

走行于左心室后壁或游离壁的静脉需要仔细检查，因这样的静脉常用于电极的放置。小直径的静脉（＜2mm）或是同冠状静脉窦成锐角的静脉会使电极放置复杂化或应排除（图 21-21）。其他的 CT 能发现的解剖壁垒包括如无顶冠状静脉窦（图 21-22）这样的解剖变异或是罕见的动静脉瘘管（图 21-23）。最后，应避免将电极放置在梗死的心肌上，这样会限制起搏的效率。

五、术后并发症

尽管再同步化治疗应用越来越广泛，许多数据表明再同步化装置的益处，但对于这项治疗技术的短期及长期并发症了解的却很少。有报道称气胸、冠状静脉夹层和穿孔是最常见的并发症。随访期间出现的并发症包括感染、出血、电极移位。目前，CT 是否可以常规应用于并发症的评价无统一定论。由于电极的金属伪影使得观察电极位置的图像质量并不满意。因此，只能在个案上决定是否应用 CT（图 21-24）。

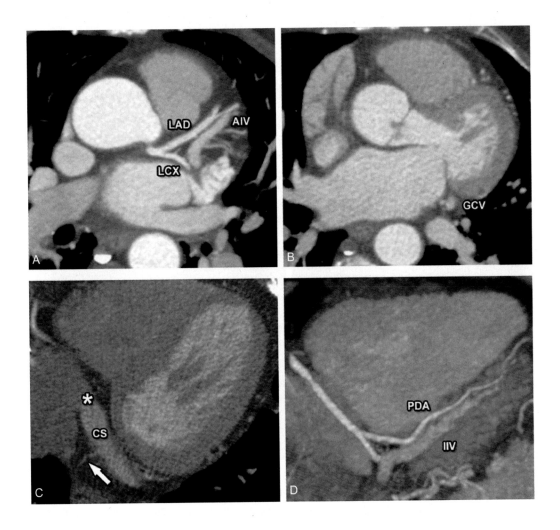

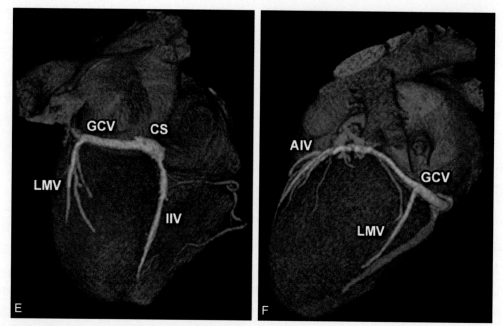

图 21-19　冠状静脉解剖，前室间静脉行走于前室间沟（图 A 蓝色），同前降支伴行（图 A 红色），之后进入左侧房室间沟，定义为心大静脉（图 B，GCV）。注意心大动脉表面为左回旋支（图 B，黄色）。心大静脉回流入冠状静脉窦（图 C，蓝色），后室间沟静脉也回流入此（图 D），也称之为心中静脉；图 E/F 显示冠状静脉三维重建图像，有一大的左心缘静脉（LMV）。70% ～ 95% 患者均有此静脉，汇入心大静脉。和后室间沟静脉一样，是起搏放置位点

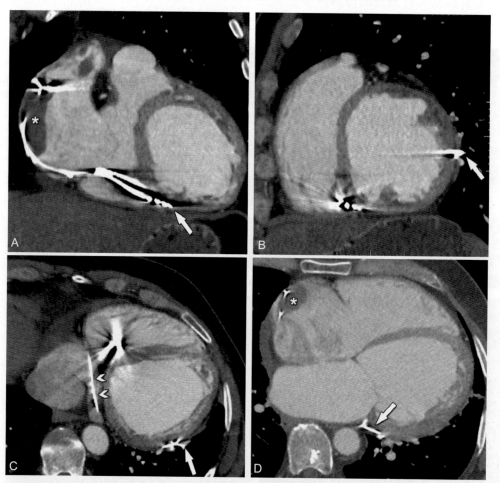

图 21-20　33 岁男性扩张型心肌病男性，心脏再同步化治疗，双室起搏。上图分别为冠状斜位（图 A）、短轴位（图 B）、轴位（图 C）和四腔心位（图 D）CT 图像。电极正确位置是右室心尖（图 A 箭头）和左缘静脉（图 B ～ D 箭头）。图 C 显示左心室电极通过静脉窦放置的路径（箭头），该患者可见心腔内血栓沿右心室电极导丝分布（图 A/D 星号），考虑是不充分的抗凝治疗所致

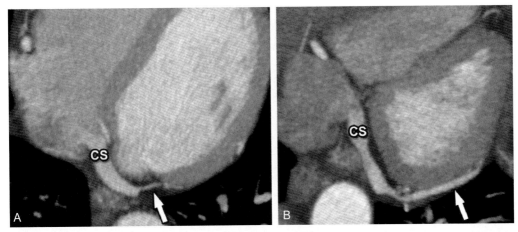

图 21-21　2 例需行心脏再同步化治疗的患者，术前行冠状静脉解剖评估，上图为增强 CT 轴位成像。后外侧的静脉分支大小有变异，图 A 血管细小（见箭头），图 B 血管粗大（见箭头）。后者较前者更适合放置电极，静脉直径＜ 2mm 不适合电极放置

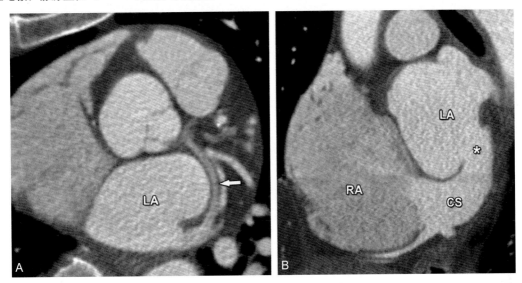

图 21-22　43 岁男性，CT 检查发现无顶冠状静脉窦。无顶冠状静脉窦是罕见的先天性心脏病，部分或完全冠状静脉窦顶缺失，导致左心房同冠状静脉窦之间的分流。本例中，心大静脉直接汇入左心房（图 A 箭头），左心房同静脉窦之间存在大交通（图 B 星号）。行外科手术治疗，此外进行周围肺静脉的消融

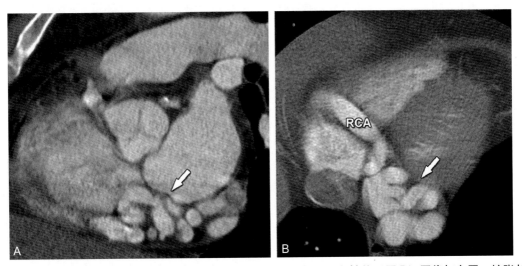

图 21-23　54 岁男性 CT 发现动静脉瘘，增强 CT 矢状位（图 A）和轴位（图 B）图像如上图。扩张的右冠状动脉和房室沟内静脉形成动静脉瘘，这一分流的存在限制了左心室电极从静脉窦进行放置，这一畸形后经外科手术矫正

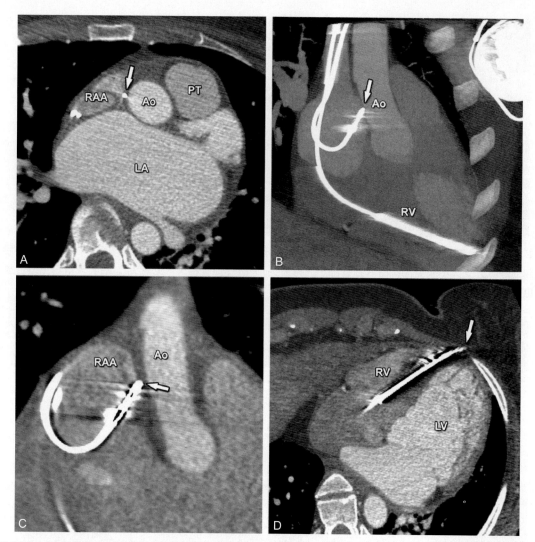

图 21-24 34 岁女性扩张型心肌病患者，在放置除颤装置后出现胸骨后疼痛，行 CT 检查明确右心房电极位置，因超声检查怀疑穿孔但不能证实。CT 轴位图像（图 A）显示右心房电极位于右房耳和升主动脉之间，在斜位最大密度投影图像（图 B）和冠状斜位成像（图 C）上更为清楚。这是 1 例通过 CT 观察电极头的罕见病例。因患者经非手术治疗临床症状改善，且除颤功能正常，穿孔的电极未进行处理。一般情况下，CT 不适用于评估电极位置，因射束硬化伪影会严重影响图像质量。图 D 上右心室电极出现在心室外，患者无临床表现。这是由于伪影导致心室壁轮廓不清造成的假象。CT 不用于常规推荐观察电极穿孔，具体病例需具体分析

第四节　展　　望

一、心房颤动消融术前 CT 应用

心房颤动电生理介入技术的发展与成功影响了心内科医生同放射科医生的联系，不论是在术前评估还是在术后随访。这需要放射科医生了解手术的流程，需要心内科医生了解影像学技术的优势和技术限制。

CT 技术的出现和发展，使我们能够为心律失常的患者例如心房颤动患者提供更好、和解剖更一致的图像，且能够在低剂量辐射的基础上获得这样的图像。

关于 CT 图像及电生理数据的融合，有些作者指出在不同时间获得的 CT 图像和电生理解剖描记数据的缺陷。不同时间获得的图像会因心脏节律的不同、心率的不同、心脏收缩情况的不同导致心脏大小的小变化，从而导致描记位点的错误。一些中

心已经报道了电生理数据与其他影像学技术的融合，例如三维经食管超声心动图、血管造影，可在消融术中获得图像，有更好的解剖一致性。

二、心脏再同步化治疗术前 CT 的应用

目前冠状静脉 CT 仍未充分利用，同冠状动脉 CT 相比只有一小部分人被推荐。但我们可以预期越来越多的需行再同步化治疗的心力衰竭患者会向放射科医生咨询术前冠状静脉情况。得益于冠状动脉 CT 的发展，冠状静脉 CT 也会有逐步的提高。

左心室电极置入失败率高达 12%。融合影像学的发展使手术成功率升高，冠状静脉窦 CT 图像同实时透视图像相融合，更好地引导手术，成功放置电极。这一技术的应用增加了术前 CT 的必要性。

第 22 章　冠状动脉畸形

摘要

本章概括性介绍冠状动脉畸形及其发展、冠状动脉畸形的原因、分类及临床意义。

第一节　胚胎发育

冠状动脉的发展是一个在心外膜下自我组织的过程，在这一过程中形成了后期会连接主动脉的血管丛。该过程包括 3 个主要发展步骤：血管生成、血管新生、胚胎性动脉生成（图 22-1）。

在心脏胚胎发展的初始阶段，心内膜和心肌由流经心管腔的血液提供营养。到第 3 周开始，处于发展中的心脏腔壁较前变薄，血液扩散不足以提供心管营养。到了这一阶段，内皮前驱细胞移入心肌并开始形成原始血管结构（血管生成）。形成于心外膜覆盖层内的原始通道散在贯穿心肌，受心室内膜生长因子调控，引起心外膜向心内膜产生血管梯度。

与初始阶段类似，在发展的第二阶段——血管新生——似乎仍是低氧状态调控。各个血管结构间仍无连续性，其间没有全身性血液循环。之后，血管合并，形成原始血管丛。心外膜下原始血管丛复杂的网络结构沿背侧室间沟、腹侧室间沟、房室沟扩展，后沿动脉干基部贯穿心肌。发出于原始血管丛的血管形成血管腔新的隔膜和支柱，产生毛细血管干周环。

只有到发展后期，血管网才会连接主动脉根（动脉生成，图 22-2）。干周环发出的血管优先长入主动脉，形成多条连接到左、右主动脉窦的通路，但比连接到后主动脉窦的通路（非冠状动脉）少得多。与连接主动脉根部相关的血流动力学改变似乎引发了血管网的血管成熟及血管网主动脉孔的形成。血管成熟的下一阶段为平滑肌细胞、心外膜外周细胞、原始血管结构的主动脉根部及以上所有互相接合部分的成熟。最后，稳定的动脉系统形成；这些动脉呈放射状生长，主动脉干周环及其众多血管部分退化（图 22-2）。这一复杂发展进程中任何一阶段缺陷均会导致冠状动脉畸形。

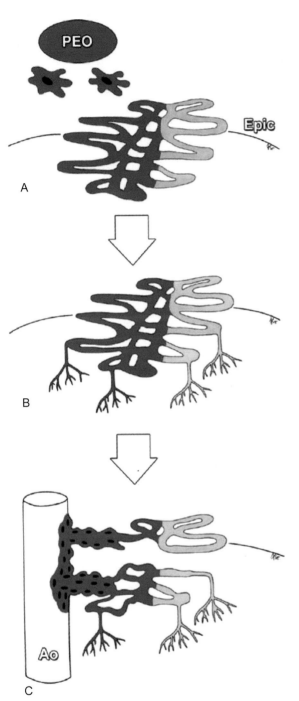

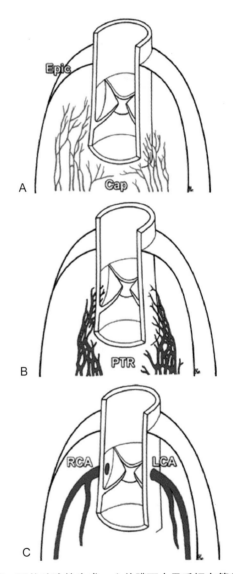

图 22-1　冠状动脉的发展过程。血管发生包括：部分起源于前体心外膜结构（图 A 中的 PEO）的幼稚前驱内皮细胞在心外膜下原地形成原始毛细血管网。动脉内皮细胞（红色）和静脉内皮细胞（蓝色）的早期分化也发生于这一进程。血管新生由透壁性血管网的形成而发起，这一血管网由先前存在的血管及血管套发出，即血管芽内新小柱和隔膜的形成过程（图 B）。随后的胚胎动脉生成伴随血管网接入主动脉而开始，伴随广泛的重塑、不同血管分区的形成、平滑肌细胞的补充及血管的稳定而继续（图 C）。更多关于冠状动脉血管生成的细节请看图 22-2（由 Y.von Kodolitsch 等修订 Zeitschrift für Kardiologie，2004）

图 22-2　冠状动脉的生成。心外膜下大量毛细血管(Cap)形成原始血管网（图 A 中的 Epic）。动脉及肺动脉干周围的毛细血管联合形成了干周环（图 B 中的 PTR）。之后，大量血管伸向并侵入主动脉。干周环简化为冠状动脉主干，即右冠状动脉（RCA）、左冠状动脉（LCA）接入对应的冠状动脉窦（图 C）（由 Bernanke 等修订 Anat Rec，2002）

第二节　分　类

为了对冠状动脉解剖的大量变异加以类别，已推出许多不同冠状动脉畸形分类标准。该部分概述旨在充分描述冠状动脉畸形的基础，促进对潜在的临床重要变异的识别。大部分冠状动脉畸形分类仅依靠对解剖变异的描述。这里推荐的方法是基于 Paolo Angelini (Circulation, 2007) 提出的分类标准。其他的分类标准依据畸形冠状动脉的起源、路径或终点进行分组。冠状动脉畸形也可根据功能分为血流动力学重要型（恶性类型）、血流动力学不重要型（良性类型）。恶性类型包括可导致缺血甚至心源性猝死的冠状动脉变异。

根据 Angelini 所述，冠状动脉畸形根据解剖学可分为起源及路径畸形、内在解剖畸形、终点畸形以及吻合血管畸形(表 22-1)。畸形冠状动脉的起源、路径最大程度地决定了可能的临床影响力。冠状动脉除了起源于正常的 Valsalva 窦，还可从对侧窦发出、沿不同的路径到达它所供应的心肌区。在通往对侧窦的途中，冠状动脉可经过肺动脉前方（图 22-3）、主动脉后方或主动脉干及肺动脉干间，甚至隔间（干下型途径）。冠状动脉畸形的发生与先天性心脏病有关，例如法洛四联症中大动脉转位、肺动脉闭锁（第 23 章）。

表 22-1　Paolo Angelini 的冠状动脉畸形分类修订版

A. 起源、路径畸形

1. 左冠状动脉分裂缺失左主支（图 22-4）

2. 冠状动脉开口异常定位（高、低、连合处）于主动脉根内部正常冠状动脉开口或位于主动脉 Valsalva 窦旁

3. 冠状动脉开口异常定位于正常"冠状"主动脉窦外

右后主动脉窦、升主动脉或主动脉弓、左右心室、肺动脉等

4. 冠状动脉开口异常定位于错误窦，包括联合起源（图 22-3，图 22-5 ～图 22-13）

5. 单一冠状动脉（图 22-22）

B. 冠状动脉内在解剖畸形

1. 先天性开口狭窄或闭塞、冠状动脉扩张或动脉瘤、冠状动脉缺失或发育不全等（图 22-15，图 22-16）

2. 壁内（肌桥，第 3 章）或心内膜下路径或冠状动脉横跨（图 22-21）

3. PD 起源畸形、LAD 或 RCA 分裂、第一分隔支异位起源（图 22-7 ～图 22-9）

C. 冠状动脉终点畸形

1. 小动脉 / 毛细血管分支不足

2. RCA 或 LCA 瘘（图 22-18 ～图 22-20）

D. 吻合血管畸形

该表格及分类由 Angelini Circulation，2007 修订 .LCA. 左冠状动脉；LAD. 左冠状动脉降支；RCA. 右冠状动脉；PD. 后降支

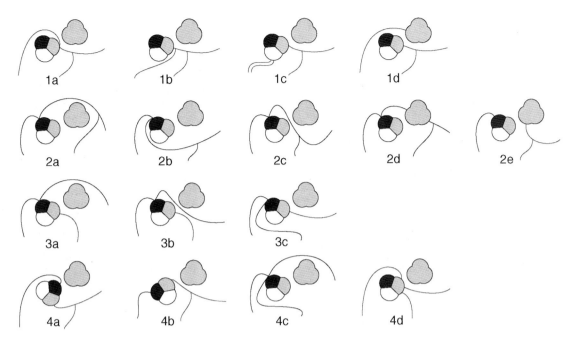

图 22-3　冠状动脉开口异常定位于错误窦有许多不同路径。1 展示了右冠状动脉（RCA）畸形（a：前动脉间路径；b：左侧 Valsalva 窦起源的后路径；c：非冠状动脉窦的后路径；d：肺动脉起源的前路径），2 是左冠状动脉主干（LM）[a：前路径，b：后路径，c：动脉间路径，d：分隔路径，e：起源于肺动脉（Bland-White-Garland 症）]，3 是左冠状动脉中央支（a：前路径，b：动脉间路径，c：后路径），4 是左、右冠状动脉（a：原位起源于顺时针旋转的主动脉球部，b：原位起源于逆时针旋转的主动脉球部，c：右侧窦的三处起源，d：左侧窦的三处起源）。主动脉根：黑色：右侧窦，灰色：左侧窦，白色：非冠状动脉窦。肺动脉显示为主动脉根部前外侧的灰色部分（经 Schmitt et al.European Radiology 2005 允许）

第三节　临床相关性

据著作报道，冠状动脉畸形发病率为 0.3% ~ 5.6%。在超过 100 000 例患者的大型研究中进行了常规冠状动脉造影检查，发现冠状动脉畸形的发病率大概 1.3%。这也证明不同地理地区的发病率不同。

一、良性冠状动脉畸形

除了合并血液流入心肌层和严重瘘，其他的均被认为是良性冠状动脉畸形。最简单的冠状动脉畸形是左冠状动脉主干缺失（左冠状动脉分离）左前降支和左回旋支各自起源（图 22-4）。最常见的良

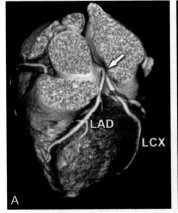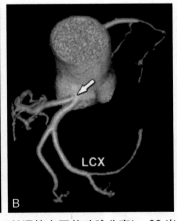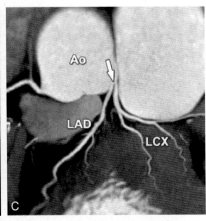

图 22-4　左冠状动脉主干缺失（所谓的左冠状动脉分离）。68 岁女性，为了排除非典型胸痛基础上的冠状动脉疾病，行心脏 CT，发现冠状动脉左前降支（LAD）、左回旋支（LCX）从主动脉（Ao）的左侧 Valsalva 窦各自发出。图 A 显示三维容积再现图颅侧观 a cranial view of。无法明确识别出各自开口。对冠状动脉树行容积再现重建技术（图 B）及二维平面图（图 C）能够更好地评价

性冠状动脉畸形路径为肺动脉前（图 22-5）及主动脉后路径（图 22-6，图 22-7 和图 22-8）。对角支、边缘支从主动脉各自起源也属于良性冠状动脉畸形，除非它们的路径受到压迫（图 22-9）。

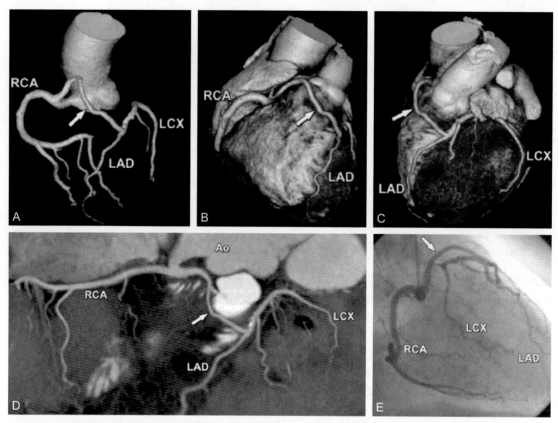

图 22-5　左冠状动脉的肺动脉前良性路径,在短共同干后从右冠状动脉起源,该共同干起源于右 Valsalva 窦。左冠状动脉畸形路径（图 A ~ D 中的箭）经过肺动脉前端到达室间沟前端,在此分为左前降支（LAD）及左回旋支（LCX）。由于是左冠状动脉肺动脉前路径,该畸形被认为是良性的。52 岁男性患者,为排除高血压及非典型胸痛基础上的冠状动脉疾病行 CT 检查。常规冠状动脉造影也显示出冠状动脉畸形,但左冠状动脉近端显示不清（图 E）,因此,建议该患者行 CT 检查。对该患者进行药物治疗,进一步的临床病程太平无事。图 A 显示的为冠状动脉树容积再现重建。图 B 和 C 为两面观三维容积再现图,显示畸形左冠状动脉的前面路径,图 D 显示了二维平面的大概情况。图 E 显示的为侵入性血管造影。Ao 主动脉

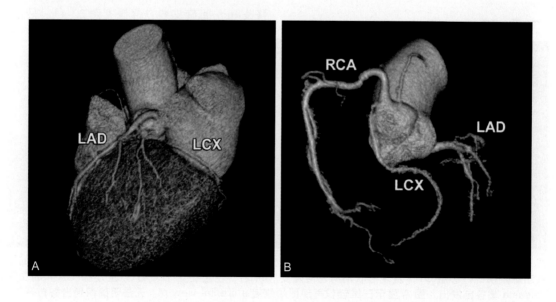

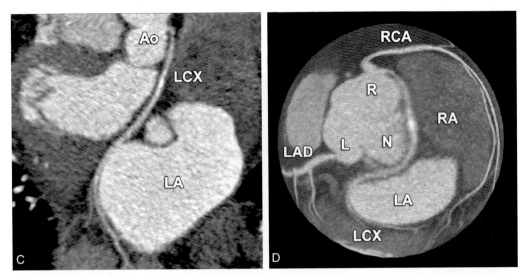

图 22-6　72 岁女性患者，良性冠状动脉畸形，走行于主动脉后方，左回旋支起源于右冠状动脉（RCA）开口旁的右侧 Valsalva 窦（R）。由于该患者有胸痛、运动试验心电图上有异常复极，为了排除冠状动脉疾病进行了 CT 检查。图 A 和 B 显示心脏和冠状动脉树的三维容积再现。LCX 的曲面多层重建图及冠状动脉树的球面观（图 C 和 D）分别显示了左回旋支在主动脉、右心房（RA）及左心房（LA）间经过逆行主动脉，到达左房室沟。能够排除相关的冠状动脉疾病，LCX 近端可看到一小伪影。RCA. 右冠状动脉；N. 非冠状动脉窦；L. 左侧 Valsalva 窦；Ao. 主动脉

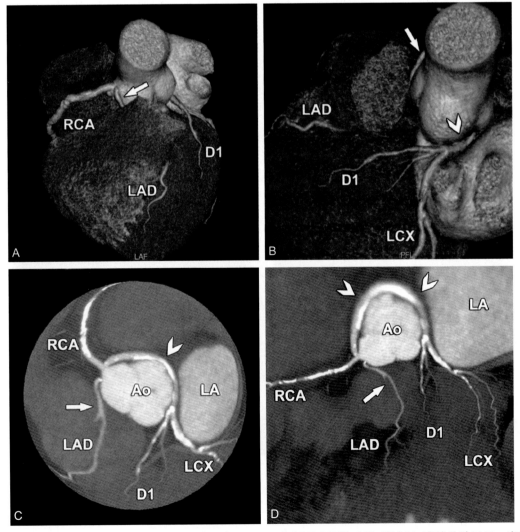

图 22-7　另一种复杂的良性畸形。左冠状动脉前降支（LAD）起源于右冠状动脉（RCA）旁的单独开口，出现在室间沟前行于肌间隔（箭头，图 A ～ D）。左冠状动脉回旋支（LCX）走行于主动脉后方、第一对角支（D1，箭头，图 B ～ D）也可认为是良性畸形。图 A 和 B 是从两个角度的三维容积再现图，图 C 是球面观，图 D 是二维平面图，都能够很好展示畸形路径。Ao. 主动脉；LA. 左心房

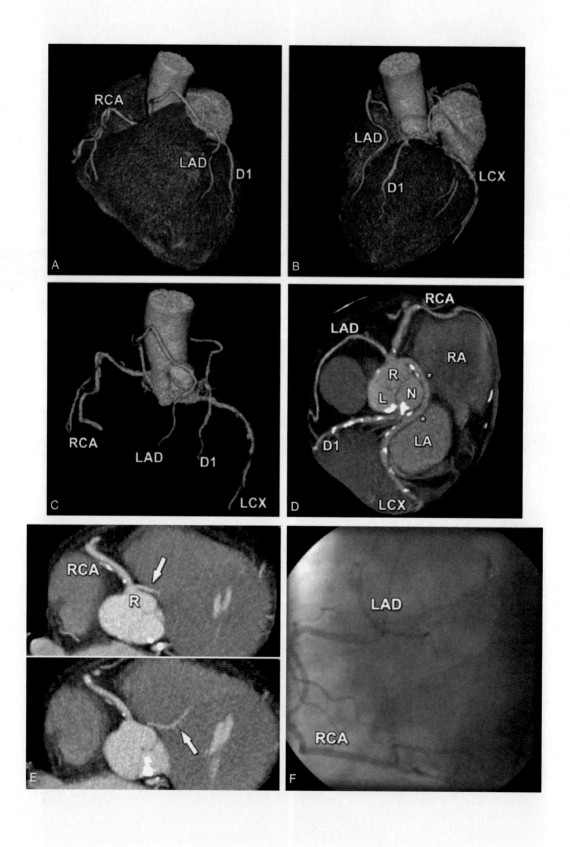

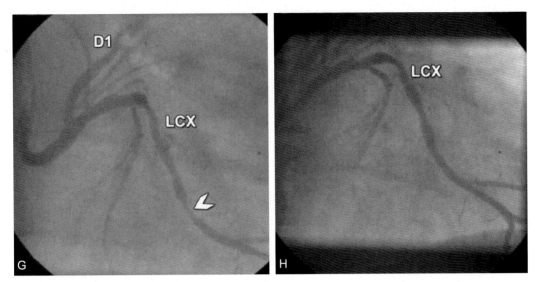

图 22-8　C 右侧 Valsalva 窦（R）有两个冠状动脉开口，而左侧 Valsalva 窦没有开口，这个现象虽然是良性冠状动脉畸形，但同样复杂。两条血管各自单独供应心肌前段，即基于其位置（分裂 LAD）上的左前降支（LAD）及第一对角支（D1，图 A ~ C）。D1 和左回旋支（LCX）起源于右侧 Valsalva 窦的同一主干，走行于主动脉后方、右心房（RA）与左心房（LA）间。（图 D 中的星号）。这一共同主干后分裂成 D1 和 LCX，后分别经过心肌前外侧壁、左侧房室沟。右冠状动脉（RCA）、LAD 也起源于右侧 Valsalva 窦的共同开口（图C 和 D）。RCA 走的为典型路径，然而 LAD 走于室间沟的肺动脉前。64 岁男性患者已知患有严重冠状动脉疾病，常规冠状动脉造影后为进一步显像畸形血管走行进行了冠状动脉 CT 造影。后来，该患者因 LCX 重度狭窄置入 2 个支架。图 A 和 B 从两个角度展示了心脏的三维容积再现，都未充分辨别出冠状动脉畸形。图C 中的冠状动脉树三维重建也没能清晰显示出冠状动脉的走行。图 D 的球面观最清晰地描绘出了畸形，确认出畸形冠状动脉的起源和走行；图 E 显示的为另一起源于 RCA 近端、行于室间隔前部的心肌内（箭）的小段隔间支的对轴最大密度投影。图 F 和 G 显示的为 LCX 狭窄（箭头）的对于常规冠状动脉造影。图 H 显示的为成功在狭窄部位置入支架后 LCX 的情况。N. 非冠状动脉窦

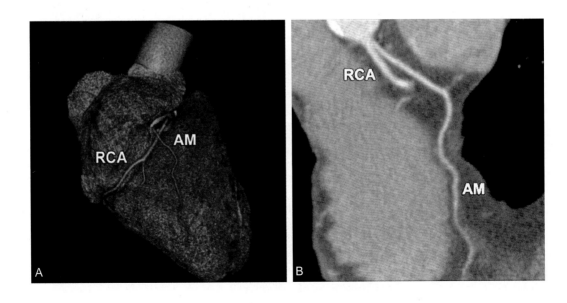

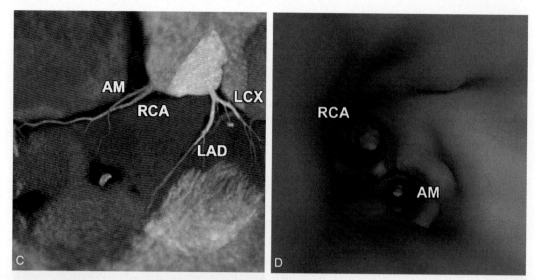

图 22-9　52 岁患者，心电图非特异性改变有冠状动脉疾病家族史，有良性冠状动脉畸形，即右冠状动脉（RCA）开口旁独立发出一长段锐缘支（AM）。容积再现重建图（图 A）给出了 RCA 和 AM 的大概情况。曲面多层重建图（图 B）、二维平面图（图 C）、腔内图（图 D）均显示了该良性变异，以及 RCA 开口旁的 AM 独立开口。左前降支（LAD）和左回旋支（LCX）的走行均正常，无明显狭窄

二、恶性冠状动脉异常

恶性冠状动脉异常中，动脉间型最有可能诱发心脏事件。在这些情况下，异常的冠状动脉起源于对侧主动脉窦及界于主动脉和肺动脉之间的动脉间型（图 22-10，图 22-11，图 22-12 和图 22-13）。这些异常对突发心源性猝死息息相关，尤其在年轻人体育锻炼中或锻炼后不久。可能由于在体育活动中，

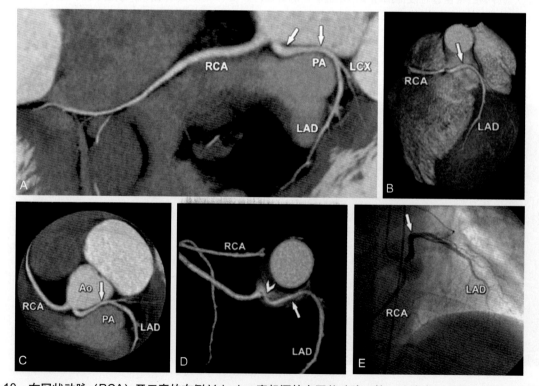

图 22-10　右冠状动脉（RCA）开口旁的右侧 Valsalva 窦起源的左冠状动脉（箭）动脉内（恶性）路径。动脉内路径后，畸形血管分成左前降支（LAD）和左回旋支（LCX）。图 A 显示的为二维平面图，图 B 是对应的三维容积再现图。图 C 额外展示了与平面观相似的球面观中的走行，图 D 显示 RCA 旁的左冠状动脉开口（箭头）。图 E 是 36 岁高血压患者的常规冠脉造影，他在高强度水平正性压力试验中前壁 ST 段压低。常规造影显示出冠状动脉畸形，即三条冠状动脉均起源于右侧 Valsalva 窦；但是左冠状动脉的走行不清晰。因此进行 CT 检查。根据正性压力试验结果，该患者接受了非泵单旁路手术，将左侧胸廓内动脉（LIMA）与 LAD 相连。Ao. 主动脉；PA. 肺动脉

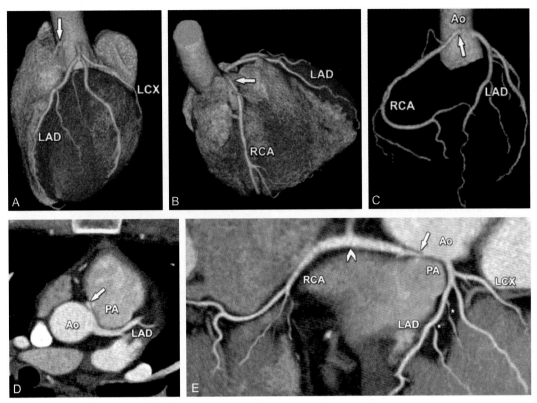

图 22-11　恶性右冠状动脉动脉间型，起源于主动脉左冠状窦口（图 A ~ E 箭头所示）。这例 31 岁的男性患者表现为不典型胸痛，为进一步证实，行传统冠状动脉造影。负荷灌注显示无心肌缺血的迹象，建议非手术治疗。三维重建心脏 VR（图 A，B）和冠状动脉树（图 C）显示右冠状动脉出口狭小（箭头），与主动脉形成一个锐角（AO）。图 D 最大密度投影显示 RCA 出口位于主肺动脉（PA）之间。一篇综述中给出了该二维视图（图 E）。对角支变细及右冠状动脉突出是图像重建出的伪影（同图 A 相比）。LCX. 左回旋支

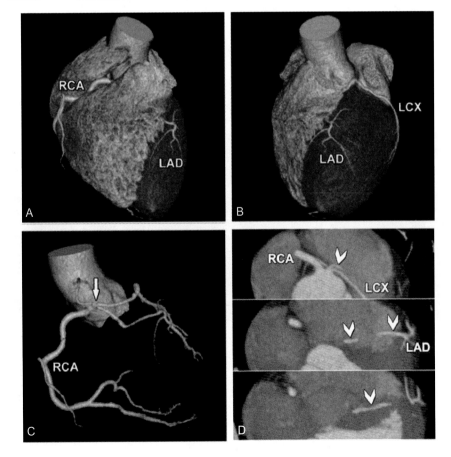

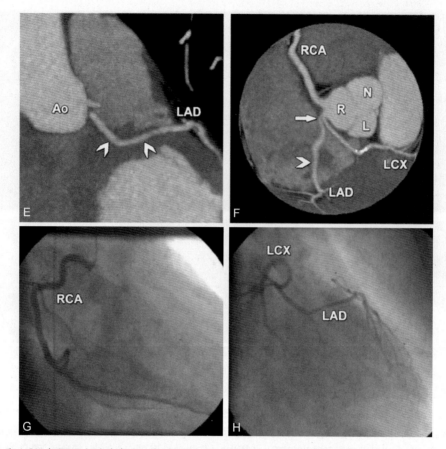

图 22-12　LAD 和 LCX 起源于主动脉右窦，靠近 RCA 起源的部位，为恶性起源异常（图 A～C）。LCX 在主动脉（AO）与肺动脉间（动脉内）穿过，而 LAD 近段显示心肌桥走行在近段室间隔壁内（箭头），当心肌收缩时未见明显管腔狭窄。图 A，图 B 为容积再现，异常的冠状动脉不能被识别。冠状动脉树在图 C 中可以很好地显示出左冠状动脉的起源。最大密度投影在图 D（轴位）和图 E（矢状位）很好地显示出 LAD 间隔内的走行过程。图 F 中的曲面重建对解剖情况做了很好地概述。图 G 和 H 所示与之对应的右前斜体位传统冠状动脉造影。冠状动脉造影术后该 53 岁男性再次进行冠状动脉 CT 成像。因为负荷灌注未见心肌缺血迹象及右冠优势型，所以建议内科非手术治疗。R. 主动脉右窦；L. 主动脉左窦；N. 无冠状窦

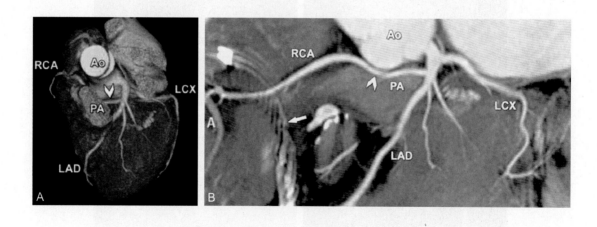

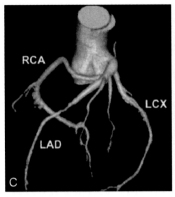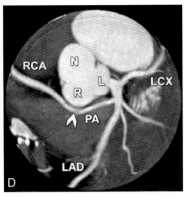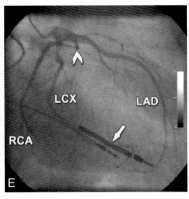

图 22-13　右冠状动脉（RCA）动脉间型（恶性）起源于左前降支近段，走行于主动脉和肺动脉（PA，图 A，图 B 箭头）之间。该 45 岁男性，已知肥厚性心肌病（HOCM），进行二次 CT 成像，对已知的冠状动脉异常进行更进一步了解。图 A 所示三维容积再现，与之对应的是图 C 的容积再现冠脉树。二维平面图（图 B）更好的概述了冠状动脉异常，而图 D 中的曲面重建更好地显示了窦口的主动脉瓣（R. 主动脉右窦；L. 主动脉左窦；N. 无冠状窦）。图 E 所示为患者传统冠状动脉造影术，确定异常动脉血管的狭窄（箭头）。图 B 箭头所示为可置入式心电除颤器（ICD）所致的电极伪影，同图 E（箭头）。患者由于 HOCM 考虑心脏移植

增多的血液在主动脉和肺动脉之间流动，导致异常容器压缩，从而诱发心肌缺血。此外，起源异常的冠状动脉可能被缩窄并与主动脉形成锐角，更可能使血流减少。在主动脉根部的异常动脉，其近端壁间反折，已经在血管内超声中报道，也可能是一个重要的病理生理机制。

在最近刊物中，Lee 等（放射学 2012）研究发现右冠状动脉起源于主动脉左窦的亚型，而形成动脉间型。一个是所谓的高动脉间型，走行在主动脉和肺动脉之间；一个为低动脉间型，走行在主动脉和右心室流出道之间。高动脉间型证明导致典型心绞痛及主要不良心脏事件的发生率高。其解释为当心肌收缩时。于主动脉和肺脉之间的冠状动脉压缩造成的。而主动脉和右心室流出道则不会发生该现象。

在病因明确的情况下，良性冠状动脉畸形，常不与心肌缺血联系在一起，但仍可能导致心肌血流的减少。例如，当肺动脉高压时，假如左前降支或右冠状动脉走行在扩张的右心室流出道前面，异常血管被拉紧，内腔变窄。其他冠状动脉异常常诱发凝血、痉挛或动脉粥样硬化。

潜在恶性动脉畸形的患者，应根据临床症状和负荷试验的结果进行长远治疗。对于有症状且负荷试验阳性的患者，推荐手术（图 22-10）。然而，潜在恶性动脉畸形的患者是无症状的，行负荷心肌灌注为阴性，该类患者考虑非手术治疗。未明确定义的情况，通常建议血管内超声以进一步分析。

非常罕见但严重的先天性冠状动脉异常为左冠状动脉异常起源于肺动脉（ALCAPA），也称作布 - 怀 - 加综合征（图 22-14）。占所有先天性心脏病的 0.25% ~ 0.5%（第 23 章）。多数患者最初症状表现为婴儿期或儿童早期心肌缺血，因为所有左冠状动脉灌注区域由静脉血供应。在未治疗的情况下，一年内死亡率接近 90%，可进行外科手术进行适当治疗。

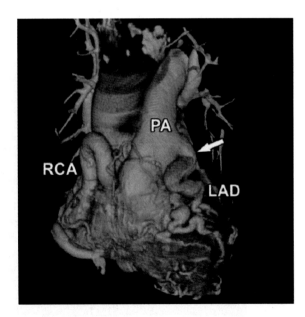

图 22-14　Bland-White-Garland 综合征右前斜的容积再现图。其右冠状动脉扩张，左前降支起源于肺动脉（箭头）也明显纡曲扩张（经 Komastu 和 Sato 等许可。心脏血管 2008）

三、其他异常

自身冠状动脉异常包括以下几种异常（表 22-1），其不会影响冠状动脉的起源或大体分支。例如先天性狭窄、闭塞，发育不全、冠状动脉扩张或动脉瘤形成。然而，动脉瘤大多发展成二级至冠状动脉粥样硬化，在冠心病患者中，约 5% 合并动脉瘤（图 22-15 和图 22-16）。Angelini 没有明确提及在内在冠状动脉异常组中的冠状动脉口或主动脉窦的动脉瘤（图 22-17），然而这些异常，最适合归在这一类当中。冠状动脉结局异常（表 22-1）包括各种在冠状动脉和其他心脏血管之间的瘘（图 22-18～图 22-20）。冠状动脉中的心房内型也已经描述（图 22-21）。一个相当罕见的而印象深刻的冠状动脉异常时最常见的良性，也就是所谓的单支冠状动脉病变（图 22-22）。

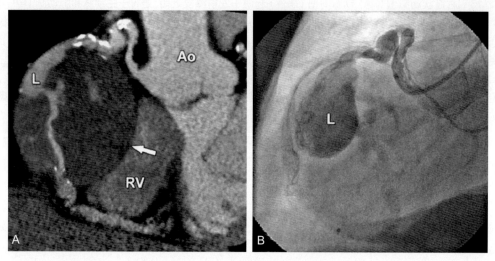

图 22-15　63 岁老年男性，初步诊断为右心室和心房壁恶性肿瘤后，行右心室病理活检，确诊为右冠状动脉（箭头）的冠状动脉瘤。该患者有后壁心肌缺血病史。因此行冠状动脉 CT（图 A），发现右冠状动脉（箭头）一个大的动脉瘤，大小 5.6cm×6.6cm×5.8cm，其内充满血栓和残余管腔（L），未见明显狭窄（冠状动脉远端的截断是由于造影伪影所致）。动脉瘤从外面阻塞了右心室。传统冠状动脉造影证实了该大动脉瘤（图 B 箭头），该患者被送往手术

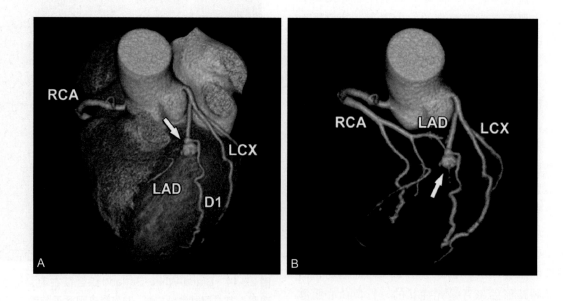

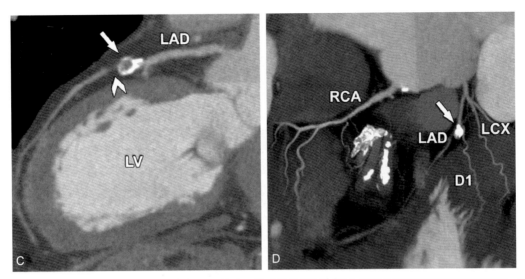

图 22-16　患者老年女性，69 岁，中等强度不典型心绞痛，其动脉瘤后面可见左前降支动脉瘤钙化和明显狭窄。最可能原因是冠状动脉粥样硬化症和单支血管病变。在较年轻的患者中，还需与川崎病进行鉴别诊断（第 23 章）。图 A 和图 B 是动脉瘤的三维重建容积再现图（箭头）和冠状动脉树（箭头）。二维视图（图 D）对此概述并证实了第一对角支（D1）近端出现动脉瘤。因为患者中度的临床症状，无须进行冠状动脉造影术和其他进一步诊断工作。RCA. 右冠状动脉；LCX. 左回旋支

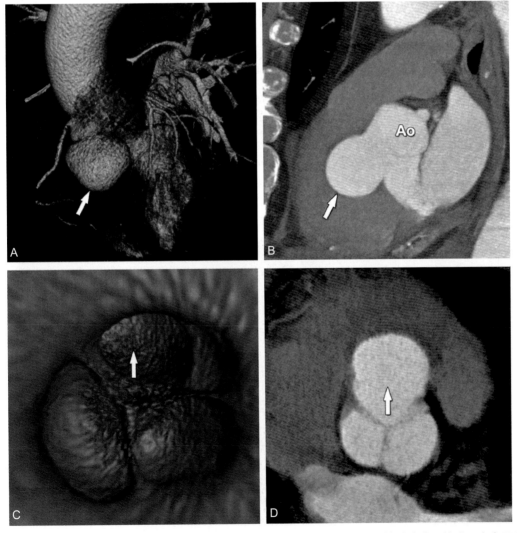

图 22-17　患者老年男性，79 岁，不典型心绞痛，主动脉右窦瘤（图 A）。该 3.2cm 的动脉瘤（箭头）突出至右心室（图 A 和图 B）。腔内视图（图 C）和最小密度投影（图 D）可进行比较，CT 未见明显狭窄，瘘管及心包积液。由于患者年龄及 CT 和超声心动图所示所有功能正常，不考虑手术。Ao. 主动脉

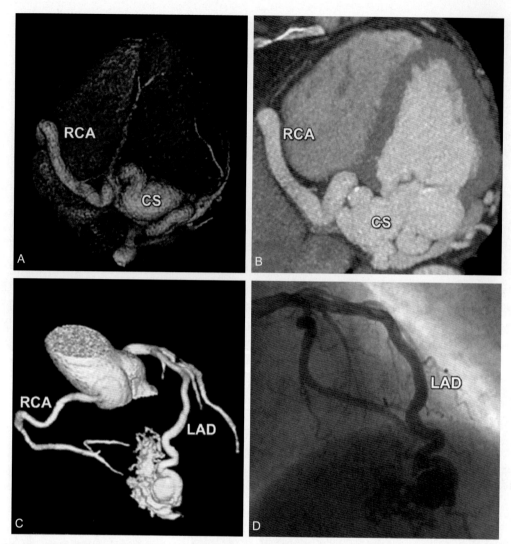

图 22-18　冠状动脉终点异常举例。在右冠脉和冠状动脉窦（CS）的瘘管进行三维重建（图 A）和多平面重建（图 B）。另一患者左前降支和右心室之瘘管的三维重建（图 C）和与之对应的传统冠状动脉造影 [（图 D）经 Cademartiri 等许可。欧洲放射学 2007]

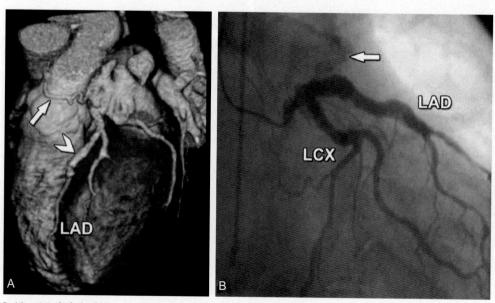

图 22-19　65 岁老年患者，冠状动脉 - 肺动脉瘘，评估其左前降支（LAD）支架的通畅性（图 A 箭头）。此外，经传统冠脉造影证实，可见左前降支和肺动脉（箭头）之间的小分流（图 B）。图 A 为三维容积再现。LCX. 左回旋支 [图片由 T.Bley，Würzburg（德国）提供]

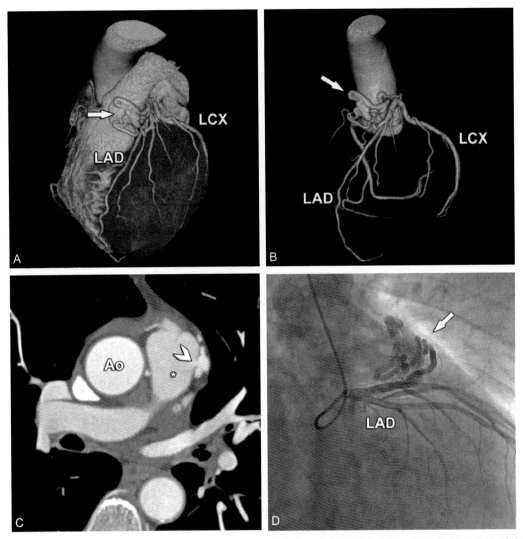

图 22-20　59 岁老年男性，怀疑冠心病，在 LAD 和肺动脉干之间可见大瘘管。图 A 和图 B 为心脏和冠脉树的三维容积再现图，可见 LAD 近段的大瘘管（箭头）。图 C 为轴向最大密度投影，显示瘘管到肺动脉干（星号）的瘘口（箭头）。图 D 为相应的冠状动脉造影。由于分流量大，瘘管被闭塞（图 D）。Ao. 主动脉；LCX. 左回旋支

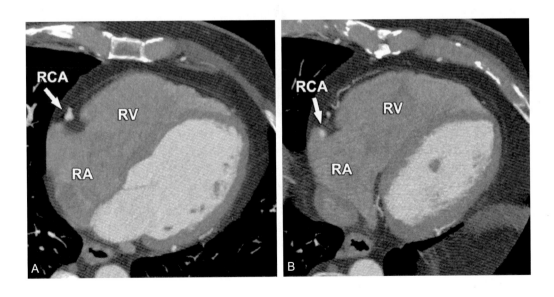

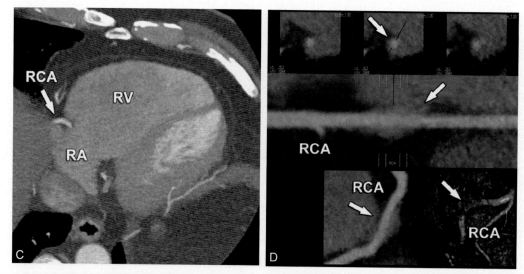

图 22-21　46 岁男性患者，RCA 通过右心房（RA）的潜在心房内走行。图 A～C 分别为走行于心房上、心房内、心房下的轴向最大密度的突出部分。横截面视图、曲面多平面重建及三维容积再现（图 D）显示 RCA 中段部分被组织覆盖（箭头）。正如未见明显狭窄的冠状动脉走行于心房内，很可能与临床无关，类似于多数情况下的心肌桥。RV. 右心室

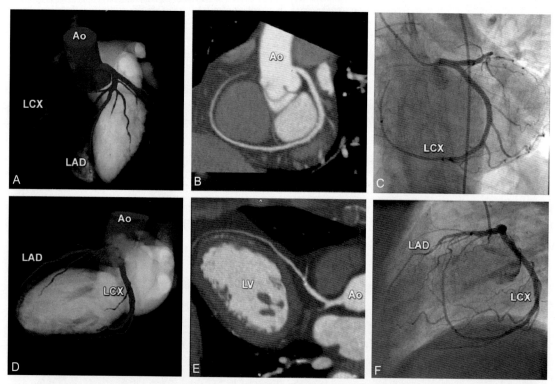

图 22-22　59 岁女性患者，单支血管病变，入院时胸痛，并向左臂放射。图 A 所示三维 CT 重建，表明左冠状动脉起源于左冠脉左窦与 LCX 共同走行在左右房室沟，供应心肌所有前壁部分。图像显示没有右冠脉。经 Lipton 等解释，将被归为 L-I 单支冠状动脉。图 B 显示 LCX 曲面多平面重建。图 C 是传统冠状动脉造影所得的 LCX 末端视图。下图分别为 LAD 的三维 CT 重建、曲面多平面重建（图 D 和 E）。另外，图 F 为传统冠状动脉造影所示 LAD 侧支视图。冠心病可通过 CT 和冠状动脉造影排查。其他检查包括动态心电图及腺苷负荷磁共振来排查应激性缺血。总之，可建议患者调整用药（ACEI 和 β 受体阻滞药）和建议出院。Ao. 主动脉；LV. 左心室　[图由 J.Greupner 和 F.Blaschke（柏林）提供]

第四节　心脏 CT

冠状动脉 CT 在怀疑冠状动脉异常的诊断工作中的主要优势是更好地描述冠状动脉起源和走行。CT 经常在传统冠状动脉造影后进行检查，因为后者不能清晰的显示够单支冠状动脉畸形或异常冠状脉走行。

对异常冠状动脉的描述和评估而进行的 CT 检查类似于标准冠状动脉 CT 造影。重点应放在二次重组上，其对获取异常血管的路径是非常重要的，如双斜位最大密度投影、曲面多平面重建、球形视图、平面视图、导管视图及仿真血管造影。对怀疑冠状动脉异常的患者，冠状动脉 CT 造影认为是一项合适的检查手段（第 5 章）。更为有趣的是，最近的文章表明，当平扫 CT 应用于冠状动脉钙化积分时，冠状动脉异常甚至能在该检查中描述出来（第 11 章）。CT 对描述冠状动脉异常是最精准强大的非侵入性检查方式。对于年轻患者，如果没有禁忌证，MRI 应该是首选。

第23章　先天性和获得性心脏病

摘要

因对辐射剂量的关注，CT在小儿及青年心脏病患病中的应用非常谨慎。CT技术的进步使空间分辨率和时间分辨率明显提高，它能够提供很好的图像质量，甚至是对于心率很快的婴儿。辐射剂量的减低及成像技术的加快减少了麻醉的需要，减轻了CT应用于儿童的风险。当有明确先天性心脏病指征需要更多信息补充心超结果时，以及MRI不可做或考虑其高风险时，CT便是极好的选择。

第一节　简　介

先天性心脏病（CHD）是最常见的先天性异常。先天性心脏病中的畸形范围从相对简单的、血流动力学上并不是至关重要的功能障碍，到非常复杂、需要多重干预并终身监管的功能障碍。1000名新生儿中有2～3个存在复杂的先天性心脏病。大部分患者，甚至是患有最复杂异常的患者，均预计可以活到成年。相比于之前在儿童时期被查出患有轻微先天性心脏病，现如今有更多的成年人也被查出患有该病。

心脏超声仍然是最被广泛应用于先天性心脏病患者诊断的方式，当需要进一步补充信息时，最常用的是进行磁共振检查。而当对磁共振存在禁忌证或是图像显像偏差会影响诊断质量时，现已主要应用心脏CT。

在先天性心脏病患者中进行CT血管造影（CTA），是现如今最常见的对新生儿动静脉畸形评估，以及对患有复杂病种而禁忌进行MRI的年长儿、成年人的术后评估。这一章节着重于介绍涉及CTA的最常见的先天性心脏病诊断及研究中最常见的病变。

第二节　技术注意事项

先天性心脏病患者做CT时所有方面都必须是针对其体型及影像学检查指征进行个体化制订。训练有素的CT技师和做检查时的监管医生需要熟悉各式各样先天性心脏病患者的解剖、生理变异。

一、血管结构大小

当今的CT扫描机在各方向上均有微米级分辨率，提供了极好的可视化图像，甚至可以清晰地看到小血管。儿童随着成长，血管内径也会相应成比例增宽（表23-1）。从婴儿期贯穿至青春期，儿童心脏结构大小常用体表面积指数表示。在没有CT特异性数据作为体表面积指标时，可以用心超标准差（Z值）代替。Z值是指在心脏结构值的正态分布中，偏离均值的标准差。对于满足正态分布的心脏结构值，Z值是指偏离均值的标准差。因此，正性标准差代表高于均值的偏差，同理，负性标准差代表低于均值的偏差。

表 23-1　儿童大血管内径及其增粗速率与年龄的关系

血管	第一天（平均体重：2.2kg）	3 岁（平均体重：20kg）	每千克体重增长对应的增宽值
升主动脉（mm）	8.4	14	0.43
主动脉弓（mm）	6.8	14.4	NA
主动脉峡（mm）	4.7	8.3	NA
主肺动脉（mm）	7.5	14	0.5
右肺动脉（mm）	4.3	8.6	0.33
左肺动脉（mm）	4.2	8.8	0.35

数据是 Trowitzsch 等以 130 位健康新生儿和婴儿为样本得出；心超测量得到血管内径。研究发现，3 岁以内儿童大血管内径随年龄增长呈线性增粗。NA. 暂缺

二、适用于冠状动脉成像的心率及术前用药

婴儿、儿童以及青少年的静息心率快于成年人，随呼吸改变而产生的心率变异性也更大，（窦性心律失常，表 23-2）。现代 CT 扫描机的图像获取窗口可短至 75ms，甚至在更快的心率水平下也能获得冠状动脉图像。冠状动脉成像已被推荐于儿科，用于评估外科治疗或再植术后潜在的恶性冠状动脉异常，以及评估曾患有川崎病、系统性炎性疾病、Williams Beuren 综合征（主动脉或肺动脉狭窄）患者的血管狭窄程度及冠状动脉病理。

为了降低心率、提升冠状动脉图像质量，现采取对健康儿童使用 β 受体阻滞药及其他药物方案，并证实这一措施是安全的。β 受体阻滞药禁忌用于心力衰竭患者和病危患者（第 6 章）。术前用药必须针对个体患者及其临床表现进行调整。

三、呼吸及运动伪影

最新一代的大螺距扫描在一个心动周期内或不到 1s 内可扫描儿童整个胸腔，这可以避免年轻患者麻醉和插管。许多扫描可以做到任由患者自由呼吸，仍可保证图像质量。一些老式扫描器需要几秒钟才能获取图像，这时为了排除呼吸及运动伪影只能采取插管或使用镇静药。当然，麻醉和镇静的使用与否取决于不同 CT 的型号及 CT 扫描需提供的细节。

四、开通静脉和注射造影剂

对先天性心脏异常患者进行心脏 CT 扫描有多种外周通路可供选择，例如经外周静脉穿刺中心静脉置管术（PICC）通路，脐静脉通路，周围静脉通路，以及中央静脉通路．在心脏内部遇到分流时，要注意避免动脉栓子，尤其要消除注射时的气泡。采用 24 或 22 规格的外周静脉通路时推荐低流速。推荐在注射造影剂前，严密观察注射生理盐水的外周静脉通路，并保证其通畅。有报道称，对儿童患者可通过 24 ～ 18 规格的外周静脉通路进行适当力量注射。通过外周静脉通路注射造影剂，24 规格的速率通常为 0.5 ～ 1.0ml/s，而 22 规格的可快达 1.5 ～ 2ml/s（表 23-3）。

表 23-2　儿童心率与年龄的关系

年龄（岁）	心率（每分钟心跳）
< 1	110 ～ 160
1 ～ 2	100 ～ 150
2 ～ 5	95 ～ 140
5 ～ 12	80 ～ 120
> 12	60 ～ 100

表 23-3　推荐用于儿童的造影剂注射方案

年龄（岁）	准备工作
< 1	尽可能使用接近 24 ～ 22 规格的静脉通路。24 规格：0.5 ～ 1.0ml/s（< 100 psi）；22 规格：1 ～ 1.5ml/s；造影剂总剂量：1 ～ 2ml/kg
1 ～ 2	尽量使用接近 22 规格的静脉通路。1 ～ 2ml/s，psi < 150；造影剂总剂量：1 ～ 2ml/kg
> 2 ～ 5	22 规格的静脉通路。2ml/s，造影剂总剂量：1 ～ 2ml/kg
> 5	18 ～ 20 规格的静脉通路。2 ～ 5ml/s，造影剂总剂量：1 ～ 2ml/kg

五、放置周围静脉通路以及注射方案

儿童 CT 血管造影的造影剂总剂量通常为 1～2ml/kg。在没有心内干扰的情况下进行肺和动脉造影时，外周静脉通路可放置在任一肢体，由自动触发器获取图像。双相注射方案可使左右心脏达到同时造影。

六、扫 描 方 案

对每一个孩子实行 CT 检查必须遵循"合理化尽可能低水平"（ALARA）原则，即以最低辐射量获取诊断图像。这就需要熟悉不同扫描模式的辐射剂量，继而针对特定表现选择危害最低的扫描模式。CT 扫描的输出图像要调整到和患者身材相对应。剂量减低技术使 mSv 成像和 sub-mSv 成像适用于很多儿童病症，例如冠状动脉成像。

为了实现解剖学扫描，最新一代扫描器可能会运用大螺距扫描或容积扫描模式。老式扫描器通常应用非心电门控扫描模式。

而冠状动脉成像和功能成像在所有扫描平台上均需要心电门控。多种不同的扫描模式都可实现冠状动脉成像，应选择满足患者心率要求的最低辐射剂量的扫描模式。

尚没有儿童心血管 CT 设置 kV 或是 mAs 模式的通用原则。辐射剂量应用 DLP 进行比较，以我们的经验，DLP 为 4～8 mGy*cm（70 或 80kV）即可以满足 3～4kg 重的婴儿成像。1 岁以内儿童的胸腔内径通常不扩大，因而 DLP 只需根据增重小范围提高。新发先天性心脏病做 CT 血管造影通常是为评估大动脉、肺动脉的病理情况，或是在进一步干预前观察记录复杂的全身系统和肺静脉异常情况。许多术后患者身体内置入的金属器材会降低 MRI 图像质量，这时 CT 对他们就尤为重要。CT 还是评估川崎患者冠状动脉、动脉瘤患者冠状动脉及双尖瓣机械功能的重要手段。

第三节　房间隔、室间隔缺损

最常见的先天异常是房间隔缺损（7%）和室间隔缺损（31%）（图 23-1）。然而，CT 对于患儿房、室间隔缺损情况的术前评估作用很小，最主要的诊断方式是超声心动图和 MRI。

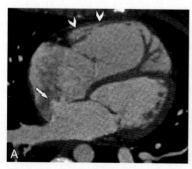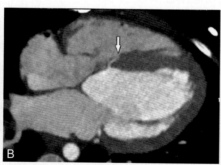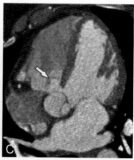

图 23-1　房、室间隔缺损的 3 例患者。图 A 展示的为中央型继发型房间隔缺损，存在左房向右房分流（箭），可见该患者右心室扩大（箭头）。该患者成功进行了缺损封堵。图 B 展示的为室间隔微小基础型肌部缺损（箭）。该缺损位于膜部以下，而大部分缺损位于膜部以上。可见此患者没有左心室向右心室的喷射性分流，所以该缺损在血流动力学上并没有太大意义。图 C 展示的为三尖瓣旁大型膜周室间隔缺损，该部位就在主动脉瓣下。可见这导致了该患者有一左心室向右心室正向喷射性分流（箭）

第四节　主 动 脉 弓

主动脉先天异常是最常见的心血管畸形之一。它包括的疾病很广泛（表 23-4），例如动脉导管未闭（图 23-2，占所有先天性心脏病的 5%～10%）、主动脉狭窄（占所有先天性心脏病的 8%～10%，图 23-3）。这些疾病通常是由心脏超声做出的初步诊断。

上下肢血压差常用于判定压差，但当锁骨下动脉畸变时，主动脉缩窄前部血管压力不可估测。面对这些病例，大部分中心都不允许在主动脉缩窄外科干预前行导管插入，这时多普勒超声心动图可就帮了大忙。有动脉高压、上下肢存在血压差的成年人常

表 23-4　主动脉畸形及缺损

1. 动脉导管未闭（PDA，图 23-3）
2. 升主动脉、主动脉弓畸形
  （1）主动脉弓发育不全（图 23-3）
  （2）主动脉环
    ①双主动脉弓
    ②右位主动脉弓伴左锁骨下动脉畸形伴左动
     脉导管未闭
    ③左位主动脉弓伴畸动脉
  （3）主动脉弓离断
  （4）动脉干
3. 主动脉狭窄、主动脉缩窄
  （1）缩窄（图 23-3，图 23-4）
  （2）其他动脉狭窄，如锁骨下动脉
4. 罕见畸形，如动脉导管瘤
5. 介入治疗和（或）手术后并发症（图 23-4）
6. 马方综合征（由主动脉根部膨胀发展而致）
7. 特纳综合征（与主动脉缩窄有关）

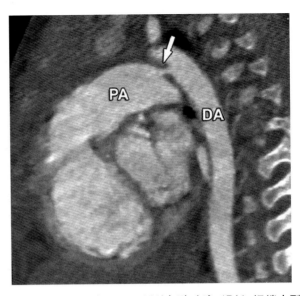

图 23-2　升主动脉（DA）近端与肺动脉（PA）远端小型动脉导管未闭（箭）。这是做 CT 进行冠状动脉评估时的偶然发现

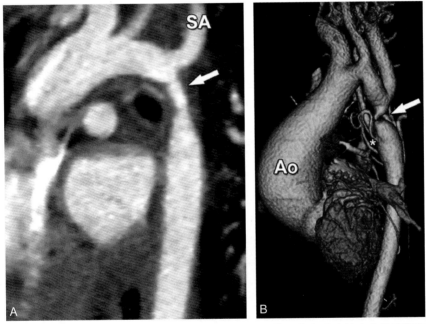

图 23-3　2 例主动脉缩窄患者。图 A 是 ECG 触发扫描器采集的 2 岁主动脉缩窄患儿双倾角图像，这一缩窄（箭）在左锁骨下动脉(SA)远端开口处。该大螺距CT扫描图像是在自由呼吸时获取时间为0.25s，DLP 为 6 Gy.cm 得到的。这位患者后来采取了端端吻合术，对缩窄进行了后续修补。图 B 是一个 CT 扫描后的三维重建图像，该图像是为了评估一位有杂音表现的 11 岁患儿的严重主动脉缩窄（箭）。他的升主动脉（Ao）扩张，杂音是主动脉关闭不全的继发表现。他因右侧上下肢压力梯度 30 mmHg 被确定为高血压患者。可见由侧支血管供应升主动脉（星号）。行手术修补主动脉缩窄，并且一直伴随主动脉瓣关闭不全、主动脉根部扩张的症状。

被检测出有危险或不危险的狭窄血管伴随发育良好的侧支流向降主动脉。当出现以下情况时需要做后续检查，再缩窄（< 3%，婴儿发生的可能性更高）、术后出现动脉瘤（补片术后发生可能性为 24%）、动脉夹层（补片术后发生可能性为 5% ~ 50% 图 23-4），MRI 因没有辐射且可评估功能（如测量血流量），更适用于检查怀疑性缩窄(图 23-5)。患者年龄越大，心超透声越差，MRI 便占据越来越重要的地位。CT

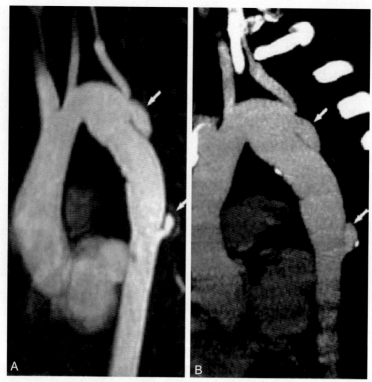

图 23-4　24 岁女性患者主动脉弓术后出现并发症——主动脉夹层，该患者为先天性远端主动脉弓发育不全，2 岁时置入过补片。术后 8 年诊断为再狭窄并置入人工血管（16mm Hemashield）。术后定期复查需采用 MRI。图 A 为静脉注射造影剂后进行 MR 血管造影（双倾角投影最大密度为 10mm），该图像显示，在人工血管吻合端的末端和附近出现了新生夹层（箭）。为进一步制定手术，又做了 a nongated CT 检查图 B，投影最大密度为 5mm，并证实了磁共振结果

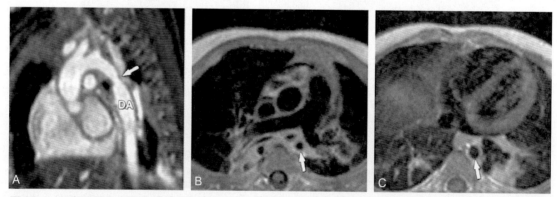

图 23-5　5 岁男孩，患有主动脉缩窄。图 A 是心电呼吸门控稳态自由旋进非对比剂三维序列（磁共振血管造影），显示降主动脉（DA）局限性狭窄（箭）。图 B 是 MRI 自旋回波序列脉冲制备下显示的轴向动脉狭窄（箭），图 C 显示为在膈肌层面同一序列下，降主动脉正常管腔（箭）。图 C 上可见该患者之前的肺炎导致的左下肺实变

适用于动脉缩窄患者放置支架后的检查，血管内的支架显影很好（图 23-6）。面对主动脉弓复杂畸形时（如双主动脉弓），外科医生更喜欢采用三维成像来看清气管和血管的解剖关系。CT 可以提供优质图像，甚至可以检查病危儿童。右主动脉弓旁伴有血管环、左锁骨下动脉畸形、左侧导管韧带，这些都很常见，有时只是偶然的体检时才被发现，不过它们有可能会导致肺部疾病。评估与这些血管相关的气道对于判定这些畸形是否有临床意义至关重要。

一、动脉导管未闭

在胎儿期，动脉导管把肺动脉主干和主动脉连通，一端靠近肺动脉分支处，一端靠近主动脉的左锁骨下动脉分支起源处。动脉导管通常在出生后不

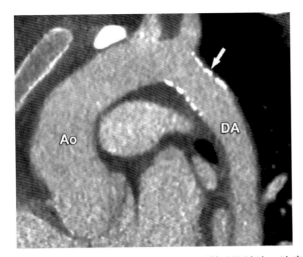

图 23-6　18 岁患者主动脉缩窄干预后的 CT 随访。该患者婴儿时期对缩窄动脉进行了左锁骨下动脉瓣膜修复，再次缩窄后，行球囊扩张术，置入了支架（箭）。这张 CT 是运用 80kV 预期 ECG 触发拍摄的，仅对感兴趣部位进行了扫描。可见，从横主动脉弓分支而出的左锁骨下动脉有部分因婴儿期的修补术带来的缺损，支架和动脉壁清晰可见。Ao. 主动脉；DA. 降主动脉

久通过肌肉收缩而功能性关闭。动脉导管未闭占所有先天性心脏病约 7%。用心脏超声对新生儿进行动脉导管未闭的筛查。如果预测有复杂畸形，进一步进行 CT 检查（图 23-2 和图 23-7）。

二、肺隔离症

　　肺隔离症是支气管树少见的异常。据估计，它在人群中的发生率为 0.15% ～ 1.7%。肺隔离症分为叶内型和叶外型。无功能肺组织缺乏与气管支气管树的交通，由动脉循环供应营养。叶内型肺隔离症更常见。通常由降胸主动脉供血，但也有 20% 的病例由升腹主动脉、腹腔动脉、脾动脉供血。为了防止高速血流经病变处引发心力衰竭，所有的肺隔离症均需手术或干预。外科手术包括结扎向心血管和（或）切除畸肺。对于肺隔离症，CT 优于其他检查，它不仅能清晰显示供应畸肺的血管（动、静脉），还能看清畸肺内的肺实质结构（图 23-8），MR 血管显

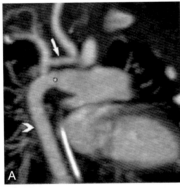
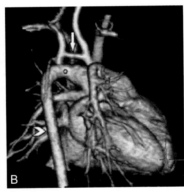
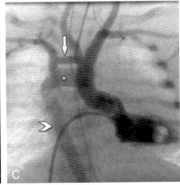

图 23-7　产前诊断为心血管畸形的患儿，出生后 2d，主动脉弓发育不良（箭），大型动脉导管未闭 Botalli（星）。在双倾角最大强度投影上（图 A），可见大型动脉导管未闭及发育不良的主动脉弓（箭）。该未闭合的动脉导管连接了正常的肺动脉主干和降主动脉（箭头）。CT 三维立体容积再现图（图 B），辅助外科医生制订手术计划。图 C 显示的为左心室插入导管得到的图像

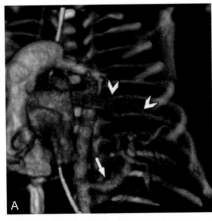
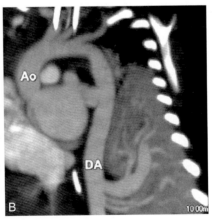

图 23-8　产前诊断为左肺发育异常的女婴，出生后 15d 发现肺隔离症。进行心电门控 CT 检查，以 0.3 ml/s 速度注射 7ml 造影剂（250mg I/ml）。图 A 展现了隔离处供血动脉（3 支血管）的立体图，它们是降主动脉的分支（箭）。静脉回流引入左心房（箭头）。图 B 是沿升主动脉（Ao）降主动脉（DA）的双斜面最大强度投影，显示由 DA 分支而出的供应隔离肺的 3 条动脉。由于供血动脉较大，该患者后来接受外科手术进行了切除

像的空间分辨率太低，不能足够看清所有血管结构。

同时，MRI 也很难看清肺实质。

第五节　肺动脉疾病

心脏超声可以明确辨认肺动脉瓣、肺动脉近端，却不能很好地评估肺动脉远端。CTA 很适于检测肺动脉缺损、从主动脉异常分支而出的肺动脉（图23-9）、主肺动脉旁支、基因病引发的外周血管狭窄（图 23-10），也适于观察动脉导管的主、肺动脉

部分。

一、左肺动脉起源于右肺动脉（左肺动脉吊带）

左肺动脉异常起源于右肺动脉，穿梭于气管和食道到达左端，导致患者在婴儿期出现急性、严重的气道压缩，幼年及青年期引发慢阻肺症状。婴儿可以做心脏超声检查，但是我们必须进一步观察气道。CT 被推荐用于观察肺动脉和气管支气管树（图23-11）。现大多采用外科手术连接左肺动脉和主动脉前方的肺动脉干。

二、法洛四联症

法洛四联症（占先天性心脏病的 5% ~ 7%）是最常见的发绀型先天性心脏病。包括以下 4 种畸形：室间隔大型缺损、不同程度的肺动脉流出道阻塞（图23-12）、右心室肥大、主动脉骑跨室间隔。外科手术治疗包括封堵室间隔缺损、瓣膜切开术缓解右心室流出道狭窄、补片、右心室与肺动脉分支间连通导管。

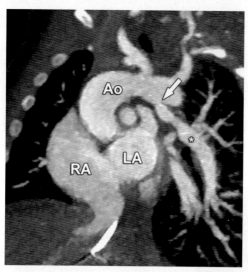

图 23-9　出生 2d 婴儿，从主动脉异常分出肺动脉。在没有注射镇静药的情况下，进行了大螺距 CT 检查，图像获取时间为 0.25s，通过 24 规格外周静脉通路注入 6ml对比剂，DLP 为 5 Gy.cm。图片中肺动脉呈间断不连续，左肺动脉（星）从主动脉弓（Ao，箭）下侧分支而出。该患者成功进行了肺动脉分支植入肺动脉主干的手术。LA. 左心房；RA. 右心房

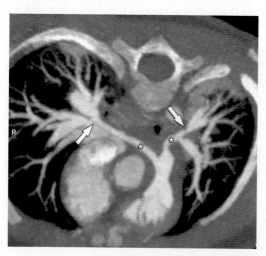

图 23-10　患有 Williams 综合征的 5 岁患儿，肺动脉分支发育畸形。最大强度 5mm 照射，肺动脉分支近端弥漫性发育不良（星），肺动脉远端局限性狭窄（箭）。由于发育不良呈局弥漫性，无法进行干预

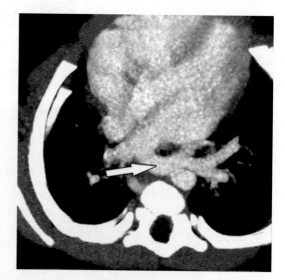

图 23-11　5 个月大男孩，曾有气道轻度阻塞，左肺动脉吊带。轴面最大密度显像显示，左肺动脉吊带（箭）起源于右肺动脉，穿行于左侧主支气管之后，供应左肺。该患儿进行了左肺动脉吊带移植入气管前方肺动脉主干手术，缓解了对左主支气管的压迫（经允许，摘自 A.-M.du Plessis 等，儿童放射学，2008）

法洛四联症中肺动脉闭锁患者的肺灌注，部分或完全来自主动脉弓侧支。辨别中央肺动脉及主动脉、肺动脉侧支的结构是判断是否适合初步矫正的关键。对于有丰富主、肺动脉侧支循环却只有小段正常肺动脉的患者来说，对侧支循环及肺动脉实施集合手术，其中的姑息性分流优于整体修复。随着肺动脉成熟，通常可以进行后续矫正和缓解手术。首个主、肺动脉分流被命名为 Blalock-Taussig 分流，它连接了患有法洛四联症的发绀型患者的锁骨下动脉和同侧肺动脉（1944）。如今我们采用的是改良 Blalock-Taussig 分流术，中央主、肺动脉分流术，以及直接将发育不良肺动脉主干接入主动脉（图 23-12）。对于肺动脉闭锁患者，CT 能够很好地辅助导管插入术来评估主、肺动脉侧支解剖（图 23-12C）。

法洛四联症患者接受整体修复后，常发生剩余部分肺动脉狭窄或反流，对右心室功能会产生长期有害影响。要根据右心室舒张末期容积、收缩末期容积及右心室功能的评估结果，定期实施再干预。

这些数据最常通过 MRI 获得，但对于置入心脏起搏器或其他金属制品的患者也可以通过功能 CT 数据集获得。

法洛四联症患者并发冠状动脉畸形的发生率为 8% ~ 36%。冠状动脉行走及分布异常被分为以下几种类型：单一冠状动脉口，右冠状动脉发出左前降支动脉，右冠状动脉发出回旋支，冠状动脉 - 肺动脉瘘，冠状动脉 - 支气管动脉瘘，冠状动脉 - 右心房瘘。初步研究显示，法洛四联症患儿实施 CT 检查，对所有疾病相关问题（指手术探查结果证实的问题）的诊出率高达 95.5%。如果畸形冠状动脉穿过右心室流出道，有重要临床意义，并需要为此调整原有的手术方案。

对于右心室流出道之前置入过导管或支架的患者，可以用 CTA 确定导管近端和远端内径，肺动脉分支，置入支架后的管腔内径，以及冠状动脉与右心室流出道的关系（图 23-13，图 23-14 和图 23-15）。

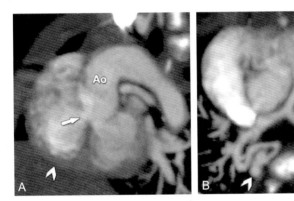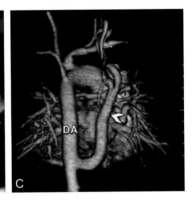

图 23-12　1 个月大法洛四联症男孩，应用 16 排 CT 心电门控扫描，由头部静脉给予 30ml 造影剂（250mgI/ml），后予 10ml 生理盐水，流速 1ml/s，之后注射较大量的造影剂显示肺动脉、降主动脉及可能的侧支循环。图 A（双斜位重建）显示室间隔缺损（长箭头），骑跨的升主动脉（Ao）及肥厚的右心室（短箭头），图 B（轴位 MIP）显示发育不良的肺动脉主干（长箭头）。左右肺动脉及一支较大的主肺交通动脉汇入肺动脉（短箭头）。容积再现（图 C）显示降主动脉（DA）及较大的侧支循环（短箭头）。本病例由于侧支动脉过大无法栓塞，需要外科手术进行关闭

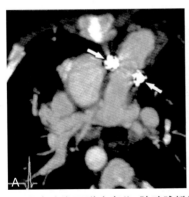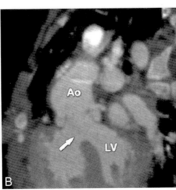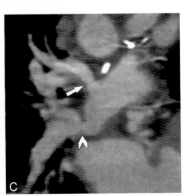

图 23-13　2 岁法洛四联症患儿，肺动脉瓣导管（箭头）置入后状态（图 A）。图 B 显示大型室间隔缺损（箭），升主动脉（Ao）骑跨左右心室（LV）。该检查旨在评估导管与原有肺动脉的吻合情况。（图 C，箭，箭头）。可见下叶肺动脉（图 C，箭头）局限性狭窄。有趣的是，MRI 的空间分辨率不足以看清吻合口，并且纵隔部分的伪影进一步损害了图像质量

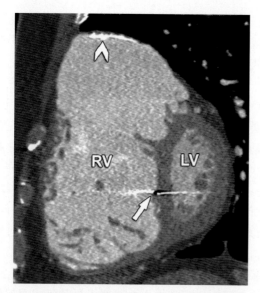

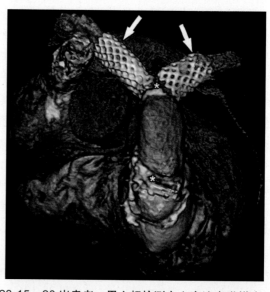

图 23-14 30 岁法洛四联症患者,接受过修复手术,患有严重的肺功能不全、右心室扩大。功能 CT 重建短轴面。可见经静脉起搏器的硬线束伪影(箭),钙化跨环斑(箭头)。患者接受了右心室流出道导管置入术。LV. 左心室;RV. 右心室

图 23-15 20 岁患者,用心超检测右心室流出道梯度,未明确确切堵塞部位。因人工器材限制 MRI,进行了 CT 扫描。三维重建图像可见双侧肺动脉分支内的支架(箭头)、导管近端和远端广泛钙化(星号)。使用的是肺动脉专用支架(未显示)。该患者接受了后续右心室流出道导管置入术

第六节 左心疾病

左侧心脏阻塞可能发生在以下水平,肺静脉、左心房(三房心,第 21 章)、二尖瓣、左心室流出道、主动脉弓(表 23-5)。不同情况下有不同程度阻塞,并常同时伴有不止一处损伤。CT 可很好观察到完全或不完全肺静脉异常回流(图 23-16 和图 23-17)及复杂主动脉弓畸形,但其他疾病心脏超声的效果更好。CTA 很适合对部位或完全肺静脉异位引流的血管狭窄部位进行定位,以及对混合肺静脉异位引流定位其多个回流通路。很小一部分肺静脉异位引流的患者,会在修复后继续发展为肺静脉狭窄,CTA 可以看清其肺静脉及阻塞的部位和长度。

主动脉弓先天异常比较普遍。当心脏异常或罕见特征与主动脉弓异常并存时,常需要动用先进成像技术检测主动脉弓病理。CTA 可以用于检测动脉瘤、复发性主动脉弓闭塞、支架完整性及已实施过导管或外科手术干预的患者支架置入后的再狭窄。CT 可以显像中断主动脉弓的解剖、异常动脉导管、动脉干,以明确与 Williams 综合征或 Marfan 综合征有关的主动脉病。

表 23-5 左半侧心脏疾病

1. 肺静脉回流异常
   完全性肺静脉回流异常(图 23-16)
   心型
   心下型
   心上型
   混合型
   部分性肺静脉回流异常(常伴有房间隔缺损)
2. 肺静脉狭窄
3. 三房心(第 21 章)
4. 主动脉缩窄(图 23-3 和图 23-4)
   干预后状态(图 23-6)
5. 中断主动脉弓
6. 左心发育不全综合征
7. 主动脉病
   Williams 综合征(图 23-10)
   马方综合征

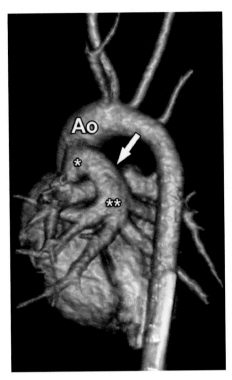

图 23-16　该新生儿患有完全性肺静脉回流异常（TAPVR），回流至左上腔静脉（星号）。平静呼吸下行CT 扫描，24 规格外周静脉注入 2 ml/kg 造影剂。三维重建后视图显示，垂直静脉（箭）跨越左肺动脉、平行于主动脉（Ao）。两颗星处指示的为肺静脉汇合点。该患者实施了 TAPVR 修复术，连接了肺静脉汇合点和左心房

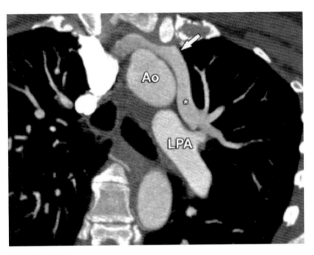

图 23-17　冠状动脉血管造影行 CT 扫描时偶然发现肺静脉回流部分异常。轴面最大强度投影显示，左上肺静脉（星号）流向无名静脉（箭头）。鉴于分流较小，没有对其干预。Ao. 主动脉；LPA. 左肺动脉

第七节　大动脉转位

大动脉转位（占新生儿先天性心脏病的 3% ~ 5%）通常是指单一大动脉转位（和心室动脉不协调，图 23-18）。年长患者必须要实施心房转位术，而年轻患者必须要行大动脉转位术（图 23-19）。

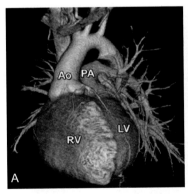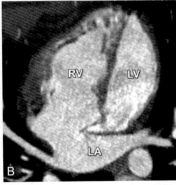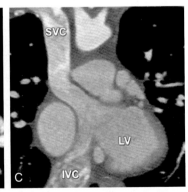

图 23-18　27 岁患者，1 岁时因大动脉转位实施动脉心房转位术。CT 显像需要使用大螺距螺旋扫描。图 A 的三维重建图像显示完全性大动脉转位，前主动脉、右主动脉（Ao）起源于右心室（RV），左肺动脉、后肺动脉（PA）起源于正常位置的左心室（LV）。系统性右心室功能不全是心房转位患者最常见的缩短预期寿命的因素，因此他们需要后续心脏超声、可能还需 MRI 对其检测。图 B 显示的为系统性右心室的肺静脉挡板。产生于心房扭转，使肺静脉血进入右心房并充盈右心室。为冠状面最大强度投影，显示了心房扭转后左心室的上下腔静脉（SVC 和 IVC）。将来可能会发生系统性静脉挡板堵塞，连续性心脏超声和 MRI 正在对其进行监控。对先前行 d-TGA，心房转位术的患者行系统性静脉系统 CT 显影，评估挡板是否开放非常重要

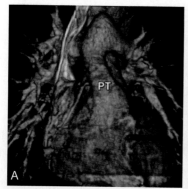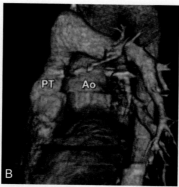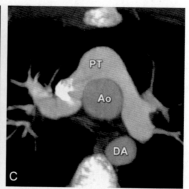

图 23-19　大动脉右旋转位的 12 岁男孩，动脉转位术后状态。图 A 和 B 显示术后三维立体容积再现（正面观、侧面观，PT. 肺动脉干，Ao. 升主动脉）。未发现血管狭窄、动脉瘤。轴向最大强度投影（图 C）显示升主动脉（Ao）前的肺动脉主支，此处为正常降主动脉的位置（DA）

CTA 可以轻松观察心房转位后的系统性肺静脉（图 23-18 和图 23-19），后肺动脉分支（图 23-19C），以及大动脉转位术后的再移植冠状动脉、新主动脉、新肺动脉根部。尽管现如今外科手术效果不错，仍需要针对并发症进行长期后续治疗，一小部分患者还需要不断干预。研究显示，比起血管造影术，CTA 能够对这些患者准确显示有意义的冠状动脉损伤。L-TGA，即生理矫正型大动脉转位，指的是房室与心室大动脉不协调。这类患者大都安装了起搏器，因为他们对先天性心脏传导阻滞有很高的患病率。双心室注射方案可以实现复杂转位心脏左右心同时显影。对复杂转位实施的 CT，必须根据特定患者情况和手术细节进行检查。

第八节　冠状动脉成像

冠状动脉畸形根据起始、分布、终止进行分类（图 23-20 和图 23-21）。更多成年人冠状动脉畸形详见第 22 章。冠状动脉异常起源于主动脉窦对侧是美国运动界第二大猝死原因。动脉间型左冠状动脉的高危险性使它很容易区别于其他良性路径是否治疗起源于左上颌窦的右冠状动脉仍存在争议。

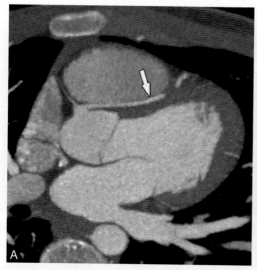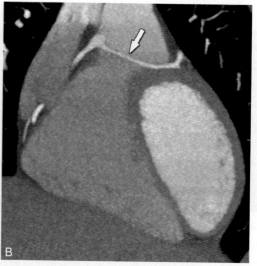

图 23-20　10 岁患儿，左冠状动脉畸形。轴面（图 A）和冠状位（图 B）最大强度投影显示，异常左冠状动脉（箭头）穿过室间隔（第 22 章）起源于右主动脉窦。冠状动脉通过膈膜分布于肺动脉瓣瓣环下方。该患者有不典型胸痛，但考虑为良性、与症状无关

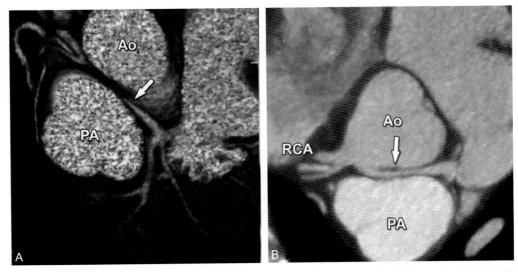

图 23-21　动脉间型左冠状动脉起源于右主动脉窦。此为潜在恶性异常（箭头），若不进行手术矫正猝死率更高（图 A）。最大强度投影（图 B）显示将要行去顶手术 surgical 的部位（箭头），手术旨在将左冠状动脉整合入主动脉窦，消除主动脉（Ao）与肺动脉（PA）间的动脉压缩。对左冠状动脉近端行外科手术后消除了劳力型胸痛。RCA. 右冠状动脉

一、左冠状动脉异常起源于肺动脉（ALCAPA 或 Bland–White–Garland 综合征）

左冠状动脉异常起源于肺动脉（ALCAPA），是罕见的先天性畸形，据报道，其发生率占先天性心脏病的 0.25% ~ 0.5%。多数情况下，这一异常独立存在，少数可合并其他结构异常，使临床难以发现、更难做出诊断。慢性心肌缺血导致渐进性左侧心力衰竭及心源性死亡。如果正常起源的右冠状动脉和左冠状动脉间有足够多侧支循环（之前成为成年人型），儿童是可以存活的，但这种情况只有 15% ~ 20%，其余 80% ~ 85% 的患者没有足够的侧支循环供血，逐步发展为渐进性心力衰竭，3 ~ 6 个月大时死亡。症状通常出现的晚，容易忽略临床检查。如果此时能引起临床怀疑，CT 可以准确检测出左冠状动脉的异常起始部位。需要注意的是，必须要在造影剂进入升主动脉（通常情况下）时开始扫描，因为此时右冠状动脉逆行充盈左冠状动脉（图 23-22）。

儿童期很少有冠状动脉狭窄，但有报道称在以下情况中早晚会发生：动脉扭转术后、Ross 手术中的再置术后 [自体肺动脉瓣替换病变主动脉瓣，同种异体肺动脉瓣（取自遗体）替换原有肺动脉瓣]，曾患川崎病、动脉瘤。

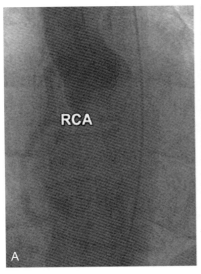
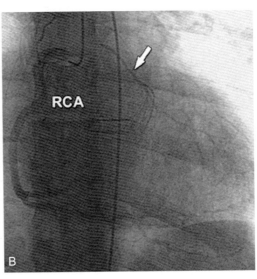

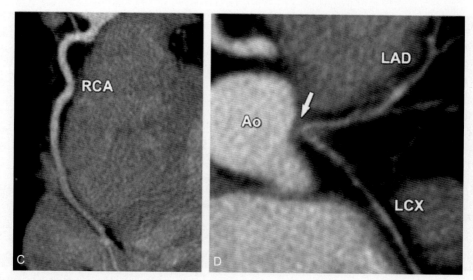

图 23-22　16 岁女性 Bland-White-Garland 综合征患者，接受了手术矫正。左冠状动脉主干原起源于肺动脉，婴儿期接受手术，移植到主动脉根部，恢复至正常解剖结构。另外放置了机械二尖瓣。随访常规血管造影（主动脉造影）能看到右冠状动脉（RCA，图 A），但看不到左冠状动脉开口。RCA 专用血管造影的延迟相显示左冠状动脉系统逆向充盈（图 B，箭），此为左冠状动脉主干闭塞的间接征象。该患者没有任何临床症状和心电图改变。16 排 CT 运用自动调节多段重建排除了占主导地位的 RCA 狭窄（图 C，曲面多平面重组），同时证实了重置左冠状动脉主支闭塞（图 D，箭头，曲面多平面重组，Ao. 升主动脉）。CT 图像中，左前降支（LAD）和左回旋支（LCX）被来自 RCA 的侧支循环逆行充盈为白色

二、川崎病

　　川崎病是病因不明的急性、自限性血管炎，主要发生于婴幼儿。最早在 1967 年由川崎富作报道于日本文献（Arerugi）。该病的明确病因仍不可知。目前观点初步集中在免疫学原因。经典理论，发热 5d 加上 5 项诊断标准中的 4 项即要考虑该诊断。到目前为止，川崎病发病率最高在日本（5 岁以下儿童

每 100 000 中有 175 位患该病），而美国的患病率逐年升高（美国每年确诊 2000 ~ 4000 人）。川崎病主要发生于低龄儿童，80% 患者 < 5 岁。男孩比女孩多发。

　　心脏并发症最为重要。川崎病会引发冠状动脉血管炎和冠状动脉瘤。血管瘤会导致心肌梗死，这甚至会发生在低龄儿童身上(图 23-23)。总的来说，5% ~ 20% 患有川崎病的儿童会发展为冠状动脉瘤，

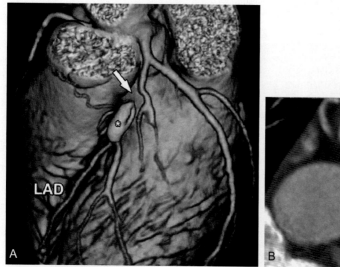

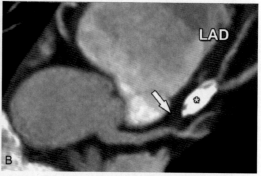

图 23-23　24 岁患者例行 CT 随访,幼时患有川崎病。三维重建图（图 A）和最大强度投影图（图 B）显示,钙化动脉瘤（星号）近端冠状动脉左前降支（LAD）完全性闭塞（箭）。该患者正在成年人心脏病专家指导下用药

病程早期没有静脉注射免疫球蛋白（IVIG）的患儿发病率更高（图 23-24）。事实上，川崎病患者都是因为心脏后遗症去世。发热后 15 ～ 45d 达到死亡高峰期。在此阶段，患者患有血管炎伴随血小板计数显著提高，处于高凝状态。童年患有冠状动脉瘤的患者若发展为冠状动脉狭窄，多年后可能会猝死于心肌梗死。青年人患有致死或非致死性心肌梗死的许多都归因于童年漏诊川崎病。

冠状动脉定量评价应包括血管内径（图 23-25）。血管瘤内径至少比周围参考血管内径大 1.5 倍，如果轴向与横向内径接近归为囊状血管瘤，如果对称扩张、近端和远端逐渐呈锥状归为梭形血管瘤。如果冠状动脉大于正常但没有节段性血管瘤，认为是血管扩张。通常用标准差（称为 Z 值）判断相对于患者体表面积冠状动脉是否膨胀。一定要谨慎诊断扩张症，因为冠状动脉的分布和支配变化是相当正常的。日本健康标准部门将冠状动脉出现以下情况归为异常（扩张冠状动脉）：< 5 岁血管腔内径 > 3mm，≥ 5 岁血管腔内径 > 4mm，某段血管内径比相邻段 ≥ 1.5 倍，冠状动脉腔明显不规则。但这一标准现在很少运用，广泛应用的是标准差，即 Z 值。

心超可以评估近端动脉瘤，但对排除冠状动脉狭窄不够敏感。如果要评估血管狭窄或冠状动脉更远端，需要使用常规冠状动脉造影或 CT。对随访患者（多为青少年）的研究证实，以常规冠状动脉造影为参考标准，CT 对动脉瘤的诊断率几乎达到 100%。因此，近代 CT 扫描仪可被认为是童年患川崎病后的非侵入式随访工具，但严重冠状动脉钙化仍会影响对冠状动脉狭窄程度的评估。

三、心　肌　桥

正常情况下，冠状动脉行走于心外膜下。心肌桥是冠状动脉某节段行走于内部，穿过心肌，位于

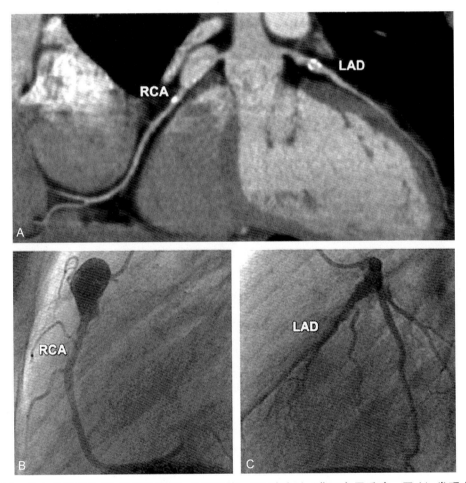

图 23-24　患有川崎病的 25 岁男性患者。2 岁发病，CT 随访时（曲面多层重建，图 A）发现右冠状动脉（RCA）近端巨大动脉瘤、左冠状动脉前降支（LAD）梭形动脉瘤。常规冠状动脉造影证实了 RCA（图 B）和 LAD（图 C）上的发现。CT 图像上 RCA 动脉瘤长 25mm，直径 12.5mm（通过允许，摘自 Arnold 等，Pediatr Radiol，2007）

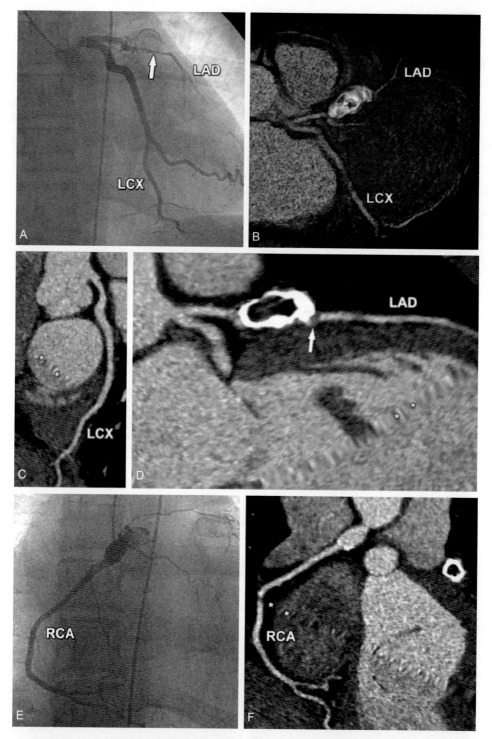

图 23-25　21 岁川崎病患者，左冠状动脉前降支（LAD，图 A～D）、右冠状动脉（RCA，图 E 和 F）均匀动脉瘤。LAD 动脉瘤严重钙化（图 B，曲面多层重建），动脉瘤远端可见狭窄（图 A 和 D，箭）。由于动脉瘤钙化，CT 很难估测血管内径狭窄百分数（图 D）。常规冠状动脉造影（图 A）、前瞻性心电门控双源 CT（图 C）显示，左冠状动脉回旋支（LCX）无狭窄、动脉瘤。常规冠脉造影（图 E）未见 RCA 存在有意义的狭窄。CT 检查对查看血管瘤钙化占有优势，并且还可显示是否有血管狭窄（图 F）。图 C，D，F CT 可见因心律失常产生的伪影（星号）

肌桥下的先天异常。被心肌桥覆盖的冠状动脉节段称为"隧道"动脉。当心脏收缩泵血时，肌肉跨桥施压并有可能压缩动脉。这会导致心室过早收缩及心绞痛。目前仅有个案报道 CT 可诊断儿童心肌桥。

　　心肌桥最常见于肥厚型心脏病患儿。它最常影响冠状动脉左前降支。轻型心肌桥(直径狭窄＜20%)

常被漏诊，因为心脏在舒张期处于放松状态，血液充盈冠状动脉。冠状动脉收缩期、舒张期显像被强制用于判断血管直径狭窄比例及隧道动脉的长度，据此制定缺血患者手术方案（图 23-26）。对于心肌桥的影响存在很大争议，许多学者认为它只是正常变异不需干预。

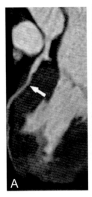 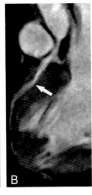 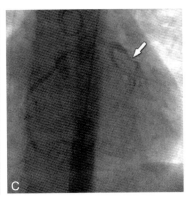 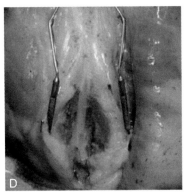

图 23-26　11 岁女孩，患有肥厚型心肌病，左冠状动脉前降支(LAD)的心肌桥。心脏病发作后被送往医院，复苏后行 CT 检查，心率为 103/min 时行双源 CT。该患者屏气能力有限，使重建图像上存在伪影。心电门控血管造影使用了 50ml 含碘造影剂（每毫升造影剂含碘 370mg），曲面多层重建图像显示了心脏收缩（图 A）、舒张（图 B）时左冠状动脉前降支的壁内段（箭头）。可见心脏收缩、舒张时（图 A 和 B）壁内段冠脉管腔狭窄（箭头）。这一发现被常规血管造影证实（图 C 中箭头）。图 D 显示的为心肌切开后的手术位置。进一步的临床病程很平静（图 D 由 Dr.C.Sebening，Heidelberg 提供）

第九节　评价人工瓣膜

　　儿童患者常采用置入机械瓣膜（图 23-13A）或生物瓣膜（图 23-27）作为复杂姑息手术的一部分。通过人工瓣膜能够达到预期跨瓣压差，但瓣膜功能障碍、随着患者长大瓣膜大小不匹配或者形成了血管翳都会增加跨瓣压差。同时可见瓣膜旁漏，瓣膜旁漏很难被量化，由于瓣膜自身伪影它也很难被心脏超声发现。CTA 可以很好评估生物瓣功能，是否有血管翳和瓣膜旁漏（图 23-27，第 16～18 章）。对于瓣膜旁漏，可以通过功能性扫描测量左右心室排血量差值从而计算出回流分数。

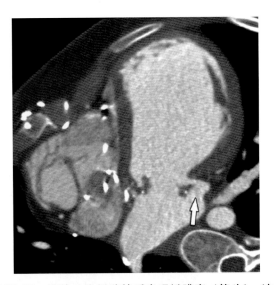

图 23-27　假体二尖瓣移植后出现瓣膜旁（箭头）。该成年患者在二尖瓣假体置入术前针对部分性房室通道和二尖瓣裂进行了很多术前准备。最后一次瓣膜置入术后约 1 年，发现有日趋增长的二尖瓣梯度。用功能性 CT 扫描评估左心室容积和反流功能。四腔观显示，二尖瓣瓣环侧面有一大型瓣膜旁漏。经食管超声心动图低估了功能不全的严重性，增加的流量引起梯度增加，误导成了二尖瓣狭窄。之后该患者接受了瓣膜替换，并取得显著疗效

第 24 章 典型临床病例

摘要

这一章展示最常见临床病例的心脏 CT 概况。

第一节 正常冠状动脉

不同冠状动脉分布类型的正常解剖图，CT 图像 展示如图 24-1 ～图 24-3 所示。

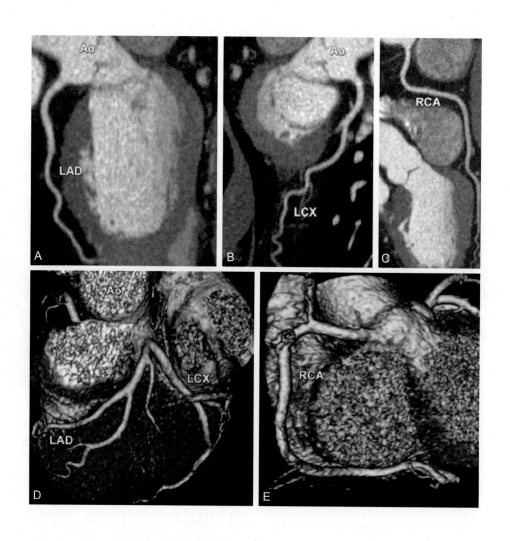

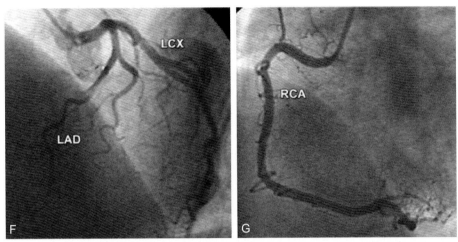

图 24-1　56 岁女性患者的正常冠状动脉图像，临床表现为非心绞痛型胸痛（关于心绞痛型胸痛的描述可见第 6 章），应激试验（骑单车）时 Ⅱ，Ⅲ，aVF 导联 ST 段压低 0.2mV（2mm）。图 A ～ C 展示的为沿着左前降支（LAD）、左回旋支（LCX）、右冠状动脉（RCA）的曲面多层重建图。左冠状动脉（图 D）及右冠状动脉（图 E）的三维重建图也很正常，显示该患者为均衡型，此现象在人群中占 7% ～ 20%。该分布类型在对左冠状动脉（图 F）和右冠状动脉（图 G）的对应常规冠状动脉血管造影图中也有看到。冠状动脉 CT 血管成像的主要应用就是排除预测低到中度可能性的患者患有冠状动脉疾病。Ao. 主动脉

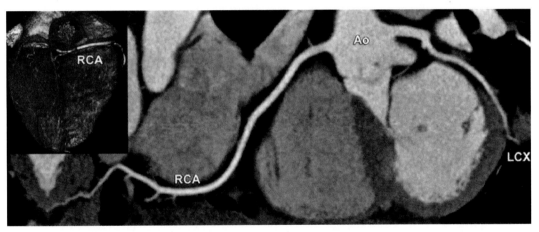

图 24-2　右冠状动脉占优势的人占所有人群的 60% ～ 85%，沿右冠状动脉（RCA）、左冠状动脉回旋支（LCX）的 CT 曲面多层重建中的右冠状动脉如图所示（插入图显示的为右冠状动脉优势型的心脏底面）。Ao. 主动脉

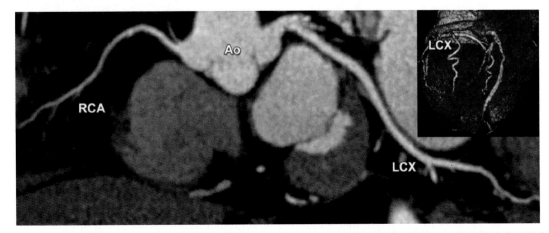

图 24-3　左冠状动脉占优势的人占所有人群的 7% ～ 20%，沿右冠状动脉（RCA）、左冠状动脉回旋支（LCX）的 CT 曲面多层重建中的左冠状动脉如图所示（插入图显示的为左冠状动脉优势型心脏底面）。Ao. 主动脉

第二节　冠状动脉斑块

不同潜在临床重要性的冠状动脉斑块如图 24-4～　　图 24-7 所示。

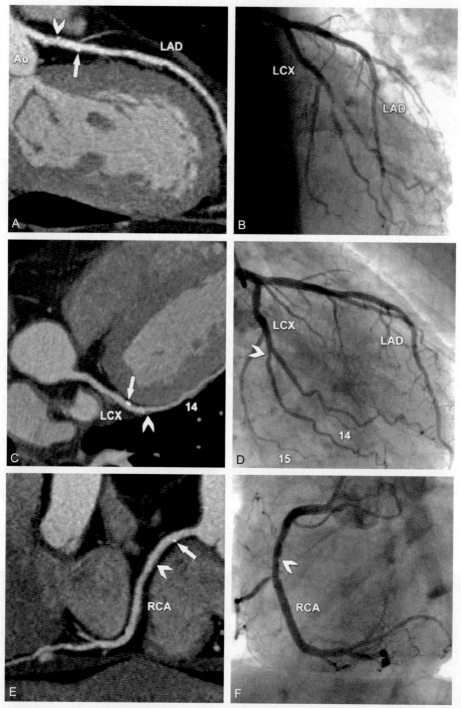

图 24-4　65 岁男性患者，冠状动脉无严重狭窄，可见小钙化斑块（"钙化点"）及非钙化斑块。沿左冠状动脉前降支（LAD，图 A）的 CT 曲面多层重建图显示出一钙化点（箭头）和混合型斑块（含有钙化成分和非钙化成分，箭头），正如常规冠状动脉血管成像所示（图 B），管腔无压痕。左冠状动脉回旋支（LCX，图 C）的中段有另一钙化点（箭头），常规血管成像（图 D）中未见其引起管腔狭窄，但第二钝缘支有一完全性非钙化斑块（箭头，第 14 段），使冠状动脉管腔有轻微压痕（图 D，箭头）。沿右冠状动脉（RCA）的 CT 曲面多层重建图（图 E）显示相同结果，即存在一未引起管腔狭窄的钙化点（箭头），然而第 2 段更远端的非钙化斑块（图 E，箭头）引起轻微压痕（图 F，箭）。Ao. 主动脉，第 15 段（LCX 远端）

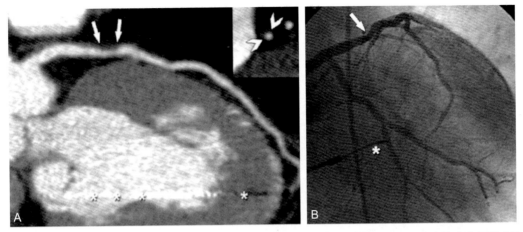

图 24-5　72 岁男性患者,有典型心绞痛(有关心绞痛类型的描述见第 6 章),左冠状动脉前降支近端(图 A,箭头)有一大非钙化斑块。斑块引起外周血管壁正性重构（见图 A 中的插图；箭头指向斑块边缘）。 重构指数是指：斑块位置处的血管面积（包括斑块和管腔总面积）/ 斑块近、远端处的平均血管面积。该患者若重构指数＞ 1.05 即为正性重构，它会提高患者不稳定的风险。但是，对于存在非钙化性斑块、管腔无明显狭窄而有正性重构的患者，还未确立他们潜在临床结局的价值。根据冠状动脉造影(图 B)定量分析，该斑块（箭头）导致血管内径 35% 狭窄。CT 可见心脏起搏器（图 B，星号）造成的伪影（图 A，星号）

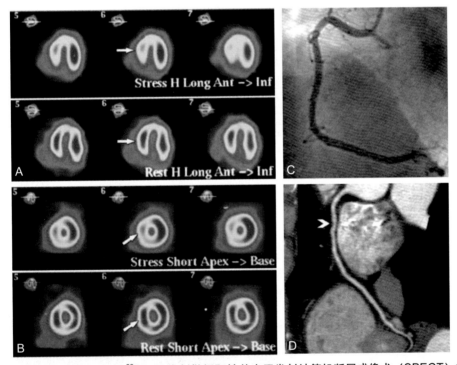

图 24-6　68 岁男性患者，注射 ^{99m}Tc 显像剂做假阳性单光子发射计算机断层成像术（SPECT）检查，该患者室间隔低灌注（图 A 和 B，箭）。这些表现表明右冠状动脉明显狭窄。常规冠状动脉造影（图 C）及冠状动脉 CT 成像（曲面多层重建，图 D）均显示右冠状动脉正常、无明显狭窄征象。但是，CT 显示右冠脉中段有一非钙化性斑块（图 D，箭头），这是常规血管造影没有发现的，这一斑块很可能是造成 SPECT 表现的原因

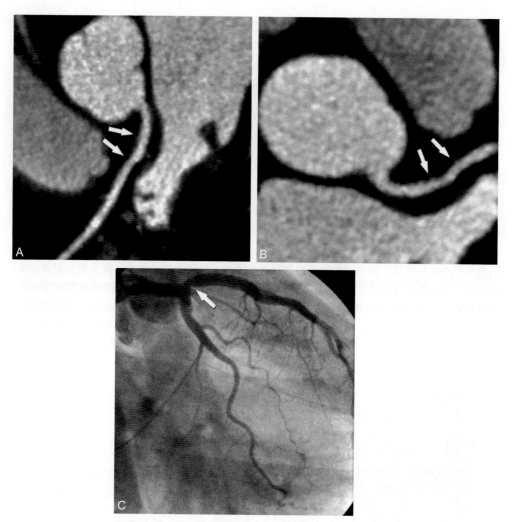

图 24-7 58 岁女性患者，有典型心绞痛，左冠状动脉前降支近端有一大非钙化斑块（图 A，B，箭头）。曲面多层重建（图 A）及最大密度投影（图 B）展示了这一 CT 结果。该斑块导致血管正性重构（重构指数 > 1.05），但冠状动脉管腔压痕并不明显（从下向上指的箭，图 C）（定量分析，直径缩窄 30%）

第三节　冠状动脉狭窄

图 24-8 ～图 24-17 对比显示了严重冠状动脉狭窄和闭塞的心脏不同的 CT 表现和常规冠状动脉血管造影表现。冠状动脉 CT 血管造影在此方面应用的诊断性能概况见第 20 章。

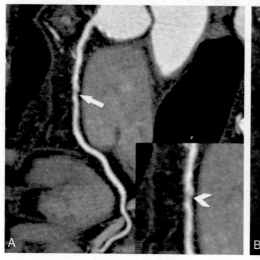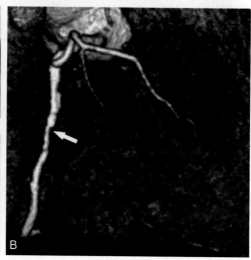

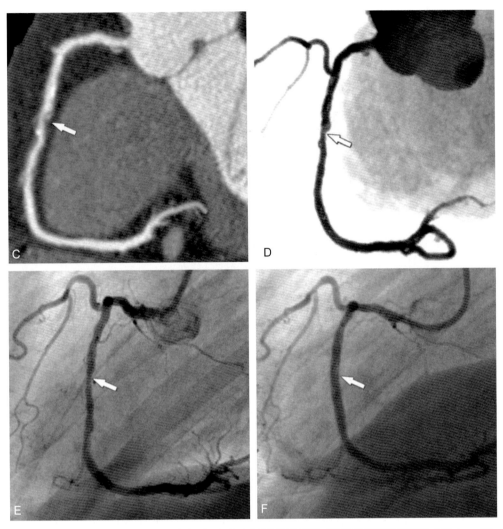

图 24-8　62 岁男性患者,有典型心绞痛,运动心电图无明显异常,CT 不同类型重建图（图 A ～ D）显示,右冠状动脉中段（箭头）明显狭窄。CT 重建图包括曲面多层重建图（图 A,插入图为放大观的狭窄动脉（箭头）、容积再现三维重建图（图 B）、沿血管行薄层最大密度投影（所谓的 CATH 观,图 C）,血管造影仿真图（图 D）。他们与随后的常规冠状动脉造影中的发现有很大相关性（图 E,箭头）。相同的侵入性血管造影检查显示,置入支架后该病灶没有残余狭窄（图 F,箭头）

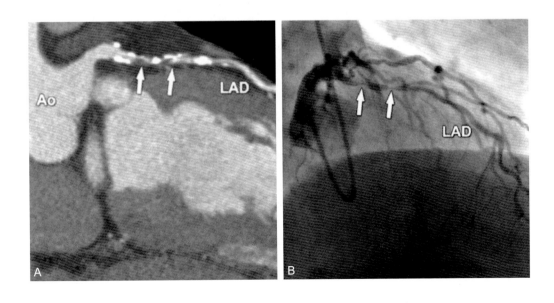

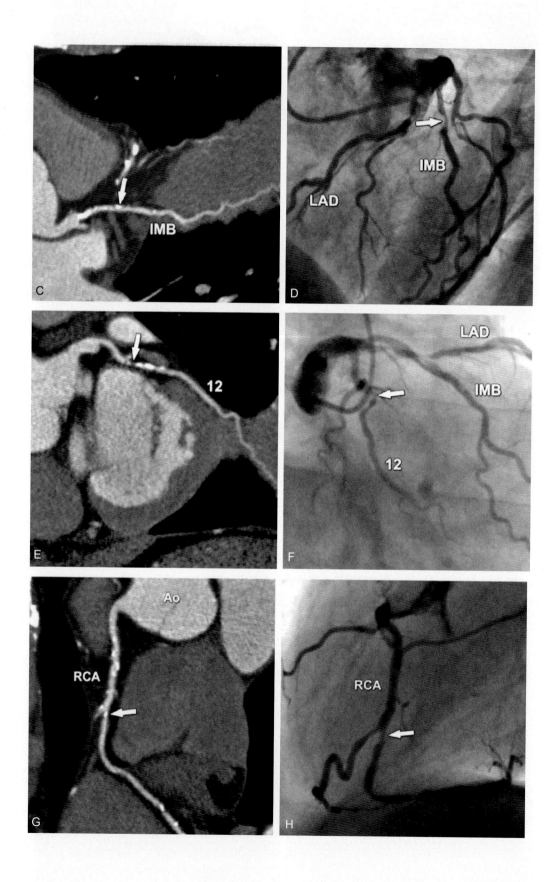

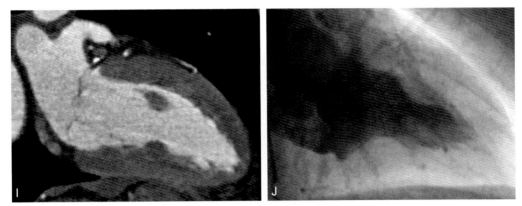

图 24-9　63 岁女性患者，有典型心绞痛，运动试验心电图上 Ⅱ，Ⅲ，aVF 导联 ST 段压低 0.2mV（2mm），表明心脏后壁缺血，该患者 4 条主要冠状动脉均严重狭窄（箭头）。冠状动脉 CT 结果以沿血管的曲面多层重建图像（左侧）的形式显示，直接与常规冠状动脉造影比较（右侧，定量分析得到狭窄程度）。左冠状动脉前降支（LAD, 图 A 和 B）的近端和中段狭窄达 80%（箭头）。主要由于这两处存在非钙化斑块（图 A）。然而，即使是很严重的钙化斑块也不一定导致内径缩小。该患者有一中段分支（IMB），由于钙化斑块狭窄 65%（图 C 和 D，箭头）。第一钝缘支（图 E 和 F，第 12 段）有一非钙化斑块引起的小段冠状动脉严重狭窄，常规冠状动脉造影显示狭窄达 75%，CT 高估了它的狭窄程度（90% ~ 95%，图 E）。相反，量化型冠状动脉造影判断右冠状动脉（RCA, 图 H）中段狭窄 80%，CT 低估了狭窄程度为 65%（图 G）。左心室整体射血分数 CT 上测量为 53%（收缩末期双腔观，图 I）、心室电影显示技术上测量为 50%（收缩末期右前斜方观，图 J）。因此，根据指南（第 11 章）开始了经皮支架置入术（运动试验发现，缺血是由右冠状动脉狭窄所致，而不是冠状动脉旁路移植术）。Ao. 主动脉

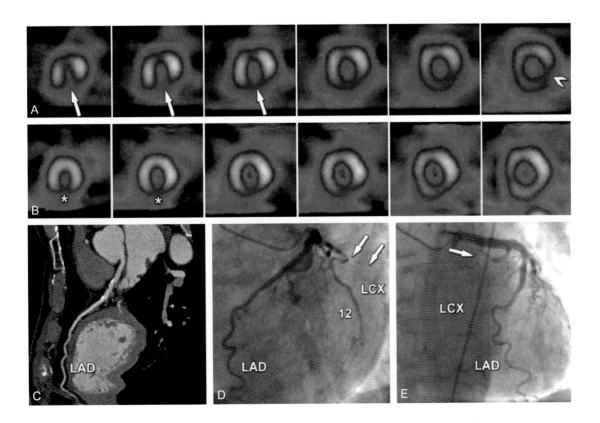

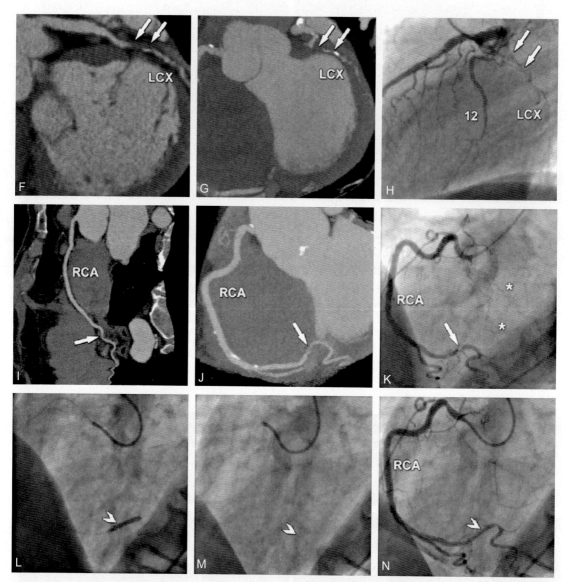

图 24-10　65 岁男性患者，非典型心绞痛 1 个月，单光子发射计算机断层成像（SPECT）心肌灌注成像（图 A 和 B）和冠状动脉 CT 成像（图 C，F，G，I 和 J）准确检测出双支冠状动脉病变。SPECT 显示，顶段和中底段缺血（短轴面，图 A，箭）与静息状态下该段不明显低灌注有关（图 B，星号）。除此之外，SPECT 显示基底下侧段缺血（图 A，箭头）。冠状动脉 CT 血管成像没有发现左冠状动脉前降支明显狭窄，仅看到钙化斑块（LAD，图 C）。这一发现与常规血管造影（图 D 和 E）结果一致。但是正如 CT 所见，一非钙化为主的斑块导致左冠状动脉回旋支（LCX）中段有一长 10mm 的闭塞（图 F 和 G，箭）。图 F 是沿血管走行的曲面多层重建图，图 G 是最大密度投影图。常规冠状动脉造影证实存在血管闭塞，但无法准确测量其长度（图 D，E 和 H，箭）；但是常规冠状动脉造影可以清晰显示 LCX 闭塞处有右向左分流桥血管（星号，图 K）。CT（图 I 和 J）和常规血管造影（图 K）显示右冠状动脉（RCA）关键部位有一相当短的区域狭窄达 80%（箭）。由于闭塞是一个长期存在的过程，最近出现的症状最有可能是因为 RCA 狭窄导致 LCX 分流血管血流量减少。因此，进行血管造影的同时在 RCA 狭窄部位成功置入了支架（箭头）（图 I ~ N）

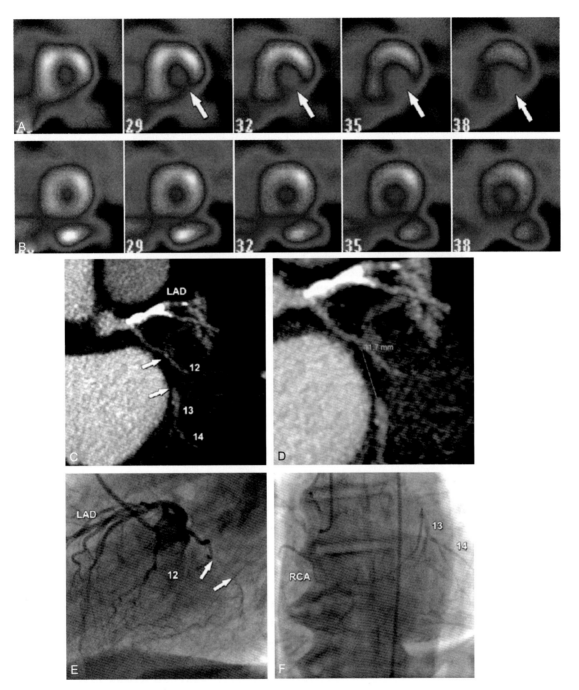

图 24-11　72 岁男性患者，非典型心绞痛，左冠状动脉回旋支（LCX）闭塞。单光子发射计算机断层显像（SPECT）心肌灌注图像（图 A，应激试验）显示，基底腔、中腔的下侧及后侧缺血（箭）。静息状态 SPECT 检查无灌注不足（图 B）。冠状动脉 CT 成像显示，小钝缘支（第 12 段，图 C 和 D，最大密度投影）的分支远端有一非钙化性斑块，造成 LCX 中段（第 13 段）有一长 12mm 闭塞（箭头，尺寸）。常规冠状动脉造影清楚显示出该闭塞段（图 E，箭）及右向左分支，使左冠状动脉回旋支中段和远端充盈（图 F）。尽管是纯非钙化斑块，经皮血管重建还是失败了，最可能是其在钝缘支的位置导致的。可见，造影同时左冠状动脉前降支（LAD）血管重建成功。RCA 右冠状动脉

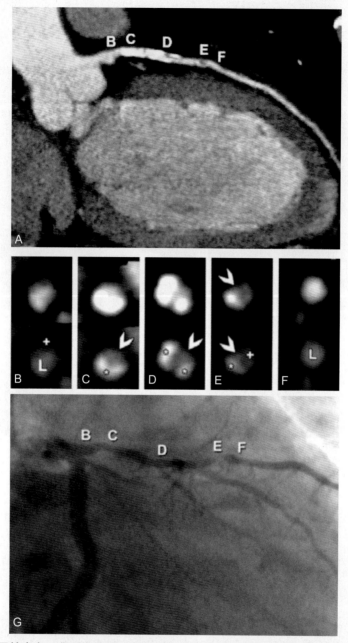

图 24-12　63 岁男性患者，典型心绞痛，左冠状动脉前降支弥散性动脉粥样硬化病变（图 A，曲面多层重建 CT）。与之相关地，提供了 CT 横断面图（图 B～F）和常规冠脉造影（图 G），前者与沿血管获取的曲面多层重建垂直（图 B～F）。字母 B 到 F 与 CT（图 A）和常规血管造影（图 G）上的位置对应。图 B～F 是用标准冠状动脉设置（顶排）和骨窗样设置（底排）获得的。有趣的是，尽管病变呈弥散性分布，冠状动脉管腔仅有一处由非钙化斑块（图 E，加号）和钙化斑块（图 E，星号）导致明显狭窄（内径缩窄 90%）。可见，斑块所在处的残余管腔用标准冠状动脉窗位设置更易鉴别（图 E，顶排箭头）。相反，高度钙化动脉斑块（图 C 和 D，底排星号）更容易在骨窗设置下评估其直径狭窄。常规血管造影中血管近端（图 G，E）和远端（图 G，F）很相似。然而 CT 却显示两者不同，血管近处有一大非钙化斑块（图 B，加号），但管腔未狭窄（图 B，L），血管远端并没有类似的动脉粥样硬化病变（图 F）。这一差别强调，常规血管造影会低估动脉粥样硬化程度，尸检报告和血管内超声也证实了这一结论

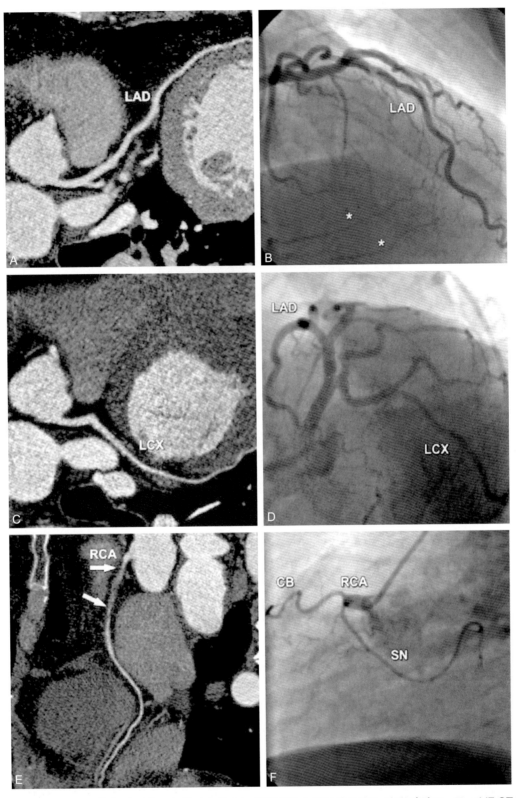

图 24-13 53 岁男性患者，非典型心绞痛表现（有关心绞痛类型的介绍见第 6 章），应激试验 Ⅱ，Ⅲ，aVF ST 段压低 0.05 mV（0.5mm）提示后壁缺血，该患者右冠状动脉（RCA）闭塞。冠状动脉 CT（图 A 和 C，曲面多层重建）和常规血管造影（图 B 和 D）显示，左冠状动脉前降支（LAD，图 A 和 B）和回旋支（LCX，图 C 和 D）没有明显狭窄。RCA 近端和中段闭塞区长达 4cm，未发生钙化（图 E，箭头）。由于闭塞起点距离 RCA 开口较近（0.5cm，图 F），经皮血管重建术失败。可见，在识别闭塞（图 E，箭头）精确长度上，CT 优于侵入性血管造影。该患者不推荐实施冠状动脉搭桥术，因为闭塞处有良好的左向右侧支（图 B，星号），并且他症状较轻。最佳方案为药物治疗。CB. 圆锥支；SN. 窦房结动脉

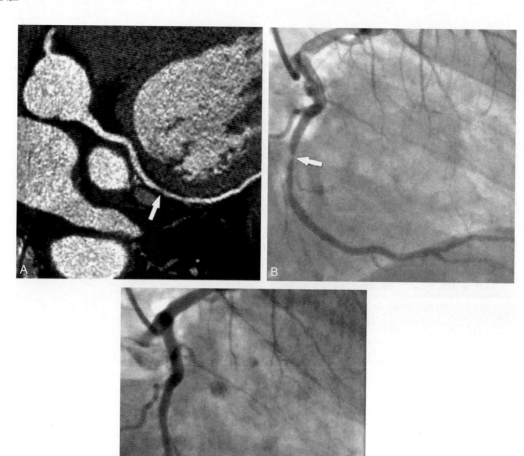

图 24-14　76 岁男性患者，典型心绞痛，CT（图 A）和常规血管造影（图 B）显示，左冠状动脉回旋支严重狭窄（箭头）。CT 和常规血管造影（定量分析）测量内径狭窄百分比分别为 70%，75%。该狭窄由非钙化斑块所致（图 A，箭头）。经皮冠状动脉介入治疗结果如图所示（图 C）

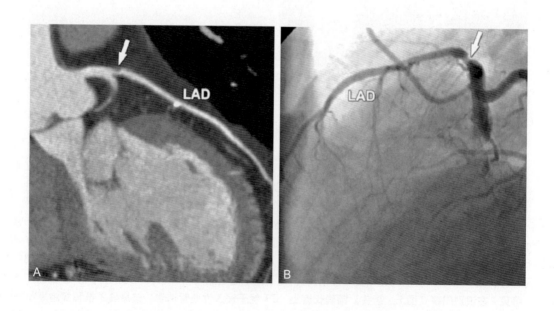

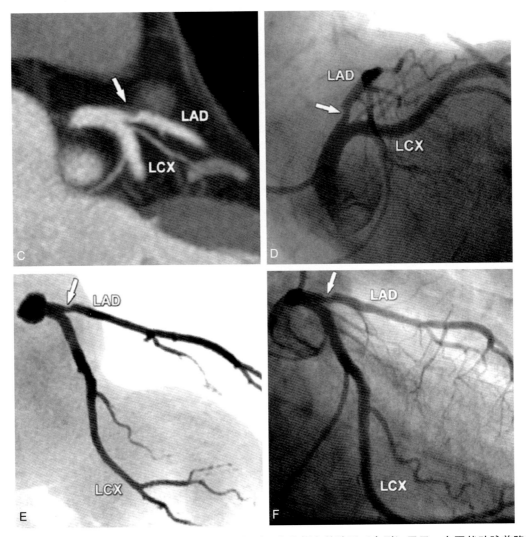

图 24-15　62 岁男性患者，典型心绞痛，CT（左列）和常规血管造影（右列）显示，左冠状动脉前降支（LAD）近端边缘狭窄（箭头）。曲面多层重建（图 A）、薄层最大密度投影（图 C）、仿真血管造影（图 E）显示冠脉 CT 造影结果。与相应的侵入性血管造影投影（图 B，D，F）有很大相关性。CT 和定量常规冠状动脉造影均估算内径狭窄为 50%。因为运动试验 ECG 没有缺血征兆，所以未尝试血管重建。在最优化药物治疗下，患者心绞痛已缓解。可见，LAD 中段有一小钙化斑块（图 A）。LCX. 左冠状动脉回旋支

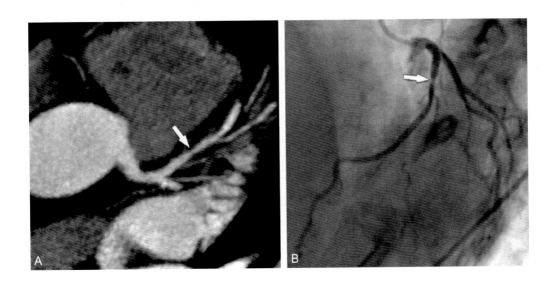

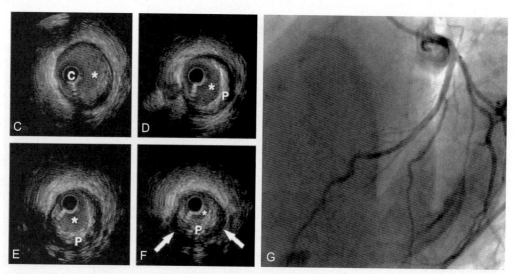

图 24-16　62 岁女性患者，典型心绞痛，应激实验（自行车）显示 V4-6ST 段压低 0.15 mV（1.5 mm），提示前壁缺血，左冠状动脉前降支狭窄（箭头），狭窄程度 CT（图 A）、侵入性血管造影（图 B）分级不同。伴有正性重塑的血管近端有一小段非钙化斑块，导致血管狭窄 70%（图 A，最大密度投影），常规血管造影定量分析显示仅有 40% 狭窄。由于心绞痛恶化及冠状动脉 CT 结果，6 个月后再次进行了血管造影，包括血管内超声（图 C ～ F）。从 LAD 近端至狭窄处的血管内超声（横断面）证实存在一斑块（图 D ～ F，P），导致较短血管腔（图 C ～ F，星号）狭窄 70%（图 F，箭头）。由于以上发现，该患者进行了经皮冠状动脉介入手术（图 G）。C. 血管内超声导管

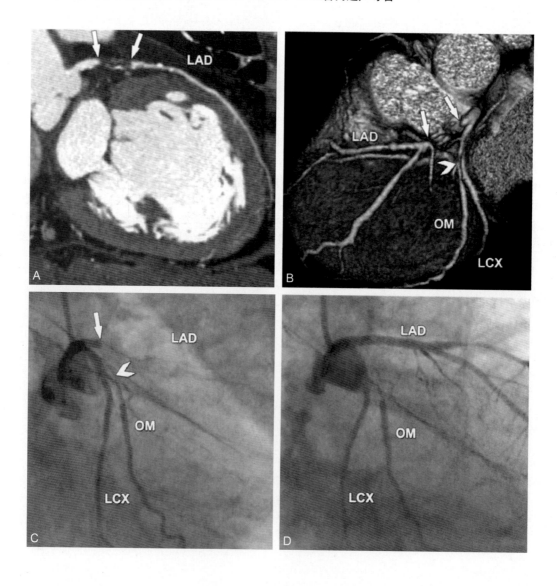

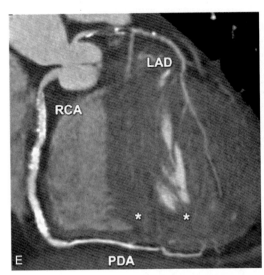
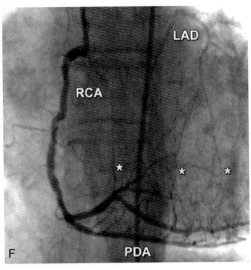

图 24-17　78 岁女性患者，典型心绞痛 2 周，左冠状动脉前降支（LAD）闭塞（图 A ～ C，箭头）。图 A 为 CT 曲面多层重建，图 B 为容积再现三维重建。与常规冠状动脉造影有很大相关性，CT 更好地显示出主要由非钙化斑块导致的闭塞长度（1.5cm，图 A，箭头）。血管造影同期进行了经皮冠状动脉介入术，获得很好的血管重建疗效（图 D 和 C 对比）。左冠状动脉回旋支（LCX）钝缘支处（OM）也有一明显狭窄（图 B 和 C，箭头）。LAD 闭塞段由冠状动脉后降支（PDA）分出的间隔支（图 E 和 F，星号）提供侧支循环。图 E 是沿右冠状动脉（RCA）冠状动脉 CT 血管造影的 CATH 观（curved thin-slab maximum-intensity projection，曲面薄层最大密度投影）。CT 重建更有优势，因为它在单幅图像中能同时显示伴有侧支（星号）的 RCA 和 LAD（存在血管闭塞）

第四节　冠状动脉旁路移植术

冠状动脉旁路移植术中动脉和静脉的内径不同，但都可用 CT 估测。图 24-18 ～ 图 24-26 展示了部分病例。冠状动脉 CT 血管造影在此方面应用的诊断性能概况见第 25 章。

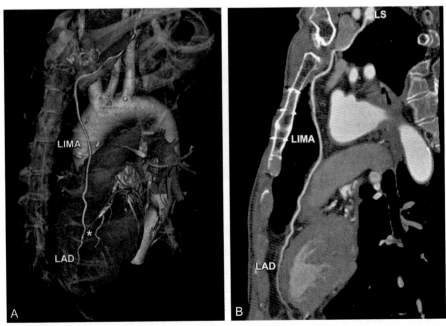

图 24-18　冠状动脉旁路移植术将正常左乳内动脉（LIMA）与左冠状动脉前降支（LAD）连接。三维容积再现重建图（左前上方观，图 A）显示 CT 数据，远端吻合端以星号标注。图 B 为沿移植动脉的曲面多层重建图（包括从左锁骨下动脉的起始部位，LS）

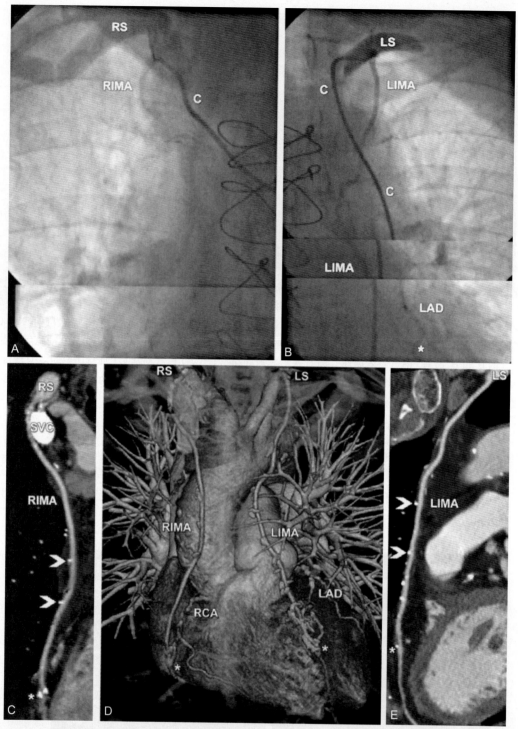

图 24-19　冠状动脉 CT 在描绘冠状动脉旁路移植方面的优势。68 岁男性患者，有典型心绞痛，7 年前行冠状动脉旁路移植术。常规冠状动脉造影因为不能选择性地将导管插入右乳内动脉（RIMA，图 A），所以无法显示移植处是否通畅。C 处为导管位置。常规血管造影可见，左乳内动脉（LIMA）接向左冠状动脉前降支（LAD）的旁路及远端吻合口（星号）均正常（图 B）。与常规血管造影相比，CT 不管是在曲面多层重建图（图 C）还是三维容积再现图（前视图，图 D）中均可以显示连向右冠状动脉（RCA）的正常 RIMA 旁路。冠状动脉 CT 造影也证实了连向 LAD 是 LIMA 通畅的（图 D 和 E）。可见沿冠状动脉移植旁路分布的金属夹（图 C 和 E 中的箭头），以及远端吻合口（图 C 和 E 中的星号）。由于是通过右肘静脉进行注射，上腔静脉（SVC）内对比剂密度仍很高。对于该患者，摒弃标准的右上肢静脉注射造影剂的方案，改换左上肢注射也许会更好。这样，LIMA 评估受限，因为关于 RIMA 移植旁路常规血管造影属非诊断性，因此主要实施 CT。C. 导管；LS. 左锁骨下动脉；RS. 右锁骨下动脉

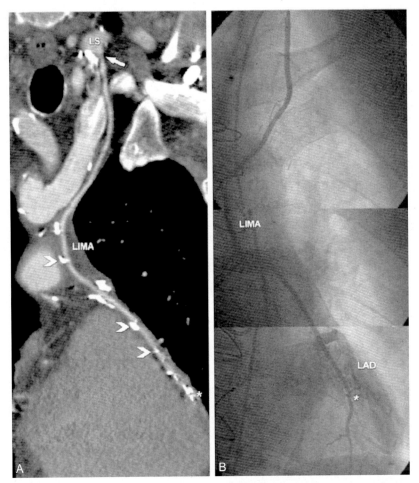

图 24-20　常规冠状动脉造影在描绘冠脉旁路移植方面的优势。74 岁男性患者，有非典型心绞痛，4 年前行冠状动脉旁路移植术，将左乳内动脉（LIMA）接入左冠状动脉前降支（LAD），由于附近静脉内高对比度材料的伪影（箭）和手术夹（图 A 中箭头，曲面多层重建图）干扰，CT 无法排除血管明显狭窄。CT 也无法可靠评估远端吻合口（星号）。与之相反，随后进行的常规血管造影显示 LIMA 接入 LAD（图 B）。新一代手术夹金属成分更少，在冠状动脉 CT 上产生伪影也更少

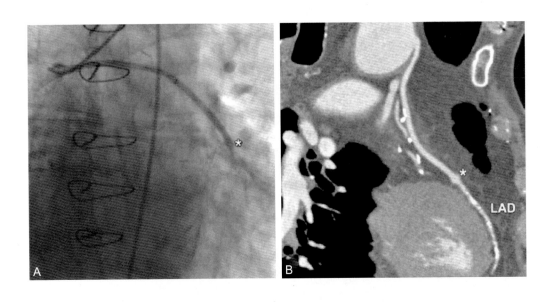

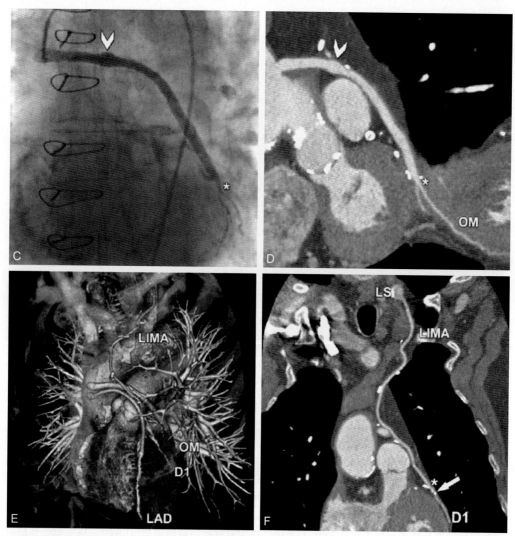

图 24-21　79 岁男性患者，冠状动脉和静脉旁路移植正常。在评估连向左冠状动脉前降支（LAD，图 A 和 B）和钝缘支（OM，图 C 和 D）的静脉移植旁路方面，常规血管造影（图 A 和 C）和 CT（图 B 和 D）有良好的相关性。由于静脉瓣的影响，OM 的移植静脉局限性扩张（图 C 和 D 中的箭头），远端吻合口没有显著改变（星号）（图 A ~ D）。常规血管造影无法辅助导管选择性插入左乳内动脉（LIMA）。因此，在观察接入第一支对角支（D1）的移植静脉时运用了 CT。图 E 和 F 分别为 LIMA 移植静脉的三维重建图和曲面多层重建图。该移植静脉远端吻合口正常（图 F 中的星号），但 D1 有明显狭窄（图 F 中的箭），常规冠状动脉造影中也看到了该处狭窄。LS. 左锁骨下动脉

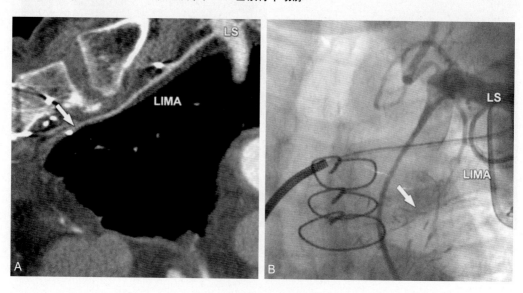

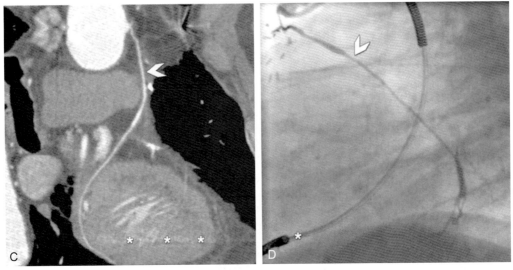

图 24-22　66 岁男性患者，无心绞痛但有严重呼吸困难，动脉闭塞，静脉移植旁路功能性闭塞。沿左乳内动脉（LIMA）的曲面多层重建图显示，从起始处开始有 5 ～ 6cm 闭塞段（图 A 中箭）。同常规血管造影中的发现一致（图 B）。正如 CT（图 C，曲面多层重建）和常规血管造影（图 D）所示，钝缘支动脉的静脉移植旁路内径仅有 1mm（箭头），功能性闭塞。可见，该患者置入了心脏除颤器（图 D 中星号），导致 CT 上一小处伪影。LS. 左锁骨下动脉（图 C 中星号）

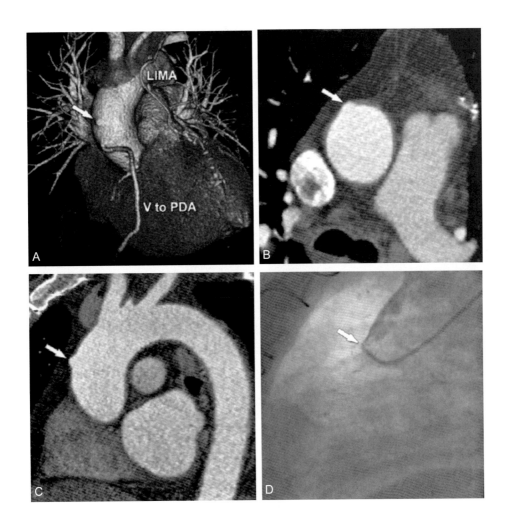

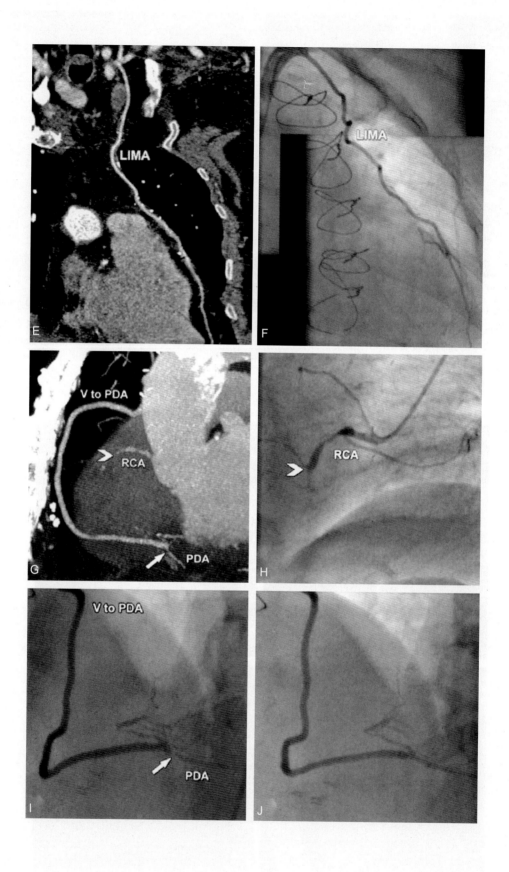

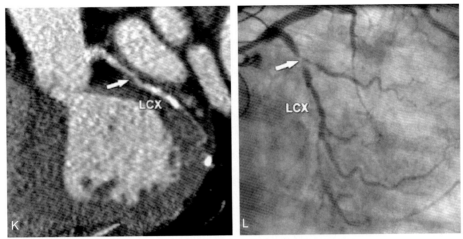

图 24-23　64 岁女性患者，有非典型心绞痛，综合评价冠状动脉移植旁路和该处的冠状动脉。如 CT 三维重建图所示，连接左冠状动脉回旋支的静脉移植旁路口闭塞（图 A 中箭）。CT 轴源图像和矢状位重建图显示，闭塞处（箭头）看上去像管腔外翻（图 B 和 C）。常规血管造影证实了该闭塞（图 D 中箭）。左乳内动脉（LIMA）专属于左冠状动脉前降支（图 E 和 F）；CT 发现前降支冠状动脉的静脉移植旁路（V to PDA，图 G）的远端吻合口处（箭头）有一明显狭窄。图 G 是最大密度投影，显示 PDA 吻合口有一狭窄（箭头）。右冠状动脉（RCA）在第 1，2 段连接处发生闭塞（图 G 中箭头）。随后的常规血管造影证实了 RCA 闭塞（图 H 中的箭头）、前降支冠状动脉的静脉移植旁路的远端吻合口狭窄（图 I，箭头）。进行血管造影的同时，施行了吻合口远端狭窄经皮冠状动脉支架置入术（置 J）。CT 还发现左冠状动脉回旋支又有一狭窄（箭头），常规血管造影证实了这一发现，之后进行了介入治疗

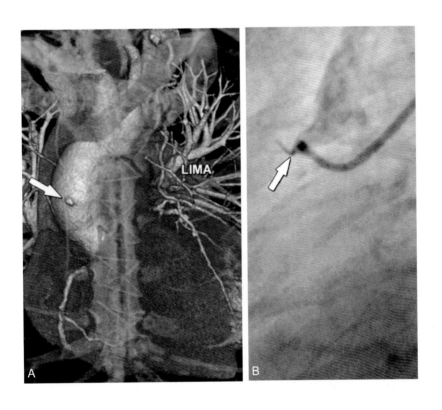

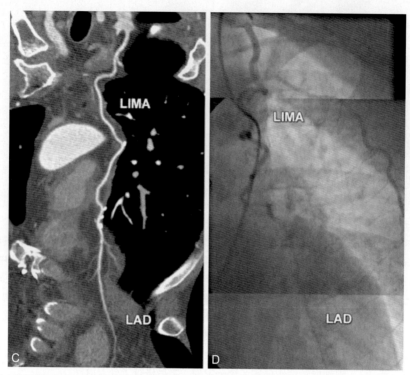

图 24-24　64 岁男性患者，有非典型胸痛，静脉移植旁路闭塞，左乳内动脉。供应左冠状动脉回旋支的静脉移植旁路开口闭塞（箭头）（图 A）。图 A 为三维重建图（正视图）。常规冠脉造影证实了这一发现（侧位投影，图 B 中箭头）。CT 曲面多层重建（图 C）和常规血管造影（图 D）上，接入左冠状动脉前降支（LAD）的 LIMA 无明显异常

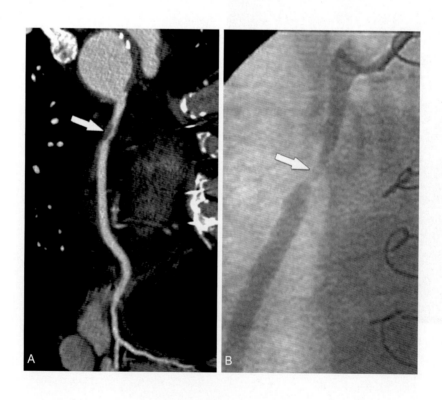

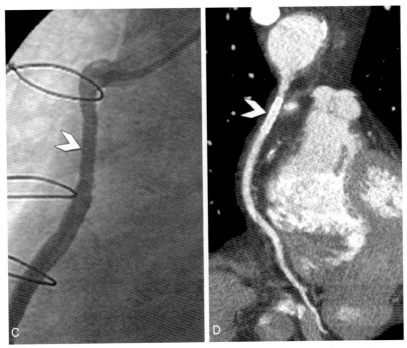

图 24-25　69 岁男性患者，有典型心绞痛，冠状动脉旁路移植的静脉狭窄。CT 曲面多层重建显示，右冠状动脉的静脉移植旁路近端有一非钙化斑块（箭头），正交截面的数字卡尺测量斑块导致内径狭窄80%（图 A）。之后，常规血管造影证实了这一发现（图 B 中箭头），血管造影同时，经皮介入置入一 4.0mm 支架（图 C 中箭头）。之后行 CT 检查，没有明显的支架内再狭窄（图 D 中箭头）

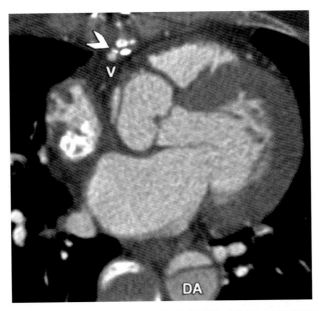

图 24-26　心脏再次手术前，CT 有重大发现。该患者胸骨线（箭头）靠近静脉移植旁路（V）。再次手术前，CT 可以轻松测出胸骨与旁路的距离。该患者降主动脉（DA）存在夹层

第五节　冠状动脉支架

当今的技术对评估冠状动脉支架存在局限，如果要推荐，只有 CT 能评估置入的单个大直径（至少 3.0 ~ 3.5mm）支架。含有冠状动脉 CT 支架影像的典型表现如图 24-27 ~ 图 24-37 所示。冠状动脉 CT 血管造影在此方面应用的诊断性能概况（第 25 章）。

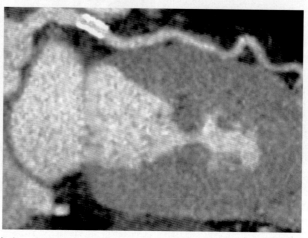

图 24-27　58 岁女性患者，有典型心绞痛，左冠状动脉前降支近端有一冠状动脉支架（直径 3.5mm），径流良好（曲面多层重建）

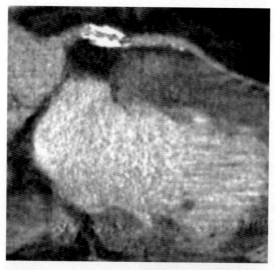

图 24-28　64 岁男性患者，有非心绞痛性胸痛，左冠状动脉前降支近端有一非诊断性冠状动脉支架（曲面多层重建）。虽然支架内径较大（4.0mm），但由于移动和束硬化产生伪影，无法测量管腔。有趣的是，仅约 1/5 病例置入这么大的支架，绝大部分患者用直径 2.5mm 或 3.0mm 的冠状动脉支架，如今 CT 可以准确测量的仅占 50%（第 20 章）

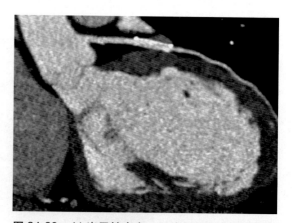

图 24-29　41 岁男性患者，无症状但有高风险（36 岁时急性前壁心肌梗死，置入支架），左冠状动脉前降支近端有一冠状动脉支架（直径 3mm，曲面多层重建）。可见，支架远端的不规则血管壁并没有引起显著狭窄

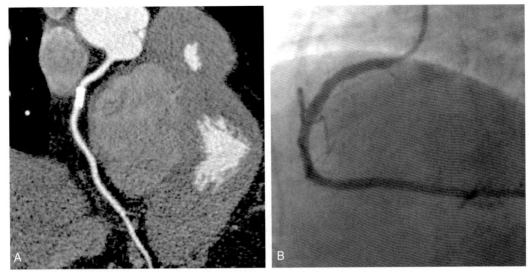

图 24-30　64 岁男性患者，有典型心绞痛，右冠状动脉中段有一冠状动脉支架（直径 4mm），没有明显狭窄（曲面多层重建，图 A）。与常规冠状动脉造影（图 B）上的大直径支架一致

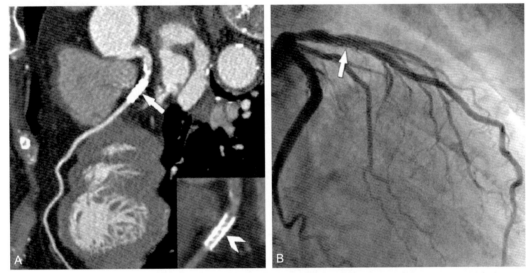

图 24-31　80 岁女性患者，有典型心绞痛，左冠状动脉前降支近端有一非诊断性小直径冠状动脉支架（2.5mm）（图 A 中箭头，曲面多层重建）。径流良好，但单独径流不能可靠排除支架内显著再狭窄；径流增加可能是由侧支循环导致的，因此会被动态 CT 图像忽略。对于该患者，即使支架内核重建（图 A 中插入图，箭头，曲面多层重建），也无法可靠排除支架内显著再狭窄。常规冠状动脉造影（图 B）显示有内膜增生（箭）但无支架内再狭窄

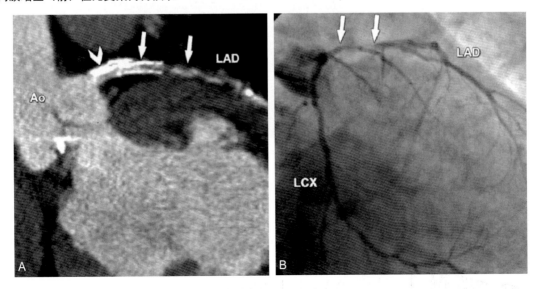

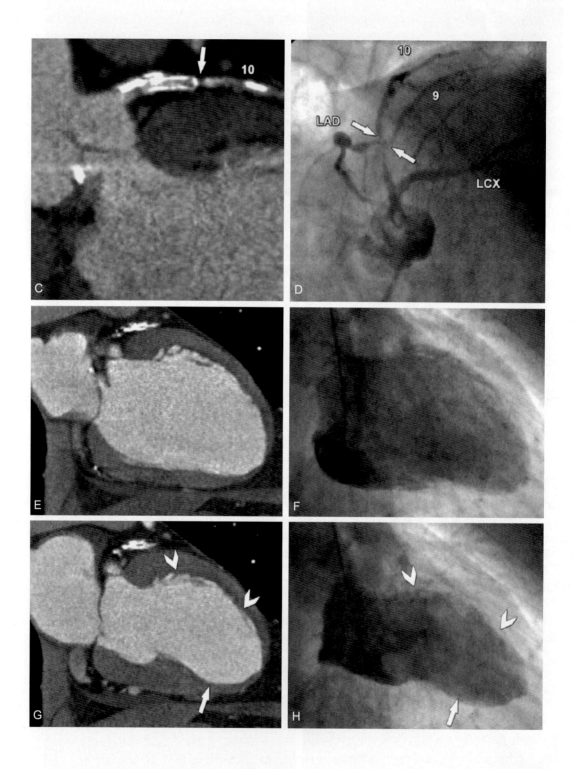

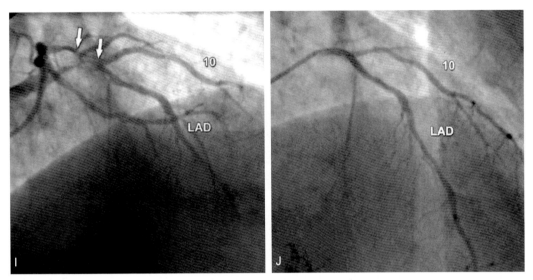

图 24-32　63 岁男性患者，有典型心绞痛，左冠状动脉前降支（LAD）近端有一内径 3.0mm 的纯金属支架导致的明显再狭窄。冠状动脉 CT 造影显示该支架闭塞（图 A 中箭，曲面多层重建）。左冠状动脉主干有一大钙化斑块，但未导致管腔明显狭窄（图 A 中箭头）。与之相反，常规冠状动脉造影定量分析显示不存在闭塞，但支架内再狭窄达 90%（图 B 中箭头）。CT 由于空间分辨率较低，常无法区别高度狭窄和闭塞。由于对角支第一支（9）和第二支（10）中支架的位置，出现了复杂情况，例如三分叉狭窄（图 C 和 D 中箭）。左冠状动脉回旋支（LCX）未发现明显狭窄（图 D）；CT 双腔视图（图 E 和 G）和心室视频显示技术右前方斜投影（图 F 和 H，图 E 和 F 代表舒张末期，图 G 和 H 代表收缩末期）显示，心尖下段（箭）广泛性运动功能丧失，心室中部和心尖前段（箭头）运动功能减退。血管造影同时，成功实施了 LAD，第二对角支（10）复杂经皮介入术。Ao. 主动脉

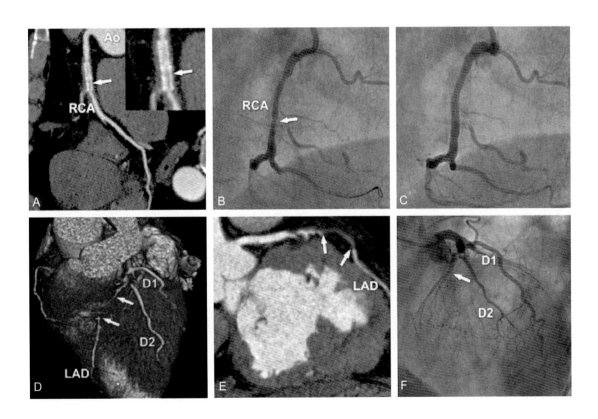

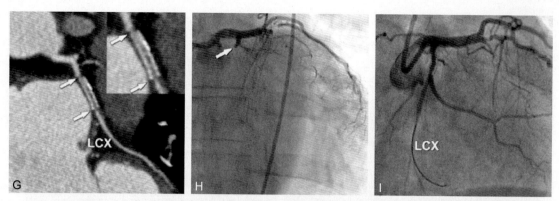

图 24-33　63 岁男性患者，有非典型心绞痛，支架内狭窄、闭塞。顶排（图 A ~ C）显示的为右冠状动脉（RCA），中排（图 D ~ F）显示的为左冠状动脉前降支（LAD），底排（图 G ~ I）显示的为左冠状动脉回旋支（LCX）。CT 中可见 RCA 支架远端存在低密度（图 A 中箭，曲面多层重建，怀疑是支架内再狭窄，见图 A 中插入图的放大观）。常规血管造影证实 RCA 中段有支架内明显再狭窄（图 B 中箭）。血管造影同时实施了经皮冠状动脉介入术（图 C）。正如常规血管造影（图 F）证实的，CT 三维容积再现重建图（图 D）和 CT 沿血管曲面多层重建图（图 E）也可见 LAD 已知的闭塞处（箭）。CT 中可见（图 D 和 E），LAD 冠状动脉内旁路通过隔间支绕过了闭塞段。LAD 闭塞段导致心尖部心肌梗死、心脏壁变薄（图 D 中星号）。冠状动脉 CT 显示，左冠状动脉回旋支（LCX）近端的第二个支架充满低密度（图 G 中箭，曲面多层重建），怀疑为支架闭塞（图 G 中插入图为放大观）。常规血管造影也证实了 LCX 近端支架闭塞（图 H 中箭头），造影同时实施了经皮支架再通术（图 I）。D1. 第一个对角支（段 9），D2. 第二个对角支（段 10）

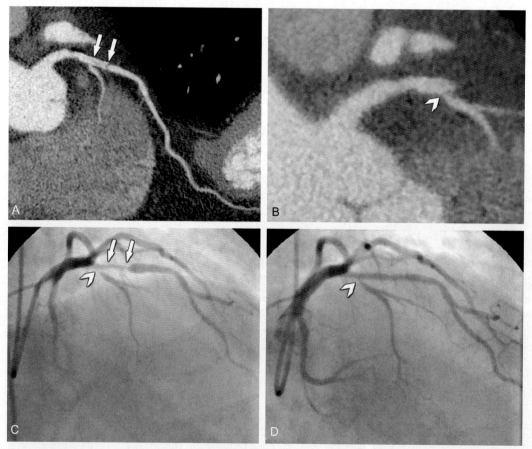

图 24-34　78 岁男性患者，有典型心绞痛，左冠状动脉前降支（LAD）内径 3mm 支架发生支架内再狭窄。临床研究实施了心脏 CT（图 A 和 B）、常规冠状动脉造影（图 C 和 D）。心脏 CT 采用单拍 320 排 CT，有效剂量达 ca.3.2 mSv. 常规血管造影的诊断有效剂量大约为 18 mSv，沿 LAD（图 A）和第一隔间支（图 B）的曲面多层重建图显示存在严重狭窄（箭，箭头）。常规冠状动脉造影（图 C）证实了狭窄部位（箭，箭头）。血管造影同时血管成形术（图 D）处理了支架内再狭窄。小隔间支狭窄未予处理（图 D 中箭头）

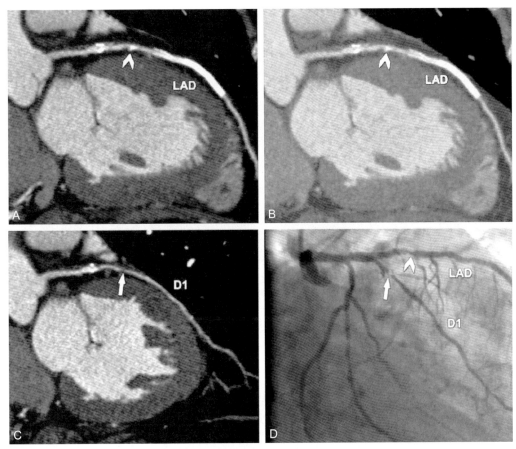

图 24-35　支架内核对冠状动脉支架评估的重要性。53 岁男性患者，有典型心绞痛，左冠状动脉前降支（LAD）置入 2 个内径 2.5mm 支架。冠状动脉标准重构内核的曲面多层重建图无法可靠评估支架内腔（图 A）。但是，使用支架内核后，没再出现支架内再狭窄迹象（图 B）。并且，支架内核更容易评估钙化斑块（图和 B 中箭头），从而排除斑块导致的管腔明显狭窄（图 B）。常规血管造影证实非钙化斑块（图 C）导致第一对角支（D1）狭窄 90%（箭）（图 D 中箭）。常规冠状动脉造影还证实了 LAD 中段有一钙化斑块引起的不明显狭窄（图 D 中箭头）

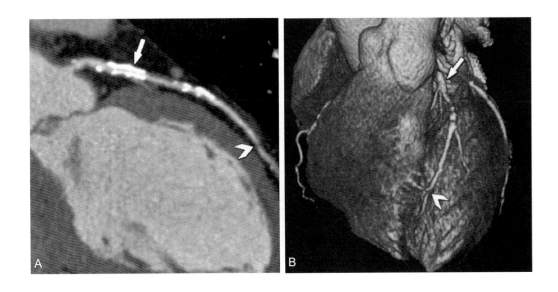

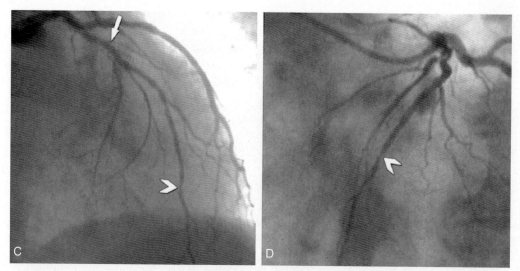

图 24-36 70 岁男性患者，排除左冠状动脉前降支明显支架内再狭窄。冠状动脉 CT 曲面多层重建图（图 A 中箭）中，内径 3.5mm 的支架未发现明显异常，左冠状动脉前降支远端怀疑有一非钙化斑块导致 60% 狭窄（图 A 和 B 中箭头）。常规冠状动脉造影证实存在支架（图 C 中箭），定量分析显示远端狭窄内径缩小 40%（图 C 和 D 中箭头）。本病例再次说明，在量化冠状动脉狭窄方面，有时 CT 与常规血管造影并非完全一致。导致不一致的原因可能是，CT 三维图（图 24-16）更真实，它能够更精确测量内径缩小值，尤其是在分叉病变处；相对应的，在该测试中，常规血管造影体现出关键优势——空间分辨率相对较高

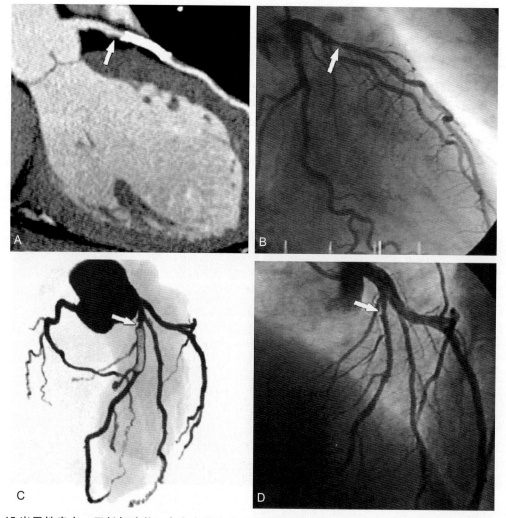

图 24-37 45 岁男性患者，无任何症状，存在血管狭窄。CT 曲面多层重建图显示，支架邻近端非钙化斑块引起管腔狭窄 30%（图 A 中箭头）。支架内核的曲面多层重建图显示无明显支架内再狭窄（未显示）。常规血管造影也证实存在 30% 狭窄（图 B 中箭头）。冠状动脉 CT 血管造影的仿真图清晰显示狭窄处（图 C 中箭头），与常规血管造影高度相关（图 D 中箭头）。可见，CT 血管仿真图在同时显示左、右冠状动脉方面具有优势

第六节　非心脏表现

心脏 CT 中心脏以外的表现并不常见，必须要尽可能细致地分析，保证这一可能与患者症状有关的重要发现没有遗漏的地方，保证可以不进行后续无关紧要的检查。常见的非心脏表现病例如图 24-38 ~ 图 24-62 所示。

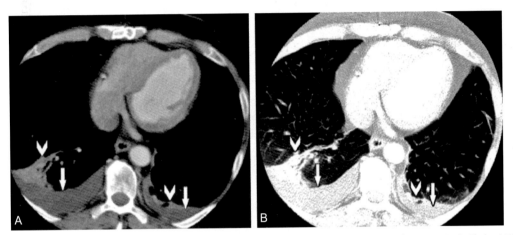

图 24-38　61 岁男性患者，冠状动脉旁路移植术后，双侧胸腔积液（箭头）。软组织窗（图 A）和肺窗（图 B）均可见大片胸腔积液。可见积液导致两侧肺下叶肺不张（非梗阻性，箭头）

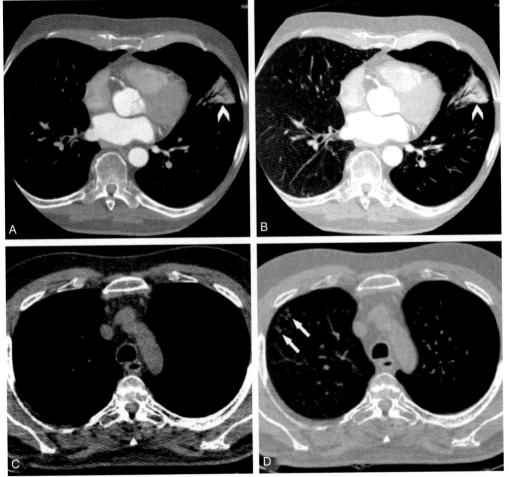

图 24-39　65 岁患者，患慢性 B 细胞淋巴瘤，异体骨髓移植术后，左肺上叶炎症。因胸痛、呼吸短促、左肺上叶合并炎症（图 A 和 B 中箭头），骨髓移植术后 20 个月行心脏 CT 检查。心脏 CT 未发现冠状动脉疾病。4 个月前胸部 CT（图 C 和 D）已发现移植物抗宿主病征象：外周出现树芽征、右肺上叶出现闭塞性细支气管炎（图 D 中箭头），但此时还未合并肺炎（图像由 S.Feger，Berlin 提供）

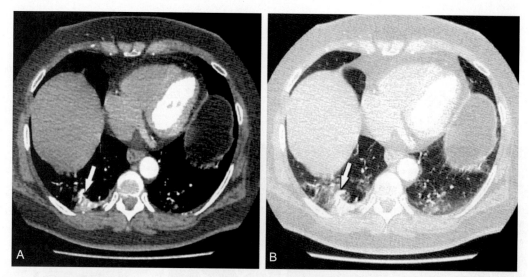

图 24-40　60 岁女性，无肺炎、肺结核疾病史，无感染症状，部分右肺下叶合并瘢痕（纤维化，箭头）。软组织窗（图 A）、肺窗（图 B）显示大片病变区域，随访中保持不变（图像由 S.Feger，Berlin 提供）

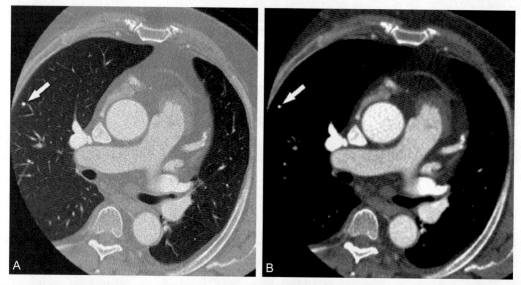

图 24-41　61 岁男性患者，未查出恶性肿瘤，肺中叶有直径 0.4cm 钙化结节（肉芽肿；病变大小在 0.3 ～ 0.5cm 的称 ditzels，图 A 和 B 中箭头）。它外观特点与钙化肉芽肿一致，最有可能是由之前的感染引起（如肺结核、组织胞浆菌病）

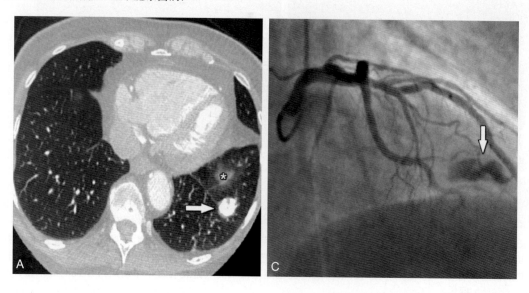

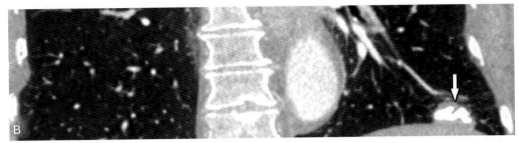

图 24-42   70 岁女性患者,有非典型心绞痛、心房颤动,心脏 CT(图 A 和 B 中箭),常规冠状动脉造影(图 C 中箭头)均发现相当大的肉芽肿(约 2cm)。CT 和常规冠状动脉造影均排除冠状动脉疾病。左肺下叶钙化肉芽肿最有可能是之前肺结核的剩余部分。图 A 中的星号为部分横膈(图像由 L.Hartmann,Berlin 提供)

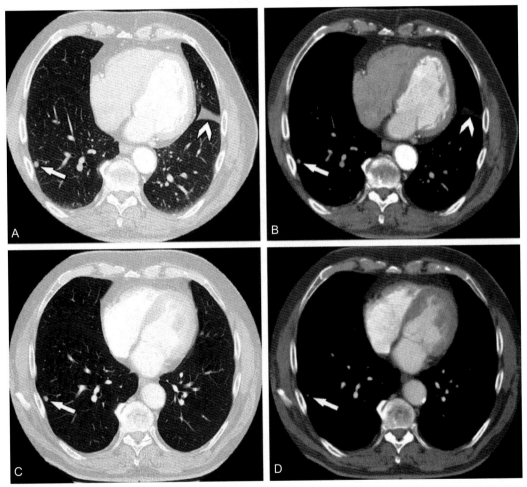

图 24-43   右肺下叶孤立性肺结节(0.7cm,图 A 和 B 中箭头)边界清楚,固体为主,不含任何钙化成分。左斜裂有渗出(图 A 和 B 中箭头)。根据指南(MacMahon et al.Radiology,2005),6 个月后随访,行标准胸部 CT 示,结节小幅缩小(图 C 和 D 中箭头),可排除潜在恶性肿瘤。关于此类结节的诊断有:良性感染性病变、非典型腺瘤样增生、转移性肿瘤、肺癌。对于不确定病例,随访 CT 有助于辨别良、恶性肺部结节

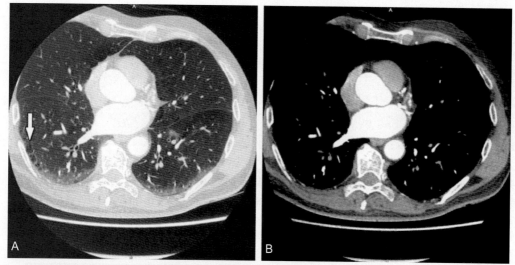

图 24-44　67 岁男性患者，有长期吸烟史，右肺下叶边缘存在肺大疱（箭头）。心脏 CT 肺窗（图 A）、软组织窗（图 B）均匀大片病变（图片由 S.Feger，Berlin 提供）

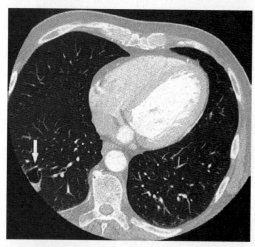

图 24-45　56 岁男性患者，有非典型心绞痛，已排除冠状动脉狭窄，右肺下叶有一空洞（箭头）。冠状动脉无明显狭窄，大片视野中仅有一结节伴薄壁空洞，怀疑为肺结核所致。但穿刺活检结果为肺癌。可见，选取获得的仅为中等大小扫描视野（320mm，允许使用小焦点），重建视野只会比 320mm 更小，因此只能看见部分癌变区域

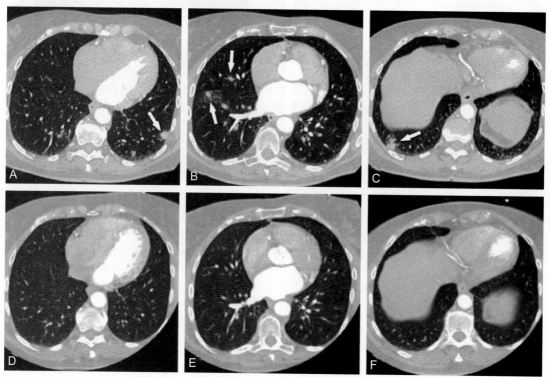

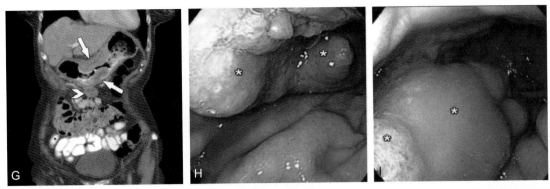

图 24-46　71 岁女性患者，有非典型心绞痛，怀疑为 CAD，有心房颤动，心脏 CT 上可见大量肺结节达 17mm（图 A～C 中箭头）。先前（6 个月前）的肺部图像显示肺部无结节（图 D～F），因此怀疑此为转移性肿瘤。随后腹部 CT 表明胃部有肿瘤（图 G 中箭头），伴局部（图 G 中箭头）、腹膜后、肠系膜、纵隔淋巴结转移。由于怀疑胃癌，进行胃镜、活检为溃疡性胃癌（uT4a N3a M1，图 H 和 I 中星号）。该患者采取顺铂、卡倍他滨、曲妥单抗姑息性化疗。一年后不幸病逝（图片由 C.Jürgensen，E.Zimmermann，and L.Hartmann，Berlin 提供）

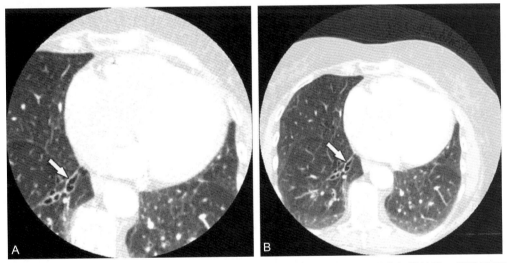

图 24-47　73 岁女性患者，有非典型心绞痛，偶然发现右下肺由肺中度纤维化导致支气管扩张。排除冠状动脉疾病。心脏视野小图（图 A）和肺部视野大图（图 B）均能看到支气管扩张（箭头）

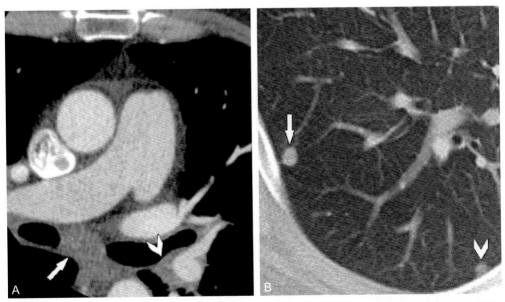

图 24-48　48 岁男性患者，纵隔淋巴结 2cm×1.5cm（箭头）、支气管周围增厚（图 A 中箭头）。可见肺结节（箭）和胸膜影（图 B 中箭头）。最终诊断为肺结节病，纵隔淋巴结常见的诊断有淋巴结转移、淋巴瘤、结节病、淀粉样变性、硅沉着病

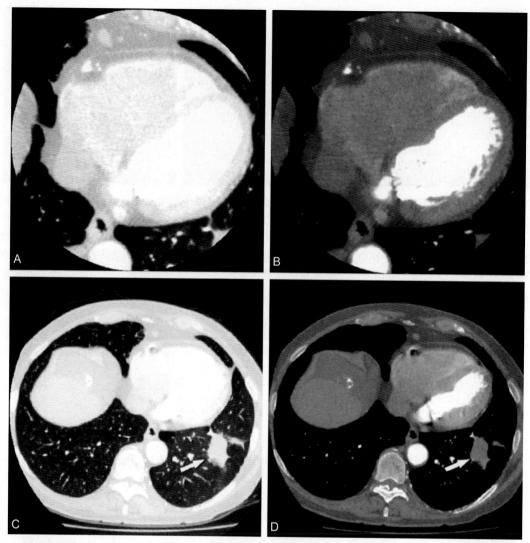

图 24-49　左肺下叶偶然发现肺癌，未被冠状动脉评估专用小型重建视野（图 A 和 B）识别，但在 320mm 大视野中可见（图 C 和 D 中箭头）。左列为肺窗，右列为软组织窗。左肺下叶 2.5cm 不规则肿块呈毛刺状、有胸膜牵连（图 C 和 D），高度怀疑恶性病变。支气管肺泡灌洗、经支气管肺活检术均否定恶性病变（未找到恶性肿瘤细胞）。但是，CT 引导下肺穿刺活检诊断为非小细胞性肺癌。正电子发射断层显像显示，没有远处转移征象，该患者实施了左肺下叶切除加部分小舌切除。最终诊断为腺癌，侵犯小舌和脏胸膜。术后切缘无肿瘤，无支气管转移（pT2N0M0 肿瘤完全切除术）。该病例强调大范围肺重建非常重要，可以避免遗漏。72 岁女性患者因多囊肾行肾移植前，进行冠脉 CT 造影。可见，肝囊肿伴钙化、多囊肾的部分图像（图像由 L.Kroft 提供）

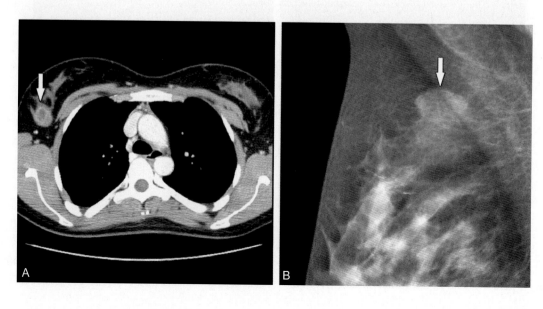

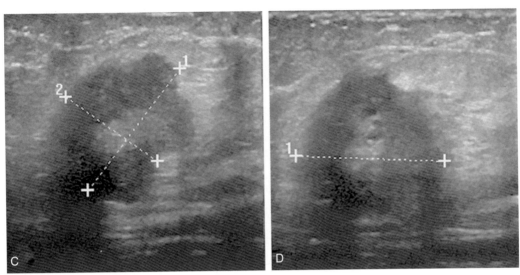

图 24-50 28 岁女性患者,呼吸短促,检查胸部 CT 偶然发现右乳外上象限有一 2cm 大血管供应良好的肿瘤(图 A 中箭)。图 B 为乳腺 X 线侧斜位肿瘤(箭)放大图。图 C 和 D 为超声测量图

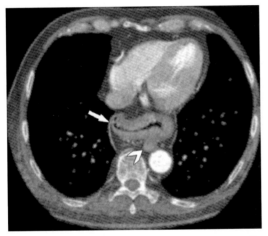

图 24-51 82 岁男性患者,有巨大食管裂口疝(箭)。此疝可引起类心绞痛样胸痛,质子泵抑制药可减轻反流症状。食管位于"上下颠倒"的胃后面(箭头)

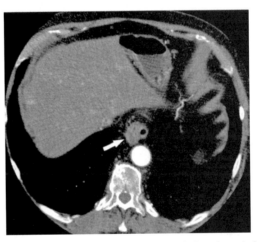

图 24-52 67 岁男性患者,有心绞痛,有一小食管裂口疝

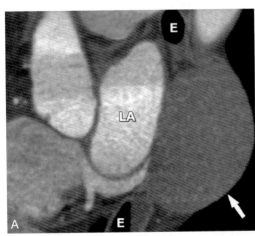

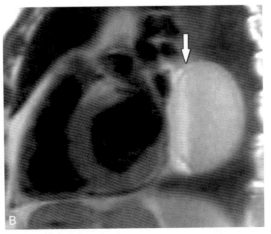

图 24-53 72 岁男性,呼吸困难,有非典型心绞痛,心脏 CT 上可见纵隔囊肿(图 A 中箭,矢状位重建图)。左心房(LA)后方见一椭圆低密度 8cm 纵隔肿瘤。对此的鉴别诊断包括心包囊肿、支气管囊肿、淋巴管囊肿或者淋巴瘤、不同起源恶性肿瘤(如食管,E),但这两者可能性较小。进一步的 MRI 检查(图 B)发现存在液平面(箭头)。综上,该病变最有可能为良性囊肿,如起源于淋巴(血脂水平)或者心包的囊肿。该病例强调对于心脏 CT 中非心脏发现运用多种检查手段阐明的重要性

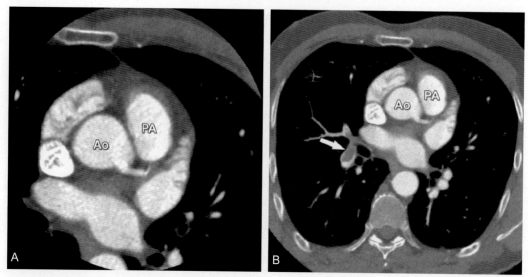

图 24-54　39 岁男性患者,突发肺栓塞,冠状动脉评估专用重建小视野（图 A）未发现,320mm 大视野可见（图 B 中箭头）。只有在大视野重建图上可见叶间肺动脉充盈缺损 （图 B 中箭头）。最大视野重建图上可见右肺中叶、下叶有广泛肺栓塞。该患者必须再次入院治疗该并发症。针对心律失常行右心室射频消融后,行冠状动脉 CT 造影评估瘢痕组织和（或）合并症。该病例重申应常运用大视野重建、进行评估。Ao. 主动脉；PA. 肺动脉 （图像由 L.Kroft 提供）

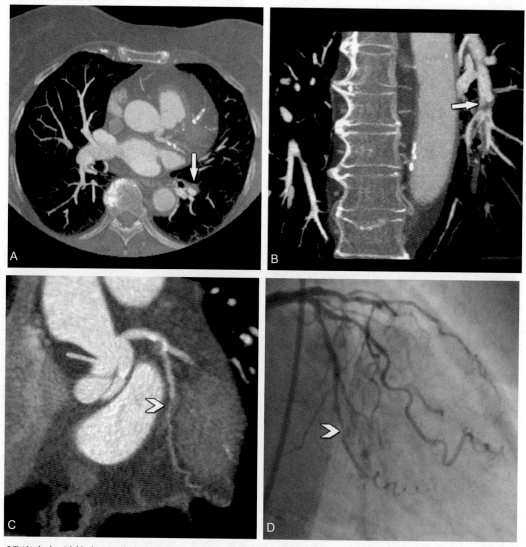

图 24-55　87 岁患者,肺栓塞,渐进性呼吸短促,怀疑冠状动脉支架内再狭窄（图 A 和 B 中箭头）。CT 结果如轴面图（图 A）、冠状动脉最大密度投影图（图 B）所示。立即开始抗凝。心脏 CT 沿左冠状动脉回旋支薄层最大密度投影（所谓的 CATH 观,（图 C）显示 75% 狭窄 （箭头）,之后的常规冠状动脉造影也证实了这点 ［（图 D 中箭头） 图像由 S.Feger, Berlin 提供]

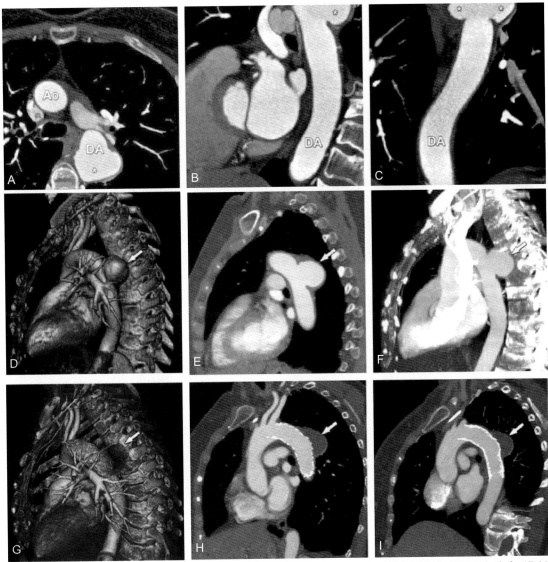

图 24-56　65 岁女性患者，胸主动脉降支囊状动脉瘤。冠状动脉 CT 造影最顶层部分可见降主动脉（DA）局限性偏心扩张（4.3cm，图 A ~ C 中的星号）。图 A 为轴源图像，图 B 和 C 为双斜矢状位切面、冠状位切面。由于此心外发现，随后又进行了胸主动脉、腹主动脉 CT 血管造影。证实囊状动脉瘤为局限性，还未蔓延至主动脉弓（图 D ~ F 中箭头，侧面观）。进行经皮介入置入支架，随访 CT 发现支架很好的隔离了动脉瘤，形成血栓、阻断了动脉瘤灌注（图 G ~ I 中箭头，侧面观）。位于肾上腺、其他区域无动脉粥样硬化表明此动脉瘤最有可能为细菌性动脉瘤。Ao. 主动脉

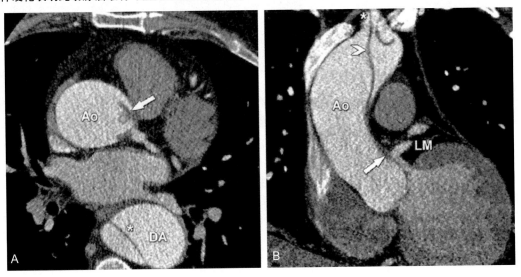

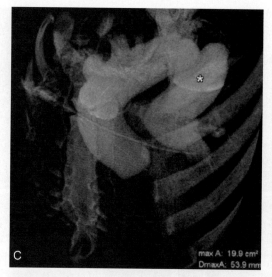

图 24-57　48 岁男性患者，急性胸背部疼痛，有主动脉夹层，左冠状动脉主干开口堵塞并向降主动脉（DA）延伸。轴源图像（图 A）和双斜冠状位图像（图 B）显示升主动脉（图 B 中箭头）和降主动脉（图 A 中星号）中的夹层膈膜。夹层蔓延到无名动脉（头臂动脉干，图 B 中星号），堵塞了左冠状动脉主干开口（LM，图 A 和 B 中箭）。自动测量胸主动脉内径（图 C），最大处为 5.4cm（胸主动脉瘤中的星号）。综合性 ECG 同步 CT 成像方法的优势在于，可立即评估冠状动脉。进行大动脉紧急修复和冠状动脉旁路移植术（左乳内动脉接入左冠状动脉前降支，移植静脉接入左回旋支）

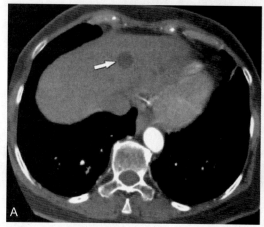 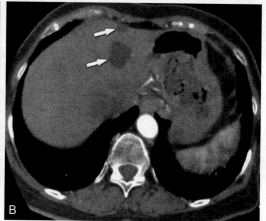

图 24-58　66 岁女性患者，为排除冠状动脉明显狭窄行冠状动脉 CT 造影，偶然发现多发肝囊肿（达 2.5cm，图 A 和 B 中箭头）。肝囊肿和低密度转移灶、肝肿瘤很难区别（图 24-59 和图 24-60），因为冠状动脉 CT 只能获得单纯肝动脉灌注相。因此，当怀疑肝恶性肿瘤或之前影像未看到时，推荐使用肝专用显像技术，例如超声

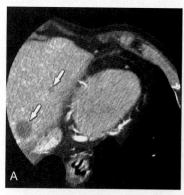 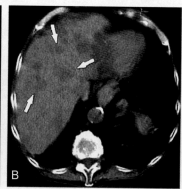 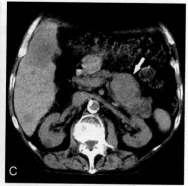

图 24-59　最初误诊的肝转移灶。78 岁男性患者，因胸痛行心脏 CT，断层扫描中发现两个圆形、边界清楚、低密度肝病变（图 A 中箭头）。报出该病变后，几年前为该患者行超声检查的医生认为此为新生病变。随后进一步行腹部 CT（图 B 和 C），显示从心脏 CT 检查完后该病变短时间内又有所增大，并且发现更多病变（图 B 中标出其中一些病变）与转移灶同存。还诊断有一较大胰腺肿瘤（图 C 中箭头）。该患者因肾功能不全只能行非增强 CT。患者状态迅速恶化，不到 2 个月病逝。尸检证实存在胰腺癌（取自 Dewey, et al.Eur Radiol, 2007）

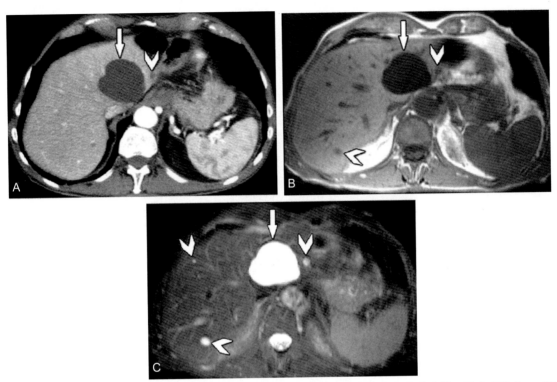

图 24-60　MRI 证实肝囊肿。76 岁男性患者，行心脏 CT 时偶然发现多发低密度病灶，最大者约 5cm（图 A 中箭头）。由于还有很多小型病灶（中箭头），以及心脏 CT 的动脉期图像（图 24-59）不易分析肝囊肿，该患者进行了 T_1（图 B）和 T_2 序列加权磁共振成像（图 B）检查。清晰显示此为肝良性病变，诊断为胆管囊肿（图 B 和 C 中箭和箭头）

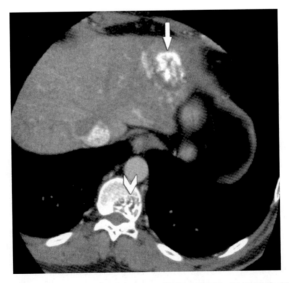

图 24-61　52 岁男性患者，有非典型心绞痛，偶然发现肝、椎体血管瘤。冠状动脉 CT 造影排除了冠状动脉狭窄，显示肝第 2 段有一 3.7cm 边缘清晰的肿瘤，外周球状增强（箭头）。超声也证实了此为肝血管瘤典型图像（未展示）。椎体也有一边缘清晰区（箭头），伴典型小梁图像，诊断为椎体血管瘤

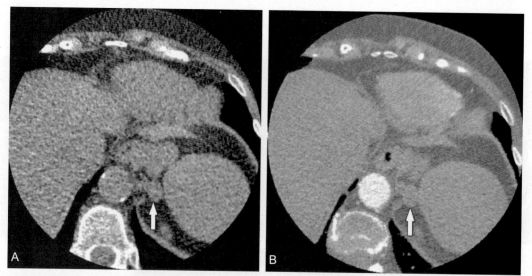

图 24-62　73 岁女性患者，偶然发现 1.7cm 左肾上腺偶发瘤。由于非增强冠状动脉钙化扫描显示病灶为脂肪等密度（图 A 中箭头）、心脏 CT 造影只有最低程度增强（图 B 中箭头），因此怀疑为肾上腺腺瘤，没重视随访

第七节　冠状动脉以外的心脏表现

　　心脏 CT 上冠状动脉外的心脏表现相当常见而重要，因为它们常与冠状动脉表现有关，并且可解释患者症状。典型的冠状动脉外的心脏表现如图 24-63 ～图 24-74 所示。

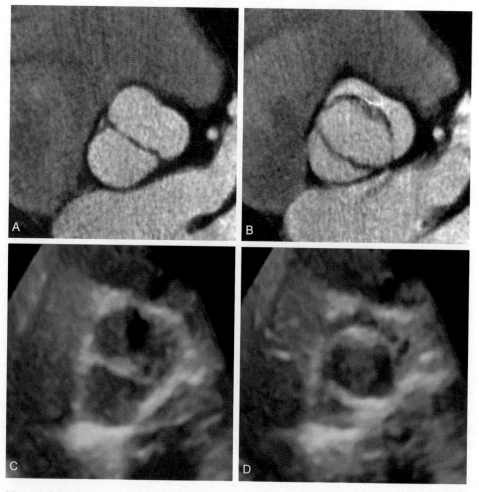

图 24-63　48 岁男性患者，二叶式主动脉瓣。正如 CT 所见，主动脉瓣开（图 A）关（图 B）功能正常。最低密度投影显示 CT 数据。结果与经胸三维超声图（图 C 和 D）一致性很高（心超图由 A.C.Borges 提供）

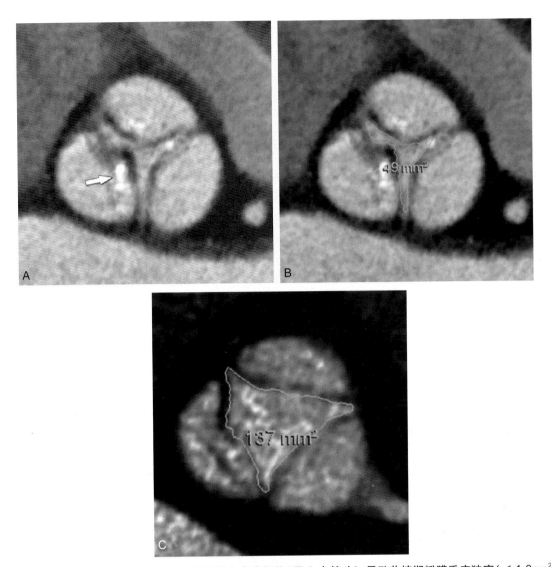

图 24-64　83 岁女性患者，三尖瓣狭窄。主动脉瓣尖中度钙化（图 A 中箭头），导致收缩期瓣膜重度狭窄（< 1.0cm²，图 A）。收缩期（图 B）卡尺测量主动脉瓣面积 0.49cm²，瓣膜置换术后（图 C），收缩期主动脉瓣面积显著增大。轻、中度主动脉瓣狭窄分别是指主动脉瓣面积 > 1.5cm²、1.0 ~ 1.5cm²。CT 数据如最低强度投影所示

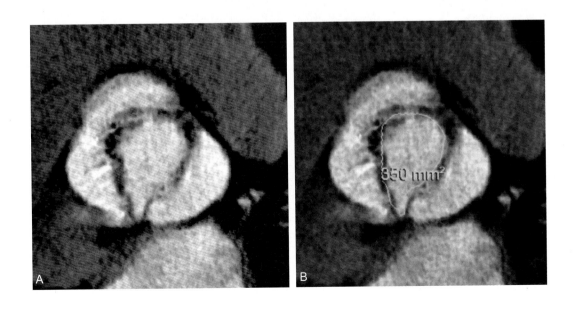

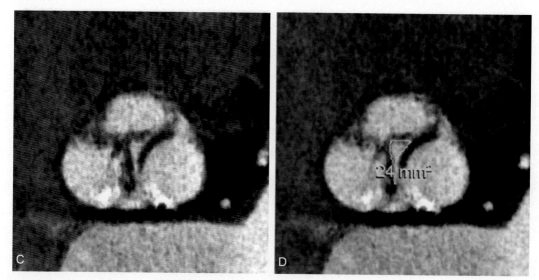

图 24-65　48 岁男性患者，三尖瓣主动脉瓣反流。图 A 和 B 显示收缩期瓣尖正常开放，图 C 和 D 显示舒张期主动脉反流面积（0.24 cm²）。右列显示卡尺测量主动脉瓣区域最低密度投影显示 CT 值

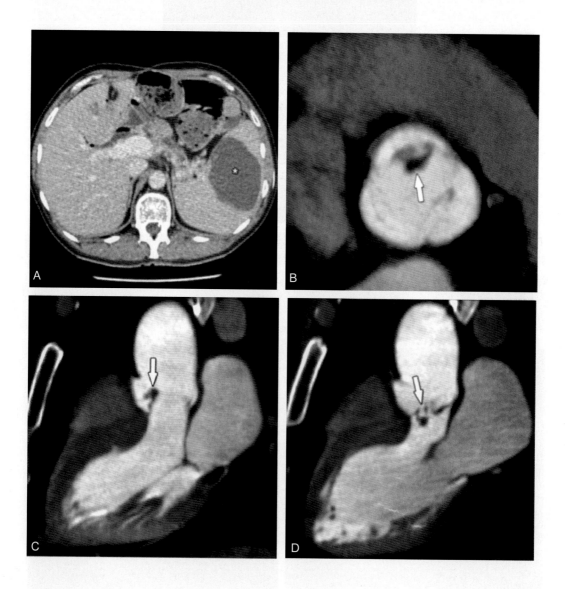

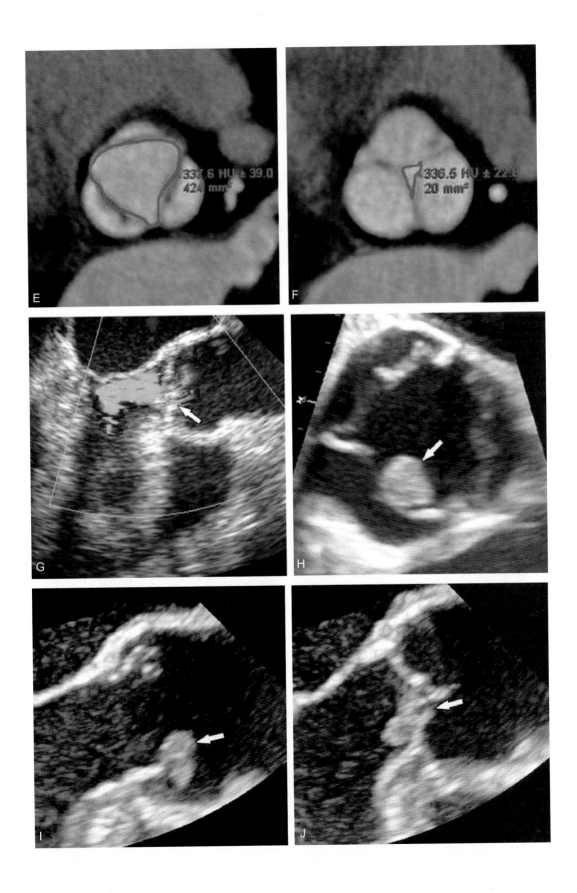

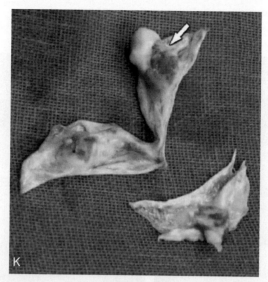

图 24-66　58 岁男性患者,有严重感染征象,主动脉瓣感染性心内膜炎。图 A 展示的为心脏 CT 同时行腹部 CT(图 B ~ F),发现脾脓肿（星号）。心脏 CT 发现右主动脉瓣尖有一 11mm 大不规则赘生物（图 B ~ D 中箭头）。 图 B 是主动脉瓣横断面的最低密度投影,图 C 和 D 分别为收缩期和舒张期沿三腔观的最大密度投影。主动脉瓣收缩期开放功能未受损（图E）,舒张期反流面积 0.2 cm² (图 F)；经食管超声心动图显示舒张期有喷射性反流（图 G 中箭头）,并证实存在赘生物,怀疑为主动脉瓣感染性心内膜炎（图 H ~ J 中箭头）。图 H 是主动脉瓣横截面图,图 I 和 J 分别是收缩期、舒张期三腔观。CT 检查后,首先实施了脾切除术,2 周后行手术切除感染瓣膜、置入生物瓣。图 K 为切除的感染性主动脉瓣瓣叶,箭指示处为赘生物（心脏超声图由 W.Poller, Berlin 提供,心脏手术由 S.Dushe, Berlin 实施）

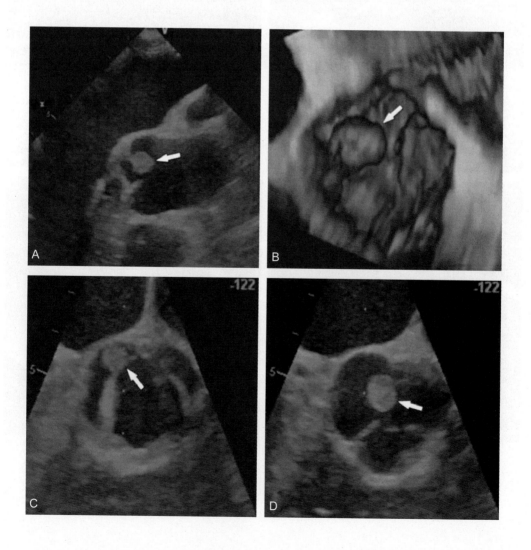

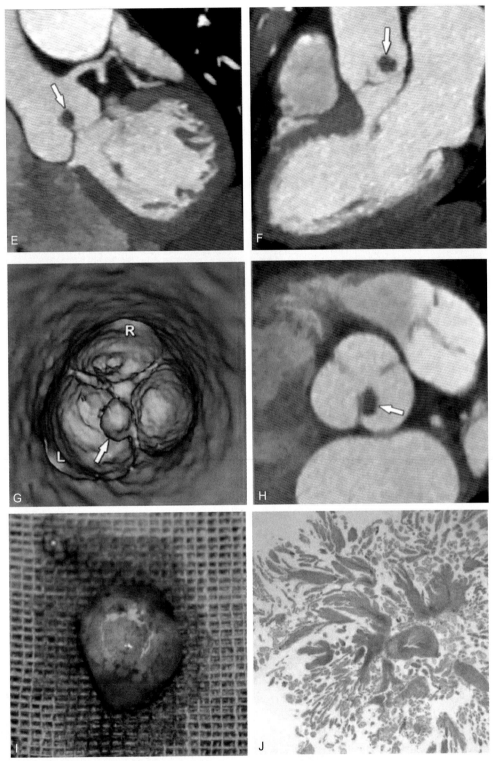

图 24-67　73 岁女性患者，患有主动脉瓣弹力纤维瘤。该主动脉瓣肿瘤是在牙齿手术前行经胸壁心脏超声时偶然发现的。经食管超声心动图（图 A ~ D）及心脏 CT（图 E ~ H）证实左侧主动脉瓣瓣尖有一 10mm 大肿瘤（箭头）。心脏 CT 发现主动脉瓣前方有一椭圆形 11mm 大肿瘤（图 B ~ D 中箭头）。图 A 为三腔观，图 B 为主动脉瓣的经食管超声心动三维图，图 C 和 D 分别为收缩期、舒张期横截面图。图 E 和 F 分别为 CT 沿左冠状动脉倾斜角最大密度投影和 CT 三腔观；图 G 为 CT 虚拟内镜图像，显示一肿瘤（箭）及左（L）右（R）冠状动脉开口，图 H 主动脉瓣横断面最低密度投影。图 I 显示手术切除后弹力纤维瘤的典型表现，图 J 为组织病理图，证实为纤维瘤伴部分分支乳头状结构，被扁平内皮细胞、无血管均匀嗜酸性细胞减少性基质覆盖（心脏超声图像由 F.Knebel，Berli 提供，组织病理图像由 M.Rudl，Berlin 提供，心脏手术由 S.Holinski，Berlin 实施）

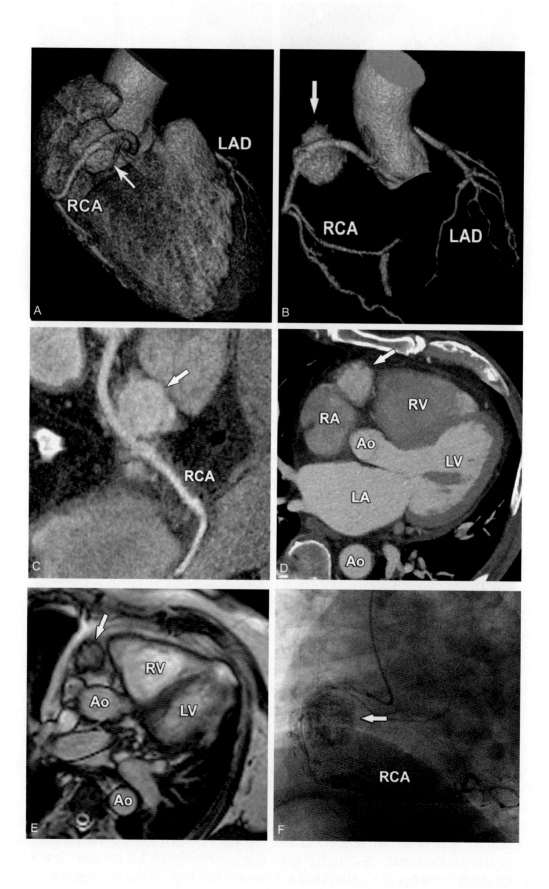

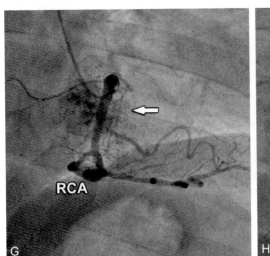
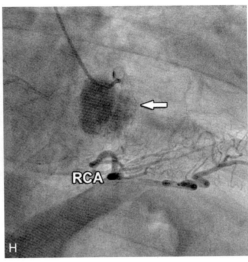

图 24-68　65 岁男性患者，怀疑冠状动脉疾病，意外发现右房室沟内有一血管分化良好 2.2cm 大肿瘤（箭头）该肿瘤就在右冠状动脉（RCA）走行路线下方，看上去由右冠状动脉供血（图 A 和 B，容积再现三维重建图）。在图 C 和 D 中，可分别通过曲面多层重建图和轴向最大密度投影图看清 RCA 与肿瘤的关系。可见，肿块与 RCA 密度相同，提示由动脉供血；图 E 为对应的轴向 MRI。常规血管造影（图 F ～ H）揭示肿瘤由 RCA 供血（图 F 和 G），后造影剂充盈（图 H）。怀疑为心脏血管瘤，一种罕见的良性心脏肿瘤。6 个月后行后随访发现肿瘤未增大，行切开活检。免疫组织化学技术病理诊断为肾上腺外心脏副神经节瘤，无恶性表现。由于手术完全切除肿瘤难度大、风险高，决定随访监测肿瘤的生长。LAD. 左冠状动脉前降支；RA. 右心房；RV. 右心室；LA. 左心房；LV. 左心室；Ao. 主动脉（冠状动脉造影由 S.Berrisch-Rahmel，Düsseldorf，Germany 提供，其余图像由 P.Begemann 提供）

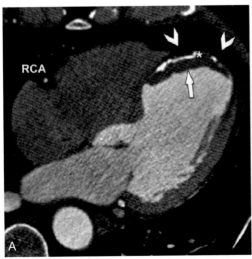
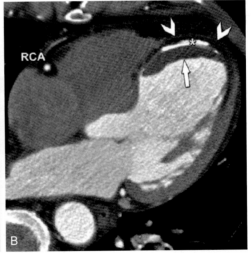

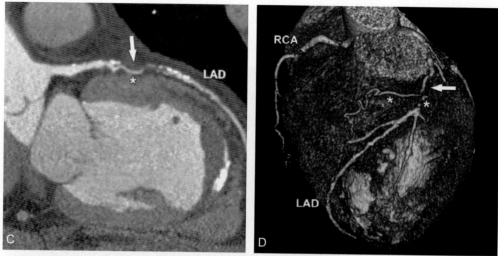

图 24-69　79 岁男性患者，19 年前前壁心肌梗死，左心室心尖室壁瘤、伴血栓，之前经胸壁心脏超声已怀疑有血栓形成。左心室有新月形充盈缺损（图 A 中箭头），表明心尖部部有血栓形成。慢性心肌梗死导致心尖室壁瘤，心尖部丧失运动能力，使血流淤滞从而引发血栓。心肌梗死导致心肌钙化（图 A 中星号）及脂肪变性（图 A 中箭头）。心肌脂肪变性的密度与心包脂肪相近。图 A 为 0.5 mm 层厚的左心室四腔观。为了对比，又进行了 5mm 薄层最大密度投影四腔观（图 B）。心肌梗死为左冠状动脉前降支（LAD，图 C 和 D 中箭）闭塞的结果。由左向右侧支绕过闭塞处（图 C 和 D 中星号）。但最终该患者大片心肌梗死引发室壁瘤、形成血栓。RCA 右冠状动脉

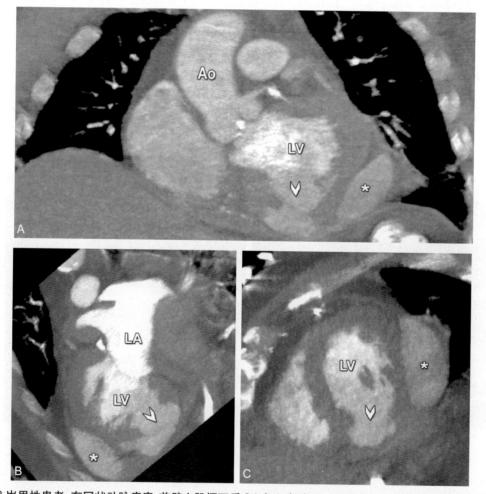

图 24-70　73 岁男性患者，有冠状动脉疾病，前壁心肌梗死后 2d 左心室破裂。该患者 2d 前恶心、典型心绞痛、ST 段抬高。常规冠状动脉造影显示，供应右冠状动脉的静脉移植旁路发生闭塞。通过复杂介入手术，4 个支架使原有右冠状动脉恢复血供。接下来的 48h，该患者发生急性肾衰竭、肺水肿、左心室射血分数降到 30%。心脏 CT 前行经食管超声心动图显示，前壁运动功能减退，存在心包积液。在怀疑主动脉夹层的情况下行心脏 CT，但结果却显示为左心室前壁破裂（图 A～C 中箭头），伴活动性出血流向心包（图 A～C 中星号）。刚进行完 CT 检查，该患者心脏停搏，心脏复苏无效死亡。图 A～C 为分别为冠状面最大密度投影，双腔观最大密度投影，短轴最大密度投影。Ao. 升主动脉；LA. 左心房；LV. 左心室（图像由 E.Zimmermann and L.Hartmann，Berlin 提供）

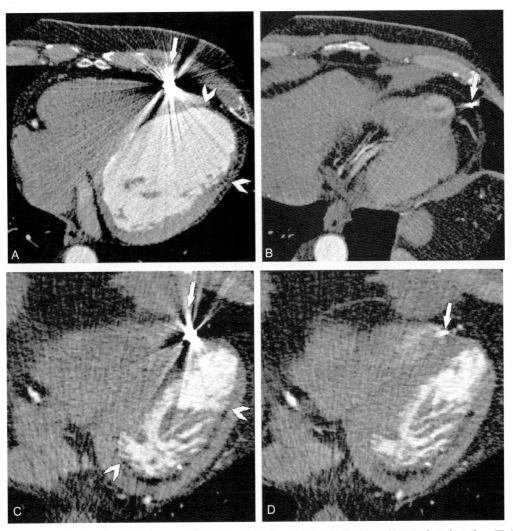

图 24-71　57 岁男性患者，在测试中起搏器功能异常，自动化的埋藏式复律除颤器的导丝穿通右心室。图 A 中，导丝还在右心室（箭），可见心尖部梗死。向尾部的几个层面可见导丝尖端刺入心包腔（图 B 中箭头）。对比起见，观察了另一位 67 岁伴有典型心绞痛的男性患者的相同解剖区域（图 C 和 D）。该患者有下壁心肌梗死（中箭头），导丝尖端在右心室内（图 D 中箭）

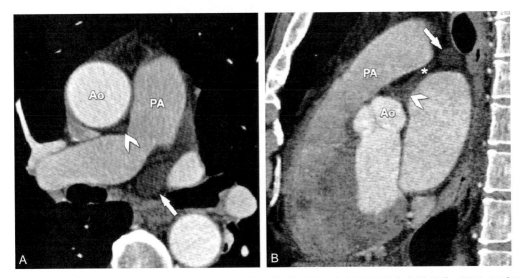

图 24-72　心包隐窝、心包窦需与心包积液、淋巴结和夹层鉴别。图 A 和 B 展示的为左肺动脉（PA）下方凹槽内的左肺心包隐窝（箭头）。该隐窝（图 B 中星号）通常与位于升主动脉（Ao）后方的心包横窦（图 B 中箭头）连通。主动脉上隐窝（图 A 中箭头）也与横窦连通。有时可看见后心包隐窝（未显示），位于右肺动脉后方，为斜窦一部分。根据典型位置和 CT 表现（水密度，边缘清晰，锥形结构）可以区别纵隔淋巴结病变、心包积液以及主动脉夹层

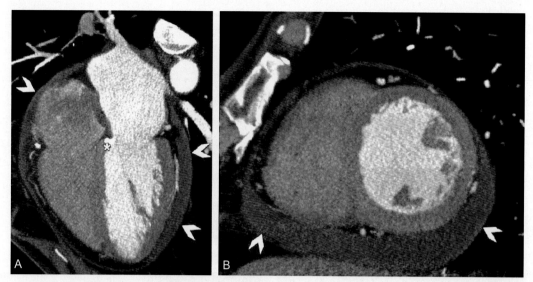

图 24-73　61 岁男性患者，冠状动脉支架置入术后 6 个月，有心包积液（后宽 2cm）四腔观（图 A）和心脏短轴观（图 B）均可见较大心包积液（箭头）。还有一处非冠状动脉发现，二尖瓣瓣环有一小钙化（图 A 中星号）。CT 数据如最大密度投影所示

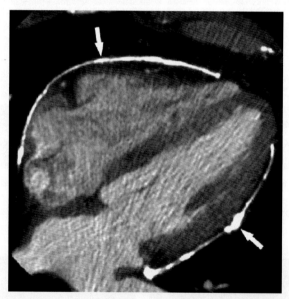

图 24-74　四腔观中心包周围钙化（箭头）。这类钙化是导致缩窄性心包炎的典型原因，可伴随右心压力增加、呼吸困难、运动受限甚至腹腔积液。大部分心包钙化由感染引起（如结核、组织胞浆菌病）

第25章　临床研究结果

摘要

　　本章概括了心脏CT的诊断性能。心脏CT对检测冠状动脉狭窄有很高的灵敏性，对患病可能性预测为低到中度者能够可靠排除疾病。CT适用于检测冠状动脉移植旁路是否闭塞。对于置入支架的患者，高漏诊率、较低阳性预测值限制了心脏CT的使用。研究显示，在评估心功能方面，CT和MRI一致性很高。

第一节　冠状动脉

　　在本次试验中，多层CT非侵入性冠状动脉造影是排除低到中度患病可能性人群冠状动脉明显狭窄的首选。大量单、多中心研究已指出在检测冠状动脉狭窄方面CT的诊断性能，我们也在图25-1中总结了对于患者个体诊断的灵敏性和特异性。请注意，该分析中，CT的阴性预测值为95%（图中未显示），表现出该试验的重要优势（第4和第5章）。

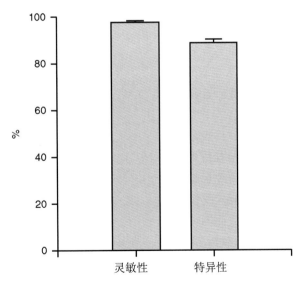

图25-1　以常规血管造影作为参考标准（金标准），比较冠状动脉CT造影在诊断冠状动脉方面对患者个体的诊断性能（灵敏性、特异性、漏诊率）。 关于该调查的结果均来自已发表的研究。误差线代表95%可信区间。请注意，数据代表的为每个患者的结果，不可能直接与以下数据比较（每个移植旁路的结果，每个支架的结果）

第二节　冠状动脉旁路

CT 评估冠状动脉和静脉移植旁路是其对某些患者（如有反复胸痛、负荷试验可疑阳性的患者）的重要应用。大量单中心研究指出了 CT 对于冠状动脉旁路移植的诊断性能，我们也在图 25-2 和图 25-3 中总结了对于每个移植旁路诊断的灵敏性和特异性。

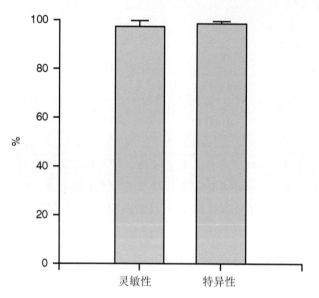

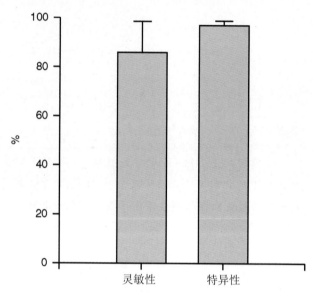

图 25-2　以常规血管造影作为参考标准（金标准），比较冠状动脉 CT 造影在检测冠状动脉移植旁路闭塞方面对每个移植旁路的诊断性能（灵敏性、特异性）。关于该调查的结果均来自已发表的研究。误差带代表 95% 可信区间

图 25-3　以常规血管造影作为参考标准（金标准），比较冠状动脉 CT 造影在检测冠状动脉移植旁路狭窄方面对每个移植旁路的诊断性能（灵敏性、特异性）。关于该调查的结果均来自已发表的研究。误差带代表 95% 可信区间

第三节　冠状动脉支架

CT 能够检测出冠状动脉支架狭窄的效能较其他现代技术存在局限性。一般而言，只有大型支架（直径至少为 3.5mm）才能获得足够的图像质量和准确性。大约 50% 的小型支架都是估测值。CT 对于置入冠状动脉支架的患者还属于非诊断性检查，这是它最主要的局限性，因此目前还不被推荐使用（第 5 章）。大量单中心研究和一个多中心研究已指出在检测支架内再狭窄方面 CT 的诊断性能，我们也在图 25-4 中总结了 CT 在诊断每个支架方面的灵敏性和特异性。请注意，该分析中阳性预测值仅为 70%（数据未在图中显示），这是 CT 评估冠状动脉支架方面的重要局限性。

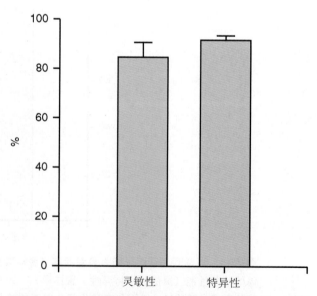

图 25-4　以常规血管造影作为参考标准（金标准），比较冠状动脉 CT 造影在检测冠状动脉支架内再狭窄方面的诊断性能（灵敏性、特异性）。关于该调查的结果均来自已发表的研究。请注意，图像质量总体不可估计的患者必须要从此总结中排除，大部分研究不提供细节信息——患者置入几个支架。此外，对于图像质量总体可接受的患者，每个支架的漏诊率为 15%。误差带代表 95% 可信区间

第四节　心　功　能

　　如果应用回顾性 ECG 门控 CT（第 7 章），用提供给冠状动脉 CT 造影的数据很容易就能评估心脏的总体和局部功能。由于心脏功能结果对患者管理影响重大（第 10 章），所有患者都要进行回顾性门控心脏 CT，评估左心室功能（第 15 章）。我们在图 25-5 中总结了 CT 测定左心室射血功能的准确性。

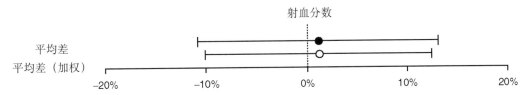

图 25-5　Bland-Altman 分析，以磁共振为参考标准，CT 在测定左心室射血分数方面的准确性。结果以未加权和加权平均值（取决于研究规模）及可信区间（±95% 可信区间）显示。可信区间表明 CT 和参考标准的预期最大差值约为 ±12%。正如头对头比较研究显示，心室电影显示技术、心超与参考标准的一致性远低于 CT，表明 CT 有高于这些检测手段的潜在优势。CT 轻微低估了射血分数（已确定平均约 +2%）

第 26 章　展　望

摘要

本章讨论的是 CT 预期的技术与临床方面的发展。

第一节　技术发展

心脏 CT 的研究呈现指数增长。在不久的将来，预期的技术发展总结在表 26-1 中。

一、单心跳成像与多源扫描

前瞻性 320 排容积扫描的一个重要好处是，当发生期前收缩（第 8 章）与患者伴有心房颤动时（图 26-1），它可以提供更大的灵活性。双源 CT 已经应用了一段时间，它在提高时间分辨率与降低心率依赖性方面已经有了很大的价值。预计进一步的技术发展将会使临床多源 CT 扫描仪可行，它能进一步减少 RR 间期内图像重建窗的长度。这样，冠状动脉 CT 血管成像可以完全不需要依赖心率。然而，当使用更多的 X 线球管时，散射线也会增加。

尽管花费会非常高昂，宽体探测器和多源 CT 的概念最终可能会融合至一台 CT 扫描仪中，使这两种方法的好处都运用到患者护理中，这可能会解决心脏 CT 的其中一个最重要的问题——有限的时间分辨率。

表 26-1　技术发展

1. 单心跳成像与多源扫描

2. 进一步减少机架旋转时间

3. 进一步减少层厚

二、更好的时间分辨率

进一步减少机架旋转时间（低于目前已达到的 270 ~ 350ms）是提高时间分辨率和减少心率依赖性的显著方法。然而，我们缩短机架旋转时间的能力受到当旋转时间减少时离心力急剧增加的限制。举个例子，旋转时间在 400ms 时，相对离心力是 18 ~ 20g，这已经需要相当大的向心力来抵消。然而，在 200ms 时（相当于以半扫描重建时，一幅图像的采集时间窗为 100ms），相对离心力上升至 74 ~ 80g，因为它们等于速度的平方。新的技术如 air-bearing CT 机架和更快的数据传输系统可能会减轻这个问题，同时使旋转时间减少至 200ms 或者更多成为可能。但是仅仅通过减少旋转时间作为进一步提高时间分辨率的策略是不太可能的。相反，更可能的是这 3 个概念将得到进一步的发展和以某种方式组合来提高时间分辨率：①多源扫描；②自适应多段重建和新智能算法，通过重建方法来提高时间分辨率；③缩短机架旋转时间。

三、更好的空间分辨率

目前冠状动脉 CT 血管造影的层厚（0.5 ~ 0.75mm）限制了它在细小结构方面的应用，如冠状动脉斑块及其内部组成。因此，更薄的层厚（如 0.2 ~ 0.3mm）或更好的平面内分辨率（第 9 章 C）有改善冠状动脉 CT 血管造影对斑块与支架的评估、

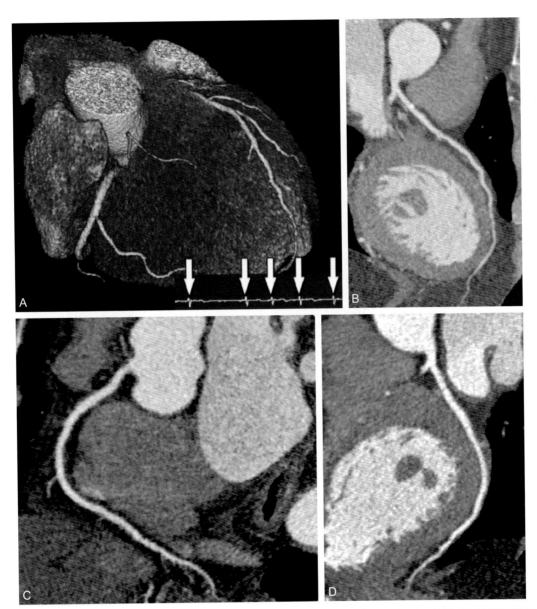

图 26-1 320 排 CT 显示的伴有心房颤动的患者正常冠状动脉图像。图 A 显示的是 3D 重建图像与心房颤动的心电图（插图中箭头所示）。图 B ~ D 分别显示了沿左前降支、右冠状动脉和左回旋支进行多层曲面重建的图像，不伴有显著的直径减小。在右冠状动脉中段有一个小的伪影，不过图像质量还是非常好的。图像是在控制心律失常后的一个心搏内获得的，运用了在一次机架旋转就覆盖了整个心脏的容积 CT

促进对狭窄量化分析的潜能（图 26-2）。然而，层厚减少 2 倍时就需要辐射暴露也增加 2 倍（如果使用同样的探测技术）以保证图像质量不变。因此，使用当前技术，空间分辨率的提高不是容易实现的，而如果不希望也增加辐射暴露，进一步的发展（如探测器材料）对于临床应用是必要的。

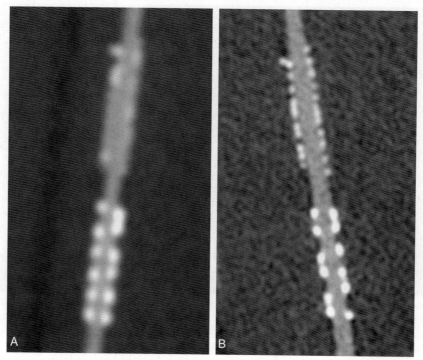

图 26-2　0.3mm 层厚的高分辨率 CT（微单元探测器）对冠状动脉支架显像的优势。沿着内径为 2.5mm 的冠状动脉支架（在一个假体）进行多平面重建的图像，是采用了 0.625mm 层厚和单元格宽度获得的（图 A），0.3mm 层厚和单元格宽度的高分辨率 CT 则运用了一个焦点为 0.3mm×0.3mm 的球管（图 B）。运用较薄的层厚，微小支架内不透明的管腔能够更加清晰地显示，blooming 伪影也更少了（图片由 achio Kuribayashi 提供，放射科，庆应大学医学院）

第二节　临床发展

所期待的即将到来的临床发展总结在表 26-2 中。

一、冠状动脉支架成像

以上描述的技术革新可能会使对冠状动脉支架内出现再狭窄的可靠评估成为可能。为了这个目的，这将有助为我们分析心肌 CT 灌注成像添加第 4 个维度，并减少与不规则心电图或患者有限的屏气能力相关的运动伪影。此外，更好的空间定位和冠状动脉支架内径的定量测量，将是我们努力去扩大 CT 临床应用及把它延伸至对进行了冠状动脉支架置换术的患者进行随访的关键。

表 26-2　最重要的即将到来的临床发展

1. 可靠的冠状动脉支架成像
2. 心肌灌注和可行性成像
3. 医疗干预后冠状动脉斑块的成像与随访
4. CT 在无症状高危患者中的应用

二、心肌灌注及可行性成像

容积 CT 和第二代双源 CT 的另一个优势是可以增加第 4 个维度——时间，使评估心肌灌注和冠状动脉血流成为可能（第 19 章）。有了这个新选择，CT 可在一定程度上取代涉及心肌灌注成像的传统方法，在不久的将来，它额外提供了与冠状动脉狭窄相关的血流动力学信息（图 26-3）。与磁共振成像相似，CT 可以探测出心肌的延迟对比增强，是心肌梗死的标志之一（"存活心肌成像"，图 26-4）。然而，所需额外对比剂的注射及放射暴露严重限制了 CT 在存活心肌成像方面的应用。

三、冠状动脉斑块的量化与描述

冠状动脉 CT 血管造影最大的潜在优势之一是非侵袭性确定冠状动脉斑块体积，特点及成分的能力（第 14 章）。由于大多数急性冠状动脉事件来源于仅仅引起极小狭窄的斑块，所以鉴别那些与患者更高风险明确相关的、预期会引发强烈的医疗干预

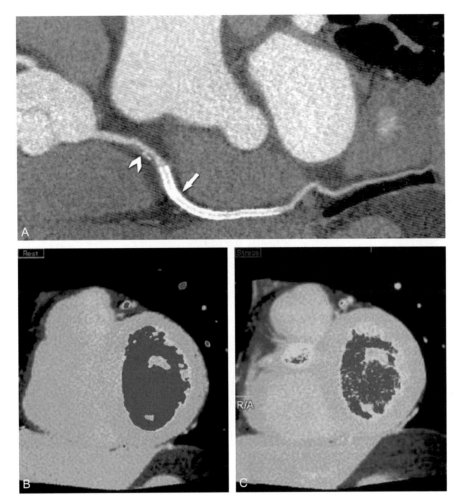

图 26-3　女性患者，67 岁，右冠状动脉支架置入术后，伴有典型症状 3 年，使用 320 排容积 CT 扫描的心肌灌注成像，冠状动脉 CT 血管造影显示主要非钙化斑块非常接近支架近端（图 A 中箭头所示，多层曲面重建）。未发现明确的支架内狭窄，但是，小尺寸的支架（箭头，直径 3mm）妨碍了对明确狭窄的可靠排除。静息状态（图 B）与压力状态下（图 C）的心肌灌注分析则排除了明显的灌注缺损

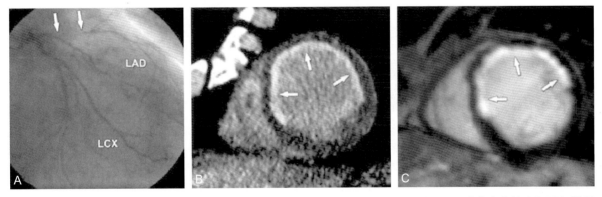

图 26-4　74 岁男性患者，2 年前冠状动脉狭窄，接受了左前降支支架置入，利用 CT 对该患者的心肌可行性评估。他现在由于复发性心绞痛再次入院。常规冠状动脉造影显示左前降支近端闭塞，而通过起源于左回旋支的侧支血管供血，远端充盈（图 A 中箭头）。紧随心导管（无须额外的静脉注射造影剂）行前瞻性心电触发 CT 检查，显示出左心室的前间壁、前壁和前外侧段心内膜下出现了延迟强化（图 B 中箭头）。这些发现由延迟对比度增强 MR 成像（图 C 中箭头）所证实（图片由 Andreas Mahnken，Aachen 提供，德国）

与治疗措施的斑块特性非常重要。但是，斑块特性，如更可能导致急性事件的正性重构、非钙化成分和点状钙化，尚未在经 CT 引导进一步治疗并由此改善临床结果方面显示出有用性。

临床上，一个重要的问题是如何最好地量化由于严重钙化冠状动脉斑块引起的直径减小。最近，已经推荐了两种方法来促进解决该问题：①双能量 CT（图 26-5）；②基于平扫 CT 和增强 CT 进行的钙化剪除（图 26-6）。

尽管是与血管内超声相比，但对冠状动脉斑块在某些药物治疗开始后的随访中，CT 也是一种潜在的候选方法。因此，如果进一步的大型研究可以证明其有效性和测量的准确性，冠状动脉 CT 血管造影就可以成为最重要的诊断代表参数，并成为分析新药物在冠状动脉斑块消退方面结果的最重要的诊断实验。

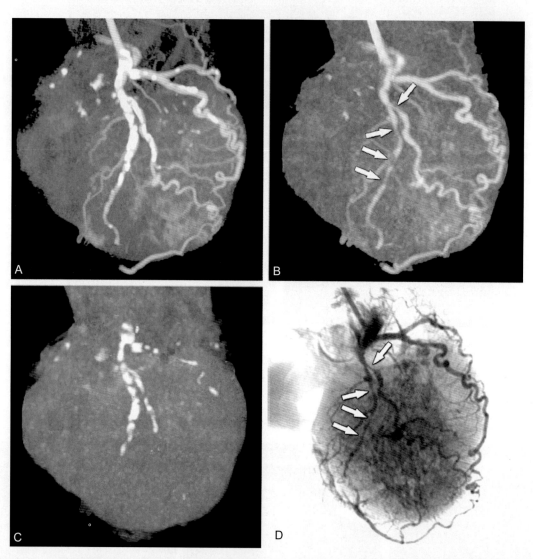

图 26-5 在离体的非跳动人类心脏标本中，双 kVp CT 血管造影显示出了对钙减法的潜在优势。图 A 是由单能量峰 kVp CT 血管造影产生的最大密度投影图像。这组数据对存在显著狭窄的评价严重受到重度钙化的限制。图 B 显示了由快速交换双 kVp CT（80kV 和 140kV 峰值）产生的碘密度图像的最大密度投影图。左冠状动脉前降支和对角支的 4 个显著狭窄（图 B 中箭头）在此幅碘图像中很好地显示出来，而在标准图像中，他们被掩盖了（图 A）。图片 C 是由快速转换双 kVp CT 产生的钙密度最大密度投影图像，并且显示了在钙密度图像中被掩盖的钙化的严重程度（图 B）。常规冠状动脉血管造影（图 D）证实了碘密度图像中看到的左前降支和对角支的狭窄 [（箭头，图 B）M. Yamada et al. Circ J 2011 授权]

四、无症状高危患者

由于突然死于冠状动脉性疾病的 50% 男性和 64% 的女性在先前是无症状的，因此，不断研究以确定能够可靠预测此类冠状动脉事件的参数显然是很必要的。对这些患者中冠状动脉斑块和狭窄的识别可能有助于优化进一步治疗。但是，须记住的是，

没有任何证据表明无症状患者冠状动脉狭窄的血管重建术可以改善预后。鉴于前瞻性触发扫描可以降低放射剂量，如果未来能够证明该指示的临床实用性，CT 便可以用于筛查无症状的高危患者。然而，在做出最终决定之前，需要进行一个分析软性与硬性事件的大规模随机试验。到那时，心脏 CT 显然不是对无症状患者的常规临床检查。

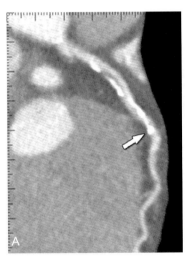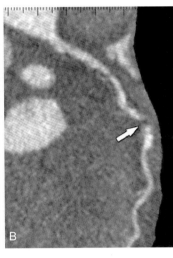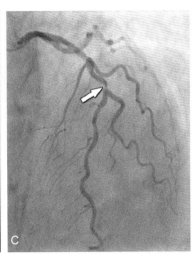

图 26-6　女性患者，75 岁，伴有稳定型心绞痛，以此为例，320 排 CT 钙减法的临床可能性。图 A 显示了传统的无减影冠状动脉 CT 血管造影，左前降支（LAD，箭头）中段有一个很大的钙化斑块，正好限制了对这支血管的评估。当使用容积 CT 数字减影血管造影算法从 CT 血管造影中减去钙化扫描数据后，怀疑 LAD 的该部位（箭头，段 7）有一处明显的冠状动脉狭窄。常规冠状动脉血管造影证实左前降支中段存在一处约 80% 的狭窄 [（箭头，图 C）图片由 K. Yoshioka 提供，Department of Radiology，Morioka，Japan]

基金支持：国家重点研发计划项目（2016YFC1300401）、中国医学科学院医学与健康科技创新工程重大协同创新项目（2016-I2M-1-011）